Auf einen Blick

1	Präoperatives Vorgehen	11
2	Narkoseeinleitung	23
3	Während der OP	81
4	Narkoseausleitung	95
5	Aufwachraum	99
6	Organisatorische Aspekte in der Intensivmedizin	105
7	Ausstattung und Monitoring in der Intensivmedizin	119
8	Allgemeine intensivmedizinische Maßnahmen	131
9	Spezifische Intensivtherapie	155
10	Allgemeine Notfallmedizin	181
11	Spezielle Notfallmedizin	205
12	Grundlagen der Schmerztherapie	259
13	Akute Schmerzen	275
14	Chronische Schmerzen	289
15	Anhang	295

Kurzlehrbuch Anästhesie, Intensivmedizin, Notfallmedizin und Schmerztherapie

Wolfgang A. Wetsch, Jochen Hinkelbein, Fabian Spöhr

2., aktualisierte Auflage

200 Abbildungen

Georg Thieme Verlag
Stuttgart • New York

Prof. Dr. med. Jochen Hinkelbein, D.E.S.A., E.D.I.C., F.As.M.A.
Klinik für Anästhesiologie und Operative Intensivmedizin
Universitätsklinikum Köln (AöR)
Kerpener Str. 62
50937 Köln

PD Dr. med. Fabian Spöhr, MBA
Anästhesiologie und Intensivmedizin
Sana Kliniken Stuttgart
Herdweg 2
70174 Stuttgart

PD Dr. med. univ. Wolfgang A. Wetsch
Klinik für Anästhesiologie und Operative Intensivmedizin
Universitätsklinikum Köln (AöR)
Kerpener Str. 62
50937 Köln

Bibliografische Information der Deutschen Nationalbibliothek
Die Deutsche Nationalbibliothek verzeichnet diese Publikation in der Deutschen Nationalbibliografie; detaillierte bibliografische Daten sind im Internet über http://dnb.d-nb.de abrufbar.

Deine Meinung ist uns wichtig! Bitte schreib uns unter:
www.thieme.de/service/feedback.html

Wichtiger Hinweis: Wie jede Wissenschaft ist die Medizin ständigen Entwicklungen unterworfen. Forschung und klinische Erfahrung erweitern unsere Erkenntnisse, insbesondere was Behandlung und medikamentöse Therapie anbelangt. Soweit in diesem Werk eine Dosierung oder eine Applikation erwähnt wird, darf der Leser zwar darauf vertrauen, dass Autoren, Herausgeber und Verlag große Sorgfalt darauf verwandt haben, dass diese Angabe **dem Wissensstand bei Fertigstellung des Werkes** entspricht.
Für Angaben über Dosierungsanweisungen und Applikationsformen kann vom Verlag jedoch keine Gewähr übernommen werden. **Jeder Benutzer ist angehalten,** durch sorgfältige Prüfung der Beipackzettel der verwendeten Präparate und gegebenenfalls nach Konsultation eines Spezialisten festzustellen, ob die dort gegebene Empfehlung für Dosierungen oder die Beachtung von Kontraindikationen gegenüber der Angabe in diesem Buch abweicht. Eine solche Prüfung ist besonders wichtig bei selten verwendeten Präparaten oder solchen, die neu auf den Markt gebracht worden sind. **Jede Dosierung oder Applikation erfolgt auf eigene Gefahr des Benutzers.** Autoren und Verlag appellieren an jeden Benutzer, ihm etwa auffallende Ungenauigkeiten dem Verlag mitzuteilen.

© 2014, 2018 Georg Thieme Verlag KG
Rüdigerstr. 14
70 469 Stuttgart
Deutschland
www.thieme.de

Printed in Germany

Satz: L42 AG, Berlin
Druck: Westermann Druck Zwickau GmbH, Zwickau
Grafiken/Grafikbearbeitung: Karin Baum, Paphos, Zypern
Umschlaggestaltung: Thieme Gruppe
Umschlagfoto: © sudok1 – Adobe Stock

DOI: 10.1055/b-006-149436

ISBN 978-3-13-242075-5   1 2 3 4 5 6

Auch erhältlich als E-Book:
eISBN (PDF) 978-3-13-242076-2
eISBN (epub) 978-3-13-242077-9

Geschützte Warennamen (Warenzeichen ®) werden nicht immer besonders kenntlich gemacht. Aus dem Fehlen eines solchen Hinweises kann also nicht geschlossen werden, dass es sich um einen freien Warennamen handelt.
Das Werk, einschließlich aller seiner Teile, ist urheberrechtlich geschützt. Jede Verwendung außerhalb der engen Grenzen des Urheberrechtsgesetzes ist ohne Zustimmung des Verlages unzulässig und strafbar. Das gilt insbesondere für Vervielfältigungen, Übersetzungen, Mikroverfilmungen oder die Einspeicherung und Verarbeitung in elektronischen Systemen.

Vorwort

A-I-N-S, die vier klassischen Säulen des Faches Anästhesiologie, spielen schon während des gesamten Medizinstudiums eine große Rolle. Das Fachwissen aus diesen vier Teilbereichen ist jedoch auch für den klinisch tätigen Arzt in Weiterbildung und für Fachärzte oftmals nur sehr schwer überschaubar. Während des Studiums ist es daher erforderlich, sich auf die wirklich relevanten Aspekte zu beschränken, um nicht den Überblick zu verlieren.

Vielfach mussten wir auf die Frage von Studierenden, welches Buch wir für das Fach Anästhesiologie empfehlen, ausweichend antworten. Es gibt zwar viele Lehrbücher – für den Studierenden enthalten diese jedoch entweder zu wenig (weil etwa Intensivmedizin, Notfallmedizin oder Schmerztherapie zu kurz abgehandelt sind oder gänzlich fehlen), oder aber zu viele Informationen, um es noch in einem vertretbaren zeitlichen Rahmen – etwa zur Prüfungsvorbereitung – lesbar zu machen.

Wir haben daher versucht, in diesem Kurzlehrbuch das gesamte Spektrum der Anästhesiologie (also Anästhesie, Intensivmedizin, Notfallmedizin und Schmerztherapie) abzudecken und den Studierenden relevantes Wissen, nicht nur für die Prüfungsvorbereitung, sondern auch als Basis für den späteren Berufsalltag zu bieten.

Auch die übliche Gliederung, in der zuerst ein allgemeiner Teil mit theoretischem Wissen den klinisch wichtigen Fragen und Informationen vorangestellt ist und die Freude am Lesen möglicherweise schmälert, haben wir bewusst modifiziert und versucht, die theoretischen Hintergründe in den direkten klinisch-praktischen Kontext zu stellen. Auf diese Weise kann das Buch eine innovative, chronologisch aufgebaute Begleitung zum Lernen sein. Analog zum klinischen Prozess beginnt es beispielsweise für die Anästhesie bei der Patientenvorbereitung, danach folgen Narkoseeinleitung und -durchführung sowie letztendlich die postoperative Überwachung.

Die im Buch genannten Dosierungen sind „Lehrbuchdosierungen", die für viele Patienten zutreffend sind – es gibt jedoch auch Situationen oder Patienten, die hiervon abweichende Dosierungen benötigen. Dies ist fachärztliche Aufgabe und würde den Rahmen dieses Kurzlehrbuches sprengen.

Die Rückmeldungen, die wir zur ersten Auflage bekommen haben, haben uns sehr motiviert, und wir freuen uns, dass wir vieles bereits in die vorliegende zweite und aktualisierte Auflage einarbeiten konnten. Auch weiterhin freuen wir uns auf Rückmeldungen der Leserinnen und Leser, um das Werk so praxisrelevant und aktuell wie möglich zu halten. Unser besonderer Dank gilt Frau Dr. med. Helen Sophie Stohrer vom Georg Thieme Verlag, die uns bei der Aktualisierung dieses Buches mit großem Einsatz zur Seite stand.

Wir hoffen, dass wir mit diesem Buch einen Überblick über alle Aspekte unseres vielseitigen, interessanten und spannenden Fachgebiets geben können. Wir wünschen den Leserinnen und Lesern viel Vergnügen bei der Lektüre des Buchs, viel Erfolg für die Prüfungsvorbereitung und vielleicht später bei der Anwendung in der Praxis.

Köln und Stuttgart, im April 2018
Priv.-Doz. Dr. med. univ. Wolfgang A. Wetsch
Prof. Dr. med. Jochen Hinkelbein,
D.E.S.A., E.D.I.C., F.As.M.A.
Priv.-Doz. Dr. med. Fabian Spöhr, MBA

Inhaltsverzeichnis

1	**Präoperatives Vorgehen**	**11**
1.1	Klinischer Fall	12
1.2	Präoperative Visite	13
1.2.1	Allgemeines	13
1.2.2	Vorgehen	13
1.2.3	Abschätzen des Narkoserisikos	16
1.2.4	Narkoseaufklärung	17
1.3	Auswahl des Anästhesieverfahrens	17
1.4	Präoperative Maßnahmen	18
1.4.1	Präoperative Ausstattung	18
1.4.2	Prämedikation	18
1.4.3	Nüchternheit	19
1.5	Anästhesiologisch wichtige Vor- und Begleiterkrankungen	20
1.5.1	Dauermedikation	20
1.5.2	Chronische Erkrankungen	21
1.5.3	Akute Infektionen	22
2	**Narkoseeinleitung**	**23**
2.1	Klinischer Fall	24
2.2	Allgemeine Maßnahmen und Monitoring	25
2.2.1	Einschleusen	25
2.2.2	Maßnahmen im Narkoseeinleitungsraum	25
2.2.3	Basismonitoring	25
2.2.4	Legen eines i. v.-Zugangs	28
2.2.5	Erweitertes Monitoring	31
2.3	Einleitung einer Allgemeinanästhesie	39
2.3.1	Synopsis	39
2.3.2	Vorbereitung	39
2.3.3	Präoxygenierung	40
2.3.4	Narkoseeinleitungssequenz	40
2.3.5	Maskenbeatmung	44
2.3.6	Atemwegshilfsmittel	45
2.3.7	Relaxierung	48
2.3.8	Endotracheale Intubation	50
2.3.9	Schwieriger Atemweg	56
2.3.10	Nicht-Nüchtern-Einleitung	62
2.3.11	Magensonde	63
2.3.12	Komplikationen	64
2.4	Regionalanästhesie	66
2.4.1	Lokalanästhetika	66
2.4.2	Kontraindikationen	68
2.4.3	Lokalanästhetika-Intoxikation	68
2.4.4	Verfahren	68
3	**Während der OP**	**81**
3.1	Klinischer Fall	82
3.2	Aufrechterhaltung einer Allgemeinanästhesie	83
3.2.1	Zielsetzung	83
3.2.2	Totale intravenöse Anästhesie (TIVA)	83
3.2.3	Balancierte Anästhesie	83
3.3	Narkosebeatmung	86
3.3.1	Beatmungssysteme	86
3.3.2	Beatmungsmodi	86
3.4	Intraoperative Maßnahmen	88
3.4.1	Lagerung	88
3.4.2	Temperaturmanagement	88
3.4.3	Perioperatives Monitoring	89
3.4.4	Volumenmanagement	89
3.4.5	Transfusion von Blutprodukten	90
3.5	Komplikationen	91
3.5.1	Hämodynamische Komplikationen	91
3.5.2	Maligne Hyperthermie (MH)	91
3.5.3	Bronchospasmus	92
3.5.4	TUR-Syndrom	92
3.5.5	Luftembolie	93
3.5.6	Palacos-Reaktion	93
4	**Narkoseausleitung**	**95**
4.1	Klinischer Fall	96
4.2	Normaler Ablauf der Narkoseausleitung	97
4.2.1	Voraussetzungen	97
4.2.2	Extubation	97
4.3	Probleme	98
5	**Aufwachraum**	**99**
5.1	Klinischer Fall	100
5.2	Normaler Ablauf im Aufwachraum	101
5.2.1	Funktion und Ausstattung	101
5.2.2	Indikationen für eine intensivmedizinische Überwachung	101
5.2.3	Übergabe	101
5.2.4	Schmerztherapie	101
5.2.5	Verlegung auf die Normalstation	102
5.3	Probleme	102
5.3.1	Postoperative Übelkeit und Erbrechen (PONV)	102
5.3.2	Postoperatives Zittern	103
5.3.3	Opioid-Überdosierung	103

5.3.4	Postoperative Restcurarisierung (PORC)	103	**8**		**Allgemeine intensivmedizinische Maßnahmen**	**131**
			8.1		Klinischer Fall	132
6	**Organisatorische Aspekte in der Intensivmedizin**	**105**	8.2		Analgosedierung	133
			8.2.1		Zielsetzung	133
6.1	Klinischer Fall	106	8.2.2		Medikamente zur Sedierung auf Intensivstationen	133
6.2	Aufnahme auf die Intensivstation	107	8.2.3		Opioide zur Analgesie auf Intensivstationen	135
6.2.1	Indikationen	107				
6.2.2	Vorbereitende Maßnahmen	107	8.3		Beatmungstherapie	135
6.2.3	Hygiene, Infektiologie und Isolation	108	8.3.1		Indikationen	136
6.2.4	Dokumentation	109	8.3.2		Parameter der Beatmungstherapie	136
			8.3.3		Beatmungsverfahren	137
6.3	Innerklinischer Patiententransport	110	8.3.4		Beatmungsinduzierte Komplikationen	138
6.4	Patientenverlegung	112	8.3.5		Entwöhnung vom Respirator	138
6.4.1	Verweildauer auf Intensivstationen	112	8.4		Tracheotomie	139
6.4.2	Verlegung auf Normalstation	112	8.5		Katecholamintherapie	141
6.4.3	Verlegung in ein anderes Krankenhaus bzw. eine Reha-Klinik	112	8.5.1		Indikationen	141
6.4.4	Verlegung in den OP	113	8.5.2		Verfügbare Substanzen	141
6.5	Todesfall auf der Intensivstation	113	8.6		Antibiotikatherapie	142
6.5.1	Terminalphase	113	8.6.1		Grundprinzipien	142
6.5.2	Sonderfall Organspende	114	8.6.2		Wichtige antibiotisch wirksame Substanzen	142
6.6	Innerklinischer Notfall	115	8.6.3		Antibiotische Therapie wichtiger Infektionen	142
6.7	Scoring-Systeme	116				
			8.7		Säure-Basen- und Elektrolyt-Haushalt	144
7	**Ausstattung und Monitoring in der Intensivmedizin**	**119**	8.7.1		Störungen des Säure-Basen-Haushalts	144
7.1	Klinischer Fall	120	8.7.2		Störungen des Kalium-Haushalts	145
7.2	Basismonitoring	121	8.7.3		Störungen des Natrium-Haushalts	146
7.2.1	Klinische Untersuchung	121	8.7.4		Störungen des Kalziumhaushaltes	147
7.2.2	Apparatives Standard-Monitoring	121	8.8		Ernährungstherapie	147
7.3	Erweitertes Monitoring	122	8.8.1		Allgemeines	147
7.3.1	Allgemeines	122	8.8.2		Enterale Ernährung	148
7.3.2	Verfügbare Katheter – Übersicht	123	8.8.3		Parenterale Ernährung	148
7.3.3	Arterielle Blutdruckmessung	123				
7.3.4	Blutgasanalyse	123	8.9		Thromboseprophylaxe und Antikoagulation	148
7.3.5	Zentralvenöser Katheter	124				
7.3.6	PiCCO	125	8.10		Darmmotilitätsstörungen	149
7.3.7	Dauerkatheter (DK)	126	8.11		Hygiene und Krankenhausinfektionen	150
7.3.8	Messung der Körpertemperatur	126	8.11.1		Multiresistente Keime	150
7.3.9	Messung des intrakraniellen Drucks (ICP)	126	8.11.2		Katheterkolonisation, Katheterinfektionen und Kathetersepsis	152
7.4	Weiterführende Diagnostik	128				
7.4.1	Labor	128	**9**		**Spezifische Intensivtherapie**	**155**
7.4.2	Radiologische Untersuchungen	128	9.1		Klinischer Fall	156
7.4.3	Sonografie	129				
7.4.4	Mikrobiologische Untersuchungen	129	9.2		Sepsis	157
7.4.5	Bronchoskopie	129	9.2.1		Definitionen	157
7.4.6	Konsile	129				

9.2.2	Intensivmedizinische Aspekte	157
9.2.3	Sonderform Toxic Shock Syndrome (TSS)	158
9.3	**Pneumonie**	**159**
9.3.1	Ätiologie	159
9.3.2	Klinik und Komplikationen	159
9.3.3	Diagnostik	160
9.3.4	Therapie	160
9.3.5	Prognose und Prophylaxe	161
9.4	**Akutes Lungenversagen**	**161**
9.5	**Atelektasen**	**163**
9.6	**Pleuraerguss**	**164**
9.7	**Lungenembolie**	**165**
9.8	**Akutes Nierenversagen (ANV)**	**166**
9.9	**Akutes Leberversagen (ALV)**	**168**
9.10	**Schädel-Hirn-Trauma (SHT) und Hirndrucktherapie**	**169**
9.10.1	Symptomatik und initiale Versorgung	170
9.10.2	Therapie	171
9.11	**Delir**	**172**
9.12	**Disseminierte intravasale Gerinnung (DIC)**	**173**
9.13	**Heparin-induzierte Thrombozytopenie (HIT)**	**174**
9.14	**Akute Herzinsuffizienz und Herzrhythmusstörungen**	**175**
9.15	**Akute Pankreatitis**	**177**
9.16	**Malaria**	**178**
9.17	**Meningitis und Enzephalitis**	**180**
10	**Allgemeine Notfallmedizin**	**181**
10.1	**Klinischer Fall**	**182**
10.2	**Überblick**	**183**
10.2.1	Problematik	183
10.2.2	Rettungskette	183
10.2.3	Personal im Rettungsdienst	184
10.2.4	Rettungsmittel	185
10.2.5	Notrufeingang bei der Rettungsleitstelle	186
10.2.6	Einsatztaktik	188
10.2.7	Patiententransport	188
10.2.8	Patientenübergabe	189
10.3	**Notfallmedizinische Untersuchung**	**190**
10.3.1	Anamnese	190
10.3.2	Basisdiagnostik	191
10.3.3	Basismonitoring	191
10.3.4	Körperliche Untersuchung	193
10.4	**Notfallmedizinische Arbeitstechniken**	**193**
10.4.1	Gefäßzugänge in der Notfallmedizin	193
10.4.2	Volumenersatztherapie	194
10.4.3	Atemwegsmanagement in der Notfallmedizin	195
10.4.4	Rettung, Lagerung und Stabilisierung des Patienten	198
10.4.5	Grundprinzipien der medikamentösen Therapie	200
10.5	**Medikolegale Aspekte**	**203**
10.5.1	Vorgehen bei Auffinden einer toten Person	203
10.5.2	Rechte des Patienten in der Notfallmedizin	203
11	**Spezielle Notfallmedizin**	**205**
11.1	**Klinischer Fall**	**206**
11.2	**Leitsymptome**	**207**
11.2.1	Bewusstlosigkeit	207
11.2.2	Dyspnoe	208
11.2.3	Thoraxschmerz	208
11.2.4	Akutes Abdomen	208
11.2.5	Schock	209
11.2.6	Herz-Kreislauf-Stillstand	211
11.3	**Kardiovaskuläre Notfälle**	**216**
11.3.1	Herzrhythmusstörungen	216
11.3.2	Hypertensive Entgleisung	220
11.3.3	Akutes Koronarsyndrom (ACS)	220
11.3.4	Verschluss einer Extremitätenarterie	222
11.3.5	Lungenembolie	222
11.3.6	Venöse Thrombose (tiefe Beinvenenthrombose, TVT)	223
11.3.7	Aortendissektion	224
11.3.8	Mesenterialinfarkt	225
11.4	**Respiratorische Notfälle**	**225**
11.4.1	Akute Atemwegsobstruktion: Asthma bronchiale und akut exazerbierte COPD	225
11.4.2	Lungenödem	226
11.4.3	(Spontan-)Pneumothorax	227
11.4.4	Hyperventilation	229
11.5	**Gastrointestinale Notfälle**	**229**
11.5.1	Gastrointestinale Blutung	229
11.5.2	Gallenkolik	230
11.6	**Stoffwechselentgleisungen**	**231**
11.6.1	Hypoglykämie	231
11.6.2	Hyperglykämie	231
11.6.3	Exsikkose	232
11.6.4	Addison-Krise	232

11.7	**Neurologische Notfälle**	233
11.7.1	Meningitis/Enzephalitis	233
11.7.2	Schlaganfall	233
11.7.3	Krampfanfall	234
11.8	**Gynäkologisch-geburtshilfliche Notfälle**	234
11.8.1	Vaginale Blutungen	235
11.8.2	(Prä-)Eklampsie	235
11.8.3	Vena-cava-Kompressionssyndrom	235
11.8.4	Wehentätigkeit, Geburt und Neugeborenenversorgung	235
11.9	**Pädiatrische Notfälle**	237
11.9.1	Krupp-Syndrom	237
11.9.2	Epiglottitis	237
11.9.3	Fieberkrampf	238
11.9.4	Fremdkörperaspiration	238
11.9.5	SIDS und ALTE	238
11.10	**Urologische Notfälle**	239
11.10.1	Nierenkolik	239
11.10.2	Akuter Harnverhalt	239
11.10.3	Akutes Skrotum	239
11.11	**Notfälle aus den Bereichen Augenheilkunde und HNO**	240
11.11.1	Akuter Glaukomanfall	240
11.11.2	Verletzungen des Auges	240
11.11.3	Epistaxis (Nasenbluten)	240
11.11.4	Schwindel (Vertigo)	241
11.12	**Psychiatrische Notfälle**	241
11.12.1	Delirium tremens	241
11.12.2	Akute psychotische Zustände	242
11.12.3	Akute Belastungsreaktion	242
11.12.4	Panikattacke	243
11.12.5	Suizidalität	243
11.13	**Unfälle**	243
11.13.1	Extremitätentrauma	244
11.13.2	Schädel-Hirn-Trauma (SHT)	245
11.13.3	Thoraxtrauma	247
11.13.4	Abdominaltrauma	247
11.13.5	Wirbelsäulenverletzung	248
11.13.6	Polytrauma	248
11.13.7	Crush-Syndrom	249
11.13.8	Hitzeschäden	249
11.13.9	Beinahe-Ertrinken bzw. Ertrinken	250
11.13.10	Stromunfall	251
11.13.11	Tauchunfälle	252
11.13.12	Verletzungen des Auges	253
11.13.13	Verbrennung	253
11.13.14	Hypothermie	255
11.14	**Intoxikationen**	256
11.14.1	Allgemeines	256
11.14.2	Rauchgas- und Kohlenmonoxid-Vergiftung	257

12	**Grundlagen der Schmerztherapie**	259
12.1	**Klinischer Fall**	260
12.2	**Quantifizierung von Schmerzen**	261
12.3	**Schmerzentstehung**	262
12.3.1	Nozizeptorschmerz	262
12.3.2	Weitere Schmerzformen	263
12.4	**Allgemeines zur Schmerztherapie**	264
12.5	**Medikamentöse Schmerztherapie**	264
12.5.1	Einleitung	264
12.5.2	Nicht-Opioid-Analgetika	266
12.5.3	Opioide	269
12.5.4	Ko-Analgetika und Adjuvanzien	271
12.5.5	Betäubungsmittelgesetz (BtMG)	272
12.6	**Nicht-medikamentöse Schmerztherapie**	272
13	**Akute Schmerzen**	275
13.1	**Klinischer Fall**	276
13.2	**Häufige akute Schmerzen**	277
13.3	**Postoperative Schmerztherapie**	277
13.3.1	Allgemeines	277
13.3.2	PCIA (Patient controlled intravenous Analgesia)	278
13.3.3	Schmerztherapie über thorakale oder lumbale Periduralkatheter (PDK)	282
13.3.4	Schmerztherapie über periphere Katheter	287
14	**Chronische Schmerzen**	289
14.1	**Klinischer Fall**	290
14.2	**Allgemeines**	291
14.3	**Chronische Tumorschmerzen**	291
14.4	**Chronisches Schmerzsyndrom**	292
14.4.1	Allgemeines	292
14.4.2	Besondere Schmerzformen	293
15	**Anhang**	295
15.1	**Notfallmedikamente in der Anästhesie**	296
	Sachverzeichnis	300

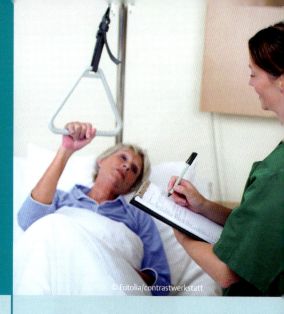

Kapitel 1

Präoperatives Vorgehen

1.1 Klinischer Fall 12

1.2 Präoperative Visite 13

1.3 Auswahl des Anästhesieverfahrens 17

1.4 Präoperative Maßnahmen 18

1.5 Anästhesiologisch wichtige Vor- und Begleiterkrankungen 20

1.1 Klinischer Fall

Aufklärungsgespräch mit Überraschung

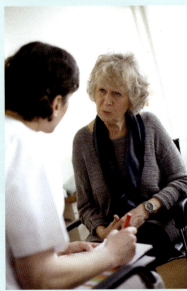

Abb. 1.1 (Quelle: Alexander Fischer – Thieme Gruppe)

In der Ambulanz…
Die anästhesiologische Assistenzärztin Dr. Brunner ist heute in der Anästhesiesprechstunde eingeteilt. Der erste Patient an diesem Morgen ist die 75-jährige Frau Johansson, bei der nächste Woche eine Hüft-TEP geplant ist.

Unauffällige Anamnese
Dr. Brunner begrüßt die Patientin und bittet sie ins Sprechzimmer. Die Patientenakte hat sie bereits vor dem Gespräch durchgelesen und weiß, dass Frau Johansson an arterieller Hypertonie leidet, mit einer Zweifachkombination aus ACE-Hemmer und Betablocker aber gut eingestellt ist und ansonsten keine nennenswerten Vorerkrankungen hat. Anamnestisch sind keine Allergien bekannt. Auf dem Fragebogen, den Frau Johansson über ihren Gesundheitszustand ausgefüllt hat, finden sich auch keine Abweichungen dazu.

Angst vor der Operation
Frau Johansson bittet die Ärztin gleich zu Beginn des Gespräches, bei der Operation „tief und fest" zu schlafen und auf keinen Fall etwas von der OP mitbekommen zu wollen, da sie sehr ängstlich sei. Dr. Brunner erklärt Frau Johansson den Ablauf einer Allgemeinanästhesie und die Möglichkeit einer Regionalanästhesie mit Analgosedierung. Frau Johansson traut dem „Dämmerschlaf" aber nicht und möchte lieber eine Allgemeinanästhesie. Da nichts dagegen spricht, vermerkt Dr. Brunner als geplantes Anästhesieverfahren „Allgemeinanästhesie" auf dem Protokoll und klärt die Patientin nun über alle Risiken und Gefahren der Allgemeinanästhesie auf. Frau Johansson willigt in die Narkose ein und unterschreibt den Aufklärungsbogen. Für den OP-Tag wird der ängstlichen Patientin als Prämedikation ein anxiolytisches, kurzwirksames Benzodiazepin angeordnet. Der Betablocker soll am OP-Tag beibehalten werden, der ACE-Hemmer wird jedoch pausiert. Frau Johansson fühlt sich gut informiert, ist sehr zufrieden mit dem Gespräch und hat keine weiteren Fragen.

Zu guter Letzt eine Überraschung!
Abschließend stellt Dr. Brunner noch einige Fragen, darunter auch „Haben Sie Allergien?" – „Nein, nein", antwortet Frau Johansson. „Oder haben Sie irgendwelche Medikamente einmal nicht vertragen?" - „Ja, dieses Schmerzmittel dürfen Sie mir nicht mehr geben, das ich mal vom Zahnarzt bekommen habe… Da habe ich keine Luft mehr bekommen und dann musste sogar der Notarzt kommen." Frau Johansson zieht einen Allergiepass aus der Geldtasche, auf dem vermerkt ist, dass sie vor Jahren eine anaphylaktische Reaktion auf Metamizol hatte. Dass es sich hierbei um eine Allergie handelt, war der Patientin jedoch nicht bewusst. Dr. Brunner vermerkt das Medikament bei Allergien auf dem Narkoseprotokoll und informiert auch gleich den orthopädischen Stationsarzt, damit dieser wichtige Befund in die Akte mit übernommen wird.

1.2 Präoperative Visite

Key Point
- Die Position der Prämedikationsvisite in der Patientenversorgung ist zentral, da hier entscheidende Weichen für das weitere anästhesiologische Management gestellt werden. Das Erheben von Vorerkrankungen und zu erwartenden Problemen ist dabei entscheidend.
- Eine adäquate Beurteilung des Patienten (Krankenakte, Anamnese, körperliche Untersuchung) reduziert die perioperative Mortalität signifikant.
- Vor jeder Anästhesie ist eine rechtswirksame Aufklärung des Patienten erforderlich.

1.2.1 Allgemeines
Synonyme | Prämedikations- oder Narkosegespräch, Narkosevisite, Narkoseaufklärung
Aufgaben bzw. Ziele |
- Patient und Anästhesist lernen sich kennen.
- Der Anästhesist erhält aus Unterlagen, Anamnese und körperlicher Untersuchung Informationen zum Gesundheitszustand und damit zum Narkoserisiko des Patienten und kann so ein individuell an den Patienten angepasstes Anästhesieverfahren für den geplanten Eingriff auswählen und dem Patienten vorschlagen.
- Der Patient erhält Informationen über die Wirkungen, Risiken und Nebenwirkungen der bevorstehenden Narkose. Dies soll seine Ängste abbauen und ermöglicht eine rechtskräftige Narkoseeinwilligung. Der Patient (oder falls erforderlich der gesetzlich bestellte Betreuer) willigt nach ausführlicher Aufklärung in die geplanten Maßnahmen ein und dokumentiert dies durch seine Unterschrift. Die Aufklärung muss rechtzeitig, d. h. bei geplanten Eingriffen grundsätzlich spätestens am Abend vor der geplanten OP, stattfinden. Ansonsten ist die Einwilligung nicht rechtskräftig. Nur bei kleineren, ambulanten Eingriffen mit niedrigem Risiko ist ausnahmsweise eine Aufklärung am OP-Tag zulässig.
- Bei nicht aufschiebbaren (also dringlichen oder notfallmäßigen Operationen) sollte der Patient – sofern sein Zustand dies zulässt – ebenfalls über das geplante anästhesiologische Vorgehen informiert und seine Zustimmung durch eine Unterschrift dokumentiert werden. Bei Notfalleingriffen ist dies nicht immer möglich. Bei vitaler Bedrohung ist der mutmaßliche Patientenwille bindend.
- Jeder Notfallpatient sollte zumindest nach Allergien, Medikamenteneinnahmen, Narkoseproblemen in der Vergangenheit und nach der letzten Nahrungsaufnahme befragt werden.
- Die Prämedikation (Zweck, Wirkstoff, Einnahme) und das präoperative Vorgehen (z. B. Nüchternheit, Einnahme der Dauermedikation) werden besprochen.

> **MERKE**
> Oftmals wird bei dringenden Eingriffen anstelle der Unterschrift des Patienten die **Unterschrift des Ehegatten oder von anderen Angehörigen** eingeholt. Dieses Vorgehen ist jedoch **rechtlich unwirksam**, da Angehörige kein Einverständnis für einen Patienten geben können (außer bei offiziellem Betreuungsverfahren).

Praxistipp
Sichten Sie die Krankenakte und die Laborbefunde – sofern vorhanden bzw. erforderlich – bereits vor dem Gespräch mit dem Patienten hinsichtlich relevanter Befunde. Sie können fehlende Unterlagen dann ggf. gleich beim Stationsarzt erfragen bzw. nachfordern. Zudem „kennen" Sie den Patienten bereits und dieser muss nicht warten, während Sie in seinem Beisein ausgiebig in der Akte blättern.

1.2.2 Vorgehen
Anamnese
Das Hauptziel ist das **Erkennen von narkoserelevanten Erkrankungen bzw. Befunden**. Um alle relevanten Fragen bzw. Aspekte zu berücksichtigen, sollte das Narkosegespräch einem standardisierten Ablauf folgen (Tab. 1.1), z. B. kann es sich an der Struktur des vom Patienten vorab ausgefüllten Narkosefragebogens orientieren.

> **MERKE**
> Achten Sie auf **Diskretion**! Das Gespräch sollte ohne weitere „Zuhörer" durchgeführt werden, Besucher oder andere Patienten sollten das Zimmer nach Möglichkeit verlassen.

> **MERKE**
> Beschaffen Sie sich – sofern vorhanden und möglich – immer **alte Anästhesieprotokolle** des Patienten, da sich daraus wichtige Hinweise, z. B. auf Atemwegs- oder kardiozirkulatorische Probleme während der Anästhesie, ergeben können.

Tab. 1.1 Beispielhaftes Schema wichtiger Informationen, die im Rahmen der Prämedikationsvisite aus den Unterlagen und im Rahmen der Anamnese erhoben werden.

Rubrik	Themen, Fragen
allgemeine Informationen	Alter, Größe, Gewicht, frühere Operationen und Erkrankungen, Allergien (Medikamente [v. a. Antibiotika], Nahrungsmittel) auf relevante „Besonderheiten" achten, z. B. Shuntarm bei Dialysepflichtigen, große Angst vor Venenkanülen, Glasauge, bekannte Anisokorie
Herz-Kreislauf-System	Herzinfarkt, koronare Herzerkrankung, Angina pectoris (Ruhe/Belastung), Stent (Drug-Eluting-[DES] oder Bare-Metal-Stent [BMS] - wann implantiert? welche Plättchenaggregationshemmer?), Bypässe, Hypertonie, Hypotonieneigung, Dyspnoe (NYHA-Stadium, wie viele Treppenstufen sind bewältigbar, Nykturie?)
Lunge	COPD, Asthma bronchiale (Anfallstyp, Häufigkeit, Medikation, letzter Anfall), Atemwegsinfekt, Dyspnoe, Husten
Blut	Blutungsneigung in der Familie, häufige und große Hämatome auch nach banalen Traumata, schwer stillbares Zahnfleischbluten nach dem Zähneputzen, häufiges Nasenbluten, Einnahme von gerinnungshemmenden Medikamenten
Niere	Dialysepflicht, Trinkmengenrestriktion, Urinausscheidung pro Tag, Shuntarm
Verdauungstrakt, Leber	Reflux, Leberzirrhose/Ösophagusvarizen, gastrointestinale Blutung, Hiatus- oder axiale Gleithernie, Z. n. PONV (postoperative Übelkeit und Erbrechen)
endokrines System	Hypo- oder Hyperthyreose
Stoffwechsel	Diabetes mellitus (insulinpflichtig?)
Muskulatur	maligne Hyperthermie, CK-Erhöhung, Serum-K$^+$
ZNS	Insult, neurologische Residuen, Krampfanfälle, Epilepsie (Medikation, Anfallshäufigkeit, letzter Anfall)
Medikamente	prinzipiell alle Medikamente erfragen und dokumentieren, insbesondere Thyreostatika, L-Thyroxin, Glukokortikoiddauertherapie (Cushingschwelle), Blutdruck- und Gerinnungsmedikamente
Noxen	Alkohol, Nikotin, Drogen
Besonderheiten	Aspirationsgefahr (Nüchternheit?), Schwangerschaft, schwierige Intubation/Atemweg, Chemotherapie, Sepsis, Mobilität, Z. n. Verbrennungstrauma?

Praxistipp

– Dokumentieren Sie alle für die Narkose relevanten Befunde deutlich auf dem Narkosefragebogen, insbesondere Allergien gegen Arzneimittel (z. B. gegen Antibiotika), aber auch Nahrungsmittel, da einige Stoffe auch in Narkosemedikamenten oder -utensilien vorkommen oder Kreuzreaktionen bestehen (z. B. Soja in Propofol und Etomidat, Banane/Kiwi: Kreuzreaktion mit Latex).
– Fragen Sie nach PONV bei früheren Operationen, um ggf. die Prämedikation (S. 102) anzupassen und vorzugsweise eine TIVA (S. 83) zu planen.
– Die aktuell eingenommenen Medikamente geben häufig Hinweise auf weitere, „unbekannte" Erkrankungen. Idealerweise bringen die Patienten einen Verschreibungszettel ihres Hausarztes mit oder Sie sichten die Stationskurve mit den aktuellen Verordnungen.

Besonderheiten bei Kindern ▮ Prinzipiell sind bei Kindern dieselben Kriterien wie bei Erwachsenen zu beachten. Wichtig ist, dass sie **in die Vorbereitung einbezogen** und über die geplanten Maßnahmen altersentsprechend informiert werden. Den Eltern sollte im Gespräch vermittelt werden, dass alles unternommen wird, um das Kind nicht zu gefährden und eine möglichst sichere Narkose durchzuführen. Die mit dem Eingriff und der notwendigen Narkose verbundenen **Ängste** sollten dabei wahr- und **ernst genommen** werden. Die Eltern können wichtige Informationen zur Anamnese des Kindes und etwaigen Besonderheiten liefern. Durch sorgfältige Anamnese und die Nutzung standardisierter Fragebögen sind folgende Punkte unbedingt zu klären:

– Sind kardiopulmonale Erkrankungen bekannt?
– Besteht ein akuter Infekt der oberen Atemwege?
– Sind Allergien bekannt?
– Wurden aktuell Impfungen verabreicht?
– Ist eine Dauermedikation notwendig?
– Gibt es familiäre Besonderheiten?

Körperliche Untersuchung

Auch hier geht es v. a. darum, potenziell narkoserelevante Probleme sicher zu erkennen. Wichtig ist daher insbesondere die **Auskultation von Herz und Lunge** (v. a. bei Kindern [häufige Infekte, offenes Foramen ovale]). Kleinkinder werden idealerweise auf dem Arm der Mutter untersucht.

> **Praxistipp**
> Insbesondere bei Kindern ruft die körperliche Untersuchung oft keine große Begeisterung hervor. Ab dem Vorschulalter kann es hilfreich sein, die Kinder zunächst einmal mit dem „Herztelefon" ihr eigenes Herz schlagen hören zu lassen – auch wenn dies dann manchmal zähe Verhandlungen über die Rückgabe des Stethoskops nach sich zieht. Ganz wichtig ist immer: VERTRAUEN SCHAFFEN!

Besonders wichtig ist die **Erhebung des Atemwegsstatus**, um einen schwierigen Atemweg (S. 56) mit Schwierigkeiten bei Maskenbeatmung, Laryngoskopie und/oder Intubation möglichst vorhersagen zu können:
- **Inspektion** von Gesicht (Deformitäten?), Mund (Mundöffnung?), Unterkiefer (Retrognathie?), Hals (kurz?) und Thorax
- Beurteilung der **Reklination** (Patient soll Kopf nach hinten neigen): v. a. bei rheumatischen Erkrankungen (z. B. Morbus Bechterew) häufig eingeschränkt
- Abschätzen und Dokumentieren der **maximal möglichen Mundöffnung** (MÖF: Abstand der Schneidekanten der Frontzähne in cm oder Querfinger [QF]) und des **Zahnstatus** (z. B. Voll- oder Teilprothese, Kronen, sanierungsbedürftig, locker): Aus medizinischen und forensischen Gründen sollte der Zahnstatus möglichst genau im Narkosefragebogen dokumentiert werden.
- **Abschätzen eines „schwierigen Atemwegs"**:
  - **Mallampati-Score**: Bei maximal geöffnetem Mund ohne Phonation wird beurteilt, wie gut bzw. ob die Rachenhinterwand sichtbar ist (**Abb. 1.2**). Sind nur Zunge und harter Gaumen sichtbar, kann die Laryngoskopie erschwert sein. Der Test ist einfach auszuführen, allerdings sind Sensitivität und Spezifität eingeschränkt.
  - **Test nach Patil** (Abstand von Kinn zur Incisura thyroidea bei maximaler Streckung des Kopfes): Bei einem Abstand < 6 cm ist mit einer schwierigen Laryngoskopie zu rechnen.

> **MERKE**
> „MOUTHS" als Merkhilfe für die wichtigsten Parameter zur Beurteilung eines schwierigen Atemwegs:
> - **M**andible (z. B. prominenter Unterkiefer, Patil-Test)
> - **O**pening (MÖF)
> - **U**vula (Mallampati-Score)
> - **T**eeth (z. B. Zustand, Fehlstellung, lockere Zähne)
> - **H**ead (Flexion, Extension, Rotation, Reklination)
> - **S**ilhouette (z. B. Adipositas, Torticollis, Kyphose, Stiernacken, Mammae)

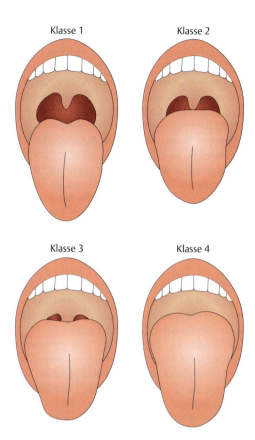

Abb. 1.2 Mallampati-Score: Ein Mallampati-Score von IV gilt i. A. als Indikator für eine schwierige Intubation bzw. Laryngoskopie (nach: Krier, Georgi, Airway-Management, Thieme, 2001).

Zusatzuntersuchungen

EKG | Ein Ruhe-EKG sollte **bei allen Patienten mit kardialen Erkrankungen** (z. B. KHK) durchgeführt werden. Bei anamnestisch unauffälligen und kardial asymptomatischen Patienten sind anästhesierelevante Befunde selten. Ein präoperatives EKG ist hier – unabhängig vom Alter – nicht erforderlich. Bei anamnestisch bekannten **kardialen Vorerkrankungen** (v. a. bei Symptomen einer ischämischen Herzerkrankung) ist ein EKG essenziell.

Labor | Eine **routinemäßige Durchführung** von Laboruntersuchungen („Screening") wird **grundsätzlich nicht empfohlen**. Bei Verdacht auf Erkrankungen bestimmter Organe sind jedoch allgemein gewisse „Mindeststandards" üblich: Die Kenntnis der wichtigsten **Elektrolytwerte** sowie von **Harnstoff, Kreatinin, Hämoglobingehalt** und weiteren Parametern ist bei allen Patienten mit Vorerkrankungen wünschenswert. Bei jungen Patienten ohne Vorerkrankungen ist eine Blutentnahme dagegen nicht zwingend erforderlich. Bei Vorerkrankungen sollten die relevanten Parameter kontrolliert werden. Die meisten Patienten haben durch die operative Disziplin bereits meist ausreichende Analysen erhalten, sodass eine Blutabnahme eigens für die Anästhesie i. d. R. nicht nötig ist. Auch eine mitgebrachte, kürzlich durch den Hausarzt durchgeführte Laborkontrolle kann ausreichen. Bei Kindern ist in den seltensten Fällen aus anästhesiologischer Sicht eine präoperative Blutabnahme erforderlich.

Blutgruppe, Bereitstellung von Blutprodukten | Bei Eingriffen mit zu erwartendem hohem Blutverlust muss zumindest die **Blutgruppe** bestimmt werden. In den meisten Häusern gibt es Standards über die bereitzustellenden **Blutprodukte** für die jeweiligen Eingriffe – diese Empfehlungen werden dann in Kenntnis des individuellen Patientenzustands und ggf. begleitender Risikofaktoren adaptiert. Vor der Narkoseeinleitung sollte immer sichergestellt werden, ob die bestellten Konserven auch tatsächlich zum Abruf bereitstehen. Das präoperative Spenden von **Eigenblut** ist heute **weitgehend verlassen** worden, da es mit zusätzlichen Risiken vergesellschaftet und für den Patienten nicht risikoärmer ist.

Gerinnungsstatus | Insbesondere **vor rückenmarknahen Regionalanästhesieverfahren** muss der Gerinnungsstatus (**Quick**, **aPTT**, **Thrombozytenzahl**) überprüft und auf dem Narkoseprotokoll **dokumentiert** werden, um spinale oder epidurale Hämatome zu vermeiden, die schwerwiegende neurologische Ausfallserscheinungen auslösen können. Näheres zu entsprechenden Komplikationen siehe Kapitel Schmerztherapie (S. 286). **Gerinnungsprobleme**, familiäre Gerinnungsstörungen und ein Z. n. schweren Nachblutungen (z. B. nach Operationen oder Zahnextraktionen) erfordern eine **genaue Abklärung**. Wichtig ist, dass **bei vielen Antikoagulanzien** (z. B. niedermolekulare Heparine, Faktor Xa- oder Thrombinhemmer) die genannten **Gerinnungswerte** selbst bei therapeutischer Antikoagulation nicht beeinflusst werden und somit **nicht aussagekräftig** sind. Für die meisten Substanzen stehen **spezielle Labortests** (z. B. Anti-Xa-Aktivität) zur Verfügung. Auf jeden Fall muss der **Mindestabstand** zwischen letztmaliger Verabreichung und geplanter (rückenmarksnaher) Punktion (Tab. 1.4) in der Fachinformation des jeweiligen Präparats nachgeschlagen und zusätzliche Begleitumstände (z. B. Leber- oder Niereninsuffizienz) berücksichtigt werden. **Bei Zweifeln** sollte **keine rückenmarknahe Punktion** erfolgen.

Röntgen Thorax | Die routinemäßige Durchführung eines Röntgen Thorax ist **i. d. R. nicht erforderlich**. Es ist indiziert, wenn eine Verdachtsdiagnose mit Konsequenzen für das perioperative Vorgehen (z. B. Pleuraerguss, Atelektase, Pneumonie) abzuklären ist, sowie bei wenigen Spezialindikationen (z. B. Trachealverlagerung bei Struma).

Lungenfunktion | Eine präoperative Untersuchung der Lungenfunktion wird standardmäßig durchgeführt **vor lungenchirurgischen** (resezierenden) **Eingriffen** sowie vor Eingriffen, die **postoperativ** eine **Einschränkung der Atmung** (z. B. bei Aufrichtungs-Spondylodese) erwarten lassen oder mit der Notwendigkeit der intraoperativen **Ein-Lungen-Ventilation** verbunden sind. Außerhalb der Thoraxchirurgie ist sie nur bei neu aufgetretenen bzw. Verdacht auf akut symptomatische pulmonale Erkrankungen indiziert (→ Schweregradeinschätzung, Therapiekontrolle). Das wichtigste Kriterium bei der Indikationsstellung ist die Frage, ob eine medikamentöse Verbesserung der pulmonalen Funktion möglich bzw. notwendig erscheint.

Arterielle Blutgasanalyse | Besteht ein **Verdacht auf respiratorische Insuffizienz**, sollte präoperativ eine Ausgangs-BGA bei Raumluft bestimmt werden. Bei **thoraxchirurgischen Eingriffen** ist die Blutgasanalyse ebenfalls ein guter Prädiktor, ob der Eingriff überhaupt durchführbar ist.

Echokardiografie, kardiologisches Konsil | Bei schwerer kardialer Leistungseinschränkung (NYHA IIb und höher) bzw. potenzieller Verbesserung der kardiozirkulatorischen Situation durch eine Therapieumstellung, ist präoperativ eine Vorstellung beim Kardiologen zur Therapieoptimierung und zur transthorakalen oder transösophagealen Echokardiografie (→ Abschätzung der myokardialen Pumpfunktion) indiziert. Dies ist naturgemäß auch vor jeder kardiochirurgischen OP sinnvoll.

Duplex-Sonografie der Halsgefäße | Bei anamnestisch bekannter Stenose der A. carotis (z. B. TIA, Apoplex, unklarer Schwindel) sowie Eingriffen unter Einsatz der Herz-Lungen-Maschine sollte präoperativ eine Duplex-Sonografie der Halsgefäße erfolgen.

1.2.3 Abschätzen des Narkoserisikos

Mithilfe der obigen Untersuchungen kann das Narkoserisiko anhand der **ASA-Klassifikation** (American Society of Anesthesiologists) festgelegt werden, die auch in gewissem Maß Auskunft über die **zu erwartende patientenbedingte Mortalität** im Rahmen des operativen Eingriffs bis zum 7. postoperativen Tag gibt (Tab. 1.2). Der ASA-Wert sollte auf jeden Fall gut sichtbar auf dem Narkoseprotokoll **dokumentiert** werden!

> **MERKE**
>
> Nur nach Sichtung der Befunde, einer guten Anamnese und einer körperlichen Untersuchung können Sie das **Narkoserisiko adäquat abschätzen** und so das **Risiko** für den Patienten **minimieren**!

Tab. 1.2 ASA-Klassifikation.

ASA-Klasse	Definition	geschätzte Mortalität
I	normaler, gesunder Patient	0,08 %
II	Patient mit leichter Allgemeinerkrankung (z. B. geringgradige Hypertonie, chronische Bronchitis, nicht insulinpflichtiger Diabetes mellitus)	0,47 %
III	Patient mit schwerer Allgemeinerkrankung (z. B. koronare Herzkrankheit, schwere COPD, chronische Niereninsuffizienz, Leberzirrhose)	4,4 %
IV	Patient mit schwerer Allgemeinerkrankung, die eine ständige Lebensbedrohung ist (z. B. kürzlich zurückliegender Myokardinfarkt, Schock, respiratorische Insuffizienz in Ruhe, dekompensierte Herzinsuffizienz)	23,5 %
V	moribunder Patient, der ohne Operation voraussichtlich nicht überleben wird (z. B. Sepsis, Multiorganversagen)	51 %
VI	hirntoter Patient, dessen Organe zur Organspende entnommen werden	100 %

1.2.4 Narkoseaufklärung

Zielsetzung | Das Gespräch soll den Patienten ausführlich und der Situation angemessen über die **Art und Weise des geplanten Narkoseverfahrens** inkl. potenzieller bzw. üblicher Risiken, Gefahren und Schäden sowie präoperativer Maßnahmen (z. B. Prämedikation, Nüchternheit), aber auch über **alternative Möglichkeiten** informieren. Es ist wichtig zu eruieren, ob der Patient geistig in der Lage ist, die Situation einzuschätzen. Unterliegt er einer **Betreuung** nach dem Betreuungsgesetz, muss der gesetzlich bestellte Betreuer anwesend sein.

Dokumentation | Es ist wichtig, das Gespräch zu dokumentieren, um später bei Unklarheiten nachsehen zu können bzw. über eine formaljuristisch verwertbare Dokumentation zu verfügen. Sowohl Anästhesist als auch Patient (bzw. dessen gesetzlicher Betreuer oder beide Erziehungsberechtigte bei Minderjährigen) müssen die Dokumentation **unterschreiben**. Zudem erhält jeder Patient eine Kopie der ausgefüllten und unterschriebenen Aufklärungsdokumente; auch dies muss schriftlich dokumentiert werden. Die Unterschrift „**im Auftrag**", z. B. durch den Ehepartner, ist **formaljuristisch nichtig**.

Praxistipp
Dokumentieren Sie möglichst auch, dass der Patient keine weiteren Fragen hatte!

Besonderheiten bei Kindern | Alle Maßnahmen (Nüchternheit, geplante Operation, Situation im Krankenhaus) sollten dem Kind und den Eltern **verständlich und altersentsprechend erklärt** werden, um eine entspannte Atmosphäre zu schaffen. Es ist sinnvoll, den Eltern im Vorfeld Tipps für die Vorbereitung des Kindes auf die Operation zu geben (spielerische Vorbereitung, Bilderbücher), um die Abläufe günstig zu beeinflussen. Die **Einwilligung der Erziehungsberechtigten** (Cave: Sorgerecht!) ist bei nicht geschäftsfähigen Kindern **unabdingbar** für die Durchführung elektiver Eingriffe.

Exkurs

Aufklärung bei Jugendlichen
Jugendliche im Alter zwischen 14 und 18 Jahren sind eingeschränkt geschäftsfähig. Können sie die Tragweite der Operation und Narkose sicher abschätzen, dürfen (und sollten) sie auch selbst einwilligen. Es empfiehlt sich dennoch, möglichst beide Elternteile mit unterschreiben zu lassen.

1.3 Auswahl des Anästhesieverfahrens

Key Point
Die Auswahl des Anästhesieverfahrens (Allgemein- oder Regionalanästhesie) wird von vielen Faktoren beeinflusst (z. B. Vorerkrankungen des Patienten, geplante Operation) und erfolgt immer individuell.

Insbesondere vor elektiven Eingriffen kann es – wenn eine „Verbesserung" aussichtsreich erscheint – sinnvoll sein, zunächst den **präoperativen Zustand des Patienten** (z. B. Rekompensation einer Herzinsuffizienz, Einstellung einer arteriellen Hypertonie) zu **stabilisieren**.

Entscheidungskriterien | Auch wenn vereinzelt die Überlegenheit des einen oder anderen Verfahrens demonstriert wird, gibt es **keine harten Beweise für einen eindeutigen Vorteil** einer Regional- gegenüber einer Allgemeinanästhesie bei Patienten mit relevanten Vorerkrankungen. Art, Dauer und Dringlichkeit der Operation, die Erfahrung des Operateurs sowie Dauer, Ausmaß und Verhältnismäßigkeit einer potenziellen Beeinträchtigung des Patienten durch das Anästhesieverfahren beeinflussen die Auswahl. Zu berücksichtigen sind zudem relevante Vorerkrankungen und der aktuelle Zustand des Patienten, etwaige Besonderheiten sowie die individuellen Wünsche und Bedürfnisse des Patienten. Die Auswahl des für den jeweiligen Eingriff bei dem einzelnen Patienten am besten geeigneten Anästhesieverfahrens ist daher **immer** eine **Einzelfallentscheidung** (Tab. 1.3).

Tab. 1.3

Entscheidungskriterien für Allgemein- oder Regionalanästhesie.

	eher Allgemeinanästhesie	eher Regionalanästhesie
Patientenfaktoren	Angst vor einer Regionalanästhesie unkooperative Patienten Kinder	Angst vor einer Allgemeinanästhesie Patientenwunsch
Vor- und Begleiterkrankungen	Gerinnungsstörung medikamentöse Antikoagulation (Kumarine, therapeutische Antikoagulation)	maligne Hyperthermie schwere Vorerkrankungen (≥ ASA III) kardiovaskuläre Erkrankungen Myasthenia gravis perioperativer Todesfall in der Familie
Operationsparameter	Eingriffsdauer: sehr lang, unbekannt Operationen an Thorax oder Kopf	Eingriffe mit starken postoperativen Schmerzen Operationen an den Extremitäten oder im Urogenital- bzw. Analbereich

> **MERKE**
> Generell sollte – sofern möglich (z. B. Eingriff an einer Extremität) – **immer** auch ein **Regionalanästhesieverfahren in Erwägung gezogen** werden.

> **MERKE**
> Patienten, bei denen ein Regionalanästhesieverfahren geplant ist, werden für den Fall, dass ein Verfahrenswechsel erforderlich wird, **immer auch für eine Allgemeinanästhesie aufgeklärt**.

> **MERKE**
> Insbesondere vor einem rückenmarknahen Regionalanästhesieverfahren ist der Gerinnungsstatus (S. 16) zu kontrollieren und der **Mindestzeitabstand zwischen geplanter Punktion und der letztmaligen Verabreichung von Medikamenten zur Thromboembolieprophylaxe** zu beachten (Tab. 1.4).

1.4 Präoperative Maßnahmen

Key Point
- Bei jeder Anästhesie sind ein peripher-venöser Zugang und die Anlage eines Basismonitorings unerlässlich. Je nach den Begleitumständen sind weitere Maßnahmen sinnvoll oder notwendig.
- Die Prämedikation soll dem Patienten die Angst nehmen, die Einleitung erleichtern und die Nebenwirkungen und Komplikationen der Narkose vermindern.
- 6 Stunden nach der letzten Einnahme von fester Nahrung bzw. 2 Stunden nach dem Trinken von klaren Flüssigkeiten gelten Erwachsene i. A. als nüchtern. Bei Kindern und Säuglingen ist diese Zeitdauer kürzer! Bestimmte Patienten gelten unabhängig von der Nahrungs- bzw. Flüssigkeitsaufnahme als nicht nüchtern.

1.4.1 Präoperative Ausstattung

Ausnahmslos jeder anästhesiologisch betreute Patient erhält – unabhängig vom Anästhesieverfahren (auch bei nur anästhesiologischem Standby!) – einen sicheren venösen Zugang (S. 28) (Möglichkeit der Medikamentenapplikation; häufig zusätzlicher „Volumenzugang") und ein Basismonitoring (S. 25) mit Überwachung von RR, SpO$_2$ und EKG. In Abhängigkeit von geplantem Eingriff und Begleiterkrankungen kann ein erweitertes Monitoring (S. 31) notwendig sein (Cave: Aufklärung des Patienten darüber?). Bei Eingriffen mit erwartetem hohem Blutverlust oder niedrigem Ausgangs-Hb sind zudem eine Blutgruppenbestimmung und die Bereitstellung von Erythrozytenkonzentraten oder weiteren Blutprodukten sinnvoll.

Praxistipp
Bei Kindern sollten im Rahmen der präoperativen Untersuchung mögliche Punktionsstellen zur Anlage eines Venenzugangs identifiziert werden. Ordnen Sie das Anbringen von Pflastern mit Lokalanästhetikum (z. B. EMLA®; „Zauberpflaster") an aussichtsreichen Stellen an! Der Hinweis auf die Wirkung des „Zauberpflasters" kann Kindern im Vorfeld die Angst vor der schmerzhaften Venenpunktion nehmen. Da die Pflaster vasokonstriktorisch wirken, sollten sie beim Einschleusen in den OP-Bereich entfernt werden, da sonst die Venenpunktion schwieriger ist.

1.4.2 Prämedikation

Benzodiazepine
Die Medikation soll dem Patienten die Angst vor den folgenden Maßnahmen nehmen bzw. reduzieren (Anxiolyse). Meist genügt die Gabe eines kurzwirksamen Benzodiazepins (z. B. Midazolam) am Morgen vor dem Eingriff. Bei sehr ängstlichen, stationären Patienten kann am Vorabend der Operation ein längerwirksames Benzodiazepin (z. B. Lorazepam) gege-

ben werden. Bei **normalgewichtigen Erwachsenen** ohne relevante Komorbiditäten sind z. B. **7,5 mg Midazolam** p. o. (Dormicum®) 60 min präoperativ sinnvoll. Bei **älteren Patienten** oder schweren Begleiterkrankungen muss die **Dosis reduziert** werden (z. B. 3,75 mg Midazolam p. o.). Patienten mit obstruktivem Schlafapnoe-Syndrom, kardialer oder respiratorischer Insuffizienz oder gestörter Bewusstseinslage sollten **keine Benzodiazepine** erhalten. Alternativ kann bei diesen Patienten ggf. Clonidin p. o. gegeben werden. **Kinder** erhalten frühestens **ab dem 6. Lebensmonat** Benzodiazepine, z. B. einen mit Geschmacksstoffen versehenen Saft **in körpergewichtsadaptierter Dosierung** (meist 0,5 mg/kg KG Midazolam, max. 7,5 mg) oder nasale oder rektale Präparate (Dosisreduktion!). Sedierung und Anxiolyse (evtl. auch die Amnesie bei Midazolam) verhindern, dass die Operation als traumatisierend empfunden wird und Angst vor nachfolgenden Eingriffen entsteht.

Praxistipp
Achten Sie in Rücksprache mit der bettenführenden Abteilung darauf, dass die Medikation rechtzeitig (d. h. ≥ 30 min vor Abruf in den OP) gegeben wird, da ansonsten präoperativ mit keiner ausreichenden Wirkung zu rechnen ist.

MERKE
Eine gute und ausreichende **Prämedikation reduziert** die zur Narkoseeinleitung notwendige **Dosis des Hypnotikums** und **minimiert die negativen Effekte** der Narkose **auf das Herz-Kreislauf-System**.

Midazolam | Midazolam (z. B. Dormicum®) ist ein stark wirksames Benzodiazepin, das die hemmende Wirkung von GABA im ZNS verstärkt. Die Halbwertszeit ist mit 1½–2½ Stunden die kürzeste aller Benzodiazepine. Die Wirkung ist jedoch v. a. bei älteren Patienten oft deutlich verlängert.
- **Wirkungen**: Anxiolyse und Sedierung (Prämedikation), Krampflösung, in höherer Dosierung Narkose (sehr selten eingesetzt zur Einleitung oder – v. a. in der Notfallmedizin – zur Aufrechterhaltung einer Narkose)
- **Kontraindikationen**: Myasthenia gravis, Intoxikationen mit zentral dämpfenden Substanzen, obstruktives Schlafapnoe-Syndrom, Z. n. paradoxer Reaktion auf Benzodiazepine
- **Nebenwirkungen**: Atemdepression bis Atemstillstand, retrograde Amnesie, paradoxe Reaktion (Agitiertheit bis Delir, v. a. bei geriatrischen Patienten)
- **Wechselwirkungen**: Gefahr der Atemdepression bei Kombination mit anderen zentral dämpfenden Substanzen
- **Antagonist**: Flumazenil (Anexate®)

MERKE
Normalerweise erhalten die Patienten **Midazolam oral** vor dem Abruf in den OP. Eine i. m.- oder i. v.-Gabe sollte die Ausnahme sein (Dosisanpassung erforderlich!). Kinder können oral, nasal oder rektal mit Midazolam prämediziert werden.

Andere Medikamente zur Prämedikation | Selten ist die Gabe von Benzodiazepinen (Kontraindikationen [s. o.], obligate intraoperative Wachheit zur neurologischen Beurteilung [z. B. bei Wach-Kraniotomien oder Karotis-Operationen]) nicht möglich. Bei diesen Patienten wird die Prämedikation an die individuellen Bedürfnisse angepasst, z. B. kann **Clonidin** (150–300 µg p. o.) gegeben werden.

Aspirationsprophylaxe
Patienten mit erhöhtem Aspirationsrisiko (S. 62) sollten vor elektiven Operationen eine Aspirationsprophylaxe erhalten. Diese soll v. a. den **pH des Magensafts anheben**, da insbesondere stark saurer Mageninhalt für schwere Aspirationsfolgen verantwortlich ist. Die Patienten erhalten einen **Histamin H$_2$-Blocker** (z. B. Ranitidin: 300 mg am Vorabend der Operation, 150 mg am Morgen des Op-Tages).

MERKE
Protonenpumpenhemmer sind bei sehr vielen Patienten bei dieser Indikation **ineffektiv** und deshalb nicht die Mittel der Wahl.

1.4.3 Nüchternheit
Problematik | Eine **übermäßig lange präoperative Nüchternheit** kann v. a. bei schwer kranken Patienten **problematisch** sein (z. B. Hypovolämie mit starkem Blutdruckabfall nach Narkoseeinleitung oder bei rückenmarksnahen Regionalanästhesieverfahren). Insbesondere der Durst und der resultierende trockene Mund werden als sehr unangenehm empfunden. Andererseits ist die Einleitung einer **Allgemeinanästhesie bei nicht nüchternen Patienten** potenziell **riskant** (z. B. Aspiration, Hypoxie). Die entsprechenden Leitlinien der Fachgesellschaften (z. B. DGAI) werden daher in unregelmäßigen Abständen aktualisiert.
Richtwerte | Bestimmte Zeitabstände sollten bei elektiven Eingriffen nicht unterschritten werden: Erwachsene gelten **6 Stunden nach der letzten Einnahme von fester Nahrung**, Fruchtsäften, Kaffee mit Milch oder breiartigen Lebensmitteln als **nüchtern**. Für **klare Flüssigkeiten** (z. B. Kaffee ohne Milch, Was-

ser, ungesüßter Tee) gilt ein Intervall von **2 Stunden**. Kinder sind häufig sehr unruhig und nicht selten nach längerer Nüchternheit hypovolämisch, was bei der Narkoseeinleitung ebenfalls problematisch sein kann. Trinken bis zu 2 Stunden vor dem Eingriff (klare Flüssigkeit, Wasser) kann diese Probleme reduzieren.

> **MERKE**
> Diese Richtlinien für Nüchternheitsgrenzwerte gelten für **alle Anästhesieverfahren** und sind unbedingt auch bei Regionalanästhesieverfahren und Analgosedierungen zu beachten.

Praxistipp
> Informieren Sie den Patienten bei diesem differenzierten Vorgehen sorgfältig, um Missverständnisse zu vermeiden!

Ausnahmen und Vorgehen bei nicht nüchternen Patienten ❙ Bestimmte Patienten (z. B. alkoholisierte oder Traumapatienten) werden **generell** als **nicht nüchtern** betrachtet, egal wann, was und wie viel sie getrunken oder gegessen haben. Bei ihnen ist zur Narkoseeinleitung eine Nicht-Nüchtern-Einleitung (S. 62) indiziert.

> **MERKE**
> Informationen zur **Nüchternheit** des Patienten sind in jedem Fall **auf dem Narkoseprotokoll** nachvollziehbar zu **dokumentieren**.

1.5 Anästhesiologisch wichtige Vor- und Begleiterkrankungen

Key Point
- Im Rahmen der präoperativen Abklärung muss das Vorgehen bezüglich der Dauermedikation des Patienten besprochen werden. Wichtig sind hier insbesondere Gerinnungshemmer.
- Einige chronische Erkrankungen, insbesondere kardiovaskuläre, pulmonale und neurologische Erkrankungen sowie chronische Niereninsuffizienz erfordern präoperativ ein differenziertes Vorgehen.
- Akute Infektionen können, müssen aber nicht eine Kontraindikation für operative Eingriffe sein.

1.5.1 Dauermedikation
Gerinnungshemmer
Wegen der Gefahr einer Hämatombildung mit Querschnittssymptomatik muss v. a. vor rückenmarksnahen Anästhesieverfahren (Spinal- und Periduralanästhesie ± Katheteranlage) mindestens die Gerinnungsanamnese erhoben werden. Bei Verdacht auf eine mögliche Gerinnungsabnormalität sind zusätzlich laborchemisch die Gerinnungsparameter (S. 15) zu **kontrollieren**. **Mindestzeitabstände zur letztmaligen Verabreichung von Antikoagulanzien** müssen ebenfalls unbedingt eingehalten werden. Bei therapeutisch mit Heparin oder Phenprocoumon behandelten Patienten müssen die Gerinnungsparameter, bei Thrombozytopenien auch die Thrombozytenzahl explizit kontrolliert werden. Die Deutsche Gesellschaft für Anästhesie und Intensivmedizin (DGAI) gibt eine regelmäßig aktualisierte Liste von Medikamenten zur Thromboembolieprophylaxe mit den jeweils unbedingt einzuhaltenden Mindestzeitabständen heraus (Tab. 1.4).
Cave: Die Zeitabstände können **bei Kombination** z. B. mit einem Thrombozytenaggregationshemmer (ASS, Clopidogrel) **deutlich verlängert** sein.

> **MERKE**
> Bei der **Entfernung von rückenmarksnahen Kathetern** müssen i. d. R. die gleichen Kriterien angelegt werden wie zu deren Anlage!

Weitere Medikamente
Glukokortikoide ❙ Eine präoperativ begonnene **Dauermedikation** sollte **perioperativ fortgeführt** werden. Zusätzlich sollten bei kleinen Eingriffen 100 mg **Hydrocortison substituiert** werden, bei größeren Eingriffen weitere 100 mg Hydrocortison über 24 Stunden (bei sehr großen Eingriffen mit postoperativer Intensivbehandlung länger), um dem höheren Kortisolbedarf des Körpers durch den operativen Stress Rechnung zu tragen und das Auftreten einer Addison-Krise zuverlässig zu vermeiden.
Antihypertensiva ❙ ACE-Hemmer und **Angiotensin-II-Antagonisten** sollten bei kleineren operativen Eingriffen weitergegeben werden. Bei größeren Eingriffen, Sympathikolyse (Periduralkatheter!) oder Eingriffen an der Herz-Lungen-Maschine sollten sie am OP-Tag pausiert werden. **β-Blocker** und **Kalziumantagonisten** werden generell perioperativ weitergegeben. **Diuretika** werden am OP-Tag pausiert, können jedoch unmittelbar postoperativ wieder angesetzt werden.
Herzglykoside ❙ Werden sie zur Frequenzkontrolle bei absoluter Arrhythmie gegeben, sollten sie perioperativ pausiert werden. Für die Indikation Herzinsuffizienz ist die Gabe am OP-Tag nicht erforderlich.
Thyreostatika und L-Thyroxin ❙ Thyreostatika sollten bei Verdacht auf Hyperthyreose unter Kontrolle von T_3, T_4 und TSH perioperativ weitergegeben werden. L-Thyroxin sollte am OP-Tag nicht gegeben werden.

Tab. 1.4

Empfehlungen der DGAI zu erforderlichen Zeitabständen zwischen der Gabe von Medikamenten zur Thromboembolieprophylaxe und rückenmarksnahen Punktionen oder Katheterentfernungen (nach: Gogarten W. et al., Rückenmarksnahe Regionalanästhesien und Thromboembolieprophylaxe/antithrombotische Medikation. Anästh Intensivmed 2007, 48, S. 109f).

Antikoagulans	Beispiele für Handelsnamen	vor Punktion bzw. Katheterentfernung	nach Punktion bzw. Katheterentfernung	erforderliche Laborkontrolle
unfraktioniertes Heparin (UFH)	Heparin®	Low Dose: 4–6 h i. v. High Dose[1]: 4–6 h s. c. High Dose[1]: 8–12 h	1 h	Thrombozyten (bei Anwendung > 5 d) High Dose: zusätzlich aPTT, Anti-Xa-Aktivität
niedermolekulare Heparine (NMH)	Mono-Embolex®, Clexane®, Fraxiparine®	Low Dose: 12 h High Dose[1]: 24 h	4 h	Thrombozyten (bei Anwendung > 5 d)
Fondaparinux	Arixtra®	Low Dose: 36–42 h High Dose: kontraindiziert	6–12 h	(Anti-Xa-Aktivität)
Danaparoid	Orgaran®	kontraindiziert	nicht empfohlen	(Anti-Xa-Aktivität)
Rivaroxaban	Xarelto®	22–26 h	4–6 h	nicht möglich
Argatroban	Argatra®	4 h	2 h	aPTT, ACT
Dabigatran	Pradaxa®	kontraindiziert	6 h	EXCA (Extrinsic Coagulation Activity Assay)
ASS 100 mg	Aspirin Protect®	-	-	keine
ASS 100 mg + NMH oder UFH, Low Dose		ASS weitergeben, NMH bzw. UFH 36 h vorher absetzen	-	keine
Clopidogrel	Plavix®, Iscover®	7 d	-	keine
Ticlopidin	Tiklyd®	10 d	-	keine
Ticagrelor	Brilique®	5 d	-	keine
NSAID, COX-2-Hemmer	Voltaren®, Ibuprofen®, Celebrex®	-	-	keine

[1] jede andere als die in der Fachinformation als „prophylaktisch" angegebene Dosis

Antidiabetika ❙ Bei **konventioneller Insulintherapie** sollte die Dosierung des Mischinsulins am OP-Tag auf 50 % der üblichen Dosierung gesenkt und lediglich ein Basalinsulin gespritzt werden. Bei **intensivierter Insulintherapie** wird am OP-Tag nur die übliche Menge des Basalinsulins injiziert, die zusätzliche Injektion des Normalinsulins entfällt. Bei der Einnahme oraler **Antidiabetika vom Biguanid-Typ** (z. B. Metformin) besteht bei großen Operationen möglicherweise eine erhöhte Gefahr von schwer bis tödlich verlaufenden Laktatazidosen. Sie sollten daher 2 Tage vor solchen Operationen abgesetzt und erst 2 Tage nach der Operation wieder angesetzt werden. Bei kleinen Eingriffen wird lediglich am OP-Tag pausiert. Auch orale Antidiabetika vom **Sulfonylharnstoff-Typ** (z. B. Glibenclamid) werden am OP-Tag nicht gegeben. Eine präoperative **Blutzuckerkontrolle** durch das Stationspersonal sowie engmaschige perioperative Blutzuckerkontrollen sind bei allen Diabetikern obligat.

Psychopharmaka ❙ Generell sollten Psychopharmaka, insbesondere selektive Serotonin-Wiederaufnahmehemmer (SSRI), trizyklische Antidepressiva, Neuroleptika und Monoaminooxidase-Hemmer (MAO-Hemmer), perioperativ **nicht abgesetzt** werden. Insbesondere bei den erwähnten Substanzgruppen sind jedoch zahlreiche und z. T. schwerwiegende **Wechselwirkungen** mit häufig in der Anästhesie verwendeten Medikamenten zu beachten. Hier muss vor der Narkosedurchführung die Fachinformation der jeweiligen Präparate konsultiert werden.

1.5.2 Chronische Erkrankungen

Kardiovaskuläre Erkrankungen ❙ Erkrankungen des Herz-Kreislauf-Systems (v. a. koronare Herzkrankheit, arterielle Hypertonie, Herzinsuffizienz, Herzrhythmusstörungen, Klappenfehler) **erhöhen** das **Anästhesierisiko** deutlich (z. B. intra- oder postoperative Myokardischämie, intraoperative kardiale Dekompensation, neurologische Komplikationen [z. B. zerebrale Minderperfusion]). Vor elektiven Eingriffen sollte das Risiko für diese Patienten durch **umfangreiche Vorbereitungen** (umfassende kardiologische Untersuchung zur Beurteilung der Herzfunktion, ggf. präoperative Optimierung der medikamentösen Therapie, Aufklärung und Durchführung von invasiver Blutdruckmessung und differenzierter perioperativer Katecholamintherapie, ggf. Planung eines postoperativen Intensivaufenthalts) so weit wie möglich reduziert werden.

Niereninsuffizienz | Patienten mit chronischer Niereninsuffizienz haben i. d. R. zahlreiche **Begleit- und Folgeerkrankungen** (z. B. arterielle Hypertonie, pAVK, Diabetes mellitus, KHK, Anämie, sekundärer Hyperparathyreoidismus) mit umfangreicher Dauermedikation, die das **Risiko** für perioperative Komplikationen **erhöhen**. Präoperativ sind daher umfassende Vorbereitungen (z. B. Planung der Dialyse prä- und postoperativ, Adaptation der Dauermedikation) notwendig. In der Anamnese sollte nach der **Dauer der Dialysetherapie**, dem **Zeitpunkt der letzten und der nächsten geplanten Dialyse**, aktuellen **Laborwerten** nach der letzten Dialyse (Elektrolyte [v. a. Kalium!], Hb, Nierenfunktionsparameter), dem Vorhandensein einer **Restausscheidung** sowie nach **Trinkmengenbegrenzungen** gefragt werden.

> **MERKE**
>
> Am **Shuntarm** dürfen **keine venösen oder arteriellen Zugänge** gelegt (v. a. nicht am Shunt!) und der **Blutdruck nicht gemessen** werden. Auf eine **sorgfältige Lagerung und Polsterung** des Shuntarms ist intraoperativ zu achten.

Chronische pulmonale Erkrankungen | Bei chronischen Lungenerkrankungen (chronische Bronchitis, COPD, Lungenemphysem) sollte – wenn möglich – ein **Regionalanästhesieverfahren** mit erhaltener Spontanatmung **bevorzugt** werden. Die **bronchospasmolytische Therapie** sollte **perioperativ weitergeführt** und ggf. eskaliert werden. Die Indikation zur invasiven Blutdruckmessung (Möglichkeit der arteriellen BGA) und postoperativen Überwachung auf einer IMC oder ICU sollte ebenfalls großzügig gestellt werden. Der Patient soll seine eigenen Dosieraerosole in den OP mitbringen. Ist eine Allgemeinanästhesie nötig, wird **in tiefer Narkose intubiert** (→ Reduktion des Risikos für lebensbedrohliche Laryngo- und Bronchospasmen). Histaminfreisetzende Medikamente (Thiopental, Atracurium, Morphin) sind zu vermeiden. Die Extubation sollte früh bei ausreichender Spontanatmung erfolgen. Zur Vermeidung postoperativer Hypoxämien sind die Dosierungen langwirksamer Opioide möglichst gering zu halten (Remifentanil erwägen).

Neurologische Erkrankungen | Die Indikation zur Aufnahme auf die Intensivstation sollte bei Patienten mit neurologischen Erkrankungen großzügig gestellt werden, um respiratorische Probleme ggf. früh erkennen und behandeln zu können. Zu beachten ist die mögliche Kaliumfreisetzung nach der Gabe von Succinylcholin (→ sehr zurückhaltende Indikationsstellung bei diesen Patienten) sowie eine u. U. verlängerte Wirkdauer aller nicht-depolarisierenden Muskelrelaxanzien. Das Abklingen der neuromuskulären Restblockade sollte mittels Relaxometrie (S. 38) kontinuierlich überprüft werden.

- Patienten mit **Erkrankungen der neuromuskulären Funktionseinheit** (Myasthenia gravis, Myasthenie Lambert-Eaton) sollten präoperativ auf das Vorliegen einer Schluckstörung untersucht werden. Alle Muskelrelaxanzien sind bei ihnen nur sehr zurückhaltend und unter kontinuierlicher Überwachung der neuromuskulären Funktion anzuwenden.
- Bei Patienten mit **Muskeldystrophien** ist das Risiko für das Auftreten einer malignen Hyperthermie (S. 91) erhöht. Die Narkose bei diesen Patienten sollte vorsichtshalber triggerfrei erfolgen, d. h. ohne Einsatz möglicher Auslöser wie Succinylcholin und aller volatilen Anästhetika. Dies muss in Narkoseprotokoll und OP-Plan eingetragen werden. Muskelrelaxanzien sollten auch hier mit kontinuierlichem Monitoring eingesetzt werden.

1.5.3 Akute Infektionen

Die Verschiebung einer Operation aufgrund eines akuten Infekts führt – neben Diskussionen mit den Operateuren – häufig auch zu Unverständnis bei den Patienten oder deren Angehörigen. Im Rahmen des Narkosegesprächs muss darauf hingewiesen werden, dass **Infekte der oberen Atemwege** das **perioperative Risiko** für Laryngo- oder Bronchospasmen **erhöhen**. Besonders im HNO-Bereich muss abgewogen werden, ob ein Eingriff wie eine Adenotomie bei Kindern, die ja die Häufigkeit der rezidivierenden Infekte senken soll, durchgeführt werden kann. **Eindeutige und transparente Kriterien zur Entscheidungsfindung** erleichtern nicht nur die anästhesiologische Arbeit, sondern auch den Umgang mit den Kollegen der operativen Fächer. Bei Fieber, Auswurf, eitrigem Sekret oder schwerer, infektbedingter Beeinträchtigung des Allgemeinzustands sollte der Eingriff frühestens 3 Wochen nach Symptomfreiheit durchgeführt werden.

> **MERKE**
>
> Eine **laufende Nase mit klarem Sekret** ist bei Kindern i. d. R. **kein Grund für das Verschieben** einer Operation.

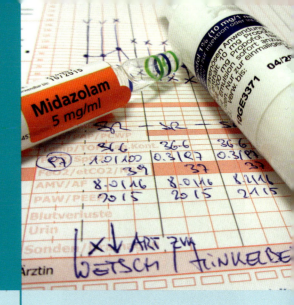

Kapitel 2

Narkoseeinleitung

2.1 Klinischer Fall 24

2.2 Allgemeine Maßnahmen und Monitoring 25

2.3 Einleitung einer Allgemeinanästhesie 39

2.4 Regionalanästhesie 66

2.1 Klinischer Fall

Panik im Einleitungsraum

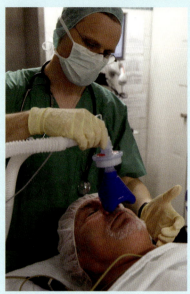

Abb. 2.1 (Quelle: Paavo Blåfield – Thieme Gruppe)

Nervosität vor dem „ersten Mal"
Dr. Staudinger ist erst seit kurzem als Assistenzarzt der anästhesiologischen Klinik tätig. Heute soll er erstmals selbstständig eine Narkose einleiten und dabei einen Patienten intubieren. Er ist schon etwas nervös.

Ein problemloser Patient?
Der Patient, Herr Müller, liegt bereits im Einleitungsraum, er soll an einem Leistenbruch operiert werden. Die Anästhesiepflegekraft hat bereits das Monitoring angeschlossen. Dr. Staudinger sichtet das Narkoseprotokoll: Der Patient ist 68 Jahre alt, etwas übergewichtig, hat ansonsten aber keine Vorerkrankungen und keine Allergien. Er befragt den Patienten nochmals zu Identität, geplanter OP und Allergien. Herrn Müller ist es sichtlich unangenehm, dass er seine Zahnprothesen im Zimmer lassen musste, denn er antwortet immer hinter vorgehaltener Hand.

Adrenalinkick für den jungen Arzt
Die Anlage des i. v.-Zugangs gelingt Dr. Staudinger beim ersten Punktionsversuch. Während die Anästhesiepflegekraft den Zugang mit Pflasterstreifen sichert, hält Dr. Staudinger seinem Patienten die Beatmungsmaske vor das Gesicht. „Das ist jetzt reiner Sauerstoff", erklärt er dem Patienten. Die Pflegekraft sieht Dr. Staudinger schon mit ungeduldigen Augen an. Zögerlich nennt er ihr die Dosierungen für das Opioid und das Hypnotikum. Der Patient schläft sofort ein. „Ok, dann relaxieren mit 50 mg Atracurium", sagt Staudinger sichtlich angespannt. „Du musst doch erst prüfen, ob die Maskenbeatmung funktioniert", ermahnt ihn die Pflegekraft mit strenger Stimme. Das hatte er im Stress tatsächlich fast vergessen. „Oh ja, danke! Mal sehen. Hmmm..." Die Luft entweicht laut hörbar neben der Maske. Auch etwas mehr Reklination des Kopfes hilft nicht. „Es geht nicht!" Panik kommt in Dr. Staudinger auf. „Sollen wir es mit einem Guedel-Tubus versuchen?", fragt die Anästhesiepflegekraft. „Ok." Sie nimmt den Guedel-Tubus, den sie sich zuvor schon in Reichweite gelegt hatte und positioniert ihn im Mund des Patienten. Dr. Staudinger versucht erneut die Maskenbeatmung. Der Brustkorb hebt sich, auf dem Narkosebeatmungsgerät taucht eine CO_2-Kurve auf – und auch Staudingers Puls beginnt sich wieder zu normalisieren. „Ok, dann jetzt relaxieren. Woher wusstest Du eigentlich, dass die Maskenbeatmung schwierig wird?" Die Pflegekraft lächelt – diese Vorahnung wird auch Dr. Staudinger bald haben, denkt sie.

Intubation geglückt!
„Gut, dass Herr Müller keine Zähne mehr hat", denkt Dr. Staudinger, als er am Griff des Laryngoskops in Herrn Müllers Mund zieht. „Cormack I", verkündet er laut und führt den Endotrachealtubus zwischen den Stimmbändern ein, „sicher gesehen". Die CO_2-Kurve am Narkosebeatmungsgerät bestätigt seine Angabe, noch ehe die Pflegekraft ihren Auskultationsbefund mitteilen kann.

Doch nicht ganz alleine...
„Das hat er ja schon ganz gut gemacht", denkt sich der Oberarzt, der die Einleitung durch die leicht geöffnete Türe beobachtet hatte, und geht entspannt weiter.

2.2 Allgemeine Maßnahmen und Monitoring

Key Point
- Vor dem Beginn der Anästhesie müssen der Patient identifiziert und die Unterlagen nochmals gesichtet bzw. geprüft werden.
- Basismonitoring-Maßnahmen (EKG, nichtinvasive Blutdruckmessung, Pulsoxymetrie, Kapnografie bei beatmeten Patienten) sind bei jedem anästhesiologisch betreuten Patienten immer anzuwenden.
- Alle Messwerte sind in Zusammenschau mit dem klinischen Bild des Patienten zu interpretieren.
- Jeder Patient benötigt mindestens einen periphervenösen Zugang, der immer gut zugänglich sein muss. Häufig ist die Anlage eines weiteren, großlumigen Zugangs empfehlenswert.
- Das erweiterte Monitoring umfasst die Messung der Körpertemperatur, die invasive Blutdruckmessung über eine arterielle Kanüle, die Messung des zentralen Venendrucks über einen zentralen Venenkatheter, eine erweiterte zirkulatorische Überwachung über einen Pulmonaliskatheter (nur noch selten indiziert), die Relaxometrie bei allen muskelrelaxierten Patienten, die transösophageale Echokardiografie und die Anlage eines Urin-Dauerkatheters.

2.2.1 Einschleusen

Üblicherweise werden Patienten im Bett vom Pflegepersonal einer Normalstation zum OP gebracht. In Abhängigkeit von lokalen Gegebenheiten wird der Patient von einer Anästhesiepflegekraft in Empfang genommen und auf einen OP-Tisch umgelagert. **Strukturiertes Vorgehen** kann helfen, Fehler im perioperativen Ablauf (z. B. Verwechslung von Patient oder OP-Areal) zu vermeiden. Für den perioperativen Ablauf hat sich in den letzten Jahren daher zunehmend die recht einfache, aber effektive **WHO-Checkliste** mit einigen Fragen, die mit, durch bzw. über den Patienten und das behandelnde Team geklärt werden, etabliert. Generell müssen die **Patientenunterlagen vollständig** vorhanden sein. Daher ist es empfehlenswert, bereits bei der Übergabe alle Unterlagen (insbesondere die unterschriebenen Aufklärungen) zu prüfen und den Patienten nur einzuschleusen, wenn diese vollständig sind. Klare Vorgaben, was wie gehandhabt wird, helfen auch hier, einen geordneten Ablauf zu erreichen.

Praxistipp
Viele Patienten haben Schmerzen bei der Umlagerung. Sind diese sehr stark, kann eine intravenöse Analgesie sinnvoll sein (Monitoring!).

2.2.2 Maßnahmen im Narkoseeinleitungsraum

Der Anästhesist hat meist im Narkoseeinleitungsraum den ersten Kontakt an diesem Tag mit dem Patienten. Nach der Begrüßung muss er sicherstellen, dass es sich um den richtigen Patienten handelt (**Patientenidentifikation**).

Praxistipp
Stellen Sie sich immer mit Namen und Funktion vor, damit der Patient weiß, mit wem er es zu tun hat.

Sobald der Patient identifiziert ist, sollten alle **Unterlagen** (z. B. Einverständniserklärung, Laborparameter, EKG, Röntgenaufnahmen), der **Eingriffsort** (richtige Seite?) und das geplante **Operationsverfahren** (passend zu Eingriff und zu Narkoseart?) nochmals **geprüft** werden.

Praxistipp
Fragen Sie den Patienten immer noch einmal nach Allergien. Redundanz schafft hier Sicherheit für alle Beteiligten!

In der Zwischenzeit kann eine Anästhesiepflegekraft das **Basismonitoring etablieren** und ggf. einen **i. v.-Zugang legen**. Es ist Aufgabe des Anästhesisten, zu prüfen, ob der periphervenöse Zugang tatsächlich intravasal liegt und läuft.
Sind alle Informationen plausibel, hat der Patient keine Fragen mehr und ist die Pflegekraft bereit, kann die Narkoseeinleitung starten!

2.2.3 Basismonitoring

Allgemeines
Das **Basismonitoring**, das bei jedem Patienten (unabhängig vom geplanten Anästhesieverfahren) angelegt werden muss, umfasst:
- EKG (und Herzfrequenz)
- Sauerstoffsättigung (SpO_2) und Herzfrequenz
- nicht-invasiver Blutdruck (NIBP)
- Kapnometrie/-grafie (bei beatmeten Patienten)

Das Ziel ist eine **kontinuierliche Überwachung der Vital- und Kreislaufparameter**, um Komplikationen sofort zu erkennen und ggf. adäquat reagieren zu können. Bei bestimmten Patienten ist zusätzlich ein erweitertes Monitoring (S. 31) indiziert.

> **MERKE**
>
> Das **Basismonitoring** dient der Patientensicherheit, wird als Standard betrachtet und **darf niemals unterbleiben**.

Moderne Anästhesiemonitore zeigen meist **alle benötigten Werte auf einem zentralen Display** an (Abb. 2.2), das an die aktuellen Bedürfnisse angepasst werden kann. Sie besitzen fast immer einen internen **Akku**, damit die Überwachung – z. B. beim Transport vom OP auf die Intensivstation – unabhängig vom Stromnetz fortgeführt werden kann.

Praxistipp
Prüfen Sie vor Transporten immer den Ladezustand aller Akkus!

Praxistipp
Bedenken Sie, dass Sie das Monitoring in bestimmten Situationen (sterile Abdeckungen im OP, räumliche Enge, bestimmte Lagerungen, Transport) nicht immer sofort verändern und anpassen können. Überlegen Sie daher vor Beginn einer Operation, welche Vitalfunktionen oder Parameter Sie überwachen wollen und stellen Sie sicher, dass ein stabiles Signal gewährleistet ist!

> **MERKE**
>
> Jedes Gerät zur Patientenüberwachung ist nur so gut wie sein Benutzer. Achten Sie auf eine auf den Patienten abgestimmte, korrekte und **sinnvolle Einstellung der Alarmgrenzen**: Zu häufige Alarme desensibilisieren den Benutzer, zu weite Alarmgrenzen weisen erst sehr spät auf eine potenziell bedrohliche Situation hin.

> **MERKE**
>
> **Behandeln Sie immer den Patienten, nicht den Monitor**: Achten Sie darauf, ob die Messwerte zum klinischen Bild passen, um nicht durch die Therapie von Artefakten und Messfehlern unerwünschte Wirkungen auszulösen.

EKG

Würden sich **EKG-Elektroden im OP-Feld** befinden, müssen bei der Anlage oft Kompromisse eingegangen werden. Dennoch muss während der OP immer ein gut sichtbares EKG-Signal auf dem Monitor angezeigt werden. Um **Artefakte durch** die ubiquitär verwendeten **Hochfrequenz-Schneide- und Koagulationsgeräte** zu vermeiden, sollte immer ein Frequenzfilter zwischen EKG-Kabel und Monitor geschaltet werden.

Pulsoxymetrie

Messprinzip ▎Das Pulsoxymeter misst die **arterielle Sauerstoffsättigung** (SpO_2: pulsoxymetrisch gemessene Sauerstoffsättigung) nicht-invasiv über die **Lichtabsorption des Blutes** (unterschiedliche Absorptionswerte von oxygeniertem [HbO_2] und desoxygeniertem Hämoglobin [dHb], Abb. 2.3) während der Diastole (fast nur dHb) und der Systole (zusätzlich HbO_2). Die Messung ist über einen (Mehrweg-)Clip an einem Finger oder Zeh oder über einen (Einweg-)Klebesensor an einem Finger oder Zeh möglich. Für ein verlässliches Signal muss das Areal, auf dem der Sensor sitzt, **gut durchblutet** sein.

Normalwerte ▎Die **normale Sauerstoffsättigung** im arteriellen Blut beträgt beim Menschen **94-99 %**. Sie korreliert dabei meist gut mit dem Sauerstoffpartialdruck des Blutes (p_aO_2 90–150 mmHg). Gerade alte Menschen haben im Normalfall einen deutlich niedrigeren p_aO_2 (etwa 60 mmHg, SpO_2 94–96 %). Bei einem $p_aO_2 < 60$ **mmHg** oder einem $SpO_2 < 90$ **%** droht eine **klinisch relevante Hypoxie**.

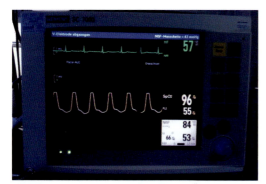

Abb. 2.2 Integrierter Patientenmonitor zur Überwachung von EKG (grüne Kurve), **Herzfrequenz** (hier: 57), **SpO_2** (weiße Kurve, hier: 96 %), **Puls** (hier: 55), **nicht-invasivem Blutdruck** (hier: 84/53 (66)) **und Temperatur** (hier nicht dargestellt).

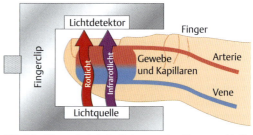

Abb. 2.3 Messprinzip beim Pulsoxymeter: Die unterschiedlichen Absorptionsmaxima von HbO_2 und dHb im roten und infraroten Wellenlängenbereich erlauben die Messung des Lichts auf der gegenüberliegenden Seite des Fingerclips. Aus diesen pulsatilen Absorptionsänderungen kann die funktionelle (partielle) Sauerstoffsättigung ($psaO_2$, SpO_2 [%]) errechnet werden: Sie bezeichnet den Anteil von HbO_2 am gesamten zum O_2-Transport fähigen Hämoglobin und wird in Prozent angegeben.

Störeinflüsse | Die Pulsoxymetrie erfasst nur die relative Sauerstoffsättigung des Hämoglobins: Aufgrund der ähnlichen Veränderung des Farbspektrums kann ein hoher Anteil an dysfunktionellen Hämoglobinfraktionen wie CO-Hb (bei Kohlenmonoxydvergiftung oder starken Rauchern), Methämoglobin (MetHb) oder Sulfhämoglobin (SulfHb) bei älteren Geräten zu falsch hohen Werten führen. Wichtig zum Erhalt valider Messergebnisse ist auch die Elimination von Bewegungen (z. B. Reanimation, Patiententransport, Muskelzittern, Manipulation am Sensor), Vibrationen, dunklem Nagellack (rot i. d. R. unproblematisch), aufgeklebten Acrylnägeln, Infrarotbeleuchtung, Nagelerkrankungen (z. B. Pilzinfektion), Sensordislokation, periphere Durchblutungsstörungen bzw. Zentralisation (z. B. Hypothermie, Hypovolämie, Hypotonie, Herzrhythmusstörungen, Schock). Auch extrem niedrige SpO_2-Werte (< 70 %) können zu unkalkulierbaren Fehlmessungen führen.

Messgenauigkeit | Werden die Störgrößen eliminiert, liegt die Messgenauigkeit meist in einem Bereich von ±2 % bei SpO_2-Werten zwischen 70 und 100 % sowie bei ±3 % im Bereich zwischen 50 % und 70 % SpO_2.

Moderne Geräte | Neuere Geräte können durch die Kombination mehrerer Sensoren mit Licht unterschiedlicher Wellenlängen den Anteil von CO-Hb und Met-Hb sowie eine nicht-invasive Messung des Hämoglobingehalts (allerdings relativ ungenau) des Blutes bestimmen. Für Neugeborene stehen ebenfalls spezielle Sensoren mit unterschiedlichen Wellenlängen zur Verfügung.

> **MERKE**
>
> Die peripher gemessene Sättigung „hinkt" der zentral vorherrschenden Sättigung nach.

Nicht-invasive Blutdruckmessung (NIBD)

Vor der Narkoseeinleitung wird eine Blutdruckmanschette angelegt. Die Manschettenbreite sollte ca. 35–45 % des Oberarmumfangs betragen. In der automatischen Messung wird der Blutdruck oszillometrisch bestimmt. Für eine regelmäßige Überwachung werden automatische, feste Messintervalle festgelegt (je nach Patient meist 3–5 min).

> **MERKE**
>
> Zu schmale Manschetten ergeben zu hohe Messwerte.

Kapnometrie und -grafie

Kapnometrie bezeichnet die Messung des endtidalen Kohlendioxidpartialdrucks ($p_{et}CO_2$) und dessen Darstellung als Zahlenwert. Der $p_{et}CO_2$ wird über eine Infrarot-spektroskopische Messsonde gemessen, die patientennah (direkte Messung: Hauptstromverfahren) oder patientenfern (über eine Leitung zum Narkosegerät: Nebenstromverfahren) am Atemweg angebracht wird. Moderne Anästhesiegeräte messen fast immer im Nebenstromverfahren mit Hilfe kleiner Messschläuche, die an das Y-Stück am Beatmungsschlauch oder an einen eigenen Konnektor am Beatmungsfilter angeschlossen werden.

> **MERKE**
>
> Messung des $p_{et}CO_2$:
> - **im Hauptstrom**: Probenentnahme zwischen Beatmungsschlauch und Tubus (Abb. 2.4)
> - **im Nebenstrom**: Ein Teil des Atemgases wird kontinuierlich angesaugt und nach der Messung in das Narkosegerät zurückgeleitet (Abb. 2.6).

Der $p_{et}CO_2$ wird meist in [mmHg] angegeben (Normwert bei Gesunden: 35–45 mmHg). Die Kapnografie liefert zusätzlich eine Kurve des CO_2-Verlaufs während In- und Exspiration (Abb. 2.5). Bei Gesunden beträgt die Differenz zwischen $p_{et}CO_2$ und arteriellem CO_2-Partialdruck (p_aCO_2, Messung in der arteriellen Blutgasanalyse) meist ca. 2–5 mmHg.

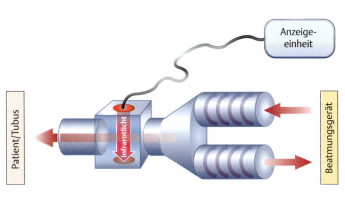

Abb. 2.4 Messverfahren des $p_{et}CO_2$ im Hauptstrom (aus: Hinkelbein, Genzwürker, Notfallmedizin kompakt, Thieme, 2011).

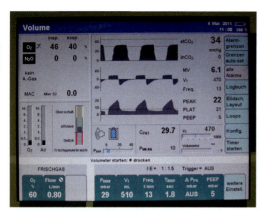

Abb. 2.5 Kapnografie-Kurve (oben) **auf einem Dräger Primus®-Narkosegerät** ($p_{et}CO_2$ hier: 34 mmHg).

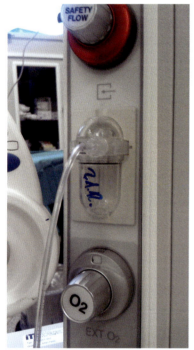

Abb. 2.6 „Wasserfalle" am Narkosegerät mit Messschlauch für die Gasmessung im Nebenstromverfahren: Über den Schlauch werden pro Minute je nach Gerät zwischen 100 und 200 ml Atemgas angesaugt und die Gaskonzentrationen (O_2, CO_2, N_2O, volatile Anästhetika) gemessen. Das andere Ende des Probenschlauchs wird an den Beatmungsfilter oder an das Y-Stück – also patientennah – angebracht.

> **MERKE**
>
> Insbesondere bei Lungenerkrankungen kann die **Differenz zwischen $p_{et}CO_2$ und p_aCO_2** erheblich sein. Bei diesen Patienten muss die Beatmung (und damit der $p_{et}CO_2$) anhand wiederholter Blutgasanalysen (→ Bestimmung des p_aCO_2) angepasst werden.

Anhand des $p_{et}CO_2$ können die Beatmungsparameter zeitnah so eingestellt werden, dass eine **Normoventilation** erreicht (bei den meisten Gesunden: $p_{et}CO_2$ ca. 35 mmHg) bzw. eine **Hyper- oder Hypoventilation schnell erkannt** und entsprechende Maßnahmen ergriffen werden.

> **MERKE**
>
> Ein plötzlicher, massiver, intraoperativer **Abfall des $p_{et}CO_2$** bei gleichzeitigem massivem Anstieg des p_aCO_2 und ausgeprägter Kreislaufinstabilität ist ein **Alarmzeichen** für eine **Lungenembolie** oder eine **einseitige Beatmung** (Tubusdislokation und endobronchiale Fehllage).

2.2.4 Legen eines i. v.-Zugangs

> **MERKE**
>
> **Bei jedem Patienten**, der irgendeine Form der Anästhesie benötigt, muss ein **sicherer i. v.-Zugang** vorhanden sein. Für den Ausgleich von potenziellen Blut- und Volumenverlusten sollte (meist nach der Narkoseeinleitung) ein zweiter, **großlumiger Zugang** gelegt werden.

Auswahl der geeigneten Kanüle ▎ Spätestens nach Anlage des Basismonitorings wird eine **periphere Venenverweilkanüle** gelegt (je nach dem verwendeten System auch „Viggo", „Braunüle", „Flexüle" oder „Venflon" genannt). Die **Größe** wird dabei abhängig von Alter, Venenstatus, Art der Operation und zu erwartendem Blutverlust (bzw. Blutungsrisiko) gewählt, bei Erwachsenen wird meist ein **18 G-Katheter** (grün) verwendet. Bei schlechten Venenverhältnissen kann auch ein kleinerer Katheter (Tab. 2.1 und Abb. 2.7) gelegt werden. Außer bei Eingriffen, bei denen ein Blutverlust extrem unwahrscheinlich ist (z. B. am Auge), sollte spätestens nach Einleitung der Allgemeinanästhesie ein weiterer, größerer i. v.-Zugang gesetzt werden, um Blutverluste oder Flüssigkeitsdefizite in adäquat kurzer Zeit ausgleichen zu können.

Bei Eingriffen, bei denen ein **größerer Blutverlust** möglich (z. B. große Gefäße im Operationsgebiet, Operation gut vaskularisierter Strukturen) oder sogar zu erwarten ist (z. B. Hüft-TEP-Wechsel, große Tumoroperationen) sollte ein großlumiger „**Volumenzugang**" (≥ 16 G) gelegt werden: Bei kleineren Zugängen dauert die Transfusion von Erythrozytenkonzentraten sehr lange und die stärkeren Scherkräfte schädigen die Erythrozyten. Eine 16 G-Kanüle kann i. d. R. problemlos gelegt werden, bei guten Venenverhältnissen bietet eine 14 G-Kanüle einen deutlich höheren Fluss. Für spezielle Indikationen

Tab. 2.1

Periphere Venenzugänge in den gebräuchlichsten Größen.

	Farbe	Außendurchmesser	Größe [Gauge]	Flussrate (max.)
Kinder	violett	0,6 mm	26 G	10 ml/min
	gelb	0,7 mm	24 G	13 ml/min
Kinder + Erwachsene	dunkelblau	0,9 mm	22 G	36 ml/min
Erwachsene	rosa	1,1 mm	20 G	61 ml/min
	grün	1,3 mm	18 G	96 ml/min
Volumenzugänge	grau	1,7 mm	16 G	186 ml/min
	orange (braun)	2,1 mm	14 G	343 ml/min
	hellblau	2,6 mm	12 G	450 ml/min

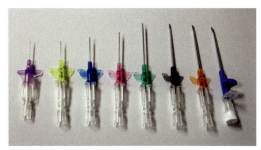

Abb. 2.7 Periphervenöse Zugänge.

(v. a. Kardio- und Tumorchirurgie) gibt es **High-Flow-Katheter** (12 G).

| MERKE

Wichtig ist nicht nur der **Durchmesser der Kanüle**, sondern auch die **Qualität des venösen Abflusses**: Große Kanülen direkt vor einer Venenaufzweigung sind oft weniger effektiv als etwas kleinere und damit kürzere Kanülen, die einen günstigeren Abfluss im Gefäß erlauben.

 Praxistipp

Durch die periphere Vasodilatation im Rahmen einer Allgemeinanästhesie sind die Venen nach der Narkoseeinleitung meist wesentlich einfacher zu punktieren, sodass i. d. R. problemlos auch ein Volumenzugang gelegt werden kann.

| MERKE

Der **Unterschied der maximalen Flussraten** ist bemerkenswert, wenn man sich das Volumen, das pro Stunde über den Zugang infundierbar ist, vor Augen führt:
- 20 G-Zugang: 3,6 l/h
- 16 G-Zugang: 11,1 l/h
- 14 G-Zugang: 20,5 l/h

Peripher- vs. zentralvenöser Zugang | Ein ZVK kann keinen Volumenzugang ersetzen:
- Die Lumen sind v. a. bei mehrlumigen Kathetern meist sehr dünn.
- Die Flussrate ist selbst bei großem Durchmesser, z. B. 14 G, aufgrund der Länge deutlich geringer als bei einem peripheren 18 G-Zugang.

| MERKE

Ein **ZVK** ist **kein Volumenzugang**!

Bei sehr langen Operationen mit wahrscheinlich sehr großem Blutverlust (mehrere Liter) können **spezielle großlumige ZVKs** (z. B. Shaldon-Katheter, der üblicherweise zur Dialyse verwendet und ebenfalls in Seldinger-Technik gelegt wird) den peripheren Volumenzugang ersetzen. Dies ist jedoch **nur** indiziert, **wenn** die peripheren Venenverhältnisse eine **sichere und ausreichende Volumentherapie nicht möglich** machen. Näheres zu Indikationen und zur Anlage von ZVKs finden Sie im Kapitel „Erweitertes Monitoring (S. 34)".

Auswahl der Punktionsstelle | Wo der Zugang gelegt wird, hängt vom Venenstatus, von Begleiterkrankungen des Patienten, vom geplanten Eingriff und von der Lagerung ab:
- bei **Dialysepatienten**: kein Zugang am Shuntarm
- bei **Z. n. Mammakarzinom-OP und Lymphadenektomie**: wegen der Gefahr eines Lymphödems auf der operierten Seite kein i. v.-Zugang (außer bei vitaler Bedrohung)

Meist empfiehlt es sich, den **Zugang am Handrücken**, am **radialen Unterarm** (Cave: Nervenverlauf und A. radialis) oder in der **Ellenbeuge** zu legen. Der Zugang sollte aber auch während der OP **durchgängig** (Beugung des Arms!) und **erreichbar** sein (Abb. 2.8), um ggf. Notfallmedikamente direkt applizieren oder z. B. nachträglich eine Spritzenpumpe anschließen zu können. Gegebenenfalls müssen die Infusionsleitungen verlängert und mit 3-Wege-Hähnen versehen werden, um eine intraoperative Erreichbarkeit zu gewährleisten. Prinzipiell sind auch Zugänge an **Fuß-**

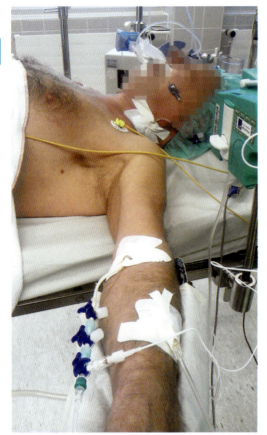

Abb. 2.8 Patient mit 2 peripheren Venenkathetern, die während der Operation sehr gut zugänglich sind, um Medikamente und Flüssigkeit schnell, effektiv und sicher verabreichen zu können.

rücken und Bein möglich, die Punktion ist jedoch schwieriger und die Zugänge sollten wegen der deutlich höheren Infektionsrate so kurz wie möglich liegen.

MERKE

Zugänge müssen zu jeder Zeit **sicher funktionieren**, **erreichbar** sein und die **sichere Applikation** und verlässliche Dosierung von Medikamenten erlauben. Am besten gleich nach dem Legen mit einem Flüssigkeitsbolus (≥ 10 ml isotone Kochsalzlösung bei Erwachsenen) prüfen!

Insbesondere wenn bereits ein i. v.-Zugang liegt, muss dessen **korrekte Lage geprüft** werden: Isotone Kochsalzlösung muss sich mit einer Spritze ohne erhöhten Widerstand injizieren lassen, eine Infusion muss „frei laufen" können. Im Bereich des Zugangs darf sich keinesfalls eine Schwellung (Paravasat) entwickeln. Eventuell kann bei größeren Zugängen auch Blut aspirabel sein.

MERKE

Paravasal injizierte Medikamente sind **wirkungslos** und **schädigen** zudem in vielen Fällen das **Gewebe** (z. B. Hautnekrosen bei Thiopental oder hochprozentiger Glukoselösung).

erforderliches Material:
- Desinfektionsspray
- Tupfer, sterile Kompressen
- Einmalhandschuhe (nicht steril)
- Stauband bzw. -schlauch oder Blutdruckmanschette
- periphervenöser Zugang der richtigen Größe (Tab. 2.1)
- Pflaster(streifen) zum Fixieren
- Infusion zum Anschließen

 Praxistipp

Venen können durch leichtes Beklopfen der Punktionsstelle besser sichtbar gemacht werden.

Legen eines periphervenösen Zugangs:
- Tieflagern des gewählten Punktionsbereichs; nach Anlage der Stauung kann der Patient durch Öffnen und Schließen der Hand die Venenfüllung begünstigen.
- Anziehen der Einmalhandschuhe
- Palpieren der Vene, Desinfizieren der Punktionsstelle, nach einer Einwirkzeit von ca. 30 s mit einer sterilen Kompresse einmaliges Trockenwischen
- Spannen der Haut an der Punktionsstelle mit einer Hand (→ kein Verrutschen der Venen) und Warnen des Patienten vor dem stechenden Schmerz
- Punktion: Die Nadel wird mit einer Hand gefasst und durch die Haut in Richtung des Gefäßes gestochen (Winkel ca. 20° zur Haut), anschließend abgekippt und möglichst innerhalb der Vene behutsam vorgeschoben, bis sich die Tropfkammer am Ende des Zugangs mit Blut füllt. Da der Stahlmandrin ca. 1–2 mm über den Plastikkatheter hinausragt, muss die Nadel noch einige Millimeter weiter geschoben werden.
- Zurückziehen des Stahlmandrins in die Plastikkanüle und vollständiges Vorschieben des Zugangs in das Gefäß
- Sichern des Zugangs mit einem Pflaster (→ Fixierung und Infektionsschutz)
- Abdrücken der Vene am Ende der Plastikkanüle und Entfernen des Stahlmandrins
- schnellstmögliches und vorsichtiges Entsorgen des Stahlmandrins in einer Abwurfbox, um Nadelstichverletzungen zu verhindern

– Spülen des Zugangs mit Kochsalzlösung oder Anschließen einer laufenden Infusionsleitung, um das Koagulieren von Blut im Zugang zu verhindern und die korrekte Lage zu prüfen: Wird die Einstichstelle dick, liegt der Zugang paravasal und der Zugang muss sofort wieder entfernt werden.
– Wird keine Infusion angeschlossen, wird der Zugang durch einen passenden Kunststoffmandrin verschlossen.

> **Praxistipp**
> Möchten Sie eine Infusion anschließen, sollten Sie diese vor der Venenpunktion vorbereiten und die Infusionsleitung entlüften.

Fehlpunktionen I Können Sie an der beabsichtigten Stelle keinen venösen Zugang legen, sollten Sie es an einer anderen Stelle nochmals versuchen. Unternehmen Sie nach der zweiten Fehlpunktion keine weiteren (frustranen bzw. unnötigen) Punktionsversuche, sondern holen Sie einen erfahrenen ärztlichen Kollegen zur Unterstützung. Im Notfall kann an der V. saphena am Innenknöchel und v. a. an der V. jugularis externa (Abb. 2.9) häufig ein Volumenzugang gelegt werden.

> **Praxistipp**
> Versuchen Sie, so peripher wie möglich zu punktieren, um nicht durch Fehlpunktionen den Abfluss anderer Punktionsorte zu zerstören. Ist die Anlage eines periphervenösen Zugangs wiederholt frustran, kann auch die Anlage eines intraossären Zugangs in Erwägung gezogen werden.

> **MERKE**
> Im Notfall (z. B. Reanimation (S. 185)) wird bei Versagen eines periphervenösen Zugangs sofort die Anlage eines intraossären Zugangs empfohlen.

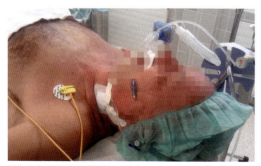

Abb. 2.9 Patient mit einem Volumenzugang in der V. jugularis externa.

2.2.5 Erweitertes Monitoring

Folgende Komponenten ergänzen das Basismonitoring bei speziellen Fragestellungen oder bei Bedarf nach intensivierter Kontrolle bestimmter Vitalparameter (Abb. 2.10):
– Temperaturmonitoring
– invasive (arterielle) Blutdruckmessung
– zentraler Venenkatheter zur Messung des zentralen Venendrucks (ZVD)
– Pulmonaliskatheter zur Messung des pulmonalarteriellen Drucks (PAP)
– neuromuskuläres Monitoring (Relaxometrie)
– transösophageale Echokardiografie
– PiCCO® (S. 125) zur Messung komplexer hämodynamischer Parameter
– parenchymale oder intraventrikuläre Hirndruckmessung (S. 126) bei neurochirurgischen Intensivpatienten

Temperaturmonitoring

Bei jedem Patienten im OP sollte die Temperatur intermittierend gemessen werden. Kontinuierliche Messungen sind bei längerdauernden Eingriffen oder großer Wundfläche indiziert. Für die Messung der **Körperkerntemperatur** wird eine **Temperatursonde** benötigt, die meist Teil eines kompletten Monitoringsystems ist. Bei beatmeten Patienten wird sie i. d. R. **oropharyngeal** oder rektal platziert. Eine weitere Möglichkeit sind **Blasenkatheter** mit entsprechendem Anschluss. Ein Absinken der Körperkerntemperatur < 35 °C ist in jedem Fall zu vermeiden, da dies eine Vielzahl von Komplikationen (z. B. Blutgerinnungsstörungen, verzögertes Aufwachen aus

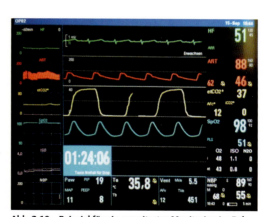

Abb. 2.10 Beispiel für ein erweitertes Monitoring im Rahmen eines großen viszeralchirurgischen Eingriffs: grüne Kurve: EKG und Herzfrequenz, rote Kurve: arterielle Blutdruckmessung, gelbe Kurve: $p_{et}CO_2$, türkisfarbene Kurve: SpO_2; Gas-Messung: F_iO_2 0,48, $F_{et}O_2$ 0,41; Isofluran inspiratorisch 1,1 %, expiratorisch 0,8 %; Beatmungsdruck: P_{max} 19, P_{mean} 11, PEEP 8 mbar; Temperatur: 35,8 °C, Beatmungsminutenvolumen 5,5 l bei einer Frequenz von 12/min und einem Tidalvolumen von 451 ml, nicht-invasive Blutdruckmessung: 89/55(68) mmHg.

der Narkose, pulmonale Komplikationen, Wundheilungsstörungen) auslösen kann.

Invasive Blutdruckmessung und arterielle Kanülierung

Indikationen | Die invasive („arterielle") Blutdruckmessung über eine arterielle Verweilkanüle ist v. a. bei größeren Operationen und auf der Intensivstation wichtig. Sie ermöglicht eine **kontinuierliche Überwachung des Blutdrucks** (wichtig v. a. bei reduziertem Allgemeinzustand oder erhöhtem Narkoserisiko) und erlaubt zudem Rückschlüsse auf die **Volumensituation** und **regelmäßige Blutgaskontrollen** (Bestimmung von p_aO_2, p_aCO_2, pH, BE, Hb, Elektrolyten, Gerinnung) ohne mehrfache Punktionen.

> **MERKE**
>
> **Indikationen zur Anlage einer arteriellen Kanüle:**
> - Notwendigkeit wiederholter arterieller Blutgasanalysen
> - Einlungenbeatmung
> - Schockzustand
> - erwarteter großer Blutverlust
> - kritisch kranke Patienten

Zeitpunkt der Punktion | Die arterielle Kanülierung ist **sehr schmerzhaft** und wird nur bei deutlicher Gefährdung (z. B. manifeste hochgradige Herzinsuffizienz, Herzklappenfehler mit schwerster Leistungseinschränkung, respiratorische Globalinsuffizienz) am wachen Patienten unter Lokalanästhesie durchgeführt. Besser geschieht dies durch einen zweiten Kollegen, wenn der Patient **bei einer Allgemeinanästhesie** gerade **eingeschlafen** ist (also nach der Gabe von Opioid und Hypnotikum) oder bei stabilen Patienten **nach der Atemwegssicherung**.

Punktionsorte | Aufgrund der hohen Komplikationsrate sollte die **A. ulnaris nicht punktiert** werden. Sinnvolle **Punktionsorte** sind die A. radialis, die A. femoralis, die A. brachialis und die A. axillaris.

> **MERKE**
>
> Nach Möglichkeit sollte bei Rechtshändern die **linke A. radialis** punktiert werden.

Allen-Test | Dieser Test soll vor einer Punktion der A. radialis die **Anastomose zwischen A. radialis und A. ulnaris prüfen**, die die Durchblutung der Hand nach der Punktion bzw. Fehlpunktion sichert: Beide Arterien werden manuell komprimiert, der Patient schließt und öffnet die Hand mehrfach, bis sie blass wird. Nach Beendigung der Kompression auf der Seite, auf der keine Punktion geplant ist (ulnar bei Punktion der A. radialis), muss die Hand innerhalb weniger Sekunden wieder rosig werden.

> **MERKE**
>
> Der **Allen-Test** sollte aus forensischen Gründen durchgeführt und auch **dokumentiert** werden. Seine Aussagekraft ist aber leider sehr eingeschränkt: Ein Normalbefund schließt eine pathologische Gefäßversorgung nicht vollständig aus.

Gerinnungsstatus | **Vor der Punktion** sollte – außer in Notfällen – der **Gerinnungsstatus** geprüft werden. Bei Therapie mit Antikoagulanzien (z. B. Kumarine, Heparin) oder hämorrhagischer Diathese muss die Indikation kritisch geprüft werden (Blutungsgefahr!).

> **Praxistipp**
>
> Folgende Grenzwerte sollten für eine zentralvenöse oder arterielle Punktion eingehalten werden:
> - Quick > 60 %
> - Thrombozyten > 100 000/µl
> - aPTT < 36 s
>
> Bei dringlicher oder vitaler Indikation muss jedoch auch bei Unterschreiten dieser Sicherheitsgrenzwerte punktiert werden. In diesem Fall sollte – falls möglich – ein Punktionsort gewählt werden, an dem das Gefäß gut komprimiert werden kann (z. B. Leiste oder Arm; nicht V. subclavia).

Material für die arterielle Kanülierung |
- arterielle Kanüle im Seldinger-Set in passender Länge und Größe (ca. 20 G bei Punktion der A. radialis, ca. 18 G für die A. femoralis)
- NaCl 0,9 % im flexiblen Beutel, Druckbeutel, Schlauchsystem zum Anschluss an einen Druckdom
- sterile Handschuhe und steriles Lochtuch
- Lokalanästhetikum (z. B. 5 ml Mepivacain 1 % [Scandicain®]) und passende Kanüle bei Anlage am wachen Patienten
- Lagerungsmaterial

Kanülierung der A. radialis (Abb. 2.11) |
- korrekte Lagerung auf einer geeigneten Unterlage (z. B. Handtuchrolle, Flasche mit Desinfektionsspray): Hand im Handgelenk überstreckt, Arm ausgestreckt und nach außen rotiert
- Fixieren der gelagerten Hand mit Pflasterstreifen
- Palpieren der A. radialis
- Punktionsstelle 3 × großflächig steril mit Desinfektionsmittel absprühen und mit sterilen Kompressen abwischen
- Anziehen der sterilen Handschuhe
- Abdecken der Punktionsstelle mit sterilem Lochtuch, erneutes Absprühen mit Desinfektionsmittel

- Punktion in einem Winkel von ca. 30° zur Haut unter gleichzeitiger Palpation der Arterie
- Ein pulssynchron pulsierender Blutfluss (i. d. R. hellrot) weist auf die korrekte Lage der Nadel hin. Alternativ kann unter Aspiration mit aufgesetzter Spritze punktiert werden. Ist hellrotes Blut aspirabel, befindet sich die Nadelspitze in einem arteriellen Gefäß.

> **MERKE**
> Die Beurteilung von Farbe und Pulsation des Blutes kann bei schlechter Oxygenierung bzw. niedrigem Blutdruck irreführend sein. Einen wertvollen Hinweis auf die Herkunft des Blutes kann die **Blutgasanalyse** (arterieller pO_2) geben.

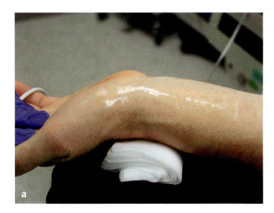
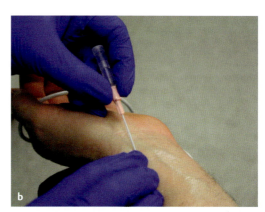
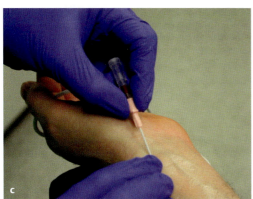
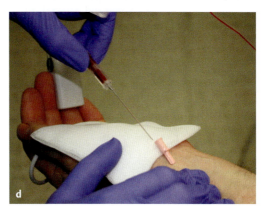
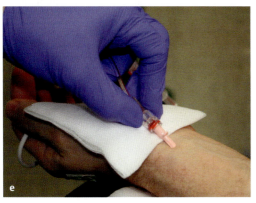

Abb. 2.11 Kanülierung der A. radialis mit einem speziellen Katheter ohne Führungsdraht:
a Lagerung des Handgelenks und ausreichende Desinfektion der Punktionsstelle
b Palpation der Arterie mit Zeige- und Mittelfinger, Punktion mit der anderen Hand
c nach erfolgreicher Punktion Kanüle festhalten, absenken und vorsichtig ca. 1–2 mm vorschieben; danach Mandrin festhalten
d Vorschieben des Katheters über die fixierte Nadel und Entfernen der Nadel
e Anschließen des arteriellen Druckmesssystems, dabei auf festen Sitz der Schraubverbindung achten! Anschließend steriles Abkleben und sicheres Fixieren.

- Absenken der Nadel auf einen flacheren Winkel und Vorschieben um einige Millimeter (Sicherstellen der korrekten intraarteriellen Lage, pulsierender Blutfluss muss erhalten bleiben)
- vorsichtiges Vorschieben des Führungsdrahts über die liegende Nadel (muss ohne Widerstand möglich sein)
- Entfernen der Punktionskanüle bei liegendem Führungsdraht
- Vorschieben des arteriellen Verweilkatheters über den Führungsdraht
- Annähen des Zugangs und Abkleben der Punktionsstelle

Arterielle Blutdruckmessung I Der **Druckaufnehmer**, in dem der Druck in der arteriellen Zuleitung auf den Druckwandler übertragen wird, wird **auf Herzhöhe** positioniert (Abb. 2.12). Nach dem Konnektieren des entlüfteten Schlauchsystems an die Arterie wird das Messsystem auf Umgebungsdruck kalibriert ("**Nullen**"). Der Drei-Wege-Hahn am Druckdom (Abb. 2.13) wird so gestellt, dass das Schlauchsystem mit der Umgebung verbunden ist (Katheter in dieser Stellung abgestellt). Nun wird der Katheter durch Verstellen des Drei-Wege-Hahns mit dem Schlauchsystem verbunden, auf dem Monitor erscheint die Messkurve des arteriellen Blutdrucks.

> **MERKE**
>
> Um korrekte Messwerte zu erhalten, muss der **Druckaufnehmer** – unabhängig von der Höhe der arteriellen Kanüle – immer **auf Herzhöhe** hängen und **kalibriert** werden ("Nullen").

> **MERKE**
>
> Atemabhängige Schwankungen des systolischen Blutdrucks oder sichtbares Ondulieren der Blutdruckkurve ("Swing") bei beatmeten Patienten sprechen für eine **Hypovolämie**.

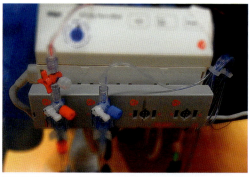

Abb. 2.12 Bei der Messung von invasiven Drücken (arterieller Blutdruck, zentralvenöser Druck) ist darauf zu achten, dass sich der abgebildete Druckaufnehmer (unabhängig von der Lage des Katheters, z. B. bei Hoch- oder Tieflagerung einer Extremität) auf Herzhöhe des Patienten befindet.

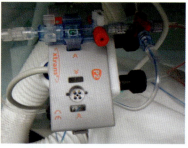

Abb. 2.13 Druckdom mit Anschlussmöglichkeiten für zwei Druckaufnehmer.

Zentraler Venenkatheter (ZVK)

Definition I Ein- oder oft mehrlumiger Katheter, der nach Punktion einer zentralen Vene vorgeschoben wird, bis die Katheterspitze in der V. cava superior unmittelbar vor dem rechten Vorhof liegt.

> **MERKE**
>
> Bei der Punktion ist streng auf **sterile Bedingungen** zu achten. Da die Risiken erheblich größer sind als bei der Punktion von peripheren Venen, ist die **Indikation streng zu stellen**.

Indikationen für die Anlage eines ZVKs I
- Messung des zentralvenösen Drucks (ZVD) im Verlauf, z. B. bei Operationen mit großem Blutverlust oder sehr großen Flüssigkeitsverschiebungen
- Katecholamintherapie (z. B. bei Sepsis, Herzinsuffizienz oder manifestem Schock)
- längerfristige intensivmedizinische Therapie und/oder parenterale Ernährung (hochkalorische Glukose- oder Aminosäureinfusionen, die nicht periphervenös verabreichbar sind)
- dringend erforderliche Gabe von Medikamenten, die nicht periphervenös applizierbar sind (z. B. hochdosiertes Natriumbikarbonat, Kalium, hochosmolare Substanzen)
- sehr schlechte Venenverhältnisse bei gleichzeitiger Notwendigkeit regelmäßiger i. v.-Medikamentengaben und/oder Blutentnahmen

> **MERKE**
>
> Eine **singuläre Messung** des ZVDs ist **keine Indikation** für die Anlage eines ZVKs, da die Aussagekraft der Messwerte (v. a. bei Interpretation der Absolutwerte) sehr eingeschränkt ist.

Mögliche Punktionsorte I
- **V. jugularis interna** (VJI, bevorzugt)
- **V. subclavia** (VSC)
- **V. femoralis** (VFEM)
- V. anonyma (seltener)

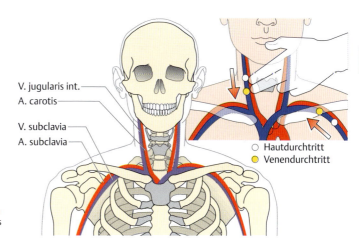

Abb. 2.14 Punktionsorte zum Einführen eines ZVKs (aus: Adams et al., Taschenatlas Notfallmedizin, Thieme, 2011).

Bei schwerer **Hypovolämie** (z. B. hämorrhagischer Schock) ist die Punktion der **VSC** erfolgversprechender, da sie durch das umgebende Bindegewebe offen gehalten wird, während die anderen zentralen Venen eher kollabieren. Obwohl die **V. jugularis externa** (VJE) eine periphere Vene ist, kann der Katheter häufig weiter in die V. cava superior vorgeschoben werden. Verfügbar sind auch ZVK, die über die **V. cubitalis/V. basilica** eingeführt und nach zentral vorgeschoben werden. Da das Risiko für Fehllagen (primär oder sekundär durch Armbewegungen), Thrombophlebitiden und Dysfunktionen hier höher ist, ist die routinemäßige Verwendung kritisch zu hinterfragen. Generell kann die ZVK-Anlage in die VJI durch Ultraschallunterstützung deutlich erleichtert werden!
Komplikationen I Wichtige Risiken sind v. a. **Infektionen**, **Blutungen**, **Thrombosen** der punktierten Venen und Fehlpunktionen mit **Verletzung umliegender Strukturen**. Bei Punktion der **VJI** ist das Hauptrisiko eine **Punktion der A. carotis communis** mit Thrombosierung des Gefäßes (→ ischämischer Insult) oder Loslösung von artherosklerotischen Plaques (→ embolischer Insult). Auf der anderen Seite ist hier das Pneumothoraxrisiko gering. Bei Punktion der **VSC** kann die **A. subclavia** punktiert oder ein **iatrogener Pneumothorax** ausgelöst werden, allerdings ist hier das **Infektionsrisiko am geringsten** (keine Hautfalten). Die Punktion der **VFEM** ist technisch meist einfach, die **Infektionsrate** (hohe Keimzahl in Hautfalten, Genital- und Analregion) und das Risiko für Bein- und Beckenvenenthrombosen und somit für Lungenembolien ist jedoch höher. Von manchen Herstellern werden mit Silber oder antimikrobiellen Substanzen **beschichtete ZVKs** angeboten, die die Kolonisation des Katheters verzögern und daher seltener zu Katheterinfektionen führen sollen. Aufgrund des hohen Preises werden diese Katheter bisher **nur bei ausgewählten Patienten** (z. B. länger im Intensivbereich hospitierter Patient mit schwierigen Gefäßverhältnissen) eingesetzt. Auch die **langstreckige Tunnelung** von Kathetern kann die Inzidenz von Infektionen reduzieren, kommt aber nur in Frage, wenn der Katheter über 15–20 Tage liegen bleiben soll. Das Blocken des Katheters mit Antibiotika („**Vancomycinblock**", *cave:* Resistenzentwicklung) kann endoluminale Kolonisationen reduzieren, wird allerdings seit Jahren nicht mehr angewandt.

> Die Auswahl des Punktionsortes für einen ZVK beruht immer auf eine Abschätzung der individuellen Risiken und ist daher immer eine Einzelfallentscheidung.

MERKE

Nach erfolgloser Punktion der V. subclavia darf die **VSC der Gegenseite** bis zum Ausschluss eines Pneumothorax **nicht punktiert** werden.

Die ZVK-Anlage ist bei intubierten und beatmeten, aber auch bei wachen Patienten (cave: ausreichende Lokalanästhesie im Anlagegebiet!) möglich.
Material für die ZVK-Anlage I
- ZVK-Set (**Abb. 2.15**)
- steriler Kittel, Lochtuch, Spritzen, 3-Wege-Hähne, Nahtmaterial, Nadelhalter (meist als fertiges Punktionsset)
- bei Anlage am wachen Patienten: Lokalanästhetikum (z. B. 5 ml Mepivacain 1 %) und dünne Kanüle
- sterile Handschuhe
- Desinfektionsspray

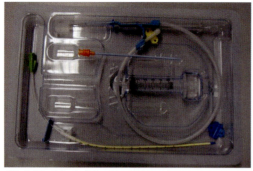

Abb. 2.15 Erforderliches Material im Seldinger ZVK-Set.

> **Praxistipp**
> Sorgen Sie dafür, dass Sie einen Helfer zum Anreichen der sterilen Materialien zur Verfügung haben.

> **MERKE**
> Ist der Patient wach, sollten Sie ihn **über die jeweils folgenden Schritte informieren**.

Technik der ZVK-Anlage (rechte V. jugularis interna) I
- korrekte Lagerung (bei Punktion von VJI oder VSC): moderate Kopftieflage (Trendelenburg-Position) zur besseren Füllung der Venen und zur Vermeidung von Luftembolien (cave: obsolet bei erhöhtem Hirndruck); der Kopf wird leicht auf die kontralaterale Seite gewendet und der rechte Arm ausgestreckt an der Körperseite gelagert.
- großzügiges, wiederholtes (≥ 2 ×), steriles Abwaschen der Umgebung der Einstichstelle
- Anziehen des sterilen Kittels und der sterilen Handschuhe
- Kleben des Lochtuchs um die Punktionsstelle herum
- Öffnen des ZVK-Sets auf einem sterilen Wagen/Tisch
- Vorbereiten von ZVK, Punktionskanüle mit Spritze, Dilatator, Seldinger-Draht, sterilen Kompressen, Nahtmaterial, Skalpell oder Fadenschere sowie sterilem Pflaster, sodass alles mit einem Handgriff erreichbar ist
- Vorfüllen aller Lumina mit steriler NaCl-Lösung
- Abnehmen des Verschlussstöpsels am Anschluss des distalen Katheterlumens, da sonst der Seldinger-Draht am Anschluss nicht austreten kann
- großzügiges Einsprühen des Gebiets um die Einstichstelle mit Desinfektionsspray durch den Helfer
- bei wachen Patienten: Aufziehen des Lokalanästhetikums und Durchführung einer Lokalanästhesie (z. B. Hautquaddel) im Bereich der Einstichstelle
- bei intubierten Patienten: Sicherstellen einer adäquaten Tiefe der Narkose bzw. Analgosedierung
- Aufsuchen der Punktionsstelle:
  - laterale Halsseite rechts
  - auf Höhe des Schildknorpels
  - unmittelbar lateral der A. carotis communis
- Punktionsrichtung: zur ipsilateralen Mamille
- Tasten der A. carotis, Einstich lateral der Arterie
- Stichwinkel: 30–45° zur Hautoberfläche (**Abb. 2.16**)
- vorsichtiges Vorschieben der Nadel unter ständiger Aspiration
- In einer Tiefe von ca. 3–5 cm sollte dunkelrotes Blut aspiriert werden können (VJI).
- nach erfolgreicher Punktion: Belassen der Nadel in situ, Entfernen der Spritze (**Abb. 2.17**)
- Das Blut muss nun langsam zurückfließen (sichere Lage in der Vene).
- vorsichtiges Vorschieben des Führungsdrahtes über die liegende Nadel, dabei sollte kein Widerstand spürbar sein

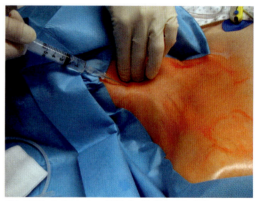

Abb. 2.16 Anlage eines ZVKs in die V. jugularis interna rechts.

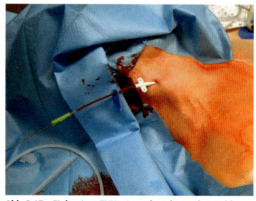

Abb. 2.17 Einlumiger ZVK mit noch einliegendem Seldinger-Draht in der V. jug. int. rechts.

- Im kontinuierlichen EKG-Monitoring können Extrasystolen erkannt werden, die durch Kontakt des Führungsdrahts mit dem Gewebe des rechten Vorhofs ausgelöst werden. Sie sind ein Hinweis auf die korrekte Lage, können aber ein leichtes Zurückziehen des Führungsdrahtes notwendig machen.
- Entfernen der Kanüle bei liegendem Führungsdraht, Erweitern der Punktionsstelle mit einem Dilatator, der über den Draht eingebracht und bis zum Erreichen des Gefäßes (aber nicht deutlich weiter) vorgeschoben wird
- Entfernung des Dilatators über den Draht
- Vorschieben des ZVKs über den Führungsdraht
- Insertionstiefe bei Erwachsenen: ca. 15(–20) cm; Lagekontrolle mittels intrakardialer EKG-Ableitung!

| MERKE

Bei einer **pulsierenden Blutung** aus der Kanüle wurde **wahrscheinlich** die **A. carotis communis punktiert**! In diesem Fall muss die Nadel entfernt und das Areal für einige Minuten manuell komprimiert werden.

Lagekontrolle | Die „klassische" Methode zur Lagekontrolle des ZVKs bzw. zum Ausschluss eines Pneumothorax ist eine **Röntgenaufnahme des Thorax**. Da dies aber zeitaufwändig ist und zudem im OP nicht standardmäßig durchgeführt werden kann, ist die **intrakardiale EKG-Ableitung** zur Lagekontrolle in der perioperativen Phase sehr wichtig: Der **Seldinger-Draht** wird im ZVK **belassen** und so positioniert, dass die dicke schwarze Markierung genau am Ende des Anschlusses des braunen (distalen) Lumens liegt (Farbkennzeichnung der Lumina bei unterschiedlichen Herstellern differierend!). Hier wird eine sterile Klemme angeschlossen und das andere Ende des elektrischen Drahtes dem unsterilen Helfer gegeben, der ihn an ein am EKG befindliches Zusatzgerät anschließt. Nun wird das intrakardial abgeleitete EKG am Monitor angezeigt. Bei vorsichtigem Zurückziehen oder Vorschieben des ZVKs wird die **P-Welle** höher und spitzer. Ist sie höher als der QRS-Komplex, liegt die Spitze des ZVKs in der Nähe des Sinusknotens. Der ZVK wird nun ca. 1–2 cm zurückgezogen, bis das EKG wieder normal aussieht. In dieser Position liegt der **ZVK vor dem rechten Vorhof**. Eine **radiologische Lagekontrolle** (Röntgen-Thorax) ist bei erfolgreicher intrakardialer Ableitung **nicht notwendig**.
Versorgung des ZVKs | Der Führungsdraht wird entfernt und der ZVK sorgfältig mit Kochsalzlösung gespült und angenäht. Die Einstichstelle wird steril abgeklebt.

| MERKE

Jeder Schenkel eines mehrlumigen ZVKs muss **kontinuierlich verwendet** werden. Ein nicht genutzter Schenkel kann nach kurzer Zeit thrombosieren und jeder Schenkel erhöht die Infektionsgefahr. Daher muss für jeden Patienten individuell entschieden werden, wie viele Lumina der ZVK haben soll. Meist sind 1 oder 2 Lumina für den intraoperativen Gebrauch ausreichend.

Pulmonalarterienkatheter (PAK)
Synonyme | Swan-Ganz- oder Pulmonaliskatheter
Definition | Der PAK wird – wie ein ZVK – über eine zentrale Vene eingebracht und anschließend durch den rechten Vorhof und die rechte Herzkammer vorgeschoben, bis die **Spitze in einer Pulmonalarterie** liegt (Abb. 2.18).
Anlage eines PAKs | Der PAK wird über eine zuvor in Seldinger-Technik angelegte, zentralvenöse Schleuse eingebracht. Hat die Katheterspitze die Position eines ZVKs (ca. 20 cm-Markierung) erreicht, wird ein kleiner Ballon an der Katheterspitze aufgeblasen und

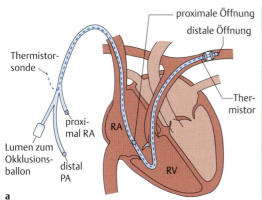 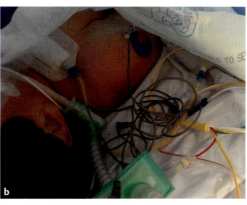

Abb. 2.18 Pulmonalarterienkatheter (PAK) (a: nach Leuwer et al., Checkliste Intensivmedizin, Thieme, 2013)
a Lage des Katheters mit geblocktem Ballon in Wedge-Position,
b Patient mit PAK.

der PAK mit dem Blutstrom über die rechte Herzkammer in eine Pulmonalarterie „eingeschwemmt". Dies ist **technisch sehr anspruchsvoll** (Gefahr einer tödlichen Pulmonalarterienverletzung) und bleibt erfahrenen Intensivmedizinern vorbehalten.

Funktion | Über einen PAK können sehr verschiedene Kreislaufparameter gemessen und berechnet werden, u. a. der **zentrale Venendruck** (ZVD), der pulmonalarterielle Druck (PAP) und der **pulmonale Kapillardruck** (Wedge-Druck, PCWP [Pulmonary Capillary Wedge Pressure]). An der Katheterspitze befindet sich ein Temperatursensor, mit dessen Hilfe nach Bolusinjektion von gekühlter NaCl-Lösung über das proximale Lumen des Katheters die Kreislaufzeit und damit das **Herzzeitvolumen** gemessen werden kann (Thermodilutionsmethode).

Indikationen | Aufgrund des hohen Komplikationsrisikos und der Verfügbarkeit weniger invasiver Methoden (z. B. Pulskonturanalyse mit PiCCO®/Vigileo® (S. 125), um die relevanten Parameter (z. B. Herzzeitvolumen) zu messen, wird das Verfahren **kaum noch eingesetzt**. Nur wenn bei ausgewählten Risikopatienten (z. B. schweres ARDS, Sepsis) eine kontinuierliche Messung und Kontrolle des pulmonal-arteriellen Drucks notwendig ist, gilt der PAK als „Goldstandard". Da er jedoch für den Patienten keinen Überlebensvorteil bietet, sollte die Indikation sehr streng gehandhabt werden.

Komplikationen | Bei der Anlage bzw. Verwendung eines PAKs sind lebensbedrohliche **Herzrhythmusstörungen** und – oft letal endende – **Rupturen großer Pulmonalarterien** möglich. Der Ballon an der Katheterspitze zur Messung des Wedge-Drucks darf immer nur sehr kurz geblockt sein und muss anschließend wieder komplett abgelassen werden, da sich sonst ein Infarkt des durch diese Pulmonalarterie versorgten Lungenabschnitts (**Lungeninfarkt**) entwickeln kann. Wird ein Patient mit PAK ohne kontinuierliches Monitoring des pulmonal-arteriellen Drucks transportiert, muss der PAK vor dem Transport in eine sichere Position (sicher außerhalb der Pulmonalarterie, also i. d. R. vor dem rechten Vorhof) zurückgezogen werden, um ein „Spontan-Wedge" zu vermeiden.

Monitoring der neuromuskulären Übertragung (Relaxometrie)

Indikationen | Bei **jedem Patienten**, der ein **Muskelrelaxans erhalten** hat, sollte die neuromuskuläre Funktion kontinuierlich während der Narkose überwacht werden, um unnötige Medikamentengaben und eine postoperative Restrelaxierung (S. 103) zu verhindern. Eine Messung zum geplanten Ende der Narkose ist obligat: Vor der Extubation ist bei jedem Patienten zu prüfen, ob sich die neuromuskuläre Funktion ausreichend erholt hat.

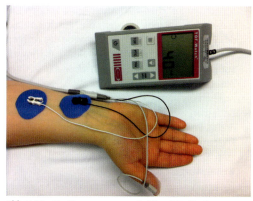

Abb. 2.19 Gerät zum neuromuskulären Monitoring.

Durchführung |
- benötigtes Material: 2 Klebeelektroden, Neuromonitoring-Gerät, evtl. Plastikschiene zur Vorspannung des Daumens
- Platzierung der Elektroden ca. 3 und 10 cm proximal des Handgelenks auf der Arminnenseite (im Verlauf von N. ulnaris oder N. medianus) zur Erregung des M. adductor pollicis
- Bei der „Train of Four"-Messung (TOF) gibt das Gerät eine Reizfolge von 4 Einzelreizen mit einer Frequenz von 2 Hz und einer Reizstärke von 30–60 mA ab.

Bewertung | Bei ≤ 2 **Reizantworten** („Zuckungen") des Daumens ist die Relaxierung **chirurgisch ausreichend**. Nimmt das Gerät alle 4 Reize wahr, kann die TOF-Ratio berechnet werden, d. h. die Stärke des letzten im Vergleich zum ersten Reiz. Für die **Extubation** muss die **TOF-Ratio > 0,9** liegen, damit von einem ausreichenden Abklingen der neuromuskulären Relaxation ausgegangen werden kann.

Transösophageale Echokardiografie (TEE)

Indikationen |
- Notfalldiagnostik bei hämodynamischer Instabilität ungeklärter Ursache
- Beurteilung von Klappenvitien bzw. Rekonstruktionsergebnissen (Kardiochirurgie)
- Beurteilung der globalen und regionalen Pumpfunktion des Herzens sowie des Volumenstatus des Patienten
- Beurteilung der rechtsventrikulären Funktion (Lungenembolie, Rechtsherzversagen)
- Detektion von Luftembolien bei sitzender Lagerung (Neurochirurgie)

Durchführung | Ein spezielles Endoskop, in dessen Spitze eine Ultraschallsonde eingebaut ist, wird - wie bei einer Gastroskopie - in den Ösophagus eingebracht. Durch die unmittelbare Nähe zum Herzen sind die Untersuchungsbedingungen meist ausgezeichnet. Die Untersuchung muss von einem Arzt

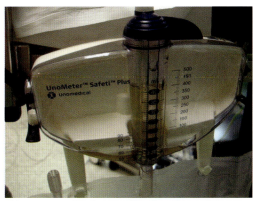

Abb. 2.20 **Stundenglas mit Auffangbeutel** (unten) **zur genauen Messung der Urinausscheidung.**

mit ausreichender Erfahrung durchgeführt werden und sollte einem standardisierten Schema folgen, nach dem die Befunde auch dokumentiert werden.

> **MERKE**
> Vor jeder elektiven TEE muss der Patient **über** seltene, aber schwerwiegende **Verletzungsrisiken** (Ösophagusperforation!) **aufgeklärt** werden.

Urin-Dauerkatheter (DK)
Bei Operationen, die > 2 Stunden dauern, sowie bei manchen Patienten (z. B. Niereninsuffizienz) ist i. d. R. ein Urinkatheter zur Urinableitung erforderlich. Bei Operationen mit großem Blutverlust erleichtert er zudem die Flüssigkeitsbilanzierung (Ein- und Ausfuhr, Abb. 2.20). Auch einige urologische Operationen (z. B. radikale Prostatektomie) erfordern die Anlage eines präoperativen Dauerkatheters.

2.3 Einleitung einer Allgemeinanästhesie

 Key Point
- Zu Beginn der Narkoseeinleitung wird der Patient präoxygeniert.
- Die Einleitung wird mit der Gabe eines Opioids begonnen, anschließend wird ein Injektionshypnotikum appliziert.
- Der nächste Schritt der Standardeinleitung ist die Maskenbeatmung, für die verschiedene Hilfsmittel zur Verfügung stehen.
- Ist die Maskenbeatmung suffizient, wird – im Falle einer Intubationsnarkose (ITN) – ein Muskelrelaxans injiziert und anschließend intubiert.
- Bei Intubationsschwierigkeiten stehen zahlreiche Hilfsmittel zur Verfügung.
- Die „Cannot-ventilate-cannot-intubate"-Situation ist ein gefürchteter Notfall.
- Bei bestimmten Patientengruppen wird eine Nicht-Nüchtern-Einleitung (RSI) empfohlen.
- Wichtige Komplikationen im Rahmen der Narkoseeinleitung sind Kreislaufdepression, sympathiko- bzw. vagotone Kreislaufdysregulationen, Hypoxämie, Herzrhythmusstörungen und anaphylaktische bzw. anaphylaktoide Reaktionen.

2.3.1 Synopsis
Im Regelfall wird der Patient zunächst präoxygeniert (S. 40) und erhält anschließend als erstes Einleitungsmedikament ein Opioid, z. B. Fentanyl (S. 41). Sobald dieses zu wirken beginnt, wird ein Injektionshypnotikum, z. B. Propofol (S. 42), verabreicht und mit der Maskenbeatmung (S. 44) begonnen. Ist diese suffizient, erhält der Patient ein Muskelrelaxans, z. B. Rocuronium (S. 48), und wird – sobald dieses ausreichend wirkt – intubiert (S. 50). Abb. 2.21 gibt einen Überblick über den üblichen Ablauf.

2.3.2 Vorbereitung
Vor der Einleitung einer Allgemeinanästhesie müssen nochmals die wichtigsten Informationen zum Patienten abgefragt, alle relevanten Dokumente geprüft und sichergestellt werden, dass ggf. benötigte Zusatzausrüstung (z. B. Wagen „schwierige Intubation", ZVK-Set) und bereitgestellte Blutprodukte vorhanden sind. Näheres dazu im Kapitel über Maßnahmen im Narkoseeinleitungsraum (S. 25). Spätestens jetzt muss mit dem Operateur Rücksprache gehalten werden, falls eine besondere Tubusart (S. 50) gewünscht wird.

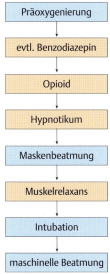

Abb. 2.21 **Standardablauf der Narkoseeinleitung.**

Einleitung einer Allgemeinanästhesie 2 Narkoseeinleitung

> **MERKE**
>
> Ein schlafender Patient kann keine Fragen mehr beantworten, falls irgendwelche Zweifel auftreten!

Vor der Gabe des ersten Medikaments, meist bereits vor der Anlage des i. v.-Zuganges, wird der Patient an das Basismonitoring (S. 25) angeschlossen und ein initialer Blutdruck, die Sauerstoffsättigung (SpO_2) unter Raumluft sowie ein EKG (nochmals genaue Kontrolle: Sinusrhythmus?) registriert. EKG und SpO_2 werden von nun an kontinuierlich überwacht. Der Blutdruck wird meist in 3- oder 5-minütigen Abständen (am Monitor einstellbar) gemessen.

2.3.3 Präoxygenierung

Zielsetzung | Die Einleitungsmedikamente bewirken eine Atemdepression, sodass der Patient nicht mehr selbst atmet. Durch die vorherige Präoxygenierung soll das Hämoglobin optimal mit Sauerstoff gesättigt und die Lunge komplett mit Sauerstoff gefüllt werden. Dies kann **bei Gesunden** trotz der Atemdepression über ≥ 3 min einen **Abfall der Sauerstoffsättigung verhindern**, verschafft so ausreichend Zeit zum Sichern der Atemwege und verhindert insbesondere bei unvorhergesehenen Problemen (v. a. unvorhergesehen schwieriger Atemweg) hypoxische Schäden.

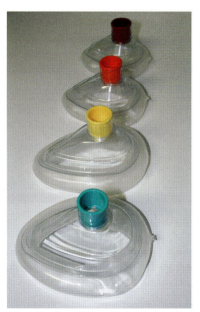

Abb. 2.22 **Verschiedene Einmalmasken für die Beutel-Masken-Beatmung**: Neben der passenden Größe sollte auch immer eine Größe größer und kleiner bereitgehalten werden. Zu kleine und zu große Masken dichten schlecht ab und erschweren die Maskenbeatmung.

> **MERKE**
>
> Diese **Sauerstoffreserve** ist z. B. bei Lungenerkrankungen, adipösen oder kritisch kranken Patienten sowie bei Neugeborenen und Säuglingen deutlich **reduziert**.

Praktisches Vorgehen | Dem Patienten wird eine **dicht sitzende Beatmungsmaske** (Abb. 2.22) aufgesetzt (meist Vorschaltung eines Bakterienfilters zwischen Maske und Narkosegerät), über die er für ca. **3–5 min 100 % Sauerstoff mit hohem Frischgasfluss** (z. B. 10 l/min) atmet. So wird der gesamte Stickstoff aus der Lunge „ausgewaschen" und durch Sauerstoff ersetzt. Alternativ kann der Patient auch **5–10 sehr tiefe Atemzüge** (maximale Inspiration und Exspiration) mit 100 % Sauerstoff, hohem Frischgasfluss und dicht sitzender Maske machen.

> **MERKE**
>
> Bereits **1 Atemzug Raumluft** (d. h. Einatmen eines Gasgemisches mit 78 % Stickstoff) macht die **Präoxygenierung ineffektiv**. Die **Maske** muss daher **immer** – auch nach der Präoxygenierung – **dicht aufsitzen**.

2.3.4 Narkoseeinleitungssequenz

Definition | Die Narkose wird durch die Applikation verschiedener Medikamente eingeleitet, darunter in jedem Fall ein Opioid zur Schmerzausschaltung und ein Hypnotikum, um den Patienten einschlafen zu lassen.

Benzodiazepine zur Sedierung
Nähere Informationen zu Benzodiazepinen (S. 18).

> **MERKE**
>
> Wenn **Benzodiazepine i. v.** appliziert werden, muss die **Möglichkeit einer Intubation** und Beatmung gegeben sein!

> **MERKE**
>
> **Benzodiazepine** sind **nach i. v.-Gabe** deutlich **stärker wirksam** als nach oraler Applikation. 1 mg Midazolam i. v. entspricht etwa 5 mg Midazolam p. o. Zur Prämedikation sind daher meist 1–2 mg Midazolam i. v. ausreichend.

 Praxistipp

Midazolam ist in verschiedenen Konzentrationen und Größen erhältlich: 5 mg in 1 ml, 5 mg in 5 ml und 15 mg in 3 ml (Abb. 2.23): In den „kleinen" Ampullen (15 mg/3 ml) kann also mehr Wirkstoff enthalten sein als in den „großen" Ampullen (5 mg/5 ml)!

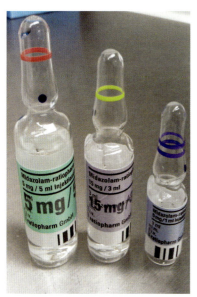

Abb. 2.23 Midazolam-Ampullen in verschiedenen Größen und Konzentrationen.

Opioide zur Schmerzausschaltung

Als nächstes erhält der Patient ein Opioid, da diese Substanzen erst nach ca. 3–5 Minuten vollständig wirken. In Deutschland wird am häufigsten **Sufentanil** verwendet. Alternativ können auch **Fentanyl**, **Alfentanil** (bei kurzen Eingriffen) und **Remifentanil** gegeben werden (Tab. 2.2). Letzteres sollte nicht als Bolus, sondern als kontinuierliche Infusion über eine Spritzenpumpe appliziert werden.

> **MERKE**
>
> **Alle Opioide** sollten **langsam appliziert** werden, da sich (v. a. bei hochwirksamen Substanzen wie Sufentanil und Remifentanil) eine Rigidität der Skelettmuskulatur mit **Thoraxrigidität** entwickeln kann. Diese klingt zwar nach einiger Zeit von selbst wieder ab, kann jedoch die Beatmung unmöglich machen und damit zu bedrohlichen Zwischenfällen führen.

Pharmakologische Eigenschaften ▮ Weitere Informationen zu Opioiden finden Sie im Abschitt Schmerztherapie (S. 269).

- **Nebenwirkungen**: Blutdruckabfall durch periphere Vasodilatation (v. a. bei Hypovolämie), Bradykardie (selten bis Asystolie), Atemdepression, Übelkeit/Erbrechen, Miosis, Obstipation, Thoraxrigidität, Bronchospasmen
- **Kontraindikationen**: Bradyarrhythmien, i. v.-Drogenabusus (relativ), Asthma bronchiale (relativ; Morphin vermeiden), vor und während der Geburt (Gefahr einer Atemdepression beim Neugeborenen)
- **Wechselwirkungen**: Einnahme von MAO-Hemmern innerhalb der letzten 14 Tage (lebensbedrohliche Blutdruckkrisen, Serotoninsyndrom, Auslösen von Krampfanfällen), sedierende Pharmaka (→ Wirkverstärkung)

Opioidantagonisten wie Naloxon (Narcanti®, vorsichtiges Titrieren, meist 0,2–0,4 mg) können in bedrohlichen und anderweitig nicht behandelbaren Notfallsituationen (z. B. Unmöglichkeit der Beatmung bei der Narkoseeinleitung) die Wirkung der Opioide auf-

Tab. 2.2

Wichtige zur Narkoseeinleitung verwendete Opioide.

	Fentanyl	Sufentanil	Alfentanil	Remifentanil
Ampullengrößen	Fentanyl®: 0,1 mg/2 ml, 0,5 mg/10 ml	Sufenta mite®: 50 µg/10 ml (5 µg/ml) Sufenta®: 250 µg/5 ml (50 µg/ml)	Rapifen®: 1 mg/2 ml	Ultiva®: 1 mg, 2 mg, 5 mg als Trockensubstanz[3]
Indikationen	Analgesie bei Allgemeinanästhesie mit Beatmung, Sedierung auf Intensivstation		kurze Operationen	ambulante Operationen, Eingriffe mit unbekannter Dauer oder bei denen das Analgesieniveau angepasst werden muss
Dosis zur Narkoseeinleitung	1–5 µg/kg KG, meist 0,1–0,2 mg bei Erwachsenen[1]	0,5 µg/kg KG je nach geplantem Eingriff, meist 20–40 µg	8–30 µg/kg KG[2]	1 µg/kg KG über ≥ 30 s oder 0,5–1 µg/kg KG/min über Spritzenpumpe
Dosis zur Narkoseaufrechterhaltung	0,5–1,5 µg/kg KG je nach Operationsverlauf[1]	0,15–0,7 µg/kg KG per Spritzenpumpe: 20–80 µg/h (übliche Verdünnung 10 µg/ml)	5–15 µg/kg KG per Spritzenpumpe: 0,5–5 µg/kg KG/min (selten verwendet)	0,05–2 µg/kg KG/min per Spritzpumpe
Wirkdauer	ca. 45 min	ca. 30 min (Zunahme mit der Infusionsdauer, „Kontext-sensitive HWZ")	15–20 min	3–10 min (unabhängig von Dosis und Infusionsdauer)

[1] Dosisreduktion bei älteren Patienten erforderlich
[2] Thoraxrigidität häufiger als bei Fentanyl und Sufentanil, daher langsam injizieren
[3] Die Trockensubstanz wird vor der Verwendung mit 0,9 %iger NaCl-Lösung aufgelöst. Die Verdünnungen liegen je nach Krankenhaus bei 20–100 µg/ml und müssen daher unbedingt auf der Spritze angegeben werden.

heben. Da sie allerdings auch die analgetische Wirkung der Opioide antagonisieren, ist bei operativen Patienten mit heftigen Schmerzen zu rechnen.

> **MERKE**
>
> **Naloxon** ist **kürzer wirksam als Fentanyl und Sufentanil**, sodass mit einem Rebound der Opioidwirkung gerechnet werden muss. Diese Patienten müssen daher lange am Monitor (Aufwachraum, IMC, ICU) überwacht werden.

Bei der Verwendung des ultrakurzwirksamen Opioids **Remifentanil** muss ein **weiteres Opioid** (z. B. Morphin oder Piritramid) bzw. ein Nichtopioidanalgetikum in ausreichender Dosierung zur Therapie der postoperativen Schmerzen verabreicht werden. Näheres dazu in den Kapiteln über Schmerztherapie (S. 101) und postoperative Schmerztherapie (S. 277). Um **unbeabsichtigte Bolusgaben** zu **vermeiden**, sollte die Infusionsleitung so nahe wie möglich am Patienten sein und am selben Zugang immer eine freie Infusion laufen. Nach Ende des Eingriffs sollte die Leitung, über die das Remifentanil gelaufen ist, entfernt und die verwendeten 3-Wege-Hähne und Infusionsleitungen durchgespült werden, um unbeabsichtigte Bolusgaben und damit eine Atemdepression oder Thoraxrigidität zu vermeiden.

Hypnotika zur Narkoseinduktion

Sobald das Opioid zu wirken beginnt (Abfall der Herzfrequenz, Miosis, „ungewohntes Gefühl" beim Patienten) wird ein Injektionshypnotikum injiziert, um den Patienten einschlafen zu lassen.

> **MERKE**
>
> **Hypnotika** wirken **atemdepressiv**, aber **nicht analgetisch** (Ausnahme Ketamin).

Thiopental | Ein stark wirksames Hypnotikum zur Einleitung einer Allgemeinanästhesie ist das **Barbiturat Thiopental** (Trapanal®, Ampullen zu 0,5 g und 1 g, Trockensubstanz zum Auflösen, übliche Verdünnung 25 mg/ml). Als sog. **Schlaferzwinger** bewirken Barbiturate ein sehr schnelles Einschlafen. Die Dosierung von Thiopental zur Narkoseeinleitung beträgt 3–5 mg/kg KG, die Wirkung tritt nach 20–50 Sekunden ein und hält für 5–15 Minuten an. Die Eliminationshalbwertszeit beträgt 9–16 Stunden. Thiopental ist **nicht** zur **Aufrechterhaltung der Narkose** geeignet. Wichtige **Nebenwirkungen** sind Blutdruckabfälle mit reflektorischem Anstieg der Herzfrequenz, allergische Hautreaktionen, Übelkeit/Erbrechen, Atemdepression, Broncho- und Laryngospasmen sowie schwere Gewebsnekrosen bei paravasaler Injektion. Zu beachtende **Kontraindikationen** aller Barbiturate sind Porphyrie sowie schwere Leber- und Niereninsuffizienz. Wegen der kreislaufdepressiven Wirkung sollte die Dosis bei Herzinsuffizienz, Volumenmangel oder Schock reduziert bzw. ein anderes Hypnotikum verwendet werden. Wegen der bronchospastischen Wirkung darf Thiopental im Status asthmaticus nicht gegeben werden und ist bei obstruktiven Atemwegserkrankungen generell zu vermeiden.

> **Praxistipp**
>
> Thiopentallösungen sind stark alkalisch (pH-Wert ca. 10) und lösen bei paravasaler Injektion schwere Gewebenekrosen aus. Kontrollieren Sie daher vorher immer gründlich den Zugang! Spülen Sie nach der Injektion den Zugang mit NaCl, da Reste der Lösung viele andere Medikamente (v. a. Muskelrelaxanzien) zum Ausfallen bringen können.

> **MERKE**
>
> Bei allen **Barbituraten** ist die Halbwertszeit wesentlich länger als die Wirkdauer, da die Wirkung durch Umverteilung in das Fettgewebe beendet wird. Sie sollen daher **nicht nachinjiziert** werden und sind i. d. R. **nicht** zur **Aufrechterhaltung einer Narkose** geeignet.

Propofol | Für die meisten Eingriffe wird **Propofol** (z. B. Disoprivan®) zur Narkoseeinleitung benutzt. Es wirkt wahrscheinlich über einen Agonismus an zentralen GABA$_A$-Rezeptoren. Bei einer üblichen Dosierung von 1,5–2,5 mg/kg KG führt es zu einem von vielen Patienten als **angenehm empfundenen Einschlafen**. Die Wirkung tritt nach etwa 15–20 Sekunden ein und hält ca. 5–8 Minuten an. Propofol eignet sich in einer Dosierung von 4–6 mg/kg KG/h auch zur Aufrechterhaltung der Narkose (S. 83). Wichtige **Nebenwirkungen** sind Blutdruckabfall, Atemdepression, Spontanbewegungen und Muskelzuckungen (v. a. bei der Einleitung) sowie Schluckauf während der Einleitung. Insbesondere bei schneller Injektion, kleinlumigen und sehr weit peripher liegenden Zugängen kann Propofol einen starken, sehr unangenehmen **Injektionsschmerz** auslösen, der durch die Applikation über einen größerlumigen Zugang und bei laufender Infusion sowie die Verwendung der 0,5%igen Lösung weitgehend vermieden werden kann. Bei Allergien gegen Propofol, Soja oder Erdnüsse, ausgeprägter Hypovolämie oder Volumenmangelschock und nicht behandelter Epilepsie (Senkung der Krampfschwelle!) ist Propofol **kontraindiziert**. Ab dem 1. Lebensmonat kann Propofol 0,5 % oder 1 % gegeben werden, Propofol 2 % erst ab dem 3. Lebensjahr.

MERKE

Nach längerer, hochdosierter Applikation hoher Dosierungen kann sich ein **Propofolinfusionssyndrom** (PRIS) mit EKG-Veränderungen, Rhabdomyolyse und Laktatazidose bis hin zu letalen Verläufen entwickeln. Die **Höchstdosis** von 12 mg/kg/h (kurzzeitig intraoperativ) bzw. 4 mg/kg/h zur Sedierung auf Intensivstationen darf daher keinesfalls überschritten werden.

Praxistipp

Propofol ist derzeit in Ampullen zu 0,5 % (5 mg/ml), 1 % (10 mg/ml) und 2 % (20 mg/ml) erhältlich (Abb. 2.24). Diese Konzentrationen dürfen wegen der Gefahr lebensbedrohlicher Überdosierungen nicht verwechselt werden, eine entsprechende Beschriftung der Spritze ist daher obligat. Propofol 2 % ist ausschließlich für Sedierungszwecke im Rahmen der Intensivmedizin zu verwenden. Die 0,5 %ige Lösung soll zu weniger Injektionsschmerz bei der Einleitung führen und eignet sich insbesondere für die Verwendung bei Kindern.

Etomidat I Da Etomidat (20 mg/10 ml in wässriger Lösung [Hypnomidate®] oder in Sojaölemulsion [Etomidat-Lipuro®]) im Vergleich zu anderen Hypnotika nur zu einem relativ geringen Blutdruckabfall führt, eignet es sich für Patienten mit **eingeschränkter kardialer Leistungsfähigkeit** (schwere Herzinsuffizienz, hochgradige KHK, große kardiochirurgische Operationen). Es wirkt wahrscheinlich über eine Verstärkung der GABA$_A$- und Glycinwirkung. Zur Narkoseeinleitung werden 0,15–0,3 mg/kg KG gegeben, die **Wirkung** tritt nach 15–20 Sekunden ein. Sie ist allerdings **schwächer** als die von Thiopental oder Propofol und hält nur 2–3 Minuten lang an. Etomidat ist **nicht zur Aufrechterhaltung der Narkose** geeignet. Schon nach einmaliger Gabe **beeinträchtigt** es die

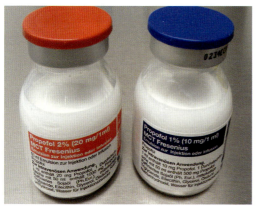

Abb. 2.24 **Propofol 50 ml-Stechampullen** (verschiedene Konzentrationen, die nicht verwechselt werden dürfen).

Funktion der Nebennierenrinde, wodurch der Kortisol- und Aldosteronspiegel im Serum absinkt. Dies limitiert die Anwendung oftmals, insbesondere bei intensivmedizinischen Patienten. Weitere **Nebenwirkungen** sind Myoklonien und Dyskinesien während der Einleitung und ein Injektionsschmerz (v. a. bei wässriger Lösung). **Kontraindikationen** sind Allergien gegen Etomidat oder Soja (bei Formulierung in Sojaöl). Es sollte auch nicht bei Patienten mit schwerem Trauma verwendet werden (deutlich erhöhte Mortalität!). Aufgrund der Nebenwirkungen sollte Etomidat nur in **Kombination mit einem Benzodiazepin**, von erfahrenen Anästhesisten und nur in Ausnahmefällen verwendet werden.

Praxistipp

Patienten mit eingeschränkter Nebennierenfunktion sollen kein Etomidat erhalten.

Ketamin I Ketamin und sein Stereo-Enantiomer S-Ketamin (auch: Esketamin) wirken analgetisch und hypnotisch und lösen eine sog. **dissoziative Bewusstlosigkeit** aus. Die Schutzreflexe bleiben dabei bei niedriger Dosierung erhalten. Ketamin steigert die Herzfrequenz und den Blutdruck, was es zu einem idealen Analgetikum in der Notfallmedizin macht, insbesondere bei schwerverletzten Patienten (S. 243). Zur Analgesie werden 0,25–0,5 mg/kg KG Ketamin (bzw. 0,15–0,3 mg/kg KG S-Ketamin) gegeben. Zur Narkoseeinleitung verwendet man etwa 2 mg/kg KG Ketamin (bzw. 1 mg/kg KG S-Ketamin). Die **Wirkung** tritt nach 30–60 Sekunden ein und endet durch Umverteilung nach ca. 20 Minuten. Die dissoziative Anästhesie kann als sehr unangenehm erlebt werden, weshalb Ketamin immer mit einem Benzodiazepin (z. B. Midazolam, 1–2 mg i. v.) kombiniert werden sollte. **Nebenwirkungen** sind neben der bereits erwähnten Blutdruck- und Herzfrequenzerhöhung eine Hypersalivation und eine Erhöhung des myokardialen Sauerstoffverbrauchs sowie des intraokulären und des intrakraniellen Drucks. **Kontraindikationen** sind koronare Herzkrankheit und schweres Schädel-Hirn-Trauma ohne Beatmung.

Exkurs

Maskeneinleitung

Früher wurden Narkosen fast immer durch die **Gabe volatiler Anästhetika** (z. B. Äther) **über eine Beatmungsmaske** eingeleitet. Bei der „klassischen" Diethylethernarkose am nicht prämedizierten Patienten wurden anhand von Atmung, Pupillengröße, Augenbewegungen und Reflexaktivität die **Narkosestadien nach Guedel** unterschieden (1. Analgesie-, 2. Exzitations- oder Erregungs-, 3. Toleranz-, 4. Asphyxie- oder Vergiftungsstadium). Dies hat heute keinerlei Relevanz mehr. Die Mas-

keneinleitung wurde als Standard aus folgenden Gründen inzwischen **weitgehend verlassen**:
- Die **Zeitspanne** bis zu einer ausreichenden Narkosetiefe ist **länger** als bei der i. v.-Einleitung.
- Während der Einleitung atmet der Patient spontan und hat daher einen **ungesicherten Atemweg**.
- Die Patienten können die Einleitung als **sehr unangenehm** empfinden, da volatile Anästhetika einen sehr starken, z. T. stechenden Eigengeruch haben und die Maske dicht über Mund und Nase aufgesetzt werden muss.

Die Maskeneinleitung wird heute routinemäßig **nur** noch von in der **Kinderanästhesie** sehr erfahrenen Fachärzten verwendet, wenn die **Kinder unkooperativ** sind und die **Anlage eines i. v.-Zuganges mehrfach scheitert**. Dabei wird bevorzugt Sevofluran (S. 84) **verwendet**. Bei ausreichend prämedizierten Kindern und in der Venenpunktion von Kindern erfahrenen Anästhesisten ist dies allerdings selten der Fall.

2.3.5 Maskenbeatmung

Nachdem der Patient das Opioid und das Einleitungshypnotikum erhalten hat, ist er ohne Bewusstsein („schläft") und atmet nicht mehr spontan. Der nächste Schritt ist die **Beutel-Maskenbeatmung** mit dem Handbeatmungsbeutel des Narkosegeräts. An diesem wird das APL-Ventil (Automatic Pressure Limitation) auf „manuell" gestellt und der **Druck** auf **ca. 20 cm H_2O** begrenzt. Dies ist etwas weniger als der übliche Tonus des unteren Ösophagussphinkters, wodurch eine akzidentelle Insufflation von Luft in den Magen („Aufblähen" des Magens) und damit eine Regurgitation von Mageninhalt mit der Gefahr einer Aspiration vermieden werden soll.

Der Kopf des Patienten wird vorsichtig ca. 5 cm über der Unterlage in Neutralposition gelagert und dann leicht überstreckt (**Schnüffel**- oder **verbesserte Jackson-Position**). Die Beatmungsmaske in der passenden Größe wird dem Patienten über Mund und Nase aufgesetzt und mit der linken Hand so gehalten, dass Daumen und Zeigefinger ein „C" formen (**C-Griff**, **Abb. 2.25**a). Die übrigen Finger umfassen den Unterkiefer des Patienten und ziehen ihn in Richtung Maske (modifizierter **Esmarch-Handgriff**). So wird auch der Zungengrund angehoben und die Atemwege werden frei gemacht. Die rechte Hand betätigt vorsichtig den Beatmungsbeutel. Die Maskenbeatmung ist erfolgreich, wenn sich der Thorax hebt und bei Loslassen des Beatmungsbeutels wieder senkt. Es sollte ein Tidalvolumen von ca. 6–8 ml/kg KG erreicht werden, die Beatmungsfrequenz während der Einleitung sollte bei etwa 10–12/min liegen. Auf der **Kapnografiekurve** des Beatmungsgeräts wird zurückströmendes CO_2 registriert und das Tidal- und Atemminutenvolumen angezeigt. Bei suffizienter Maskenbeatmung wird – falls eine endotracheale Intubation geplant ist – als nächstes das Muskelrelaxans gegeben. Andernfalls müssen Atemwegshilfsmittel eingesetzt werden.

Die **Maskenbeatmung** ist z. B. bei Vollbartträgern, extrem adipösen oder zahnlosen Patienten sowie bei Tumoren im Hals-, Kopf-, Mund- und Rachenbereich oftmals **schwierig oder unmöglich**. Erscheint sie zwar prinzipiell möglich, aber nicht suffizient, sollte sie **mit einer Hilfsperson** versucht werden: Einer umfasst die Maske mit „**doppeltem C-Griff**" (**Abb. 2.25**b) von beiden Seiten und drückt sie fest über Mund und Nase, während er mit den übrigen Fingern den Unterkiefer anhebt. Die zweite Person komprimiert den Beatmungsbeutel. So ist – ggf. unter Zuhilfenahme eines Atemwegshilfsmittels (s. u.) – bei fast allen Patienten eine Maskenbeatmung möglich.

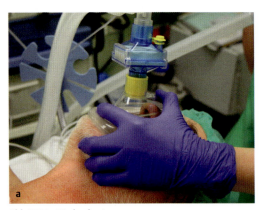 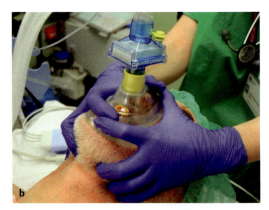

Abb. 2.25 Maskenbeatmung:
a C-Griff,
b doppelter C-Griff.

MERKE

Bei nicht nüchternen und/oder stark aspirationsgefährdeten Patienten wird im Rahmen der Ileuseinleitung (S. 62) auf eine **Maskenbeatmung verzichtet**.

MERKE

Jeder Arzt sollte eine **suffiziente Maskenbeatmung beherrschen**, da sie in Fachgebieten, in denen das Atemwegsmanagement nicht zentraler Bestandteil der täglichen Arbeit ist, weitaus wichtiger ist als Intubationsversuche mit allen damit verbundenen Risiken und Komplikationen. Im Notfall kann sie **fast immer** eine **adäquate Ventilation und Oxygenierung** gewährleisten.

> **Praxistipp**
>
> Vor der Narkoseeinleitung sollte man immer nochmals nach Gebissprothesen fragen. Diese sollten bereits auf der Normalstation entfernt worden sein, doch wird dies gelegentlich vergessen. Sehr fest sitzende künstliche Gebisse können auch belassen werden. Insbesondere lockere Brücken oder kleine Prothesen (Aspirationsgefahr!) sollten jedoch unbedingt bereits vor der Maskenbeatmung entfernt werden!

2.3.6 Atemwegshilfsmittel

Definition | Hilfsmittel, um eine Beatmung zu erleichtern.

MERKE

Ist auch mit Guedel- und Wendltubus keine Maskenbeatmung möglich, muss **sofort Hilfe geholt** werden (Oberarzt).

Guedel- und Wendl-Tubus

Guedel-Tubus | Dieser relativ starre Oropharyngealtubus dient zum Offenhalten der oberen Atemwege und gleichzeitig als Luftleitungsschiene. Er ist in 8 Größen (000 = rosa bis 5 = orange) erhältlich, die wichtigsten Größen für Erwachsene (**Abb. 2.26**) sind 2 (grün), 3 (gelb) und 4 (rot). Zum Einführen wird der Mund des Patienten geöffnet und der Guedel-Tubus **mit der Öffnung nach oben eingeführt**. Sobald er etwa zur Hälfte eingeführt ist, wird er **axial um 180° gedreht**, sodass die Öffnung nun nach unten zeigt. Die vordere Verbreiterung soll vor den Zähnen liegen und ein versehentliches Tieferrutschen oder Verschlucken vermeiden. Bei korrekter Position und Größe **verhindert** der Guedel-Tubus die **Atemwegsverlegung durch die Zunge** und ermöglicht so eine Maskenbeatmung (**Abb. 2.27**).

> **Praxistipp**
>
> Der Guedel-Tubus sollte etwa so groß sein wie der Abstand vom Mundwinkel bis zum Ohrläppchen des Patienten.

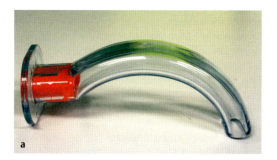

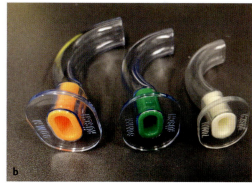

Abb. 2.26 **Guedel-Tubus**:
a Größe 4,
b verschiedene Größen im Vergleich.

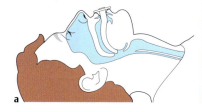

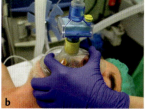

Abb. 2.27 **Guedel-Tubus** (a: nach Adams et al., Taschenatlas Notfallmedizin, Thieme, 2011)
a korrekte Lage,
b Maskenbeatmung mit eingelegtem Guedel-Tubus.

> **MERKE**
>
> Ein **Guedel-Tubus** darf nur **bei ausreichend narkotisierten oder bewusstlosen Patienten** eingesetzt werden, da er sonst einen starken Würgereiz mit Erbrechen und anschließender Aspiration auslösen kann.

Wendl-Tubus ▎ Der flexible Wendl-Tubus wird über die Nase eingeführt. Seine Spitze kommt im Rachenraum zum Liegen (Nasopharyngealtubus, **Abb. 2.28**). Er verhindert so ebenfalls das Zurückfallen der Zunge und damit eine Verlegung der oberen Atemwege. Wendl-Tuben sind mit den Außendurchmessern Charrière (Ch) 16–36 erhältlich (**Abb. 2.29**). Gebräuchlich bei Erwachsenen sind die Größen Ch26–30. Zunächst wird der Tubus durch Benetzen mit einem Gleitmittel gleitfähig gemacht, um Verletzungen der Nasenschleimhaut und daraus resultierende Blutungen zu verhindern. Anschließend wird er in den unteren Nasengang des weiteren Nasenlochs (ggf. vorher tasten) eingeführt (niemals gegen starken Widerstand!). Da der Wendl-Tubus fast keinen Würgereiz auslöst, wird er auch häufig postoperativ zum Freihalten der oberen Atemwege (bei Restwirkung der Anästhetika) verwendet.

Supraglottische Atemwegshilfsmittel (SGA)

Indikationen ▎ Supraglottische Atemwegshilfsmittel (SGA) werden hauptsächlich bei kleineren, elektiven Eingriffen, die keine endotracheale Intubation erfordern, eingesetzt. Im Vergleich zu Endotrachealtuben werden sie viel besser toleriert (→ geringere Opioiddosis zur Anlage, keine Relaxierung nötig) und führen auch beim Aufwachen zu wesentlich weniger Reiz (→ angenehmeres Aufwachen). Sie haben darüber hinaus für viele kurze Eingriffe die dabei früher übliche Maskenbeatmung ersetzt. Auch die Intubation entfällt (→ schnellerer Ablauf). Typische Indikationen für die Verwendung von Larynxmasken sind operative Eingriffe an Haut, Weichteilen und Extremitäten bei weitgehend gesunden Patienten (ASA I–II). Kontraindikationen für SGA sind ein hohes Aspirationsrisiko (z. B. Hiatushernien, nicht nüchterne Patienten), intraabdominelle und intrathorakale Eingriffe, bestimmte Lagerungen (z. B. Bauchlage) und i. d. R. auch langdauernde Operationen (z. B. > 4 h; relative Kontraindikation).

SGA werden darüber hinaus als Notfallmaßnahme bei schwierigem Atemweg (S. 56) zur vorübergehenden Ventilation und Oxygenierung eingesetzt: Sie ermöglichen bei diesen Patienten häufig eine gute Ventilation. Ihre Verwendung sollte daher sofort beim Erkennen von Problemen, d. h. bereits vor frustranen konventionellen Intubationsversuchen erwogen werden. Ist die Ventilation mit diesen Hilfsmitteln problemlos möglich, können in aller Ruhe weitere Hilfsmittel (z. B. Wagen „schwierige Intubation") oder weitere personelle Ressourcen (z. B. in der Atemwegssicherung sehr erfahrener Fach- oder Oberarzt) geholt werden. Einige neue Larynxmasken ermöglichen zudem das Einführen eines Bronchoskops und somit eine fiberoptische Intubation mithilfe eines dünnen Endotrachealtubus über die liegende Larynxmaske.

Larynxmaske ▎ Die „Kehlkopfmaske" besteht aus einem Silikonkörper in verschiedenen Größen (meist für Neugeborene, Säuglinge, Kleinkinder, Kinder und Erwachsene, **Abb. 2.30**), der im Larynx platziert wird, und einem Schlauch zur Konnektion mit dem Beatmungsgerät (**Abb. 2.31**). Sie erlaubt sowohl Spontanatmung als auch eine mechanische Ventilation. Meist werden heute Einmalprodukte verwendet. Anatomisch geformte Masken sind leichter einzuführen.

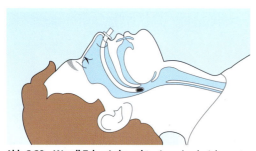

Abb. 2.28   Wendl-Tubus in korrekter Lage (nach: Adams et al., Taschenatlas Notfallmedizin, Thieme, 2011).

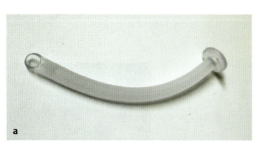

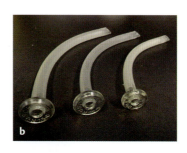

Abb. 2.29   Wendl-Tubus:
a einzelner Tubus,
b verschiedene Größen im Vergleich.

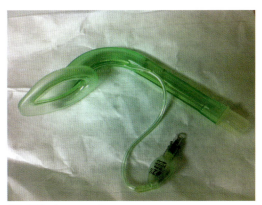

Abb. 2.30 Larynxmaske.

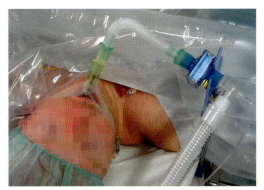

Abb. 2.31 Patient, der intraoperativ über eine Larynxmaske beatmet wird.

Von besonderer Bedeutung für die korrekte Funktion der Larynxmaske ist die **Auswahl der richtigen Größe**. Diese wird vom Hersteller meist in Abhängigkeit des Körpergewichts empfohlen (z. B. 30–50 kg: Größe 3; 50–70 kg: Größe 4; 70–100 kg: Größe 5). Im Grenzbereich sollten Larynxmasken tendenziell eher größer gewählt werden, da zu kleine Masken häufig zu einer Undichtigkeit führen.

 Praxistipp
Beachten Sie die Herstellerempfehlungen zum Gebrauch (z. B. korrekte Größe, Cuffvolumen)!

Platzierung einer Larynxmaske (Abb. 2.32):
- Bereitlegen der erforderlichen Utensilien für eine endotracheale Intubation (S. 53)
- Anziehen der Einmalhandschuhe
- Prüfen des Cuffs auf Dichtigkeit und vollständiges Evakuieren der Luft
- Narkoseeinleitung mit einem Opioid und einem Injektionshypnotikum, bevorzugt Propofol (starke Reflexdämpfung im pharyngealen Bereich)
- Befeuchten der Larynxmaske, z. B. mit Wasser

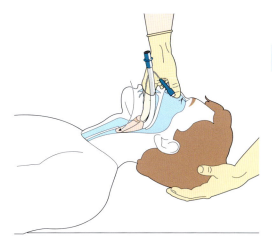

Abb. 2.32 Platzierung einer Larynxmaske (aus: Adams et al., Taschenatlas Notfallmedizin, Thieme, 2011).

- leichte Reklination des Patientenkopfs, Öffnen des Mundes und vorsichtiges Einführen der Larynxmaske
- Ist ein federnder Widerstand spürbar, ist die Insertionstiefe erreicht.
- Blocken des Cuffs der Larynxmaske (cave: wesentlich größeres Luftvolumen notwendig als bei Endotrachealtuben; Cuffdruck im geblockten Zustand < 60 cm H_2O)
- Fixieren der Larynxmaske mit Klebestreifen
- Anschließen des Beatmungsgeräts (maximaler Atemwegsdruck < 20 cm H_2O)
- Durchführen einer manuellen Beatmung: Es sollte keine Luft im Rachen entweichen, der Brustkorb muss sich heben und senken und in der Ausatemluft muss CO_2 detektiert werden.
- Entweicht bei der Beatmung hörbar Luft im Rachen, sitzt die Larynxmaske evtl. nicht optimal (ggf. neu positionieren), wurde der Cuff mit zu wenig Luft geblockt (Herstellerangaben beachten und in 2 ml-Schritten ablassen oder aufblocken) oder die Größe falsch gewählt (ggf. eine Größe größer oder kleiner wählen).

 Praxistipp
Einer der häufigsten Gründe für eine trotz richtiger Größe und richtigem Cuffdruck „nicht funktionierende" Larynxmaske ist eine unzureichend tiefe Narkose: Überprüfen und vertiefen Sie ggf. daher immer die Narkosetiefe!

MERKE

Vermeiden Sie beim Einführen **Rotationsbewegungen**, um die Uvula nicht zu verletzen!

> **Praxistipp**
> Prüfen Sie immer den Cuffdruck mit einem Cuffdruckmesser (meist: max. 60 cmH$_2$O).

Larynxtubus | Prinzipiell ist auch die Verwendung eines Larynxtubus als SGA im Rahmen einer OP möglich. Er wird jedoch hauptsächlich in Notfallsituationen bei schwieriger (bzw. unmöglicher) Intubation (S. 56) sowie in der Notfallmedizin (S. 195) eingesetzt.

2.3.7 Relaxierung

Ist der Patient über die Maskenbeatmung sicher und effizient zu ventilieren, wird als Vorbereitung zur endotrachealen Intubation ein Muskelrelaxans gegeben.

> **MERKE**
> Die repetitive Gabe von Muskelrelaxanzien führt bei der Narkoseausleitung häufig zu Problemen.

Alternativen | Bei Eingriffen mit einem SGA (z. B. Larynxmaske) ist keine Relaxierung notwendig. Das gelegentlich praktizierte Verfahren, für die endotracheale Intubation auf das Muskelrelaxans zu verzichten und dafür eine deutlich höhere Dosierung des Hypnotikums (z. B. Propofol) zu wählen, ist obsolet. Dies kann zu Stimmbandschäden führen und wird aufgrund der kardiovaskulären Nebenwirkungen nur von wenigen Patienten toleriert.

Pharmakologische Eigenschaften | Alle Muskelrelaxanzien wirken am Acetylcholinrezeptor an der neuromuskulären Endplatte. Je nach Aktion am Rezeptor werden depolarisierende (d. h. den Rezeptor erregende und später blockierende) und nicht depolarisierende (d. h. den Rezeptor ohne Erregung blockierende) Muskelrelaxanzien unterschieden. Aufgrund des günstigeren Nebenwirkungsprofils werden in der Anästhesie fast nur noch nicht depolarisierende Relaxanzien verwendet.

> **MERKE**
> Muskelrelaxanzien werden nach dem Ideal- und nicht nach dem aktuellen Ist-Gewicht dosiert.

Wichtig zum Verständnis der Wirkung von Muskelrelaxanzien sind folgende Begriffe:
- **Wirkeintritt**: Dauer von der Gabe bis zur suffizienten klinischen Wirkung (gute Intubationsbedingungen)
- **Dauer der klinischen Relaxation**: Dauer zwischen Gabe und Erholung der neuromuskulären Funktion auf 25 % (gute Operationsbedingungen)
- **Wirkdauer**: Dauer zwischen Gabe und Erholung der neuromuskulären Funktion auf 90 % (suffiziente Spontanatmung wieder möglich)
- **Erholungsindex**: Zeit zwischen 25 %iger und 75 %iger Erholung

> **MERKE**
> Da die Wirkdauer bei Relaxanzien intraindividuell sehr stark variiert, macht ihre Verwendung immer ein Monitoring der neuromuskulären Funktion (S. 38) erforderlich.

Nicht depolarisierende Muskelrelaxanzien | Die Substanzen sind synthetische Derivate des natürlich vorkommenden Pfeilgifts Tubocurarin und blockieren den Acetylcholinrezeptor, ohne ihn zu erregen. Er kann daher von in den synaptischen Spalt ausgeschüttetem Acetylcholin nicht mehr erregt werden, was zu einer schlaffen Lähmung aller Skelettmuskeln führt. Tab. 2.3 zeigt die am häufigsten verwendeten Wirkstoffe, weitere verfügbare Substanzen sind Vecuronium, Mivacurium und Pancuronium.

Depolarisierende Muskelrelaxanzien | Succinylcholin (Suxamethonium; z. B. Lysthenon®, Pantolax®) ist die einzige verfügbare Substanz dieser Gruppe. Es erregt den Acetylcholinrezeptor der neuromuskulären Endplatte, was zu einer Depolarisation und einer kurzzeitigen Muskelerregung führt (sichtbare Faszikulationen). Da es jedoch durch die Acetylcholinesterase deutlich langsamer abgebaut wird als Acetylcholin, blockiert es den Rezeptor für Acetylcholin, was dann zur Muskelrelaxierung führt. Succinylcholin hat zwar den schnellsten Wirkeintritt und die kürzeste Wirkdauer aller Muskelrelaxanzien, aufgrund der potenziell schwerwiegenden Nebenwirkungen (s. u.) sollte es jedoch nur noch für die endotracheale Intubation im Notfall und einige spezielle Indikationen (z. B. Elektrokrampftherapie) verwendet werden. Für die Ileuseinleitung (S. 62) steht mit Rocuronium eine ebenfalls schnell wirksame und nebenwirkungsärmere Alternative zur Verfügung.

- **Ampullengrößen**: 100 mg/5 ml (2 %), 50 mg/5 ml (1 %), 100 mg/2 ml (5 %), 500 mg Trockensubstanz
- **Dosierung zur Intubation**: 1–1,5 mg/kg KG
- **keine repetitiven Gaben**: Bei Plasmaspiegeln oberhalb des therapeutischen Bereichs (z. B. durch repetitive oder kontinuierliche Gabe) kann es zur Desensibilisierung der terminalen Nervenendigungen kommen. Die Folge ist eine Repolarisation der gegenüber Acetylcholin unempfindlich gewordenen Membran mit einem langanhaltenden, nicht antagonisierbaren Phase-II- oder Dual-Block.

Tab. 2.3

Wichtige nicht depolarisierende Muskelrelaxanzien.

	Rocuronium[1] (Esmeron®)	Atracurium (Atracurium®)	Cis-Atracurium (Nimbex®)
Ampullengrößen	50 mg/5 ml 100 mg/10 ml	25 mg/2,5 ml 50 mg/5 ml	5 mg/2,5 ml 10 mg/5 ml
Dosierung (Intubation)	0,5–0,6 mg/kg KG Ileuseinleitung: 1,2 mg/kg KG	0,6 mg/kg KG	0,15 mg/kg KG
Dosierung (Repetition)	ca. 0,1 mg/kg KG	ca. 0,1 mg/kg KG	ca. 0,03 mg/kg KG
Wirkeintritt nach... (dosisabhängig)	0,3 mg: 120 s 0,6 mg: 60 s 1,2 mg: 30 s	0,3 mg: ca. 180 s 0,6 mg: ca. 90–120 s	0,15 mg: ca. 180 s
Wirkdauer (dosisabhängig)	0,6 mg: ca. 40–50 min (erhebliche Varianz)	0,3 mg: ca. 30 min[2] 0,6 mg: ca. 45 min[2]	0,15 mg: ca. 45 min[2]
Kontraindikationen	Allergie gegen den Wirkstoff; besondere Vorsicht bei neuromuskulären Erkrankungen (v. a. Myasthenia gravis), Schwangerschaft und Stillzeit	zusätzlich zu Rocuronium: schweres Asthma bronchiale, Atopie	wie Rocuronium
Nebenwirkungen	anaphylaktische Reaktionen, Tachykardie, Hypotonie, angioneurotisches Ödem	Histaminfreisetzung (Hautrötung und Flush), Bronchospasmus, Hypotonie, Tachykardie, anaphylaktische Reaktionen	Bradykardie, Hypotonie, Hautrötung, sehr selten anaphylaktische Reaktionen
Wechselwirkungen	Inkompatibilität mit vielen Medikamenten (Zugang vor Applikation spülen) verstärkte Wirkung bei gleichzeitiger Applikation von volatilen Anästhetika verlängerte Wirkdauer bei gleichzeitiger Applikation u. a. von Antibiotika, β-Blockern, Kalziumantagonisten, Antiarrhythmika, Diuretika, Magnesium und Ketamin		

[1] aufgrund der kurzen Anschlagzeit bei hoher Dosis auch zur Ileuseinleitung (S. 62) geeignet
[2] z. T. spontaner Zerfall (Hoffmann-Elimination) und Abbau über unspezifische Plasmaesterasen (nicht Cholinesterase) → etwas geringere Varianz der Wirkdauer als bei Rocuronium

- **Wirkeintritt** nach 40–60 s: Faszikulationen sind zuerst an den Augenmuskeln sichtbar. Erreichen sie die Beine, ist die maximale Wirkung erreicht.
- **Wirkdauer:** 5,5–7,5 min (extrem verlängert bei Cholinesterasemangel)
- **Kontraindikationen:**
  - absolut: (familiäre) Disposition zu maligner Hyperthermie, Hyperkaliämie, Immobilisation, Polytrauma oder Verbrennungen (bis zu 1 Jahr zurückliegend!), neuromuskuläre Erkrankungen
  - relativ: Cholinesterasemangel, penetrierende Augenverletzungen, Glaukom
- **Nebenwirkungen:** vorübergehende Hyperkaliämie, Faszikulationen, postoperative Myalgien, Herzrhythmusstörungen (Bradykardie, Asystolie), Anaphylaxie, Masseter-Spasmus (oftmals erster Hinweis auf maligne Hyperthermie!), maligne Hyperthermie (S. 91), kurzzeitige Erhöhung des intrakraniellen und intraokulären Drucks
- **Wechselwirkungen:** Aminoglykoside, β-Blocker, Lidocain (Verstärkung der Arrhythmiegefahr, v. a. Bradyarrhythmien)

Die Faszikulationen und Myalgien können durch die vorherige Gabe einer kleinen Menge eines nicht depolarisierenden Muskelrelaxans (z. B. 5–10 mg Atracurium) abgeschwächt und weitgehend vermindert werden („**Präcurarisieren**"). Dies wurde mittlerweile allerdings verlassen, da es **keine Vorteile** für die Patienten bietet. Besser sollte zugunsten eines nicht depolarisierenden Muskelrelaxans auf die Gabe von Succinylcholin verzichtet werden. Bei **Cholinesterasemangel** (angeboren oder bei Leberfunktionsstörungen) ist die **Wirkdauer** von Succinylcholin (und des heute selten verwendeten nicht depolarisierenden Relaxans Mivacurium) **extrem verlängert**. Diese Patienten müssen über mehrere Stunden bis zur vollständigen Erholung der neuromuskulären Funktion **weiter sediert und beatmet** werden. Alternativ kann Serumcholinesterase (z. B. in gefrorenem Frischplasma) gegeben werden. Acetylcholinesterasehemmer sind unwirksam.

Antagonisierung der Wirkung von Muskelrelaxanzien | Bei Unmöglichkeit zur Intubation oder Überhang der Muskelrelaxanzien bei der Narkoseausleitung (S. 103) kann es notwendig sein, die Wirkung der Muskelrelaxanzien zu reversieren oder zu antagonisieren.

Nicht-depolarisierende Substanzen (**nicht Succinylcholin!**) können mit **Cholinesterasehemmern** (0,01–0,04 mg/kg KG **Neostigmin** [Neostigmin®] oder 150 µg/kg KG **Pyridostigmin** [Mestinon®]) antagonisiert werden: Diese hemmen den Abbau von Acetylcholin, wodurch im synaptischen Spalt mehr Acetylcholin zur Verfügung steht, das das Relaxans vom Rezeptor verdrängt. Da Cholinesterasehemmer schwere **Bradykardien** auslösen können, sollten sie langsam und **nach Applikation von 0,5 mg Atropin**

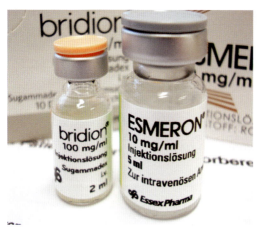

Abb. 2.33 Ampullen von Sugammadex und Rocuronium.

injiziert werden. Zudem ist ihre Halbwertszeit kürzer als die der meisten Relaxanzien (Reboundgefahr!).
Die Wirkung von Rocuronium und Vecuronium kann durch den steroidalen Enkapsulator Sugammadex (Bridion®, Dosierung: 2–4 mg/kg KG, Notfall-Antagonisierung einer Ileuseinleitungsdosis: 16 mg/kg KG, Abb. 2.33) aufgehoben werden: Dieser umschließt („enkapsuliert") das Relaxans vollständig und irreversibel, sodass es nicht mehr wirken kann. Sugammadex wirkt schneller (innerhalb von 1–2 min) als Cholinesterasehemmer und es besteht keine Reboundgefahr. Allerdings schränkt der sehr hohe Preis die routinemäßige Anwendung derzeit noch ein.

2.3.8 Endotracheale Intubation

Das einzige Atemwegshilfsmittel, das einen weitgehenden Aspirationsschutz bietet, ist ein geblockter endotrachealer Tubus. Die meisten der heute verwendeten Endotrachealtuben sind High-Volume-Low-Pressure-Cuff-Modelle (HVLP), die auch bei niedrigem Cuffdruck durch einen etwas größeren Ballon einen sicheren Aspirationsschutz und eine gute Abdichtung gewährleisten.

Tubusformen
Die Wahl der Tubusart hängt stark von der geplanten Operation und der intraoperativen Lagerung ab. In Rücksprache mit dem Operateur ist unbedingt vor der Einleitung zu klären, welcher Tubus verwendet werden soll.

Endotrachealtubus nach Magill I Dieser Standardtubus (Abb. 2.34a) ist in vielen Ausführungen und Farben verfügbar. Als Größenmaß dient der Innendurchmesser (Internal Diameter, ID), der auf dem Tubus in Millimeter (mm) angegeben ist. Bei Frauen werden meist die Größen 6,5–7,5, bei Männern die Größen 7,5–8,5 verwendet. Insbesondere wenn ein postoperativer Intensivaufenthalt vorgesehen ist, sollte ein etwas größerer Tubus gewählt werden, um das eigenständige Atmen während der Weaning-Phase (S. 138) zu erleichtern. Moderne Endotrachealtuben haben im Regelfall ein sog. Murphy-Auge (Abb. 2.34b), eine seitliche Öffnung, die bei Verlegung des Tubusendes trotzdem eine ausreichende Ventilation zulässt.

Woodbridge-Tubus I Dieser sehr flexible Spiraltubus (Abb. 2.35) ist durch eine eingearbeitete Metallspirale sicher gegen Abknicken geschützt, muss aber wegen seiner hohen Flexibilität mit einem Führungsstab (Abb. 2.40) platziert werden. Er wird insbesondere bei speziellen Lagerungen (z. B. Bauchlage) und bei OPs im Kopf- und Halsbereich verwendet.

Anatomisch geformter Tubus (AGT) I Diese Sonderform des Magill-Tubus ist U-förmig gebogen und wird nach unten ausgeleitet und fixiert. Der AGT wird v. a. in der HNO- und in der Mund-Kiefer-Gesichtschirurgie angewendet und ist relativ sicher gegen Abknicken geschützt.

Spezielle nasotracheale Tuben I Zwar können die meisten Standardtuben auch für die nasotracheale Intubation verwendet werden, spezielle Nasotrachealtuben (z. B. Portex®, Abb. 2.36) für oralchirurgische Eingriffe sind jedoch aus deutlich weicherem Material gefertigt und ermöglichen eine schonendere und atraumatische Intubation. Bei nasotrachealer Intubation muss oft die Magill-Zange (S. 52) zum Einführen

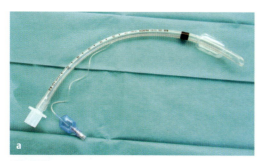
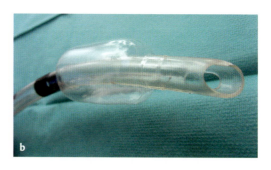

Abb. 2.34
a Endotrachealtubus
b Spitze eines Endotrachealtubus mit Murphy-Auge.

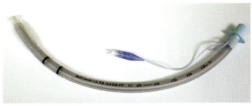

Abb. 2.35 Woodbridge-Tubus.

des Tubus durch die Stimmritze verwendet werden. Dabei darf der Tubus nicht im Bereich des Cuffs gefasst werden, um diesen nicht zu beschädigen.

Doppellumentuben | Diese Tuben (**Abb. 2.37**) ermöglichen bei intrathorakalen Eingriffen an Lunge, Herz, Mediastinum oder Ösophagus die Beatmung nur einer Lunge (**Einlungenventilation**), was jedoch relativ umfangreiche Vorbereitungen erfordert (präoperativer Lungenfunktionstest, evtl. Ausgangs-BGA). **Meist** werden **linksläufige Doppellumentuben** (d. h. bronchiales Lumen liegt im linken Hauptbronchus) verwendet, seltener rechtsläufige Tuben und weitere Sonderformen. Der Tubus sollte **unter bronchoskopischer Kontrolle platziert** werden, um sicherzustellen, dass das Tubusende im richtigen Hauptbronchus an der richtigen Stelle zu liegen kommt. Nach Umlagerung muss die Lage nochmals bronchoskopisch kontrolliert werden. Bei Beginn der Einlungenventilation sowie nach 15–20 Minuten und nach 45 Minuten müssen **Blutgasanalysen** gemacht werden.

> **MERKE**
>
> Der **bronchiale Cuff** darf nur **mit sehr geringen Luftmengen geblockt** werden (meist ≤ 1 ml), ein Überblocken kann zur lebensbedrohlichen Bronchialruptur führen!

Stimulationstubus | Bei **Schilddrüseneingriffen** wird meist ein Stimulationstubus (**Abb. 2.38**) verwendet, über den intraoperativ jederzeit die **Funktion des N. laryngeus recurrens überprüft** werden kann. Zu die-

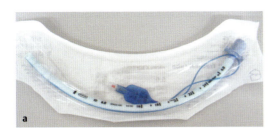

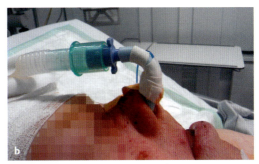

Abb. 2.36 **Nasotrachealtubus**:
a spezieller Tubus für die nasotracheale Intubation,
b Patient, der über einen Nasotrachealtubus beatmet wird.

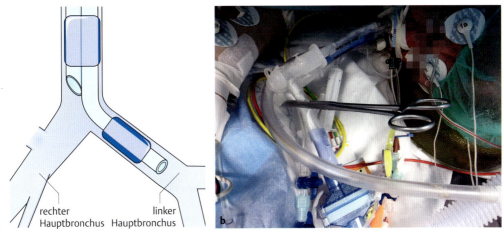

Abb. 2.37 **Doppellumentubus** (a: aus Genzwürker, Hinkelbein, Fallbuch Anästhesie, Intensivmedizin, Notfallmedizin und Schmerztherapie, Thieme, 2014)**:**
a anatomische Positionierung,
b intraoperativer Situs.

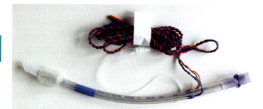

Abb. 2.38 **Stimulationstubus** (aus: Genzwürker, Hinkelbein, Fallbuch Anästhesie, Intensivmedizin, Notfallmedizin und Schmerztherapie, Thieme, 2014).

sem Zweck wird der Tubus unter laryngoskopischer Sicht so platziert, dass die beiden Elektroden an rechtem und linkem Stimmband anliegen. Da diese Tuben deutlich wandstärker als Standardtuben sind, muss – gemessen am üblichen Maß des Innendurchmessers (I.D.) – eine etwas **kleinere Größe** gewählt werden, als man sie bei einem konventionellen Tubus verwenden würde. Alternativ kann ein konventioneller Endotrachealtubus mit entsprechenden Stimulationselektroden beklebt werden. Dabei ist zu beachten, dass die Elektroden im Bereich der schwarzen Tubusmarkierung festgeklebt werden und dann in der Stimmbandebene zu liegen kommen.

Hilfsmittel zur Intubation

Bei jeder endotrachealen Intubation wird ein **Laryngoskop** benötigt, um die Zunge aus dem Blickfeld zu bewegen und Sicht auf die Stimmbandebene zu erzielen. **Weitere Hilfsmittel** können das Einführen des Tubus erleichtern, wenn er – v. a. bei nicht vollständiger Sicht auf die Stimmbandebene – nicht problemlos zu platzieren ist. Ist mit diesen einfachen Hilfsmitteln keine adäquate Sicht auf die Stimmbandebene möglich und scheint eine Tubusplatzierung somit wenig aussichtsreich, liegt wahrscheinlich ein schwieriger Atemweg (S. 56) vor. Dann muss die Maskenbeatmung sofort fortgesetzt und ein erfahrener Facharzt zu Hilfe gerufen werden.

Laryngoskop I Der **Spatel nach Macintosh** (**Abb. 2.39**) wird aufgrund seiner gebogenen Form am häufigsten verwendet. Verfügbar sind die Größen 00 (unreife Frühgeborene) bis 5 (sehr große Menschen). Für die meisten Erwachsenen wird die **Größe 3** verwendet und bei unzureichender Spatellänge auf Größe 4 ausgewichen.

Führungsstab I Dieser semirigide, d. h. starre, aber dennoch formbare Stab wird in den **Endotrachealtubus** (**Abb. 2.40**) eingeführt, um ihn **in Form** zu **halten** (immer notwendig beim Woodbridge-Tubus). Insbesondere wenn nur die Epiglottis und ein kleiner Teil der Stimmbandebene zu sehen sind, erleichtert ein etwas nach ventral gebogener Führungsstab die Platzierung des Tubus. In **Notfallsituationen** und bei

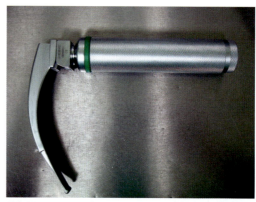

Abb. 2.39 Laryngoskop mit Macintosh-Spatel der Größe 3.

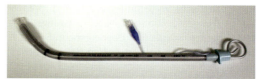

Abb. 2.40 Woodbridge-Tubus mit Führungsstab.

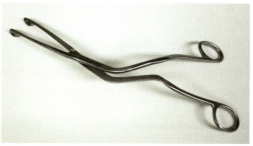

Abb. 2.41 Magill-Zange.

der Ileuseinleitung (S. 62) muss immer mit Führungsstab intubiert werden.

> **MERKE**
>
> Der **Führungsstab** muss nach Einführen des Tubus durch die Stimmbänder oralwärts **von einem Helfer fixiert** und der Tubus wie über einen Seldinger-Draht weiter vorgeschoben werden, ansonsten sind schwere Verletzungen des Tracheobronchialsystems möglich. Der Führungsstab **darf niemals über das Tubusende hinausragen!**

Magill-Zange I Diese abgewinkelte Zange (**Abb. 2.41**) dient v. a. bei nasotrachealer Intubation dazu, den Tubus im Rachenraum zu fassen und dann korrekt zu positionieren. Dabei muss jedoch vorsichtig vorgegangen werden, um mit der Zange nicht den Tubuscuff zu beschädigen.

Technik der endotrachealen Intubation

> **MERKE**
>
> Führen Sie die **Intubation** grundsätzlich immer gemeinsam mit mindestens einer Pflegekraft durch, **niemals alleine!**

Das folgende Equipment (inkl. Reserve- und Notfallmaterial) muss räumlich verfügbar sein:
- Endotrachealtubus in der richtigen Größe, evtl. Prüfen des Cuffs auf Dichtigkeit (einmal blocken und Luft wieder evakuieren)
- Einmalhandschuhe
- Beatmungsbeutel mit passender Gesichtsmaske
- Magill-Zange
- Pflasterstreifen zum Fixieren des Tubus
- Führungsstab
- funktionsfähiges und getestetes Beatmungsgerät
- Blockerspritze (10 ml)
- funktionsfähiges und getestetes Laryngoskop
- passender Laryngoskop-Spatel
- Reserve-Spatel in anderen Größen und ggf. Formen
- Guedel- oder Wendl-Tubus in passender Größe
- funktionsfähige Absaugpumpe
- Medikamente (Opioid, Hypnotikum, Muskelrelaxans, Noradrenalin gebrauchsfertig aufgezogen; alle anderen Notfallmedikamente griffbereit)

> **MERKE**
>
> **Prüfen Sie** immer die **Funktionsfähigkeit** des gesamten erforderlichen Materials (u. a. Beatmungsbeutel, Narkosegerät, Laryngoskop), um den Patienten nicht zu gefährden!

Praxistipp
Berühren Sie den Tubus nach Möglichkeit nicht, um eine unnötige Kontamination mit Keimen zu vermeiden.

Sobald der Patient eine ausreichende Dosis von Opioid, Hypnotikum und – bei suffizienter Maskenbeatmung – Muskelrelaxans erhalten hat, kann intubiert werden (**Abb. 2.42**):
- Gleitfähigmachen des Tubus mit einigen Tropfen Gel
- Lagern des Patientenkopfes – wie vor der Maskenbeatmung – vorsichtig in Neutralposition, anschließend leichtes Überstrecken (Schnüffelstellung)
- Öffnen des Mundes mit Daumen und Mittelfinger der rechten Hand (Kreuzgriff)
- Entfernen lockerer Zahnprotesen (spätestens jetzt)
- vorsichtiges Einführen des Laryngoskops mit der linken Hand, dabei Verdrängen der Zunge mit dem Laryngoskopspatel nach links („Aufladen" der Zunge erschwert die Sicht auf die Stimmbänder!); die Spitze des Laryngoskop-Spatels sollte sich oberhalb der Epiglottis (Vallecula) befinden, die Epiglottis soll gut sichtbar sein (oft verdeckt sie aber die Sicht auf die Stimmbänder).
- Ausüben eines starken Zuges am Laryngoskopgriff in Richtung „vorne oben", **ohne** dabei das Laryngoskop zu **kippen** („Hebeln") – dadurch wird die Epiglottis „aufgestellt" und die Sicht auf die Stimmbänder frei
- bei Sicht auf die Stimmbänder (**Abb. 2.43**) Platzieren des Tubus
- bei fehlender Sicht auf die Stimmbänder evtl. von außen vorsichtig auf den Kehlkopf drücken (BURP - „Backward Upward Rightward Pressure"): Durch Druck von außen auf den Kehlkopf wird dieser sanft nach dorsal (backward), kranial (upward) und auf die rechte Seite des Patienten (rightward) bewegt. So kann oftmals die Glottisebene in die Sichtachse des Intubierenden gebracht werden (→ besserer Sichtbefund nach Cormack und Lehane, **Abb. 2.44**).
- Tubus mit der rechten Hand vorsichtig am Laryngoskopspatel vorbei in die Trachea schieben
- Bei Verwendung eines Führungsstabes sollte dieser kurz vor Passage der Stimmbänder von der Hilfsperson festgehalten und nur noch der Tubus vorgeschoben werden. Sobald der Tubus die Stimmbänder passiert hat, muss der Führungsstab entfernt werden (Gefahr schwerster Verletzungen bis hin zur Trachealruptur!).
- auf die Markierung achten, damit der Tubus nicht zu tief eingeführt wird (nur bis die schwarze Markierung am Tubus gerade hinter den Stimmbändern verschwunden ist)
- Festhalten des Tubus zu jeder Zeit, bis der Tubus fixiert ist (Vermeiden von akzidentellen Dislokationen)
- Blocken des Tubuscuffs durch den Helfer
- Überprüfen der Tubuslage (s. u.)
- Anschluss des Tubus an das Beatmungsgerät
- Fixieren des Tubus (z. B. mit Pflaster oder Binde)
- Überprüfen des Cuffdrucks mit einem Manometer ($< 20\,cmH_2O$)
- Dokumentation der Intubation (auch die problemlose Intubation muss als solche dokumentiert werden!)

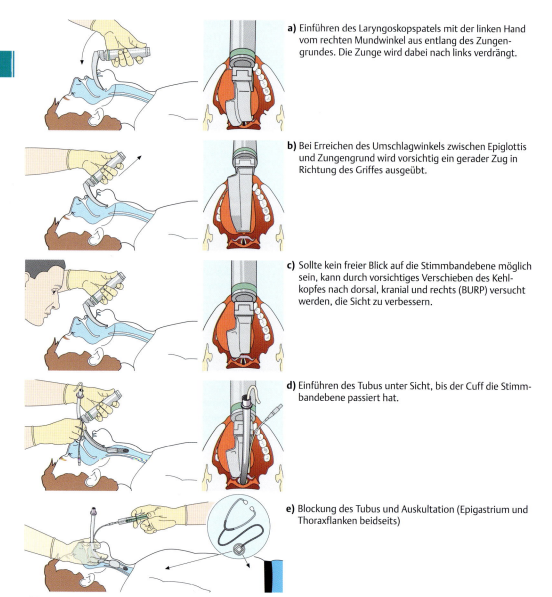

a) Einführen des Laryngoskopspatels mit der linken Hand vom rechten Mundwinkel aus entlang des Zungengrundes. Die Zunge wird dabei nach links verdrängt.

b) Bei Erreichen des Umschlagwinkels zwischen Epiglottis und Zungengrund wird vorsichtig ein gerader Zug in Richtung des Griffes ausgeübt.

c) Sollte kein freier Blick auf die Stimmbandebene möglich sein, kann durch vorsichtiges Verschieben des Kehlkopfes nach dorsal, kranial und rechts (BURP) versucht werden, die Sicht zu verbessern.

d) Einführen des Tubus unter Sicht, bis der Cuff die Stimmbandebene passiert hat.

e) Blockung des Tubus und Auskultation (Epigastrium und Thoraxflanken beidseits)

Abb. 2.42 Durchführung einer endotrachealen Intubation (aus: Adams et al., Taschenatlas Notfallmedizin, Thieme, 2011).

Praxistipp
Bei Verwendung eines Führungsstabes sollten Sie unbedingt auch auf diesen etwas Gel geben, da er sich ansonsten nach erfolgreicher Intubation nur sehr schwer oder gar nicht entfernen lässt.

MERKE
Ein „**Hebeln**" mit dem Laryngoskop verbessert die Sicht auf die Epiglottis nicht, **gefährdet** aber in höchstem Maß die **Schneidezähne des Oberkiefers**.

MERKE
Rufen Sie rasch um Hilfe, wenn der Tubus nicht sicher platziert werden kann oder ein schwieriger Atemweg zu erwarten ist.

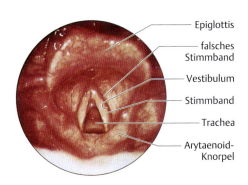

Abb. 2.43 Laryngoskopischer Blick auf die Stimmritze (aus: Berghaus, Rettiner, Böhme, Duale Reihe Hals-Nasen-Ohrenheilkunde, Thieme, 1996).

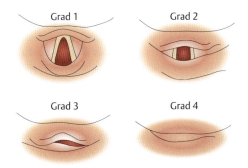

Abb. 2.44 Laryngoskopiebefunde nach Cormack und Lehane: **Grad 1**: größter Teil der Glottis sichtbar; **Grad 2**: nur hintere Kommissur sichtbar; **Grad 3**: nur Epiglottis sichtbar; **Grad 4**: Epiglottis nicht sichtbar (nach: Krier, Georgi, Airway-Management, Thieme, 2001).

> **Praxistipp**
>
> Bei gut oxygenierten Patienten in ASA-Klasse I oder II fällt die Sauerstoffsättigung bei Apnoe meist erst nach > 3 min ab.

Lagekontrolle des Tubus

Sichtkontrolle bei der Intubation ▮ Ein sicheres, allerdings nicht immer erreichbares Zeichen der korrekten endotrachealen Intubation ist das Einführen des Tubus durch die Stimmbänder unter direkter laryngoskopischer Sicht.

Kapnometrie bzw. -grafie ▮ Die wichtigste Maßnahme zur Lagekontrolle (auch im Verlauf und nach Umlagerungen) ist die **lückenlose Detektion des $p_{et}CO_2$** mittels Kapnometrie bzw. Kapnografie (S. 26): Jeder Beatmung sollte ein Ausschlag in der Kapnografiekurve folgen, der $p_{et}CO_2$ ist in der Kapnometrie deutlich positiv (30–40 mmHg). Bei einer Tubusfehllage kann zwar theoretisch während der ersten Atemzüge auch im Magen vorhandenes CO_2 falsch-positive Resultate verursachen, die Kurve wird dabei aber bei jedem Atemzug kleiner und geht bald gegen 0.

> **MERKE**
>
> Eine vorhandene CO_2-Kurve **schließt** eine **zu tiefe (einseitige) Intubation** jedoch **nicht aus**!

Weitere sichere Zeichen der korrekten Tubuslage
Die Tubuslage kann auch **fiberoptisch** oder **bildgebend** (Röntgen, CT, MRT) **kontrolliert** werden. Eine fiberoptische Lagekontrolle wird oft bei Doppellumentuben durchgeführt. Eine bildgebende Kontrolle ist zur Lagekontrolle eigentlich nie indiziert, wird aber oft aus anderen Gründen durchgeführt (z. B. Thorax-CT): Wird dort nebenbefundlich eine Fehllage (z. B. zu tiefe oder gar einseitige Intubation) festgestellt, muss dies natürlich umgehend korrigiert werden. Die Platzierung des Tubus unter Sicht (sicheres Identifizieren des Tubusendes beim Passieren der Glottisebene) und die **intraoperative Sichtbarkeit** des Tubus in Situ (z. B. bei Tracheotomie) sind ebenfalls sichere Zeichen einer korrekten Intubation.

Auskultation ▮ Die Auskultation ist **kein sicheres Zeichen** für eine korrekte Tubuslage: Sind über dem Epigastrium „**blubbernde**", atemsynchrone **Geräusche** hörbar, ist eine **ösophageale Tubusfehllage** sehr wahrscheinlich, allerdings auch nicht bewiesen! Bei **manueller Beatmung** können leicht forcierte Atemstöße zu deutlich auskultierbaren Atemgeräuschen über beiden Lungenflügeln führen. Bei maschineller Beatmung sind die Geräusche meist nur sehr leise und nur vom Geübten sicher zu identifizieren (→ Patienten „an die Hand nehmen"). Auskultiert werden sollte nicht über den Hauptbronchien, sondern **eher peripher**, da Atemgeräusche der anderen Seite weitergeleitet werden und eine einseitige Intubation sonst überhört werden kann.

> **MERKE**
>
> Sind Sie sich nicht sicher, ob der Tubus tracheal oder ösophageal liegt, ziehen Sie ihn zügig (nach Entblocken!) wieder heraus („**When in doubt, take it out**")!

Kontrolle der Tubustiefe ▮ Insbesondere bei schwieriger Intubation wird der Tubus häufig zu weit vorgeschoben. Eine Tubuslage von **20 cm ab Zahnreihe bei Frauen** bzw. **21 cm ab Zahnreihe bei Männern** ist meist ausreichend und verhindert eine endobronchiale Fehllage und damit eine ungewollte einseitige Ventilation. Wird bei Erwachsenen der Tubus > 22–23 cm vorgeschoben, ist eine einseitige endobronchiale Intubation wahrscheinlich. Ein **zu weit vorgeschobener Tubus** wird entblockt, vorsichtig um ca.

1–2 cm zurückgezogen (am besten unter laryngoskopischer Sicht) und wieder geblockt. Anschließend muss erneut die Lage kontrolliert werden.

Praxistipp
Unerfahrene platzieren den Tubus meist viel zu tief.

2.3.9 Schwieriger Atemweg
Allgemeines
Definition I
- **schwieriger Atemweg**: Überbegriff über Schwierigkeiten bei Maskenbeatmung, Laryngoskopie oder Intubation
- **schwierige Maskenbeatmung**: Einem durchschnittlich ausgebildeten Anästhesisten gelingt es trotz passender und richtig positionierter Beatmungsmaske nicht, eine adäquate Ventilation zu erzielen.
- **schwierige Laryngoskopie**: Einem durchschnittlich ausgebildeten Anästhesisten gelingt es in mehreren Versuchen nicht, mit dem Laryngoskop einen ausreichenden Blick auf die Stimmbandebene zu erlangen.
- **schwierige Intubation**: Die korrekte Positionierung des Tubus benötigt > 3 Versuche oder > 5 Minuten.

Etwa 3–5 % der Patienten sind durch den ersten Anästhesisten nicht zu intubieren, bei etwa 1 % aller Patienten hat auch der zweite Anästhesist Probleme.

Erwartet und unerwartet schwierige Intubation I Im Optimalfall werden potenziell **schwierige Intubationsverhältnisse bereits bei der** präoperativen Visite (S. 13) **erkannt**, um bereits vor der Einleitung Vorkehrungen treffen zu können und ggf. eine andere Form der Atemwegssicherung zu wählen (**erwartet schwieriger Atemweg**). Da aber auch bei präoperativ unkompliziert erscheinenden Verhältnissen jederzeit Probleme möglich sind (**unerwartet schwieriger Atemweg**), ist es essenziell, neben der konventionellen Intubation **immer mehrere Alternativen im Kopf** zu haben, auf die man im Notfall zurückgreifen kann – auch wenn gerade keine Hilfe in unmittelbarer Nähe ist (z. B. im Nacht- oder Notarztdienst). Airway-Algorithmen (**Abb. 2.45**) haben sich in diesem Zusammenhang sehr bewährt und die Patientensicherheit sowie das Ergebnis maßgeblich verbessert.

Hilfsmittel
Die folgenden Hilfsmittel ermöglichen bei schwierigem Atemweg entweder eine bessere Sicht auf die Stimmbandebene oder die Platzierung trotz fehlender direkter Sicht. Supraglottische Atemwegshilfsmittel (S. 46) erlauben oft eine gute Ventilation, bis Hilfe oder entsprechendes Equipment geholt wurden.

Eschmann-Stab I Das Ende dieses starren, vorne etwas gebogenen Plastikstabs kann bei schwierigen Intubationsverhältnissen unter Sicht zwischen den Stimmbändern positioniert und etwas vorgeschoben werden. Der Endotrachealtubus wird dann – analog der Seldinger-Technik – **über den Stab „aufgefädelt" und in die Trachea vorgeschoben**. Da dabei erhebliche Verletzungen möglich sind, sollte der Stab nur von erfahrenen Anästhesisten verwendet werden.

Cook Airway Exchange Catheter I Der „Cook-Stab" (Cook-AEC) **erleichtert** den **Tubuswechsel** bei schwierigem Atemweg und bietet eine Leitstruktur nach der Extubation bei einem schwierigen Atemweg. Er wird in das Lumen eines bereits liegenden Endotrachealtubus vorgeschoben. Da er ein Lumen zur Sauerstoffinsufflation und ein Ansatzstück für einen Beatmungsbeutel besitzt, ist eine **Oxygenierung** des Patienten **möglich** (allerdings keine Ventilation im eigentlichen Sinn). Die Trachealtuben können so analog zur Seldinger-Technik ausgetauscht werden, wobei ein Helfer den Cook-Stab immer sehr gut fixieren muss. Sinnvoll ist der Einsatz auch, wenn nur ein Standardtubus, nicht aber ein dickerer Spezialtubus (z. B. Doppellumen- oder Stimulationstubus) platziert werden konnte: So kann der Patient zunächst gefahrlos ventiliert und der Tubus nach Optimierung der Intubationsbedingungen ausgetauscht werden.

McCoy-Spatel I Dieser **Laryngoskopspatel** ist wie der Macintosh-Spatel (**Abb. 2.39**) geformt, besitzt jedoch zusätzlich eine **über einen Hebel klappbare Spitze zum Anheben der Epiglottis**. Er kann in manchen Fällen bei schwieriger Sicht auf die Epiglottis die endotracheale Intubation deutlich erleichtern und ist in vielen Kliniken das erste Hilfsmittel, das bei schwieriger Intubation verwendet wird. Meist befinden sich McCoy-Spatel in verschiedenen Größen (**Abb. 2.46**) auf dem Wagen „schwierige Intubation".

Miller-Spatel I Bei diesem geraden Laryngoskopspatel (**Abb. 2.47**) muss die **Epiglottis mit aufgeladen** und angehoben werden, wodurch sie – insbesondere bei Kindern (weiche Epiglottis!) – **aus der Sichtachse gedrängt** wird. **Bei Erwachsenen** ist diese Spatelform oft **unvorteilhaft**, da die Sicht auf die Stimmbandebene aufgrund der Steifigkeit der Epiglottis (cave: Traumatisierung!) und der anatomischen Gegebenheiten (cave: Verletzung der oberen Schneidezähne!) schlecht sein kann. Der Miller-Spatel ist in vielen Kliniken Standard für die Intubation von Kindern und oft auch auf dem Wagen „schwierige Intubation" zu finden.

Fiberoptische Intubation mithilfe eines Intubationsbronchoskops I Dieses Verfahren war über viele Jahre das wichtigste Hilfsmittel bei schwierigem Atemweg und gilt bis heute als **Goldstandard bei geplant schwierigem Atemweg**. Seit der Einführung der Vi-

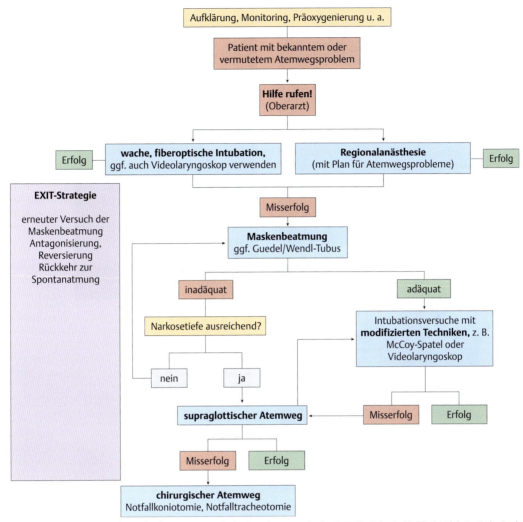

Abb. 2.45 **Airway-Algorithmus für den erwartet schwierigen Atemweg in der Anästhesiologie** (Uniklinik Köln): Zentraler Punkt ist hierbei immer „Hilfe holen"!

deolaryngoskope (s. u.), die eine Sicht auf die Stimmbandebene und somit auch oft eine Intubation ohne direkte Sicht ermöglichen, wird die fiberoptische Intubation seltener eingesetzt. In folgenden Situationen ist sie weiterhin das Verfahren der Wahl:
- vorbeschriebener, sehr schwieriger Atemweg
- schwere Einschränkung oder Unmöglichkeit der Mundöffnung
- anatomische Hindernisse (z. B. massive Struma, obstruierende Tumoren im Mund-Kiefer- oder HNO-Bereich, Makroglossie)
- instabile Halswirbelkörperfrakturen
- Unmöglichkeit der Reklination (z. B. bei Morbus Bechterew oder rheumatoider Arthritis)

Bei erwartet schwierigem Atemweg wird die fiberoptische Intubation am wachen Patienten bei erhaltener Spontanatmung durchgeführt (**wache fiberoptische Intubation**). Dies erhöht die Erfolgsrate, da die Zunge nicht durch die Einleitungshypnotika zurückfällt und die Atemwege verlegt. Zudem besteht bei wachen Patienten keine Hypoxiegefahr durch die Apnoe. Verfügbar sind sowohl qualitativ hochwertige Mehrwegbronchoskope als auch Einmal-Geräte.

Durchführung einer wachen fiberoptischen Intubation (Abb. 2.48):
- Abschwellen der Nasenschleimhäute durch Applikation vasokonstriktorischer Nasentropfen in beide Nasenlöcher
- Vorbereiten des flexiblen Intubationsbronchoskops
- Auffädeln eines passenden Endotrachealtubus auf das Intubationsbronchoskop
- ausreichende (!) Applikation topischer Lokalanästhetika zur Anästhesie von Rachen und Kehlkopf

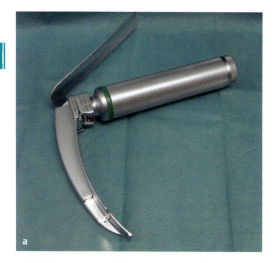
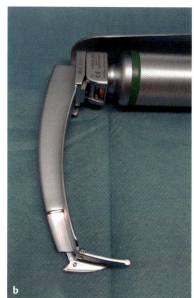
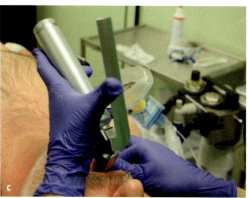

Abb. 2.46
a McCoy-Spatel (mit zusätzlichem Hebel),
b maximal gekippte Laryngoskopspitze (Hebel vollständig gedrückt) zur Anhebung der Epiglottis,
c McCoy-Spatel im Einsatz.

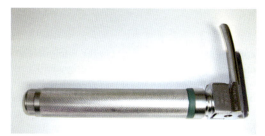

Abb. 2.47 Miller-Spatel.

(z. B. Xylocain 2% Pumpspray) oder Vernebelung von Lokalanästhetika über eine Gesichtsmaske (ca. 5 min)
– Anlegen eines sicheren i.v. Zugangs, Aufziehen und griffbereites Bereitlegen aller Medikamente (S. 40) und Notfallmedikamente (S. 296)
– evtl. Sedierung (z. B. Remifentanil sehr niedrig dosiert über Spritzenpumpe, Spontanatmung muss zu jeder Zeit erhalten bleiben)

– Gleitfähigmachen des Tubus mit Xylocain-Gel
– Eingehen mit dem Bronchoskop durch das besser durchgängige Nasenloch, Identifizieren pharyngealer Strukturen und Vorgehen unter Sicht, bis die Stimmbänder zu sehen sind
– Passage durch die Stimmbänder mit der Spitze des Bronchoskops
– nach der Passage der Stimmbänder Identifizierung der Carina der Trachea
– vorsichtiges Vorschieben des Endotrachealtubus über die Stimmbänder (Bronchoskop als Führungsschiene), Passage der Stimmbänder sehr vorsichtig in tiefer Inspiration (niemals gegen Widerstand!)
– Verifizieren der korrekten Lage mit dem Bronchoskop (meist starker Hustenreiz auch bei sedierten Patienten)
– bei sicherer Tubuslage sofortige Applikation von Hypnotikum und Opioid, ggf. auch Muskelrelaxans

2 Narkoseeinleitung   Einleitung einer Allgemeinanästhesie

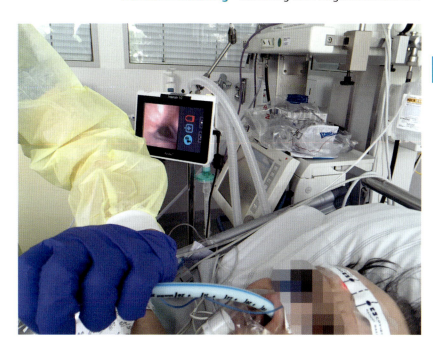

Abb. 2.48 Nasale Intubation mittels Intubationsendoskop.

– Zurückziehen des Bronchoskops und Ventilation des Patienten

Patienten, die wach fiberoptisch intubiert wurden, sollen erst bei vollständiger Wachheit und erhaltenen Schutzreflexen extubiert werden. Es empfiehlt sich für eine u. U. notwendige Reintubation, **bei der Extubation** den Wagen „schwierige Intubation" und das Bronchoskop in Reichweite zu haben.

 Praxistipp
> Bei Mitteleuropäern ist der rechte Nasengang meist größer als der linke.

Videolaryngoskope | Diese speziellen Laryngoskope (Abb. 2.49) haben an der Spitze des Laryngoskopspatels neben der Lichtquelle eine kleine **Videokamera**, die ein Videobild auf einen kleinen Bildschirm überträgt, der sich – je nach Bauart des Geräts – seitlich am Griff oder getrennt in einer eigenen Einheit befindet. Moderne Geräte sind tragbar und werden unabhängig vom Stromnetz über Akkus betrieben. Neben konventionellen Spatelformen (v. a. zu Ausbildungszwecken verwendet) sind auch spezielle, **stärker gekrümmte Spatelformen** für den schwierigen Atemweg erhältlich. Durch die starke Krümmung ist zwar eine direkte Sicht auf die Stimmbandebene (direkte Laryngoskopie) nicht mehr möglich, das Videobild ermöglicht aber eine indirekte Sicht auf die Stimmbandebene („um die Ecke schauen"). Im Unterschied zur fiberoptischen Intubation bedeutet je-

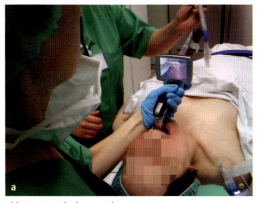

Abb. 2.49 Videolaryngoskop:
a videolaryngoskopische Intubation.
b Blick auf die Stimmbandebene des Patienten auf dem Videobildschirm → korrekte Tubuslage zwischen den Stimmbändern.

doch die Visualisierung der Stimmbandebene noch nicht die sichere Intubation. Vielmehr muss der Tubus mit einem Führungsstab so dirigiert werden, dass er der Form des Spatels folgt. Dies erfordert Übung im Umgang mit dem Instrumentarium. Viele Patienten, die wegen einer fehlenden Einsehbarkeit der laryngealen Strukturen nicht konventionell intubierbar sind, können mithilfe von Videolaryngoskopen und einem Tubus mit Führungsstab endotracheal intubiert werden. Die Videolaryngoskopie hat die fiberoptische Intubation stark zurückgedrängt, in vielen Kliniken ist ein Videolaryngoskop als „First Line"-Device bei unerwartet oder auch erwartet schwieriger Intubation verfügbar.

> **MERKE**
>
> Seien Sie jedoch insbesondere **beim Einführen des Tubus sehr vorsichtig**, da durch die indirekte Sicht auf die Stimmbandebene Verletzungen möglich sind.

Intubations-Larynxmaske ▎ Die Intubations-Larynxmaske (z. B. LMA-Fastrach®, **Abb. 2.50**) wird zunächst wie eine gewöhnliche Larynxmaske **supraglottisch positioniert**. Der Patient kann darüber ventiliert werden. Zusätzlich kann jedoch durch das Lumen ein speziell für diese Larynxmaske geeigneter, an der Spitze sehr weicher **Tubus** meist bis **in die Trachea vorgeschoben** werden. War dies erfolgreich, so kann mit Hilfe eines Zwischenstücks die Intubations-Larynxmaske entfernt und lediglich der Endotrachealtubus belassen werden.

Supraglottische Atemwegshilfsmittel ▎ Siehe Atemwegshilfsmittel (S. 46).

Notfallsituation: „Cannot ventilate, cannot intubate"
Funktioniert weder die Maskenbeatmung (optimiert mit Guedel-Tubus und 2 Helfern) noch die Intubation (mit optimierten Bedingungen), besteht ein **lebensbedrohlicher Notfall** (**Abb. 2.52**): Es ist nur eine Frage der Zeit, bis der Patient hypoxisch wird. In dieser Situation müssen sofort **Spezialisten hinzugezogen** werden, d. h. in der Regel ein in der Atemwegssicherung erfahrener Oberarzt und ggf. die Kollegen der MKG- oder HNO-Chirurgie zur Tracheotomiebereitschaft. Der Wagen „schwierige Intubation" muss sofort geholt und alle erforderlichen Notfallmedikamente zur sofortigen Anwendung bereitgelegt werden.

Es sollte versucht werden, die Narkose sofort durch die **Gabe eines** Opioid-Antagonisten (S. 41) zu beenden und den Patienten aufwachen oder zumindest – bei noch vorhandener Hypnotikawirkung – wieder **spontan atmen** zu lassen. Ist dies nicht aussichtsreich oder nicht möglich, ist bei Versagen anderer Atemwegshilfen wie Larynxmaske oder Larynxtubus der letzte Ausweg zur Abwendung der akuten Lebensgefahr eine **Koniotomie** oder eine **plastische Nottracheotomie**.

> **MERKE**
>
> Eine „cannot ventilate, cannot intubate"-Situation ist ein **lebensbedrohlicher Notfall**.

Koniotomie ▎ Auf dem Wagen „schwierige Intubation" müssen sich auch **Notfall-Koniotomiebestecke** befinden, die nach Punktion des Lig. cricothyroideum und Einführen der Koniotomiekanüle eine Ventilation ermöglichen (über einen Norm-Konnektor zum Anschluss von Beatmungsbeutel und Beatmungsgerät). Sie verursachen jedoch **häufig Verletzungen der Trachea** und müssen auf der Intensivstation **schnellstmöglich durch ein Tracheostoma ersetzt** werden.

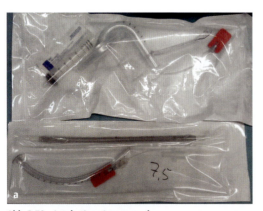 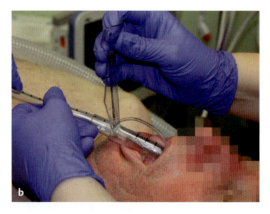

Abb. 2.50 Intubations-Larynxmaske:
a oben: spezielle Larynxmaske, die sich wie eine konventionelle Larynxmaske einlegen und benutzen lässt, unten: dazugehöriger Endotrachealtubus, der sich über die liegende Larxnymaske platzieren lässt, sowie Zwischenstück;
b Intubation mit der Intubations-Larynxmaske.

2 Narkoseeinleitung — Einleitung einer Allgemeinanästhesie

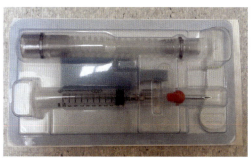

Abb. 2.51 Koniotomie-Set.

Indikationen:
- „cannot ventilate, cannot intubate"-Situation
- anaphylaktische Reaktion oder Quincke-Ödem mit Verlegung der Atemwege
- Polytrauma mit massiven Verletzungen im Gesichts- und Rachenbereich, wenn keine Ventilation und Oxygenierung möglich ist

erforderliches Material für eine sterile Punktion:
- sterile Einmalhandschuhe
- sterile Kompressen
- Desinfektionsspray
- steriles Pflaster
- steriles Abdeck- bzw. Lochtuch
- Punktionsset

Die **Punktionsstelle**, das Lig. cricothyroideum (Lig. conicum), liegt in der Mitte zwischen Ring- und Schildknorpel (**Abb. 2.53**). Sie ist bei Männern besser tastbar als bei Frauen und/oder adipösen Patienten.

praktisches Vorgehen:

> **MERKE**
> - **Koniotomie**: Zugang über die Membran zwischen Ring- und Schildknorpel (Lig. cricothyroideum, **Abb. 2.53**)
> - **Tracheotomie**: Zugang unterhalb des Schildknorpels (**Abb. 8.4**)

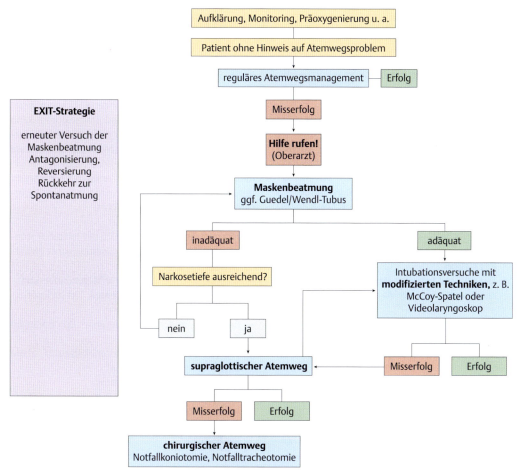

Abb. 2.52 Airway-Algorithmus für den unerwartet schwierigen Atemweg bei Erwachsenen (Uniklinik Köln).

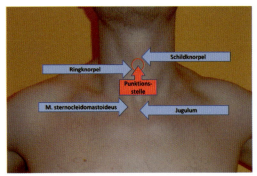

Abb. 2.53 Punktionsstelle für die Koniotomie (roter Kreis).

- möglichst weites Überstrecken des Kopfes, d. h. etwas erhöhte Lagerung der Schultern, z. B. mit Kissen
- großzügiges und großflächiges Desinfizieren der Punktionsstelle (möglichst 3×), dazwischen mit sterilen Kompressen abwischen und mit sterilem Tuch abdecken
- Einstechen mit der Punktionskanüle unter 45° durch die Haut über der Punktionsstelle, dabei Stabilisieren der Kanülenflügel
- Vorschieben unter Aspiration mit aufgesetzter Spritze, bis Luft aspiriert wird (= Trachea)
- Festhalten von Spritze und Stahlmandrin, weiter vorsichtiges Vorschieben der Kunststoffkanüle
- Entfernen der Spritze mit Stahlkanüle
- Fixieren der Kunststoffkanüle mit Pflaster oder Bändchen

Über den Konnektor an der Plastikkanüle ist nun eine **Oxygenierung möglich** (z. B. mit hohem Sauerstofffluss oder behelfsmäßig mit einem Beatmungsbeutel). Eine **ausreichende Ventilation gelingt** jedoch über die Punktionskanüle meist **nicht**, weshalb zur Sicherstellung der CO_2-Elimination ein definitiver Atemweg (Tracheostoma) geschaffen werden muss.

Praxistipp
Der Abstand zwischen Hautoberfläche und Trachea ist meist größer als erwartet!

| MERKE
Blutungen durch **Verletzungen der Schilddrüse** sind nicht selten!

2.3.10 Nicht-Nüchtern-Einleitung

Synonyme I Rapid Sequence Induction (RSI), Ileus-, Blitz-, Crash- oder Crush-Einleitung
Problematik I Eine **Aspiration** im Rahmen der (Allgemein-)Anästhesie ist eine seltene, aber **gefürchtete Komplikation**. Die Inzidenz beträgt bei elektiven Eingriffen bis zu 1 : 5 000, ist jedoch bei Notfalleingriffen auf bis zu 1 : 500 erhöht. Dabei gelangen Flüssigkeiten bzw. feste Bestandteile in die Trachea bzw. in die unteren Atemwege. Insbesondere saures Magensekret kann die Lunge innerhalb kürzester Zeit massiv schädigen und u. U. zu **akutem Lungenversagen** (ARDS; Mendelsohn-Syndrom) und zum Tod führen. Um dieses Risiko zu minimieren, sollte eine Allgemeinanästhesie **bei** Erwachsenen mit **hohem Aspirationsrisiko** (s. u.) **nur** mit der **Nicht-Nüchtern-Einleitung** durchgeführt werden, einer schnellen Narkoseeinleitung ohne Zwischenbeatmungen.

| MERKE
Aspirationsgefährdete Patienten müssen **endotracheal intubiert** werden, da supraglottische Atemwegshilfsmittel (S. 46) nicht ausreichend sicher vor einer Aspiration schützen.

Ätiologie der Aspiration I Die im Rahmen der Narkoseeinleitung verabreichten **Medikamente** (Opioide, Sedativa, Hypnotika, Muskelrelaxanzien) **schwächen** die **Schutzreflexe** wie Schlucken oder Husten **ab** oder bringen sie zum völligen Erlöschen. Das Aspirationsrisiko ist daher v. a. während der **Narkoseeinleitung** (z. B. Maskenbeatmung), bei **intraoperativen Lageveränderungen** (→ immer Cuffdruck-Kontrolle, um Undichtigkeiten frühzeitig zu erkennen) und bei der **Narkoseausleitung** (Überhang von Narkosemedikamenten → verringerte Schutzreflexe) hoch. Ein korrekt geblockter Endotrachealtubus kann eine relevante Aspiration zwar meist zuverlässig verhindern, „stille" Aspirationen (Mikroaspirationen am Cuff vorbei) sind aber letztlich immer möglich.

Indikationen I Bei Vorliegen eines oder mehrerer der folgenden Risikofaktoren wird i. d. R. eine Nicht-Nüchtern-Einleitung durchgeführt:
- Notfallpatienten
- Nahrungsaufnahme innerhalb der letzten 6 Stunden bei dringlicher OP-Indikation (sonst abwarten!)
- Traumapatienten (verzögerte Magenentleerung)
- bewusstseinsgetrübte Patienten, Schluckstörungen
- Ileus und andere stenosierende Erkrankungen des Gastrointestinaltrakts
- akutes Abdomen (z. B. Abdominaltrauma, akute Entzündungen im Abdomen)
- obere gastrointestinale Blutung
- starker gastroösophagealer Reflux (tägliches Sodbrennen, Reflux beim Bücken oder in der Nacht), Hiatushernie, Z. n. Ösophagusresektion mit Magenhochzug
- Schwangerschaft (ab der 12. SSW), Notfallsectio (sofern keine Spinalanästhesie möglich ist)
- alkoholisierte oder intoxikierte Patienten

Diese Risikofaktoren müssen im Rahmen der Prämedikationsvisite erkannt und entsprechend dokumentiert werden. **Im Einzelfall** können Patienten mit den genannten Risikofaktoren **auch normal intubiert** werden, wenn die zu erwartenden Risiken höher sind als der mögliche Nutzen (v. a. bei zu erwartender schwieriger Intubation).

Praxistipp
Eine Nicht-Nüchtern-Einleitung sollte immer nur im Beisein eines erfahrenen (Fach-/)Oberarztes durchgeführt werden.

Unterschiede zur regulären Narkoseeinleitung: Im Gegensatz zur „Standardeinleitung" (Abb. 2.21) wird auf die **Maskenbeatmung** vor der Gabe des Muskelrelaxans **verzichtet** (Ausnahme Kinder!). Als Muskelrelaxans (S. 48) sollte eine sehr schnell wirkende Substanz verwendet werden: Früher wurde generell das depolarisierende Muskelrelaxans **Succinylcholin** empfohlen, heute kann alternativ die nicht depolarisierende Substanz **Rocuronium** verwendet werden. Die Wahl des Muskelrelaxans ist hinsichtlich der Nebenwirkungen im Einzelfall zu prüfen.

Vorbereitung | Vor elektiven Eingriffen erhalten die Patienten eine **Prämedikation**, um den pH-Wert des Magensaftes anzuheben (S. 19). Grundlegende Voraussetzung ist die gründliche **Vorbereitung des** anästhesiologischen **Arbeitsplatzes**. Die Funktion der Hilfsmittel muss überprüft werden und sie müssen in unmittelbarer Reichweite liegen.

erforderliche Hilfsmittel:
- Laryngoskop mit Macintosh-Spatel Größe 3 (Ersatzspatel Größe 4, ggf. McCoy- oder Miller-Spatel muss unmittelbar bereit liegen)
- Endotrachealtubus (ID 7,5 mm für Männer bzw. 7,0 mm für Frauen) mit starrem, vorgeformtem Führungsstab
- Blockerspritze
- großlumiger, starrer Sauger (eingeschaltet und unmittelbar griffbereit)
- Einleitungsmedikamente (z. B. Fentanyl, Thiopental, Rocuronium) in ausreichender Menge und aufgezogen (immer auch Reservedosis aufziehen!)
  - bei Verwendung von Rocuronium: für den Fall, dass die Intubation unmöglich ist, Sugammadex (S. 50) bereitlegen
- Magensonde und Ablaufbeutel
- Utensilien für einen unerwartet schwierigen Atemweg (z. B. Wagen „schwierige Intubation")

Ablauf einer Nicht-Nüchtern-Einleitung |
- sicheren i. v.-Zugang etablieren
- bei besonders aspirationsgefährdeten Patienten Magensonde (S. 63) legen, absaugen und entfernen (kontroverse Diskussion!)
- 20 ml Natrium-Citrat p. o. verabreichen (→ Alkalisierung des Magensekrets)
- Oberkörperhochlagerung, optimale Lagerung des Kopfes (verbesserte Jackson-Position)
- ausreichende Präoxygenierung (3–5 min mit dicht sitzender Maske und Sauerstofffluss > 10 l/min)
- Infusion zügig laufen lassen
- Absaugeinrichtung eingeschaltet in unmittelbare Reichweite (neben den Kopf) legen
- rasche Applikation der Einleitungsmedikamente unmittelbar hintereinander:
  - Opioid (z. B. Fentanyl 2 µg/kg KG)
  - Hypnotikum (z. B. Thiopental 5 mg/kg KG)
  - Muskelrelaxans (z. B. Rocuronium 1,2 mg/kg KG oder Succinylcholin 1–1,5 mg/kg KG)
- weiteres Vorhalten der Sauerstoffmaske mit hohem Fluss und Abwarten der Anschlagzeit des Relaxans (keine Zwischenbeatmungen!)
- nach ca. 60 s Einführen des Laryngoskops, ggf. von Hilfsperson BURP-Manöver (S. 53) durchführen lassen (keine Empfehlung mehr für Krikoiddruck!)
- Einführen des Tubus, Entfernen des Führungsstabs, Tubus weiter vorschieben
- sofortiges Blocken des Tubus durch einen Helfer
- Konnektion der Beatmungsschläuche und Auskultation (Magen vor Lunge!)
- Beachten der Kapnometrie und adäquates Einstellen des Beatmungsgeräts
- Kontrolle der Tubuslage (S. 55)
- Fixieren des Tubus
- (erneutes) Legen einer Magensonde

Komplikationen | Behandlungsbedürftige **Hypotonien** sowie **Zahnschäden** und **Larynx- oder Trachealverletzungen** durch den Führungsstab sind im Rahmen einer Nicht-Nüchtern-Einleitung häufiger. Um eine **Fehlintubation** sofort zu erkennen, sollte immer zuerst über dem Epigastrium auskultiert werden. Ist eine Intubation nicht möglich, muss zur Vermeidung eines Absinkens der Sauerstoffsättigung und damit einer Hypoxie – trotz des Risikos einer Aspiration – eine vorsichtige Maskenbeatmung (S. 44) begonnen werden. Ist dies nicht möglich („cannot intubate, cannot ventilate-Situation (S. 60)"), muss sofort nach dem entsprechenden Algorithmus vorgegangen werden.

Besonderheiten bei der Narkoseausleitung | Siehe Kapitel Narkoseausleitung (S. 97).

2.3.11 Magensonde

Indikationen | Die Anlage einer Magensonde ist sinnvoll, wenn postoperativ eine **längere enterale Ernährung** geplant ist bzw. eine orale Ernährung nicht möglich ist (z. B. nach Eingriffen im Mund-Kiefer-Gesichtsbereich; hier Verwendung einer mehrlumigen, speziellen Ernährungssonde und Anlage oft durch den Operateur), sowie zur **Ableitung von Mageninhalt** bei Ileus, bei Notfalleingriffen an nicht nüchternen Patienten oder auch für spezielle operative Lagerungen (z. B. Bauchlage; hier reicht eine einlumige Ablaufsonde). Die präoperative Anlage der Magensonde bei nicht nüchternen, wachen Patienten kann Erbrechen auslösen, weshalb dies in einigen Krankenhäusern nicht üblich ist.

> **MERKE**
>
> Bei der Einleitung eines hoch aspirationsgefährdeten, nicht nüchternen Patienten (hoher Ileus, präoperative Übelkeit/Erbrechen) ist eine **Magensonde** bereits **vor Narkosebeginn** (also bei wachen Patienten; unangenehm!) einzulegen!

Kontraindikationen | Patienten mit Ösophagusvarizen (Gefahr von lebensbedrohlichen Blutungen durch das Vorschieben), Frakturen des Gesichtsschädels (Gefahr der intrakraniellen Lage) sowie Tumoren oder Verletzungen im Mund-Rachen-Raum oder im Ösophagus (Verletzungs- und Blutungsgefahr) sollten keine starre Magensonde erhalten.

Orogastrale Magensonden | Magensonden, die nur **zur Ableitung von Mageninhalt** dienen, werden i. d. R. durch den Mund bis in den Magen gelegt. Diese Sonden sind **einfacher zu legen** und häufig etwas steifer, wodurch aber das **Verletzungsrisiko** höher ist (keinesfalls mit Gewalt vorgehen!). Zur Anlage einer Magensonde bei narkotisierten Patienten kann auch nochmals das Laryngoskop zu Hilfe genommen und die Sonde unter laryngoskopischer Sicht in den Ösophagus eingeführt werden. Die **Lage** wird durch Insufflation von Luft über eine Blasenspritze und gleichzeitige epigastrische Auskultation **kontrolliert** (korrekte Lage: deutliches, lautes „Blubbern"). Anschließend wird der Ablaufbeutel angeschlossen und die Magensonde fixiert (**Abb. 2.54**).

Nasogastrale Magensonden | Ist eine **längere Liegedauer** oder die **Anlage am wachen Patienten** geplant, werden meist nasogastrale Sonden verwendet. Die Magensonde wird mit etwas Gleitmittel **in den unteren Nasengang** eingeführt, bis die Spitze im Rachen zu sehen ist. Anschließend wird sie bei narkotisierten Patienten **unter laryngoskopischer Sicht** mit Hilfe einer Magill-Zange in den Ösophagus eingeführt und vorgeschoben, wache Patienten werden zum aktiven Schlucken aufgefordert, während die Sonde vorsichtig vorgeschoben wird. Nach der Lagekontrolle (s. o.) wird die Sonde mit einem Pflaster an der Nase fixiert (**Abb. 2.55**).

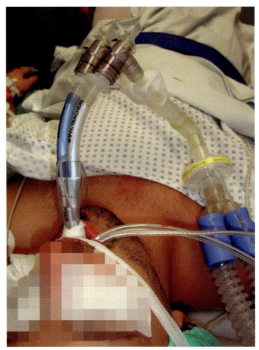

Abb. 2.54 Mit einem Doppellumentubus intubierter Patient mit orogastraler Magensonde (rote Markierung) und oraler Temperatursonde.

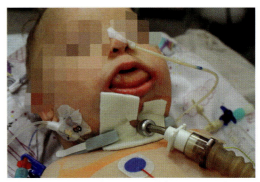

Abb. 2.55 Nasogastrale Magensonde bei einem Kind.

2.3.12 Komplikationen
Herzrhythmusstörungen

Herzrhythmusstörungen im Zusammenhang mit der Narkoseeinleitung sind relativ häufig. Insbesondere während der Atemwegssicherung (Laryngoskopie, Intubation) kann der starke vagale Reiz bei unzureichend narkotisierten oder vegetativ sensiblen Patienten **Bradykardien** bis hin zur **Asystolie** auslösen. Tritt dies während der **Laryngoskopie** auf, sollte das Laryngoskop rasch entfernt werden. Meist limitieren sich die Rhythmusstörungen dann von selbst. Vor dem nächsten Versuch einer Laryngoskopie sollte 0,01 mg/kg KG Atropin gegeben werden. Auch **Medi-**

kamente (alle Opioide, Succinylcholin, Bolusgaben von Vasopressoren wie Noradrenalin) können (meist sehr passagere) Bradykardien auslösen. Nicht alle Bradykardien sind behandlungsbedürftig: Bei adäquatem Blutdruck (Mitteldruck je nach Vorerkrankungen > 65 mmHg, Herzfrequenz > 40/min) können sie kurz toleriert werden. Ansonsten sollte mit Atropin (0,01 mg/kg KG) und in lebensbedrohlichen Fällen mit Adrenalin (bei Erwachsenen initial 5–10 µg i.v.) therapiert werden. Bei Asystolie muss mit CPR-Maßnahmen begonnen werden (sehr selten erforderlich).

Anaphylaxie

Definitionen | Anaphylaxie bezeichnet eine allergische Typ I-Reaktion durch Reaktion eines Allergens mit vorbestehenden IgE-Antikörpern mit massiver (systemischer) Ausschüttung von Histamin und weiteren Mediatoren. Der Begriff sollte nur verwendet werden, wenn allergologische Prüfungen einen immunologischen Mechanismus bestätigt haben.
Die anaphylaktoide Reaktion ist eine antikörperunabhängige, d.h. nicht immunologische (!) Wechselwirkung eines chemischen, physikalischen oder osmotischen Stimulus mit den Mastzellen, die ebenfalls zur Histamin- und Mediatorfreisetzung führt.
Klinisch unterscheiden sich die beiden Reaktionen nicht, die anaphylaktoide Reaktion kann aber – im Gegensatz zur anaphylaktischen Reaktion – bereits bei erstmaliger Gabe eines Medikaments auftreten. Aufgrund der gemeinsamen Klinik und Therapie wird im Folgenden nur noch der Begriff „anaphylaktisch" verwendet.
Epidemiologie | Die Häufigkeit einer perioperativen Anaphylaxie beträgt etwa 1 : 15 000 mit erhöhter Prävalenz bei Frauen. Die Letalität liegt bei bis zu 6 %.
Ätiologie | Grundsätzlich kann jedes Medikament anaphylaktische Reaktionen auslösen. Verzögerte Reaktionen sind in der Akutsituation – insbesondere im Rahmen einer Allgemeinanästhesie aufgrund der Vielzahl der verwendeten Medikamente – nicht immer eindeutig einem Auslöser zuzuordnen. Die häufigsten Auslöser in der Anästhesiologie sind:
– Muskelrelaxanzien (v. a. Succinylcholin, aber auch Rocuronium, Mivacurium, Atracurium und Pancuronium): Anteil ca. 60–75 %
– Latex: Anteil ca. 15–20 %
– i.v.-Anästhetika (z. B. Thiopental, Propofol)
– kolloidale Volumenersatzmittel (z. B. Gelatine)
– Lokalanästhetika (z. B. Prilocain; Amidverbindungen)
– Röntgen-Kontrastmittel
– i.v.-Antibiotika (v. a. Aminopenicilline)
– Analgetika (v. a. Metamizol, Morphin)

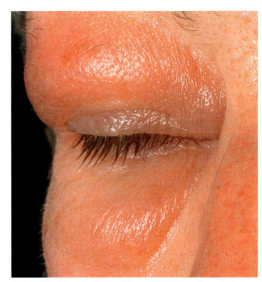

Abb. 2.56 Allergische Reaktion mit Lidödem (aus: Moll, Duale Reihe Dermatologie, Thieme, 2010).

Klinik: | Die freigesetzten Mediatoren bewirken meist innerhalb weniger Minuten eine Bronchokonstriktion, eine ausgeprägte Vasodilatation mit Blutdruckabfall und begleitender Tachykardie sowie ein „Capillary Leak" mit ausgeprägten Flüssigkeitsverlusten in den Extrazellulärraum. Je nach Ausprägung resultiert daraus ohne Therapie ein anaphylaktischer Schock (Schocksymptomatik bis hin zum Herz-Kreislauf-Stillstand). Frühsymptome wie allgemeines Unwohlsein, Flush, Kopfschmerzen und Juckreiz, die bei wachen Patienten auf eine Anaphylaxie hinweisen, bleiben während einer Allgemeinanästhesie meist unerkannt. Hautsymptome wie Urtikaria oder Ödeme (**Abb. 2.56**) werden oft erst spät bemerkt, da der Patient im OP überwiegend zugedeckt ist und meist nur kleine Hautareale sichtbar sind. Erste Zeichen sind deshalb oft ein Blutdruckabfall, der von einer Tachykardie begleitet wird, sowie ein Ansteigen des Beatmungsdrucks als Ausdruck eines beginnenden Bronchospasmus.

 Praxistipp

Denken Sie bei perioperativen Auffälligkeiten immer an eine anaphylaktische Reaktion und rufen Sie bei entsprechenden Hinweisen immer sofort den zuständigen anästhesiologischen Fach- bzw. Oberarzt bzw. informieren Sie den Operateur!

Therapie: | Wichtigste Sofortmaßnahme ist das sofortige Abstellen der Allergenzufuhr! Infusionen müssen sofort gestoppt und samt Infusionssystem und allen Leitungen und Verlängerungen ausgetauscht werden. Dennoch muss eine adäquate Vo-

Tab. 2.4

Stadieneinteilung der anaphylaktischen Reaktion nach Coombs und Gell.

Stadium	Symptome	Therapie
I	disseminierte Hautreaktion (Urtikaria, Flush), bei wachen Patienten Unwohlsein, Übelkeit, Kopfschmerzen	Histamin H_1- und H_2-Blocker (z. B. Dimetinden + Ranitidin), Glukokortikoid (z. B. Prednisolon)
II	Kreislaufdysregulation, Dyspnoe, Schwellung von Augenlidern, Lippen oder Zunge, bei wachen Patienten Stuhl- und Urindrang, evtl. Erbrechen	zusätzlich: großzügige Volumensubstitution mit kristallinen Volumenersatzmitteln, evtl. β_2-Mimetika/Adrenalininhalation
III	Schock, Bronchospasmus, Bewusstseinstrübung, bei wachen Patienten Schluckbeschwerden, verwaschene Sprache	zusätzlich: Adrenalin i. v. (5–10 µg-Boli nach Wirkung, dann über Perfusor)
IV	Herz-Kreislauf-Stillstand	Reanimation nach den aktuellen Leitlinien

lumensubstitution durchgeführt werden (am besten mit kristallinen Infusionslösungen). Eine sofortige **Sauerstoffzufuhr** ist obligat, bei beatmeten Patienten ist die inspiratorische Sauerstoffkonzentration sofort auf 100 % (F_iO_2 1,0) zu erhöhen. Je nach Stadium der Reaktion (Tab. 2.4) besteht die weitere Therapie in der Gabe von **Volumenersatzmitteln** (Vorsicht bei kolloidalen Lösungen, da sie selbst anaphylaktische Reaktionen auslösen können), **H_1- und H_2-Histaminantagonisten**, z. B. Dimetinden 0,1 mg/kg KG (z. B. Fenistil® 1–2 Amp.) + Ranitidin 50–100 mg (Ranitic® 1–2 Amp.), einem **Glukokortikoid** (Prednisolon 250 mg oder Dexamethason 40 mg) sowie bei Schock **Adrenalin** 5–10 µg wiederholt als Bolus nach Wirkung und baldmöglichst kontinuierlich über Perfusor. Gegebenenfalls muss der Patient kardiopulmonal reanimiert werden.

Postoperativ sollten Patienten nach anaphylaktischen Reaktionen adäquat **überwacht** und bei weiterer Therapiebedürftigkeit (z. B. bezüglich Kreislauf, Atmung, Flüssigkeitshaushalt) auf eine **Intensiv- oder Überwachungsstation** (Intermediate Care Unit, IMC) übernommen werden.

Prophylaxe: Im Rahmen der Prämedikationsvisite (S. 13) sollte immer explizit nach bekannten Allergien und Zwischenfällen bei vorangegangenen Narkosen gefragt werden! Wird die Narkose von einem anderen als dem prämedizierenden Anästhesisten durchgeführt, sollte dieser den Patient vor der Einleitung **nochmals nach Allergien fragen**.

Weitere Komplikationen

Hypotensive und hypertensive Kreislaufreaktionen (S. 91) sind ebenfalls relativ häufig. Bei zu flacher Narkose können ein Laryngospasmus (S. 98), ein Bronchospasmus (S. 92) oder **Würgen**, was schlimmstenfalls auch eine **Aspiration** hervorrufen kann, auftreten.

2.4 Regionalanästhesie

Key Point
- Regionalanästhesie ist definiert als eine Schmerzausschaltung bestimmter Gebiete des Körpers.
- Die erwünschte Wirkung von Lokalanästhetika entsteht durch eine Blockade von Natriumkanälen an peripheren Nerven.
- Bei versehentlicher intravasaler Gabe kann eine Lokalanästhetika-Intoxikation resultieren.
- Wichtige Regionalanästhesieverfahren an den Extremitäten sind die axilläre und die interskalenäre Plexusanästhesie (Arm) sowie die Blockade des N. femoralis und des N. ischiadicus (Bein).
- Rückenmarksnahe Verfahren sind die Spinal- und die Epiduralanästhesie, die kombinierte Spinal- und Epiduralanästhesie und der Kaudalblock.

Definitionen | Die **Regionalanästhesie** ist definiert als eine Schmerzausschaltung bestimmter Gebiete des Körpers ohne Beeinträchtigung des Bewusstseins. Als **Kombinationsanästhesie** wird eine Kombination von Allgemein- und Regionalanästhesie (z. B. thorakale Periduralanästhesie + Allgemeinanästhesie in der Thorax- und Abdominalchirurgie) bezeichnet.

2.4.1 Lokalanästhetika

Wirkprinzip | Alle Lokalanästhetika **blockieren spannungsabhängige Na^+-Kanäle** (in hoher Konzentration zusätzlich K^+-Kanäle) in der Zellmembran von Neuronen. Nachdem das Lokalanästhetikum auf die Haut oder Schleimhaut aufgebracht bzw. in das Versorgungsgebiet (z. B. Hautquaddel) oder den Verlauf (Leitungsanästhesie) eines Nervs injiziert ist, hemmt es die Entstehung und Fortleitung von Aktionspotenzialen. **Dünne, nicht myelinisierte Nervenfasern** sind **sensibler** gegenüber dieser Wirkung als dicke, myeli-

nisierte Fasern, entsprechend werden die Leitungsqualitäten in folgender Reihenfolge ausgeschaltet:
- Schmerz
- Temperaturempfinden
- Berührung
- Druck
- Motorik

Beim Nachlassen der Lokalanästhesie kehren die Qualitäten in umgekehrter Reihenfolge wieder zurück.

Praxistipp
Die Kenntnis dieser Reihenfolge der Sensibilitätsausfälle erlaubt Ihnen, die Ausbreitung der Lokalanästhesie auszutesten. Beim Aufsprühen von alkoholischer Desinfektionsmittellösung entsteht Verdunstungskälte. Wird das Aufsprühen nicht mehr als „kalt", sondern nur noch als „nass" empfunden, so ist das Schmerzempfinden in diesem Bereich ebenfalls ausgeschaltet.

Mit **hohen Konzentrationen** von Lokalanästhetika ist auch eine **motorische Blockade** möglich. Diese ist intraoperativ häufig erwünscht, um Bewegungen im OP-Bereich zu unterdrücken. Bei der postoperativen Schmerztherapie (S. 282) ist dies i. d. R. jedoch unerwünscht, weshalb deutlich **geringere Konzentrationen** verwendet werden.

Pharmakokinetik | Alle Lokalanästhetika sind chemisch ähnlich aufgebaut (hydrophile Aminogruppe + lipophiler, aromatischer Rest). Die beiden Anteile sind durch eine Zwischenkette mittels Amid- (moderner **Amidtyp**) oder Esterbindung (älterer **Estertyp**) verbunden. An dieser Stelle greifen die abbauenden Enzyme an. Die Wirkung ist abhängig vom **pH-Wert**: In basischem Milieu wird das Proton abgegeben, das Molekül wird **lipophil** (nichtionisierte Form, freie Base) und kann **gut** in die Nervenzellen **diffundieren**. In saurem Milieu lagert sich ein Proton an die Aminogruppe an, das Lokalanästhetikum wird **kationisch-amphiphil** (ionisierte, dissoziierte Form) und **biologisch wirksam** (Abb. 2.57). Dies erklärt, warum Lokalanästhetika in entzündetem Gewebe aufgrund des dort niedrigen pH-Werts nicht wirken: Sie können nicht in die Neuronen penetrieren und erreichen damit ihren Wirkort nicht.

Substanzen | Bei einmaliger Injektion („**Single Shot**") hängt die Wirkdauer vom verwendeten Lokalanästhetikum ab (Tab. 2.5). Bei vielen Verfahren sind jedoch über Katheter auch eine **kontinuierliche Zufuhr** oder repetitive Applikationen möglich.

$$R_2 - \underset{R_1}{\overset{R_3}{N}}\text{I} \underset{-H^+}{\overset{+H^+}{\rightleftharpoons}} R_2 - \underset{R_1}{\overset{R_3}{\overset{+}{N}}} - H$$

Penetrationsform (B-Form)   Wirkform (BH⁺-Form)

Abb. 2.57 Penetrations- und Wirkform eines Lokalanästhetikums (aus: Graefe, Lutz, Bönisch, Duale Reihe Pharmakologie und Toxikologie, Thieme, 2011).

Tab. 2.5

Häufig verwendete Lokalanästhetika.

Substanz	Wirk-eintritt	Wirkdauer	Proteinbindung	chemischer Typ	Bemerkung
Lidocain (Xylocain®)	schnell	60–120 min	65 %	Amid	auch als Antiarrhythmikum (Klasse Ib) verwendet in 1:1-Mischung mit Prilocain zur Oberflächenanästhesie geeignet (EMLA®-Creme)
Mepivacain (Scandicain®)	schnell	90–180 min	75 %	Amid	sehr schnell wirkend, ideal für Lokalanästhesie der Haut vor schmerzhaften Punktionen.
Prilocain (Xylonest®, Takipril® hyperbar)	schnell	60–120 min	55 %	Amid	Methämoglobin-Bildner → kontraindiziert bei Kindern und Schwangeren sowie bei Anämie und Glucose-6-Phosphat-Dehydrogenasemangel gut geeignet als Zusatz bei Plexusanästhesie (schneller Wirkeintritt) und für extrem kurze Spinalanästhesie
Bupivacain (Carbostesin® iso- oder hyperbar)	langsam	4–5 h	95 %	Amid	höchste Toxizität aller LA (v. a. kardiale Arrhythmien und ZNS-Nebenwirkungen) gut geeignet für Spinalanästhesie
Ropivacain (Naropin®)	langsam	4–6 h	94 %	Amid	weniger motorische Blockaden, geringere Kardiotoxizität im Vergleich zu Bupivacain → häufig zur postoperativen Analgesie bei rückenmarksnahen und peripheren Katheterverfahren verwendet gut geeignet für PDA und Plexusanästhesie (ggf. in Kombination mit Prilocain für schnelleren Wirkeintritt)
Procain (Novocain®)	langsam	45–60 min	5 %	Ester	zur Oberflächenanästhesie
Benzocain (Anaesthesin®)	schnell	30–45 min	6 %	Ester	zur Oberflächenanästhesie

2.4.2 Kontraindikationen

Generell sind Regionalanästhesieverfahren bei **Infektionen im Punktionsgebiet** absolut kontraindiziert. Bei **Gerinnungsstörungen** ist die Indikation wegen der Gefahr von Hämatomen im Injektionsgebiet mit Druckschädigung der Nerven streng zu stellen. Die wichtigste und sensitivste Methode zur Diagnose einer klinisch relevanten Gerinnungsstörung ist die sorgfältige **Gerinnungsanamnese**. Bei rückenmarksnahen Anästhesieverfahren mit dem Risiko des spinalen Hämatoms und daraus resultierender **Querschnittslähmung** muss die Gerinnungsanamnese leer und die laborchemische Gerinnungskontrolle normal sein. Bei **Einnahme von gerinnungshemmenden Medikamenten** sind bestimmte **Zeitabstände** zwischen letztmaliger Verabreichung und rückenmarksnaher Punktion (und auch Katheterentfernung!) **unbedingt einzuhalten** (Tab. 1.4).

2.4.3 Lokalanästhetika-Intoxikation

Bei jeder Injektion von Lokalanästhetika ist eine versehentliche **intravasale Gabe** und damit eine systemische Verteilung möglich. In diesem Fall blockieren sie nicht nur die neuronalen Natriumkanäle, sondern auch entsprechende Kanäle im ZNS und – bei hoher Konzentration – am Erregungsbildungs- und Reizleitungssystem des Herzens. **Symptome** einer Intoxikation sind plötzliche Unruhe, Schwindel, Kribbeln (v. a. im Gesicht und speziell um den Mund), metallischer Geschmack auf der Zunge, Tinnitus, Blutdruckabfall, Bradykardie und generalisierte Krampfanfälle. Bei Verdacht auf eine systemische Intoxikation muss die **weitere Zufuhr sofort gestoppt** werden (z. B. Stoppen der Schmerzpumpe). Je nach Ausprägung der Symptome müssen sofort **Maßnahmen** ergriffen werden, z. B. Infusion von Lipiden (LCT-Lipidlösungen, z. B. Lipovenös®, „**Lipid-Resuscitation**"), um das lipophile Lokalanästhetikum chemisch zu binden und so die systemische Toxizität zu mindern, Gabe von **Benzodiazepinen** (Diazepam, Lorazepam, Midazolam) oder **Barbituraten** (Thiopental) bei Krampfanfällen, ggf. **Intubation** und **Beatmung**, ggf. **kardiopulmonale Reanimation**.

> **Fallbeispiel**
>
> Sie haben den Notfall-Funker in Ihrer Tasche schon beinahe vergessen, als dieser sich mit lautem Piepsen wieder in Erinnerung ruft. Sie schnappen sich den Notfallkoffer und eilen gemeinsam mit einer Pflegekraft in einen Eingriffsraum der Poliklinik. Dort herrscht große Aufregung: Ein 44-jähriger Mann wollte sich einen großen Nävus am Oberschenkel entfernen lassen. Der unter Lokalanästhesie geplante Eingriff fand ohne anästhesiologische Beteiligung statt. Der durchführende Kollege musste große Mengen Lokalanästhetikum injizieren. Kurze Zeit nach der Injektion habe der Mann einen **metallischen Geschmack** empfunden und ein „Klingeln" im Ohr gehört. Als er dann auf Nachfragen nicht mehr adäquat antwortete, **somnolent** wurde und auch einen **Nystagmus** entwickelte, erkannte man den Ernst der Lage und alarmierte das Notfallteam. Bei Ihrem Eintreffen zeigt das Pulsoxymeter eine **Sättigung von 80 %** bei einer **Pulsfrequenz von 36/min**, ein EKG ist nicht angeschlossen. Noch während Sie die Sauerstoffmaske auspacken, beginnt ein generalisierter, tonisch-klonischer **Krampfanfall**. Sie verabreichen dem Patienten 5 mg **Midazolam** über den liegenden Zugang, worauf der Krampfanfall sistiert. Die **Beatmung** mit dem Beatmungsbeutel funktioniert problemlos, die Sättigung erreicht kurz darauf 100 %. Sie geben 0,2 mg **Fentanyl**, 500 mg **Thiopental** und 50 mg **Rocuronium** und **intubieren** den Patienten endotracheal. Auf Nachfrage gibt der Kollege an, dass er vergessen habe, bei der Injektion des Lokalanästhetikums einen Aspirationsversuch zu machen. Sie bringen den Patienten auf die Intensivstation, wo er sofort 1,5 ml/kg KG einer 20 %igen **Lipidemulsion** (Lipovenös® 20 %) erhält, gefolgt von einer weiteren Infusion von 0,5 ml/kg KG/min über die nächsten 60 Minuten, um das Lokalanästhetikum zu binden. Nach dieser Therapie normalisieren sich Herzfrequenz und EKG. Der **Propofol**-Perfusor, der zur Sedierung gestartet worden war, wird am folgenden Tag abgestellt. Der Patient erwacht kurze Zeit später und wird problemlos extubiert. Die neurologische Untersuchung ist unauffällig, der Patient kann sich an das Geschehen nicht erinnern.

2.4.4 Verfahren

Obere Extremität

Die wichtigsten Regionalanästhesieverfahren der oberen Extremität sind die axilläre und die interskalenäre Plexusblockade (Abb. 2.58).

Axilläre Plexusblockade ▎ Bei dieser relativ einfachen, nebenwirkungsarmen Technik (möglich als „Single-Shot"- oder als Katheterverfahren) wird der Plexus brachialis im Bereich der Axilla (→ Blockade von **N. medianus**, **N. radialis**, **N. ulnaris**) blockiert (Abb. 2.59). Das Verfahren eignet sich für **Eingriffe im Ellenbogenbereich** und weiter distal. Bei Eingriffen in Blutleere (S. 79) empfiehlt sich die zusätzliche Blockade des **N. musculocutaneus**, da das Anlegen der Blutsperre sonst als sehr schmerzhaft empfunden werden kann. Für die Punktion wird der Arm abduziert und neben den Kopf nach oben gelegt. Nun wird in der Axilla die A. axillaris palpiert. Nach entsprechender Desinfektion werden mit einer Plexusnadel mit Nervenstimulation die um die A. axillaris verlaufenden Faszikel des Plexus nacheinander aufgesucht (spezifische Muskelantworten der 3 Hauptnerven) und Lokalanästhetikum injiziert. **Ultraschallgesteuerte Punktionen** gewinnen aufgrund der u. U.

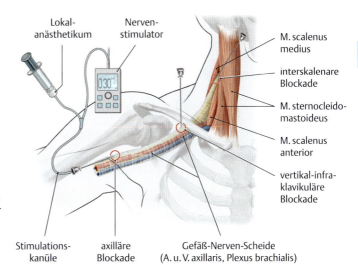

Abb. 2.58 Punktionsorte für die axilläre, die vertikal-infraklavikuläre und die interskalenäre Blockade (aus: Schünke, Schulte, Schumacher, PROMETHEUS LernAtlas der Anatomie, Allgemeine Anatomie und Bewegungssystem, Thieme, 2014, Grafiker: Karl Wesker).

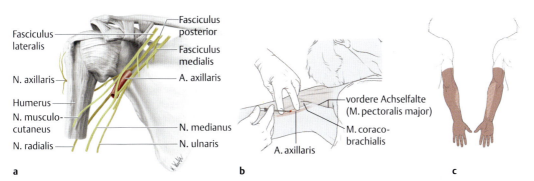

Abb. 2.59 Axilläre Plexusblockade: a topografische Zuordnung des Plexus brachialis in der Axilla, b Punktionstechnik, c Analgesiezone (dunkel = sicher, schraffiert = unsicher) (a und b: aus Schünke, Schulte, Schumacher, PROMETHEUS LernAtlas der Anatomie, Allgemeine Anatomie und Bewegungssystem, Thieme, 2014, Grafiker: Karl Wesker; c: aus Schulte am Esch et al., Duale Reihe Anästhesie, Intensivmedizin, Notfallmedizin, Schmerztherapie, Thieme, 2011).

geringeren Versagerrate in den letzten Jahren immer mehr an Bedeutung (Überlegenheit bisher nicht belegt). Die wichtigste **Komplikation** ist eine versehentliche **Punktion der A. oder V. axillaris**.

Interskalenäre Plexusblockade (ISP) ▎ Durch die Blockade der oberen Anteile des Plexus brachialis sind **Operationen am gesamten Arm und an der Schulter** möglich (Abb. 2.60). Eine „Single Shot"-Injektion ist zwar möglich, meist wird allerdings im Rahmen einer **Kombinationsanästhesie** ein Katheter angelegt, um insbesondere nach schmerzhaften Eingriffen ein sehr effektives Verfahren zur postoperativen Analgesie zur Verfügung zu haben. Für Eingriffe an der Hand ist der ISP weniger geeignet als die axilläre Plexusblockade. Punktiert wird – häufig unter sonografischer Kontrolle – am Hinterrand des M. sternocleidomastoideus durch die **hintere Skalenuslücke** (zwischen den Mm. scaleno anterior und medius). Mögliche Nebenwirkungen sind eine **Blockade der sympathischen Fasern des Ganglion stellatum** (→ Hor-

ner-Syndrom mit Miosis, Ptosis und Pseudoenophthalmus), eine **Blockade des N. phrenicus** (→ Zwerchfellparese), eine Blockade des **N. laryngeus recurrens** (→ Heiserkeit) sowie äußerst selten ein **Pneumothorax**, akzidentelle **Gefäßläsionen** oder eine **hohe Spinal- oder Epiduralpunktion**. Bei kontralateraler Rekurrens- oder Phrenikusparese, schweren pulmonalen Funktionsstörungen und Pneumothorax ist die ISP **kontraindiziert**.

> **MERKE**
>
> Eine **ISP** darf **niemals auf beiden Seiten** angelegt werden, da dies zu respiratorischer Insuffizienz führen kann.

Vertikale infraklavikuläre Plexusblockade (VIP) ▎ Bei der Anlage werden die Fasern des Plexus brachialis unterhalb der Klavikula aufgesucht. Punktiert wird in der Mitte der Klavikula („Mohrenheim-Grube") mit Stichrichtung streng senkrecht zur Unterlage

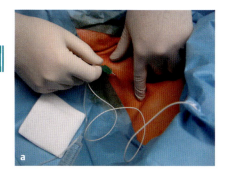
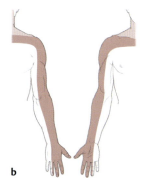

Abb. 2.60 **Interskalenäre Blockade**: **a** Anlage einer Single-Shot ISP, **b** Analgesiezone (dunkel = sicher, hell = unsicher) (b: aus Schulte am Esch et al., Duale Reihe Anästhesie, Intensivmedizin, Notfallmedizin, Schmerztherapie, Thieme, 2011).

nach dorsal. Die Blockade entspricht der des Plexus axillaris, die Methode ist jedoch komplikationsträchtiger, da zusätzlich zu einer Gefäßpunktion und einer Nervenläsion das Risiko für einen **Pneumothorax** erhöht ist. Da die Punktion des Plexus axillaris (v. a. mit Ultraschall) technisch wesentlich einfacher und komplikationsärmer ist, wird die VIP heute **nur noch sehr selten durchgeführt**.

Periduralanästhesie (PDA)
Synonym | Epiduralanästhesie

Definition
Bei der PDA werden durch das **Einbringen eines Lokalanästhetikums in den Periduralraum** selektiv einige Rückenmarkssegmente betäubt. Die **Wirkung tritt langsamer ein** als bei der Spinalanästhesie (nach ca. 20–30 min), weil der Diffusionsweg zu den Nervenfasern länger ist.

Indikationen
Die PDA erlaubt eine alleinige intra- und/oder postoperative Analgesie (S. 282), aber auch eine intraoperative Kombinationsanästhesie. Einsatzgebiete sind die **Geburtshilfe** (Anlage typischerweise lumbal) sowie zunehmend auch große **viszeral-**, **thorax-** und **gefäßchirurgische** sowie **gynäkologische** und **urologische Eingriffe** (als Kombinationsanästhesie zusammen mit einer Allgemeinanästhesie, Anlage typischerweise thorakal), insbesondere im Rahmen von Fast-Track-Konzepten. **Tab. 2.6** zeigt typische **Anlagehöhen** für verschiedene Eingriffe. Die **Kombinationsanästhesie** bietet den großen Vorteil, dass bei korrekt liegendem PDK während der OP (außer zur Intubation und zur Toleranz von Endotrachealtubus und Beatmung) nur wenig Opioide gegeben werden müssen, was meist zu sehr kurzen Aufwachzeiten führt und viele Komplikationen (z. B. postoperativ nötige lange Nachbeatmung, Darmatonie durch hohe kumulative Opioiddosierungen) vermeidet. Durch die suffiziente Analgesie können sich die Patienten auch schmerzfrei bewegen, früh mobilisiert werden und haben dadurch geringere Raten an Pneumonien und Thromboembolien. Für **intrathorakale oder intraabdominelle Eingriffe** sollte keine ausschließliche peridurale Anästhesie durchgeführt werden, diese Eingriffe erfordern i. d. R. eine **zusätzliche Intubationsnarkose** (z. B Laparotomie, Thorakotomie, laparoskopische oder thorakoskopische Eingriffe). Prinzipiell sind für **Eingriffe an der Leiste und der unteren Extremität** lumbale Periduralanästhesien als alleiniges Anästhesieverfahren möglich. Diese wurden früher auch regelhaft angewandt: Insbesondere bei orthopädischen und urologischen Eingriffen haben sie jedoch ein sehr **ungünstiges Risikoprofil** (sehr hohe Rate an Infektionen und spinalen Hämatomen bis

Tab. 2.6

Typische Anlagehöhen für Operationen, die häufig in PDA durchgeführt werden (K: Kombinationsanästhesie erforderlich).			
	Operationen	Anlagehöhe	K
Allgemeinchirurgie	Lungenteilresektion, thorakoabdominelle Ösophagektomie	Th 5–7	+
	Gastrektomie, OP nach Whipple (Pankreaskopftumor), Lebereingriffe, Eingriffe an der Nebenniere	Th 6–8	+
	(Hemi-)Kolektomie, Sigmaresektion, tiefe anteriore Rektumresektion	Th 8–10	+
	Operationen, die eine große mediane Laparotomie erfordern	Th 7–9	+
Gynäkologie	OP nach Wertheim-Meigs (Exenteratio), abdominelle Hysterektomie	Th 8–10	+
	Sectio caesarea	L 2/3	-
Urologie	thorakoabdominelle Nephrektomie	Th 6–8	+
	radikale Prostatektomie	Th 8–10	+
	Zystektomie mit Ileumconduit	Th 9–11	+

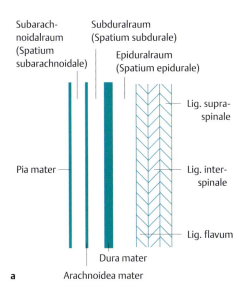
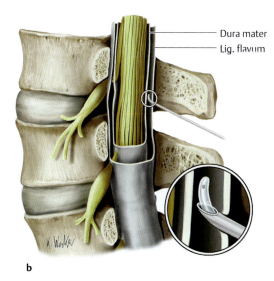

Abb. 2.61 Anatomie des Periduralraums: a Schema, b Einlage eines PDKs mit Tuohy-Nadel (a: aus Genzwürker, Hinkelbein, Fallbuch Anästhesie, Intensivmedizin, Notfallmedizin und Schmerztherapie, Thieme, 2014; b: aus Schulte am Esch et al., Duale Reihe Anästhesie, Intensivmedizin, Notfallmedizin, Schmerztherapie, Thieme, 2011).

hin zum Querschnitt) und sollten aufgrund der Verfügbarkeit wesentlich komplikationsärmerer Verfahren (z.B. Blockade von N. femoralis und N. ischiadicus) nicht mehr regelhaft durchgeführt werden.

Kontraindikationen
- fehlende Einverständniserklärung
- Gerinnungsstörungen (Zeitabstände bei Einnahme von Gerinnunshemmern s. Tab. 1.4)
- Sepsis
- Infektionen an der Punktionsstelle
- Deformitäten der Wirbelsäule (relative Kontraindikation)

> **MERKE**
>
> Eine **unauffällige Blutungsanamnese** und laborchemisch **adäquate Blutgerinnung** (Quick > 60 %, PTT < 40 s, Thrombozyten möglichst > 100 000/µl) ist obligat, um schwerwiegende Komplikationen (z.B. spinales Hämatom mit Querschnittslähmung) zu vermeiden.

Anatomische Grundlagen
Im Raum zwischen Dura mater und Lig. flavum, dem Peri- oder Epiduralraum, liegen die Nervenwurzeln der jeweiligen Rückenmarksegmente, Fettgewebe und darin eingebettet der Plexus venosus vertebralis. Um den Periduralraum zu erreichen, müssen folgende Strukturen mit der Kanüle überwunden werden:
- Haut
- subkutanes Fettgewebe
- Ligg. supra- und interspinalia
- Lig. flavum

Anlage eines Periduralkatheters (PDK)
Wie bei allen Katheterverfahren muss **unter streng aseptischen Kautelen**, d.h. keimfrei unter Verwendung von Haube, Mundschutz, sterilem Kittel und sterilen Handschuhen, gearbeitet werden. Für die Punktion wird meist eine **Tuohy-Kanüle** (Abb. 2.62) mit atraumatischem Schliff verwendet (gängige Größen: 16–18 G, Länge: 8–10 cm). Aufgrund ihrer speziellen Krümmung ist sie an der Spitze stumpf, was Verletzungen der Dura mater verhindern soll. Das Lumen der Hohlnadel öffnet sich nicht nach vorne, sondern zur Seite. Bei der Punktion sollte die **Öffnung der Nadel** immer **nach oben** (kranial) zeigen, um das Einlegen eines PDKs zu ermöglichen. Auf der Kanüle befindet sich eine Zentimeterskala, um später die Punktionstiefe dokumentieren zu können.

benötigte Materialien:
- steriles Punktionsset: Tuohy-Kanüle, dünner PDK, Kanülen und Spritzen für lokale Betäubung, Abdecktücher, sterile Tupfer, Lochtuch
- Lokalanästhetikum (z.B. 5 ml Mepivacain 1 %) + Kanüle für die Lokalanästhesie an der Einstichstelle
- spezielle, leichtgängige 10 ml-Spritze („Loss-Spritze"), mit NaCl gefüllt
- 20 ml-Spritze mit Lokalanästhetikum für die periduale Anwendung (z.B. Ropivacain 0,5–1 %, evtl. mit Opioid-Zusatz)

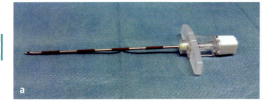
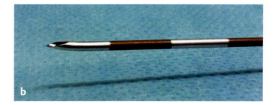

Abb. 2.62
a Tuohy-Nadel,
b Detailaufnahme der Spitze.

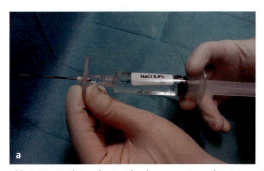
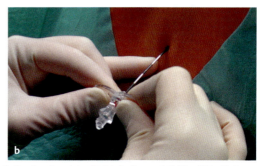

Abb. 2.63 Punktion des Periduralraums: **a**: Loss-of-Resistance-Technik mit aufgesetzter, leichtgängiger, mit NaCl gefüllter Spritze, **b**: Methode mit hängendem Tropfen.

- Desinfektionsmittel
- steriler Kittel, sterile Einmalhandschuhe, sterile Tupfer/Kompressen
- Fadenmesser, ggf. Schere
- ggf. periphervenöser Zugang (16–18 G) für Hauttunnelung
- Pflaster (z. B. Steri-Strips) zur Katheterfixierung
- steriler Verband

Praxistipp
Zur Punktion muss immer ein Helfer (Pflegekraft) anwesend sein.

Sehr wichtig für den Erfolg der PDK-Anlage ist die **korrekte Lagerung** des Patienten: Der Patient muss – im Sitzen oder in Seitenlage – die Wirbelsäule anteflektieren, um die Zwischenwirbelräume zu vergrößern (im Sitzen „Schultern hängen lassen, Kinn auf die Brust, Katzenbuckel machen"). Im Sitzen ist es sinnvoll, wenn ein Helfer den Patienten von vorne die Schultern stützt.

MERKE
Die PDK-Anlage ist **am sitzenden Patienten** meist **einfacher**, da die Orientierungspunkte im Liegen oft schwieriger zu tasten sind.

Methoden der Katheteranlage ▮ Bei der **Widerstandsverlust-Methode** („Loss of Resistance" [LOR]) wird eine besonders leichtgängige, mit steriler NaCl-Lösung gefüllte Spritze auf die Tuohy-Kanüle aufgesetzt (**Abb. 2.63**a). Auf den Kolben dieser Spritze wird während der gesamten Punktion ein leichter oder intermittierender Druck ausgeübt. In den Bändern ist praktisch keine Injektion möglich, nach Überwinden des Lig. flavum ist plötzlich eine sehr leichtgängige Injektion möglich („LOR"), der Widerstandsverlust zeigt die korrekte Lage. Ebenfalls verbreitet wird die **Methode des „hängenden Tropfens"** angewendet: Im Periduralraum herrscht bei tiefer Inspiration ein deutlicher Unterdruck. Einige an den Luer-Konnektor der Tuohy-Kanüle „angehängte" Tropfen NaCl werden bei Erreichen des Periduralraums durch die Kanüle eingesogen (**Abb. 2.63**b) und zeigen so die korrekte Lage der Kanüle.

Katheteranlage (Loss of Resistance-Technik [LOR]):
- unsteriles Aufsuchen der Punktionsstelle je nach gewünschtem Ort der Blockade (anatomische Orientierungshilfen: Vertebra prominens: C7; Verbindungslinie der beiden Darmbeinschaufeln: L 4/L 5)
- Markieren der Punktionsstelle durch leichtes Eindrücken mit dem Fingernagel oder festes Aufsetzen einer 2 ml-Spritze auf die Haut und anschließende Aspiration
- großflächige und intensive Desinfektion der Umgebung der Einstichstelle
- Anziehen des sterilen Kittels und der Handschuhe
- Abkleben der Einstichstelle mit einem sterilen Lochtuch

- Infiltrieren der Einstichstelle mit einem Lokalanästhetikum, auch bis ca. 2 cm Tiefe
- erneute Desinfektion der Punktionsstelle
- Punktion mit leicht (lumbal, ca. 15–30°) bis stark (hoch-thorakal, 30–45°) nach kranial geneigter Tuohy-Kanüle (zur Punktion immer den zur Kanüle gehörigen Mandrin verwenden → Vermeiden der Verschleppung von Hautzylindern), um zwischen den dachziegelartig übereinanderliegenden Dornfortsätzen durchzukommen
- nach wenigen cm deutliche Erhöhung des Widerstands bei Erreichen der Ligg. interspinalia
- Entfernen des Mandrins
- Aufsetzen der sehr leichtgängigen, mit steriler NaCl-Lösung gefüllten Spritze
- weiteres, vorsichtiges Vorschieben der Kanüle, dabei mit der anderen Hand kontinuierliches Drücken auf den Stempel der Spritze: Innerhalb des Bandapparats ist der Widerstand so groß, dass sich nichts spritzen lässt. Dabei stützt man sich mit der die Kanüle führenden Hand am Patienten ab, um ein versehentliches zu tiefes Vorschieben bei Widerstandsverlust sicher zu vermeiden.
- Bei Erreichen des Periduralraums nimmt der Widerstand plötzlich ab („Loss of Resistance"), die NaCl-Lösung lässt sich sehr leicht in das Fettgewebe des Periduralraums injizieren.
- Ablesen (und späteres Notieren) der Punktionstiefe anhand der Markierungen auf der Kanüle
- Entfernen der Spritze unter Fixierung der Kanüle und Vorschieben des Katheters über die liegende Kanüle in den Epiduralraum (ca. 8–10 cm anhand der Markierungen auf dem Katheter)
- vorsichtiges Entfernen der Kanüle: Achten Sie unbedingt darauf, den Katheter nicht mit herauszuziehen!
- Zurückziehen des Katheters, bis nur noch 3–5 cm des Katheters im Periduralraum verbleiben

| MERKE

Ziehen Sie niemals den Katheter durch die Kanüle zurück, da er abscheren und abreißen kann!

| MERKE

Bei **Muskelzuckungen** oder **Parästhesien** während des Vorschiebens muss der **Katheter entfernt** und neu platziert werden.

- Anschließen des Normkonnektors an den Katheterschlauch
- Aspirationsversuch mit einer 2 ml-Spritze: Es darf keine Flüssigkeit aspirabel sein.

| MERKE

Wird **Blut** oder **klare Flüssigkeit** (Liquor) **aspiriert**, besteht eine **Fehllage** des Katheters. Er sollte sofort entfernt und auf einer anderen Höhe (eine Etage höher oder tiefer) neu angelegt werden.

- Applikation einer Testdosis Lokalanästhetikum (z. B. 3 ml Ropivacain 0,5–1 %) über den liegenden Katheter zum Ausschluss einer intravasalen oder intraspinalen Lage
- bei fehlender Wirkung der Testdosis nach ca. 3 min („negativ", d. h. keine Parästhesien, motorische Ausfälle) Applikation der gewünschten Menge Lokalanästhetikum über den PDK

Tunnelung des Katheters I Ist eine **Verweildauer** des PDKs **> 3–5 Tage** geplant, kann er zur Verringerung der Infektionsgefahr und zur Vermeidung akzidenteller Dislokationen subkutan getunnelt werden. Dazu wird z. B. vor der Entfernung der Tuohy-Kanüle nach Lokalanästhesie mit einem **periphervenösen Zugang** (16–18 G) von der Einstichstelle auf einer Länge von ca. 2 cm subkutan nach lateral punktiert. Nach Entfernen des Stahlmandrins wird der Kunststoffschlauch des periphervenösen Zugangs am ansatznahen Ende abgeschnitten, so dass nur der durch das subkutane Fettgewebe gezogene Teil in situ verbleibt. Nun wird die Tuohy-Kanüle entfernt und der PDK durch den verbliebenen Venenkatheter-Anteil gezogen. Abschließend wird der Venenkatheter entfernt. Weitere Informationen zur postoperativen Schmerztherapie finden Sie im Abschnitt Schmerztherapie (S. 277).

Praxistipp

Die Länge der subkutanen Untertunnelung muss bei der Lage des PDKs („Hautniveau") mitgerechnet werden.

Applikation von Medikamenten über den PDK
Die **Dosis des Lokalanästhetikums** bestimmt im Wesentlichen die **Ausbreitung** der PDA (höhere Dosis → mehr Segmente nach oben und unten werden blockiert). Durch die **Konzentration** des Lokalanästhetikums kann die **Qualität der Blockade** gesteuert werden, d. h. ob nur Schmerz- und sensible Fasern oder auch motorische Nervenfasern ausgeschaltet werden (z. B. Ropivacain: 0,2 % → nur Analgesie; 0,75–1 % → auch sensorische und motorische Blockade, Muskelrelaxierung). So ist auch eine alleinige Schmerzausschaltung bei erhaltener Motorik möglich („Walking Epidural" z. B. in der Geburtshilfe und zur postoperativen Schmerztherapie). Zusätzlich beeinflussen auch die **Lagerung**, die Auswahl der **Substanz** und die **Injektionsgeschwindigkeit** die **Ausdehnung** der PDA. Das heute meistverwendete Lokalanästhetikum

zur epiduralen Anwendung ist **Ropivacain** (zur OP bis zu 1 %, postoperativ als kontinuierliche Applikation 0,15–0,2 %). Die **zusätzliche Gabe eines Opioids** (cave: Zulassung für die peridurale Applikation!) verstärkt die analgetische Wirkung. Ein möglicher Zusatz ist z. B. 0,75 µg/ml **Sufentanil** (z. B. Sufenta® epidural). Da auch bei epidural verabreichten Opioiden mit systemischen Wirkungen zu rechnen ist, dürfen in manchen Krankenhäusern Patienten mit PDK mit Opioidzusatz nicht auf die Normalstation verlegt werden, während dies in anderen Häusern durchaus üblich ist.

Komplikationen und Nebenwirkungen
Informationen zu Komplikationen und Nebenwirkungen der Periduralanästhesie finden Sie im Kapitel Schmerztherapie (S. 286).

Spinalanästhesie
Definition | Bei der Spinalanästhesie wird das **Lokalanästhetikum in den Subarachnoidalraum**, d. h. nach intrathekal, injiziert. Im Gegensatz zur PDA wird sie i. d. R. als **Single-Shot-Verfahren** mit nur einmaliger Injektion zur intraoperativen Analgesie durchgeführt.

Anatomische Grundlagen | Das **Rückenmark endet** bei kaukasischen, gesunden Erwachsenen mit dem Conus medullaris i. d. R. **auf Höhe von L 2**. Die tieferen Nervenwurzeln ziehen im Liquor cerebrospinalis als Cauda equina nach kaudal zu den korrespondierenden Foraminae intervertebrales. Unterhalb von L2 ist zwischen der Pia mater, die den Nervenwurzeln der Cauda equina anliegt, und der einander anliegenden Arachnoidea und Dura mater somit ein relativ **großer Liquorraum**, in dem keine Gefahr einer Rückenmarksverletzung besteht (**Abb. 2.64**): Die **Nervenwurzeln weichen** bei der Punktion **zur Seite**. Eine Spinalanästhesie kann daher nur im lumbalen Bereich angelegt werden.

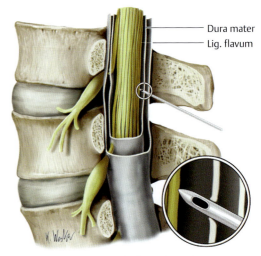

Abb. 2.64 Anatomische Verhältnisse bei Anlage einer Spinalanästhesie (nach: Schulte am Esch et al., Duale Reihe Anästhesie, Intensivmedizin, Notfallmedizin, Schmerztherapie, Thieme, 2011).

> **MERKE**
>
> **Punktionsorte für die Spinalanästhesie** sind ausschließlich die Zwischenwirbelräume L 2/L 3 und L 3/L 4 (in Ausnahmefällen L 4/L 5).

Verwendete Lokalanästhetika | Tab. 2.7 zeigt die für die Spinalanästhesie verwendeten Wirkstoffe und deren Wirkdauer. Je nach gewünschter Anästhesiehöhe (Tab. 2.8) und Konstitution des Patienten schwankt die benötigte Dosis des Lokalanästheti-

Tab. 2.7

Lokalanästhetika, die für die Spinalanästhesie verwendet werden.

	Wirkdauer
Bupivacain (Carbostesin® 0,5 % hyperbar oder isobar)	60–240 min
Mepivacain (Scandicain® 4 % hyperbar)	45–90 min
Prilocain (Xylonest® 2 %, Takipril® 2 % hyperbar)	30–70 min

Tab. 2.8

Analgesieniveaus bei Spinalanästhesie.

Analgesiehöhe	Dosierung (Bupivacain 0,5 % hyperbar[1])	Indikationen
bis S 1 (Sattelblock)	0,8–1,2 ml	z. B. kleine Eingriffe im Genital- und Perianalbereich
bis Th 12 (tiefe Spinalanästhesie)	1,0–2,0 ml	z. B. arthroskopische Eingriffe am Knie, Haut- oder Weichteileingriffe am Bein
bis Th 10	1,5–2,5 ml	z. B. Leistenhernienoperation, urologische OPs (Ureterorenoskopie)
bis Th 5 (Cave!)	2,0–2,8 ml	z. B. Sectio caesarea, Nabelhernien-OP

[1] am sitzenden Patienten

kums. Bei Schwangeren und adipösen Patienten muss die Dosis deutlich reduziert werden!

Verhalten der Lokalanästhetika im Subarachnoidalraum I Die Lokalanästhetika verteilen sich nach der Injektion im Subarachnoidalraum und beginnen innerhalb weniger Sekunden bis Minuten zu wirken. Sie blockieren dabei nicht nur die Vorder- und Hinterwurzeln der Spinalnerven, sondern auch autonome Nervenfasern. Näheres dazu im Abschnitt Lokalanästhetika (S. 66). Dabei ist die Dichte der Lösungen wichtig:

- **Isobare Lösungen** haben nahezu die gleiche Dichte wie der Liquor cerebrospinalis und verteilen sich nach der Injektion gleichmäßig.
- **Hyperbare Lösungen** sinken aufgrund der höheren Dichte nach unten ab und erlauben somit tiefe Spinalanästhesien bzw. eine gezielte Ausbreitung durch Lagerung des Patienten.
- **Hypobare Lösungen** steigen bei sitzenden Patienten nach oben.

Indikationen und Ausdehnung der Blockade I Tab. 2.8 zeigt typische Analgesieniveaus und die dafür typischerweise bei sitzenden Patienten benötigten Dosierungen des häufig verwendeten Präparats Bupivacain 0,5 % hyperbar. Abb. 2.65 gibt einen Überblick über die segmentale Innervation.

> **MERKE**
> Bei einer Spinalanästhesie, die **über Th 5** hinausgeht, wird u. U. die Atemmuskulatur motorisch blockiert und es entwickelt sich eine **respiratorische Insuffizienz**.

Kontraindikationen I
- fehlende Aufklärung des oder Ablehnung durch den Patienten
- manifeste Hypovolämie
- Infektionen im Bereich der Punktionsstelle
- Gerinnungsstörungen (Thrombozyten < 100 000/μl, Quick-Wert < 60 % oder aPTT > 40 s)
- erhöhter Hirndruck
- Operationen, die länger dauern als die Wirkung der Lokalanästhetika (i. d. R. ≤ 2 h, vgl. Tab. 2.5)

> **MERKE**
> Beachten Sie unbedingt die Zeitabstände zwischen der Anlage einer Spinalanästhesie und der Gabe von Medikamenten zur Thromboembolieprophylaxe (Tab. 1.4)!

Anlage einer Spinalanästhesie I benötigte Materialien:
- steriles Lochtuch
- sterile Handschuhe
- steriles Tuch zum Ablegen der benötigten Materialien
- sterile 5 ml-Spritze für das Lokalanästhetikum
- Spinalnadel (Whitacre, Sprotte oder Quincke, 27 G oder 25 G, Abb. 2.66)
- Lokalanästhetikum für die Spinalanästhesie
- Kanüle zum Aufziehen
- sterile 5 ml-Spritze und kleine Kanüle für die Lokalanästhesie an der Einstichstelle
- Lokalanästhetikum für die Haut (z. B. 1 ml Mepivacain 1 %)

Lagerung: Punktiert wird am **sitzenden Patienten**, der von einem Helfer von vorne gestützt werden sollte. Die Punktion ist am einfachsten, wenn der Patient dabei den Rücken abrundet („**Katzenbuckel**").

Durchführung der Punktion:
- Identifikation der Einstichstelle (Orientierungshilfe: Verbindungslinie der beiden Darmbeinkämme → Dornfortsatz von L 4)
- Markieren der Einstichstelle (z. B. sanftes Eindrücken mit dem Fingernagel)
- Desinfektion der Punktionsstelle und der Umgebung
- Aufkleben des sterilen Lochtuchs
- Anziehen der sterilen Handschuhe
- steriles Aufziehen des Lokalanästhetikums für die Spinalanästhesie und für die Infiltration der Punktionsstelle (unbedingt 2 verschiedene Spritzen verwenden!)
- Setzen einer subkutanen Quaddel an der Einstichstelle
- Einführen der Führungskanüle genau in der Mittellinie in den Zwischenwirbelraum, Durchstechen von Haut, Subkutis und Lig. interspinale (bei knöchernem Widerstand Korrektur der Lage)
- Vorschieben der Spinalnadel (mit Mandrin!) durch die Führungskanüle
- Durchstoßen des Lig. flavum („radiergummiartiger" Widerstand) und der Dura mater (kurzer spürbarer Widerstand, danach Abnehmen des Widerstands)
- Entfernen des Mandrins: Klarer Liquor sollte aus der Spinalnadel tropfen.
- Aufsetzen der Spritze mit dem Lokalanästhetikum
- Aspiration (Barbotage = wiederholte Aspiration von Liquor während Anlage der Spinalanästhesie): Der Liquor muss im Lokalanästhetikum Schlieren ziehen und klar sein.
- Injektion der vorher berechneten Menge Lokalanästhetikum

> **MERKE**
> Wird **Blut** oder **blutiger Liquor** aspiriert, muss die **Nadel entfernt** und die Punktion auf einer anderen Höhe wiederholt werden.

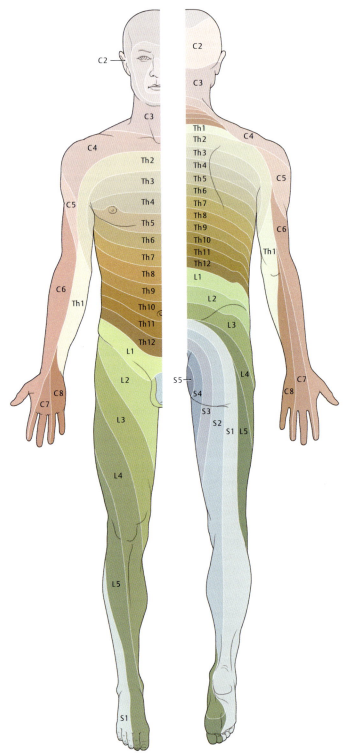

Abb. 2.65 Schema der radikulären (segmentalen) sensiblen Innervation (aus: Schünke, Schulte, Schumacher, PROMETHEUS LernAtlas der Anatomie, Allgemeine Anatomie und Bewegungssystem, Thieme, 2014, Grafiker: Karl Wesker).

Whitacre

Sprotte

Quincke

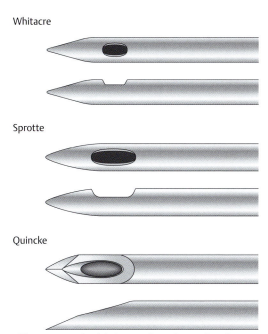

Abb. 2.66 **Spinalnadeln** (aus: Kochs et al., Anästhesiologie, Thieme, 2008).

Nach der Injektion spürt der Patient meist sofort ein **Wärmegefühl** in den Beinen oder im Gesäß. Nun werden alle **Kanülen entfernt** und ein **steriles Pflaster** über die Einstichstelle geklebt. Der Patient wird (bei Verwendung hyperbarer Lösungen) je nach gewünschter Ausbreitung mit leicht oder stärker erhöhtem Oberkörper **gelagert**, bis die gewünschte Anästhesieausbreitung (substanzspezifische **Fixierungszeit**, z. B. 5–10 min bei Mepivacain 4 %) erreicht ist.

Nebenwirkungen I
– **Sympathikusblockade**: Bei einem Analgesieniveau oberhalb von L 4 werden auch sympathische Fasern blockiert, wodurch die Beingefäße dilatiert werden. Die Folge ist ein venöses Pooling mit **Blutdruckabfall**. **Vasopressoren** (z. B. Ephedrin, Akrinor) müssen immer griffbereit sein. Bei höherer Spinalanästhesie können auch die Nn. accelerantes blockiert werden, es resultiert eine **Bradykardie**. In diesem Fall wird das Parasympatholytikum **Atropin** gegeben. Präventiv sollte eine Hypovolämie vor der Anlage einer Spinalanästhesie ausgeglichen werden, evtl. auch mit einer kolloidalen Volumenersatzlösung.
– **postpunktioneller Kopfschmerz**: Die Patienten klagen meist **am 2. Tag nach der Punktion** über Kopfschmerzen, die sich beim Stehen und Gehen verschlechtern und im Liegen bessern. Die Ursache ist wahrscheinlich ein Liquorleck an der Punktionsstelle. Inzidenz und Ausprägung der Beschwerden hängen von Art und Größe der ver-

wendeten Spinalnadel ab: **Die Verwendung dünner** (25 G, 27 G), **atraumatischer** (z. B. Whitacre-Nadel mit stumpfer „Pencil-Point"-Spitze oder Sprotte-Nadel) **Spinalnadeln senkt das Risiko**. Die häufigste Ursache ist eine PDK-Anlage mit akzidenteller Duraperforation. Bei Persistenz und Therapieresistenz kann versucht werden, das Liquorleck mit einer epiduralen Injektion von Eigenblut („Blutpatch") zu verschließen.
– „**totale Spinalanästhesie**" (machmal auch „hohe Spinalanästhesie" genannt) durch zu hohes Aufsteigen des Lokalanästhetikums
  • Symptome: rasch eintretende Hypotension, Apnoe, Bewusstlosigkeit, Mydriasis, u. U. Kreislaufstillstand
  • Therapie: Intubation, Beatmung, ggf. Katecholamine, ggf. CPR
– **neurologische Komplikationen**, **intraspinale Blutungen** und Infektionen (S. 286) sind zwar möglich, bei sorgfältiger Durchführung aber sehr selten
– Verletzung von Nervenstrukturen oder Gefäßen
– allergische Reaktionen
– Lokalanästhetikaintoxikation (S. 68)

Kombinierte Spinal- und Epiduralanästhesie (CSE)
Bei diesem Verfahren wird zunächst auf Höhe von L 2/3 oder L 3/4 eine modifizierte Tuohy-Kanüle in den Epiduralraum eingebracht und anschließend mit einer etwas längeren Spinalnadel durch das Lumen der im Epiduralraum liegenden Nadel der Subarachnoidalraum punktiert. Eine **Spinalanästhesie** wird angelegt, anschließend wird die Spinalnadel entfernt und über die noch liegende Tuohy-Nadel ein **Periduralkatheter** eingelegt. Indikationen und Kontraindikationen entsprechen jenen der beiden einzelnen Verfahren. Wichtige **Nachteile** sind, dass die Lage des Periduralkatheters nicht mehr durch eine Testdosis kontrolliert werden kann und der PDK nur lumbal angelegt werden kann.

Kaudalblock
Synonym I Kaudalanästhesie
Indikationen I Diese Sonderform der Periduralanästhesie bei **Kindern** wird v. a. in Kombination mit einer Allgemeinanästhesie (**Kombinationsanästhesie**) zur Reduktion des intraoperativen Analgetikabedarfs und zur Vermeidung postoperativer Schmerzen durchgeführt. **Indikationen** sind z. B. abdominalchirurgische und urologische Eingriffe, Leistenhernien-Operationen sowie andere Operationen im Bereich der unteren Körperhälfte.
Durchführung I Nach der Narkoseeinleitung wird das Kind auf die Seite gelagert und der Hiatus sacralis (Tasten der Cornua sacralia kranial der Rima ani) identifiziert (Abb. 2.67). Die Punktionsstelle wird sorgfältig

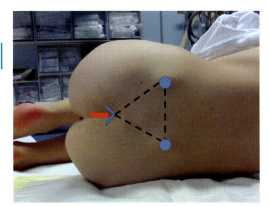

Abb. 2.67 Punktionsort für den Kaudalblock.

desinfiziert und mit sterilen Tüchern abgedeckt. Zur Punktion werden meist spezielle, **sehr dünnlumige Kanülen** (z. B. Epican paed caudal® 25 G) verwendet. Punktiert wird zunächst im steilen Winkel zur Haut. Nach dem spürbaren Durchtritt durch das Lig. sacrococcygeum wird die Nadel abgesenkt und vorsichtig ca. 3–5 mm weitergeschoben. Nach negativer Aspiration wird 1 ml/kg KG Ropivacain 0,2 % (bis zu 1,5 ml/kg KG, je nach gewünschter kranialer Ausbreitung) injiziert. Bei korrekter Lage darf sich subkutan keine Quaddel bilden, sonst besteht eine subkutane Fehllage.

Untere Extremität

Die wichtigsten Verfahren sind die Blockade des N. femoralis und die des N. ischiadicus. Bei beiden Verfahren ist sowohl eine **Single-Shot**-Anästhesie – v. a. für die intraoperative Kombinationsanästhesie – als auch eine **Katheteranlage** für die postoperative Analgesie möglich (**Abb. 2.68**). Die wichtigste Indikation sind **Kniegelenksersatz-Operationen**. Die Verfahren sind einfacher und – bei vergleichbarer analgetischer Wirkung – nebenwirkungsärmer als rückenmarksnahe Verfahren. Mögliche Komplikationen sind **Nervenschädigungen** bei intraneuraler Applikation des Lokalanästhetikums sowie eine Lokalanästhetikaintoxikation (S. 68) bei intravasaler Applikation.

N. femoralis („3-in-1-Block" nach Winnie) ▎ Der Patient befindet sich in Rückenlage mit leicht außenrotiertem Bein. Die **A. femoralis** wird **ca. 5 cm kaudal des Leistenbandes** palpiert. Anschließend wird der Punktionsbereich desinfiziert und ein steriles Lochtuch aufgeklebt. Nach dem Anlegen der sterilen Handschuhe und nochmaliger Palpation wird 1–2 cm **lateral der A. femoralis** (Merke: IVAN: **I**nnen – **V**ene – **A**rterie – **N**erv) mit der Plexusnadel eingestochen und der Nerv aufgesucht. Er kann mittels Nervenstimulation oder Sonografie identifiziert werden. Bei Stimulation des Nervs zuckt der M. quadriceps femoris. Die Nadelspitze wird so platziert, dass es zu **Bewegungen der Patella** („tanzende Patella") kommt.

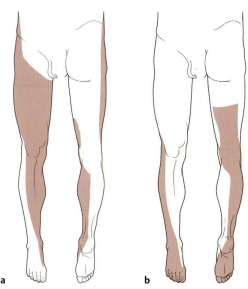

Abb. 2.68 Analgesiezonen bei Nervenblockaden an der unteren Extremität: **a** Blockade des N. femoralis, **b** Blockade des N. ischiadicus (ventraler Zugang) (aus: Schulte am Esch et al., Duale Reihe Anästhesie, Intensivmedizin, Notfallmedizin, Schmerztherapie, Thieme, 2011).

Nun werden ca. 30 ml Lokalanästhetikum (z. B. Ropivacain 0,5–0,75 %) injiziert und ggf. ein Katheter eingelegt (**Abb. 2.69**).

Exkurs

Die Bezeichnung „3-in-1-Block" stammt vom Erstbeschreiber des Verfahrens, der davon ausging, dass neben dem N. femoralis auch der N. cutaneus femoris lateralis und der N. obturatorius betäubt werden. Dies ist jedoch kaum der Fall, weshalb diese **inkorrekte Bezeichnung** nicht mehr verwendet werden sollte.

N. ischiadicus (ventraler Zugang) ▎ Dieses ebenfalls verhältnismäßig einfach anzuwendende Verfahren wird **meist mit einem N. femoralis-Block kombiniert**. Zum Aufsuchen der Punktionsstelle wird die gedachte Verbindungslinie zwischen Spina iliaca anterior superior und Tuberculum pubicum in 3 Abschnitte unterteilt. Zwischen medialem und mittlerem Drittel wird nun eine senkrechte Linie gezogen. Der **Punktionsort** befindet sich auf dieser Linie etwa 1 Handbreit weiter distal, auf einer parallel zur ersten Linie gezogenen Linie durch den Trochanter major (**Abb. 2.70**). Nach sterilem Abwaschen wird mit einer 15 cm langen Plexusnadel unter kontinuierlicher Stimulation punktiert und auf der medialen Seite am Femur vorbei in die Tiefe gegangen. Bei Erreichen des N. ischiadicus zeigt sich eine **Plantarflexion des Fußes**. Nach korrekter Positionierung der Nadel werden ca. 30 ml eines langwirksamen Lokalanästhetikums (z. B. Ropivacain 0,5–0,75 %) injiziert, ggf. ein

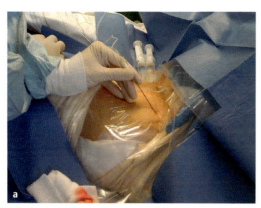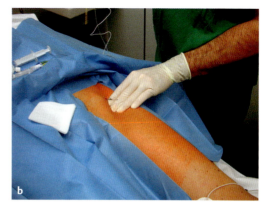

Abb. 2.69 Femoralis-Katheter: **a** Anlage des Katheters, **b** Katheter in situ.

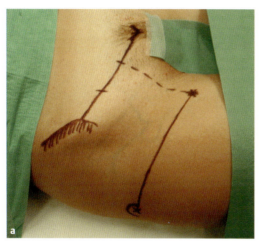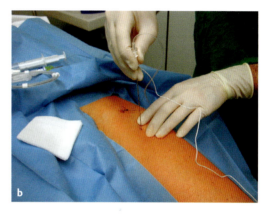

Abb. 2.70 Blockade des N. ischiadicus: **a** Aufsuchen des Punktionsortes, **b** Anlage des Katheters (a: aus Schulte am Esch et al., Duale Reihe Anästhesie, Intensivmedizin, Notfallmedizin, Schmerztherapie, Thieme, 2011).

Katheter gesetzt, die Nadel entfernt und ein steriles Pflaster aufgeklebt.

Weitere Verfahren | Gelegentlich werden distale Ischiadikus- oder Poplitealblockaden oder ein ringförmig über dem Sprunggelenk angelegter Fußblock eingesetzt, um schmerzfreie Operationen am Fuß zu ermöglichen.

Operationen in Blutsperre

Vor allem traumatologische Eingriffe werden oft mit einer sog. Blutsperre in „Blutleere" durchgeführt. Dabei wird die Extremität mit elastischen Gummibandagen stramm eingewickelt, anschließend proximal eine pneumatische Manschette etwa 100 mmHg über den systolischen Blutdruck (meist 250 mmHg) aufgepumpt und die elastische Bandage entfernt. Die Extremität ist dann nicht mehr durchblutet. So kann der Blutverlust minimiert und die Operation meist zügig vorangebracht werden. Probleme bereitet die Blutsperre v. a. hinsichtlich der Analgesie: Zum einen ist die stramm aufgepumpte Manschette sehr schmerzhaft, zum anderen entwickelt sich in der Extremität eine immer stärker werdende Ischämie mit anschließendem Reperfusionsschmerz. Analgetika helfen hier kaum, allerdings wirken gezielte Nervenblockaden (z. B. N. musculocutaneus) gut. Ggf. muss entweder die Blutsperre abgelassen oder das Anästhesieverfahren gewechselt werden. Der Anlagezeitraum muss auf dem Narkoseprotokoll minutengenau dokumentiert werden, der Operateur ist regelmäßig auf die bestehende Ischämiedauer hinzuweisen. Blutsperren dürfen bis maximal 2 Stunden angelegt bleiben.

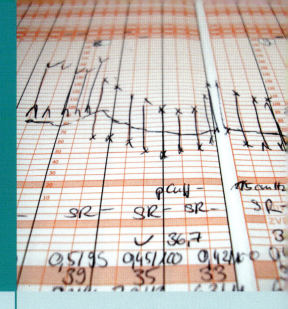

Kapitel 3

Während der OP

3.1 Klinischer Fall 82

3.2 Aufrechterhaltung einer Allgemeinanästhesie 83

3.3 Narkosebeatmung 86

3.4 Intraoperative Maßnahmen 88

3.5 Komplikationen 91

3.1 Klinischer Fall

Von der Straße in den OP

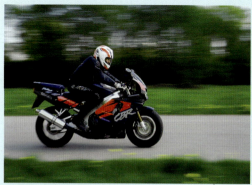

Abb. 3.1 (Quelle: MEV)

Verpatzte Mittagspause
Dr. Meinhardt ist heute als Anästhesist im traumatologischen OP-Saal eingeteilt. Nach einer mehrstündigen Operation will er sich gerade im Dienstzimmer ein verspätetes Mittagessen gönnen, als der diensthabende Unfallchirurg anruft: „Entspann dich nicht zu sehr: Ich habe hier in der Notaufnahme einen 19-Jährigen, der mit dem Motorrad verunglückt ist. Zu seinem Glück hat er sich „nur" beide Oberschenkel gebrochen, da hätte noch viel mehr passieren können! Wir müssen ihn aber so schnell wie möglich operieren! Immer diese jungen Leute auf den schnellen Maschinen!"

Bericht der Notärztin
Vor dem OP sieht sich Dr. Meinhardt den Bericht der Notärztin an: Der Patient heißt Thomas Kühn. Er hat 500 ml Jonosteril® und 0,1 mg Fentanyl erhalten und war kardiopulmonal zu jeder Zeit stabil.

Einleitung der Narkose
Herr Kühn ist bereits im Einleitungsraum, das Basismonitoring ist etabliert: Blutdruck 105/60 mmHg, Herzfrequenz 75/min. Der Patient ist bei Bewusstsein. Dr. Meinhardt klärt ihn zügig über die Allgemeinanästhesie auf und fragt nach chronischen Erkrankungen und Allergien. Herr Kühn erklärt sich mit allem einverstanden und gibt keine Vorerkrankungen oder Allergien an. Schließlich muss noch über das Vorgehen bei der Einleitung entschieden werden. Dr. Meinhardt fragt den Patienten: „Wann haben Sie denn das letzte Mal etwas gegessen?" Herr Kühn überlegt kurz und meint dann: „Ich habe recht lang geschlafen und dann noch kräftig gefrühstückt, bevor ich losgefahren bin. Das muss so vor 2 Stunden gewesen sein." Dr. Meinhardt entschließt sich daher, eine Nicht-Nüchtern-Einleitung durchzuführen. Dazu verabreicht er Herrn Kühn 0,3 mg Fentanyl, 450 mg Thiopental und 80 mg Rocuronium.

Plötzlicher Blutdruckabfall
Dr. Meinhardt kann den Patienten problemlos und auf Anhieb intubieren. Danach fällt ihm jedoch auf, dass die Herzfrequenz nach der Gabe der Einleitungsmedikamente auf 130/min angestiegen ist. Die Kontrollmessung des Blutdrucks bestätigt den Verdacht: 66/34 mmHg! Dr. Meinhardt erklärt sich diesen Blutdruckabfall mit dem deutlichen Blutverlust (hämorrhagischer Schock) aufgrund der beiden Femurfrakturen und verabreicht 15 μg Noradrenalin. Dadurch steigt der Blutdruck auf 85/51 mmHg an. Er lässt die Infusion zügig einlaufen, legt einen Volumenzugang am linken Unterarm und infundiert darüber zügig 1000 ml kristalline Infusionslösung. Die Herzfrequenz sinkt daraufhin auf knapp unter 110/min. Der Blutdruck bleibt ebenfalls stabil um die 80 mmHg systolisch, sodass Dr. Meinhardt zur Narkoseaufrechterhaltung problemlos das Inhalationsanästhetikum Sevofluran nutzen kann. Im weiteren Verlauf erhält Herr Kühn weitere 1000 ml kristalline Volumenersatzlösung und sein Blutdruck stabilisiert sich bei 100 mmHg systolisch. Die Herzfrequenz normalisiert sich ebenfalls auf 80/min. Der weitere Operationsverlauf ist unproblematisch.

3.2 Aufrechterhaltung einer Allgemeinanästhesie

Key Point
- Die in der Narkoseeinleitung erreichten Komponenten der Anästhesie – Analgesie, Hypnose und Muskelrelaxation – werden intraoperativ genau kontrolliert und durch gezielte Medikamentengaben aufrechterhalten.
- Unterschieden werden die totale intravenöse (TIVA) und die balancierte Anästhesie (Verwendung volatiler Anästhetika).
- Als volatile Anästhetika werden heute Sevofluran, Isofluran und Desfluran eingesetzt.

3.2.1 Zielsetzung
Unmittelbar nach der Narkoseeinleitung ist der Patient bewusstlos (Hypnotikum), schmerzfrei (Opioid), kann nicht eigenständig atmen (Muskelrelaxans, zentrale Atemlähmung durch das Opioid) und muss maschinell über einen Endotrachealtubus oder eine Larynxmaske beatmet werden. Um intraoperative Wachheit und Schmerzen zu vermeiden und eine gute Tubustoleranz zu erreichen, muss die Narkose zumindest mit einem **Opioid** und einem **Hypnotikum aufrechterhalten** werden. Dies ist prinzipiell durch eine total intravenöse Anästhesie (TIVA, Injektion aller Medikamente) oder eine balancierte Anästhesie (Opioid i. v. + volatiles Anästhetikum über die Atemluft) möglich.

3.2.2 Totale intravenöse Anästhesie (TIVA)
Definition I Narkoseaufrechterhaltung durch i. v.-Zufuhr eines Opioids und eines Hypnotikums.
Vor- und Nachteile I Die TIVA impliziert die i. v.-Zufuhr der hypnotischen Komponente der Anästhesie. Hierzu ist derzeit im Wesentlichen nur **Propofol** als gut steuerbares, i. v. verfügbares Hypnotikum verfügbar. Die Narkose wird meist **als sehr angenehm empfunden** und ist – v. a. in Kombination mit kurzwirksamen Opioiden wie Remifentanil – sehr **gut steuerbar**. Der größte Nachteil ist, dass der **Bedarf** an Propofol interindividuell sehr **unterschiedlich** ist und die Konzentration am Wirkort – trotz vieler Versuche der Errechnung pharmakologisch wirksamer Konzentrationen mit programmierbaren Perfusoren oder Computerprogrammen – nicht genau bekannt ist. Bei niedriger Dosis wird daher gehäuft **intraoperative Wachheit** („Awareness") beobachtet. Bei zu flacher Narkose ist die Abwehrreaktion meist schreckhaft und damit potenziell problematisch (z. B. bei Operationen am Auge).

> **MERKE**
> **Intraoperative Wachheit** ist aufgrund der Muskelrelaxation nur durch die **vegetative Stressantwort** zu erkennen (Tachykardie, Blutdruckanstieg, Schwitzen, Tränensekretion). Auch der Grad der Muskelrelaxation muss hierzu kontinuierlich gemessen werden.

Indikationen I Die TIVA wird – aufgrund der Nebenwirkungen (S. 85) der inhalativen Anästhetika – insbesondere bei Patienten mit **Prädisposition zu maligner Hyperthermie**, **erhöhtem Hirndruck** und ausgeprägter **Neigung zu** postoperativer Übelkeit und Erbrechen (S. 102) (PONV) sowie bei **ambulanten Anästhesien** eingesetzt.
Durchführung I Als Hypnotikum wird i. d. R. das gut steuerbare Propofol (S. 42) verwendet. Es wird kontinuierlich mittels Spritzenpumpe infundiert. Die Infusionsrate (4–12 mg/kg KG/h) wird den Erfordernissen der Narkosetiefe (z. B. Art des Eingriffs, Art und Dosierung des Opioids) angepasst.

> **MERKE**
> Insbesondere beim Spritzenwechsel muss bei allen Medikamenten akribisch darauf geachtet werden, dass es nicht zu **Verwechslungen** kommt, andernfalls sind lebensgefährliche Überdosierungen möglich (z. B. bei Katecholaminen). Die Konzentration muss immer und auf jeder Spritze gut sichtbar angebracht werden.

3.2.3 Balancierte Anästhesie
Durchführung
Definition I Narkoseaufrechterhaltung durch Zufuhr eines volatilen Anästhetikums über die Atemluft und i. v.-Applikation eines Opioids.
Bewertung I Volatile Anästhetika werden v. a. **bei langen Eingriffen** verwendet. Da sie über die Beatmung an- und abfluten, müssen sie rechtzeitig vor dem Ende der Operation abgestellt werden, um ein rechtzeitiges Aufwachen des Patienten sicherzustellen. Vorteilhaft sind volatile Anästhetika wegen ihrer bronchodilatatorischen Wirkung insbesondere bei Patienten, die zu Bronchospasmen neigen. Ihr größter Vorteil ist, dass man durch die Messung der in- und endexspiratoischen Konzentration auch die Konzentration am Wirkort – also im ZNS – kennt. Sie führen daher zu einem sehr **sicheren Schlaf**.

Praxistipp
Achten Sie bei der Verwendung von volatilen Anästhetika immer darauf, dass die Narkosegasabsaugung angesteckt und aktiv ist, um eine unnötig hohe Belastung für das Personal zu vermeiden.

Volatile Anästhetika

Heute verwendete volatile Anästhetika (Inhalationsnarkotika, inkorrekt „Narkosegase") sind **Isofluran**, **Sevofluran** und **Desfluran**. Sie unterscheiden sich v. a. durch ihre Löslichkeit in Blut und Fettgewebe (**Tab. 3.1**) und damit durch die Geschwindigkeit, mit der sie ihre Wirkung erreichen („anfluten") und wieder verlieren („abfluten"). Für eine ausreichende Narkosetiefe sind bei den einzelnen Substanzen daher unterschiedliche Konzentrationen erforderlich. Die früher verwendeten Substanzen **Diethylether** (Äther), **Halothan** und **Enfluran** sind aufgrund ihres ungünstigen Nebenwirkungsprofils **nicht mehr im Handel** erhältlich.

Chemische Eigenschaften | Volatile Anästhetika sind mehrfach **halogenierte Kohlenwasserstoffe** mit einer Ether-Brücke. Sie liegen bei Raumtemperatur als Flüssigkeit mit niedrigem Siedepunkt vor und werden mithilfe von **Vaporen** verdampft. Jeder Vapor ist dabei nur für „sein" spezifisches volatiles Anästhetikum geeignet und mit unterschiedlichen Anschlüssen versehen, um eine falsche Befüllung zu vermeiden. Die Systeme (Vaporen und Flaschen) sind farbcodiert (Isofluran: violett; Sevofluran: gelb; Desfluran: blau, **Abb. 3.2**).

Pharmakodynamik | Der genaue Wirkmechanismus der Inhalationsanästhetika ist nicht bekannt, es existieren verschiedene Theorien: Da die Substanzen sehr lipophil sind, wurde lange Zeit angenommen, dass sie unterschiedliche Elemente der Phospholipid-Doppelschicht der Zellmembran beeinflussen (**Meyer-Overton-Hypothese**). Neuere Forschungsergebnisse deuten jedoch auf direkte, spezifische **Wechselwirkungen mit Ionenkanälen oder Rezeptoren** (z. B. GABA, NMDA) hin. Volatile Anästhetika wirken **hypnotisch**, geringfügig muskelrelaxierend und **nicht analgetisch**.

Blut/Gas-Verteilungskoeffizient | Das Anästhetikum wird zunächst vom Vapor verdampft und der Einatemluft in einer eingestellten Konzentration beigemischt. In der Alveole muss es ins Blut übertreten, um zum Wirkort transportiert zu werden. Dies ist einerseits abhängig von der Konzentration in der Einatemluft (höhere Konzentration → schnellerer Übertritt ins Blut) und zum anderen von der **Löslichkeit der Substanz im Blut** (Blut/Gas-Verteilungskoeffizient): **Je besser löslich** eine Substanz im Blut ist, umso schlechter wird sie an das ZNS abgegeben (langsamer Anstieg des Partialdrucks im ZNS) und **umso länger dauert** die **Ein- und Ausleitung** der Narkose.

Öl/Gas-Koeffizient | Um die Blut-Hirn-Schranke, die überwiegend aus Phospholipid-Doppelschichtmembranen und somit Fett besteht, zu überwinden, muss das Anästhetikum lipophil sein. Dies wird durch den **Öl/Gas-Koeffizienten** angegeben: Je lipophiler eine Substanz ist (hoher Öl/Gas-Koeffizient), umso potenter ist sie.

MAC-Wert | Der MAC-50 (minimale alveoläre Konzentration) ist eine Maßeinheit der Wirksamkeit eines volatilen Anästhetikums. Diese historische Größe aus der Zeit der Äthernarkose (S. 43) gibt die **Konzentration** an, bei der bei einer Mononarkose **50 % der Patienten keine Abwehrreaktion auf einen Hautschnitt zeigen**. Der tatsächlich benötigte MAC-Wert ist bei Säuglingen und Kleinkindern, Fieber und Alkoholabusus höher, bei älteren Patienten, Schwangeren, Hypothermie und gleichzeitiger Anwendung von Opioiden niedriger.

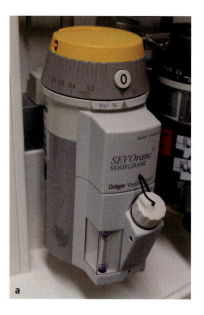
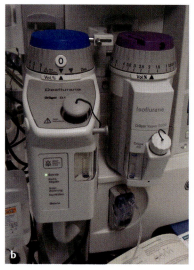

Abb. 3.2 Vaporen: **a** Sevofluran, **b** Desfluran und Isofluran.

Tab. 3.1

Eigenschaften der volatilen Anästhetika.

	Blut/Gas-Verteilungskoeffizient	Öl/Gas-Koeffizient	MAC-50 (Vol.-%)	Metabolisierung
Isofluran	1,4	91	1,2	0,2 %
Sevofluran	0,7	47	2,0	3–5 %
Desfluran	0,5	19	6,0	0,1 %

Nebenwirkungen und Kontraindikationen I Die Nebenwirkungen der einzelnen Substanzen ähneln sich. Die schwerwiegendste Nebenwirkung ist die Auslösung einer malignen Hyperthermie (S. 91), bei bekannter Veranlagung oder familiärer Prädisposition zu maligner Hyperthermie sind volatile Anästhetika daher kontraindiziert. Volatile Anästhetika steigern in hoher Konzentration den Hirndruck und beeinträchtigen den zerebralen Blutfluss und sind daher bei erhöhtem Hirndruck kontraindiziert. Die Inzidenz von PONV (S. 102) ist bei balancierter Anästhesie höher als bei TIVA. Zu beachten sind außerdem eine dosisabhängige Reduktion der renalen Durchblutung, eine atemdepressive Wirkung und die Gefahr von Blutdruckabfällen durch eine vasodilatierende sowie negativ inotrope und chronotrope Wirkung (Ausnahme: Desfluran kann auch einen Blutdruckanstieg und Tachykardien auslösen).

Isofluran I Isofluran (Forane®, Forene®) ist das potenteste derzeit erhältliche Inhalationsanästhetikum. Es flutet vergleichsweise langsam an und ab, hat einen stechenden Geruch und wirkt schleimhautreizend. Daher ist es nicht zur Einleitung und nur für mittellange bis lange Eingriffe geeignet. Aufgrund seiner muskelrelaxierenden Wirkung wird es häufig in der Viszeralchirurgie eingesetzt. Es wirkt darüber hinaus gut bronchodilatierend.

Sevofluran I Sevofluran (Sevorane®) flutet schnell an und ab (→ schnelles Einschlafen und Aufwachen). Aufgrund des vergleichsweise angenehmen Geruchs kann es als einzige Substanz zur Maskeneinleitung (S. 43) verwendet werden und wird u. a. in der Kinderanästhesie verbreitet eingesetzt. Zudem soll es kardioprotektive Eigenschaften bei Eingriffen an der Herz-Lungen-Maschine haben. Eine Besonderheit ist die Reaktion mit dem Atemkalk bei halbgeschlossenen Narkosesystemen: Insbesondere bei niedrigem Frischgasfluss (s. u.) und trockenem Atemkalk entstehen die Abbauprodukte Compound A–E. Compound A wirkt im Tierversuch nephrotoxisch, am Menschen wurde bislang aber keine schädigende Wirkung nachgewiesen. Dennoch sollte Sevofluran nicht unkritisch für Niedrigflussnarkosen (Gesamtgasfluss < 1 l/min) verwendet werden. Die intraoperative Verwendung von Sevofluran wird bei Kindern in den Zusammenhang mit postoperativen Unruhezuständen („Aufwachdelir") gebracht.

Desfluran I Desfluran (Suprane®) ist die am schnellsten an- und abflutende Substanz und wird aufgrund der sehr guten Steuerbarkeit verbreitet eingesetzt. Da der Siedepunkt nahe der Raumtemperatur liegt (22,8 °C), sind spezielle, beheizte Vaporen nötig, um eine von der Umgebungstemperatur unabhängige Abgabe zu gewährleisten. Bei CO_2-Absorbern mit sehr trockenem Atemkalk kann Kohlenmonoxid (CO) entstehen. Desfluran riecht stechend, ist stark schleimhautreizend und daher nicht zur inhalativen Narkoseeinleitung geeignet. Die Atemwegsreizung kann Laryngo- oder Bronchospasmen auslösen (→ möglichst kein Einsatz bei Patienten, die mit einem supraglottischen Atemweg versorgt sind). Eine spezielle Indikation ist die Narkoseaufrechterhaltung in der Adipositaschirurgie und bei anderen Operationen von sehr adipösen Patienten (im Vergleich zu den anderen Substanzen deutlich geringere Anreicherung im Fettgewebe). Bei schnellen Konzentrationsänderungen ist eine Sympathikusaktivierung mit Blutdruck- und Herzfrequenzanstieg möglich.

Exkurs

„Narkosegase"

Häufig ist im klinischen Alltag die Rede von einer „Gasnarkose". Dabei sind es streng genommen keine Gase, die man zu Narkosezwecken benutzt, sondern sog. volatile (flüchtige) Anästhetika, also Flüssigkeiten, die bei relativ niedriger Temperatur bereits verdampfen. Chemisch handelt es sich dabei um niedermolekulare, mehrfach halogenierte Kohlenwasserstoffe mit einer funktionellen Ether-Bindung. Mithilfe von für die jeweilige Substanz geeichten Vaporen lassen sich die Flüssigkeiten kontrolliert verdampfen und somit gut steuerbar zu pharmakologischen Zwecken einsetzen. Lachgas (N_2O) hingegen ist ein „echtes Narkosegas", das heute allerdings immer mehr an Bedeutung verliert. Das Edelgas Xenon wird derzeit nur experimentell angewendet.

Lachgas

Lachgas (N_2O, Distickstoffmonoxid, alter Name Stickoxydul) ist ein hypnotisch und analgetisch wirkendes Gas, das früher sehr weit in der Anästhesiologie verbreitet war. Es hat einen theoretischen MAC-50 von 105%, ist somit **nicht alleine zur Aufrechterhaltung einer Narkose geeignet** und muss mit einem volatilen Anästhetikum kombiniert werden. Es flutet bei Narkosebeginn schnell an und später auch wieder schnell ab. Aufgrund der guten analgetischen Wirkung ist intraoperativ meist nur eine geringe Opioidgabe erforderlich. Die vom Patienten benötigte inspiratorische Sauerstofffraktion (F_iO_2) limitiert die maximal mögliche Dosis an zugeführtem Lachgas auf maximal 70%. Es **diffundiert in alle luftgefüllten Räume** (Tubuscuff, Innenohr, Darm) und ist daher bei vielen Eingriffen (z.B. Ileus) nicht verwendbar. Der Druck im Tubuscuff muss kontinuierlich gemessen werden. Narkosen mit N_2O führen in einem höheren Prozentsatz zu PONV (S. 102). Nach der Narkoseausleitung kann es aufgrund seiner sehr schnellen Diffusion eine gefährliche **Diffusionshypoxie** auslösen.

Xenon
Das Edelgas Xenon kann ebenfalls sehr gut für Narkosen eingesetzt werden. Es wirkt bei einer Konzentration von 70% **gut hypnotisch**. Aufgrund des **hohen Preises** und möglicher **Nebenwirkungen** (Übelkeit, PONV) konnte es bisher in der klinischen Routine nicht etabliert werden.

3.3 Narkosebeatmung

Key Point
- Bei den Beatmungssystemen werden offene, halboffene, halbgeschlossene und geschlossene Systeme unterschieden.
- Die beiden wichtigsten Beatmungsmodi sind die druckkontrollierte (PCV) und die volumenkontrollierte Beatmung (VCV).

3.3.1 Beatmungssysteme
Bei den Beatmungssystemen werden grundsätzlich Systeme ohne und mit Rückatmung (d.h. Ausatemluft wird in das System zurückgeführt und wieder eingeatmet) unterschieden:
- **offenes System**: Die Einatemluft kommt aus der Umgebung und die Ausatemluft entweicht in die Umgebung. Die Schimmelbusch-Maske, bei der Mullkompressen mit Äther betropft und dem Patienten vor den Mund gehalten wurden, ist das bekannteste Beispiel. Offene Systeme sind sehr schwer steuerbar und finden **heute keine Anwendung mehr**.
- **halboffenes System**: Die Einatemluft kommt aus dem System, die Ausatemluft entweicht vollständig in die Umgebung. Die Zusammensetzung der Einatemluft wird vollständig kontrolliert, Zusätze (z.B. nicht verbrauchter Sauerstoff und volatile Anästhetika) entweichen jedoch vollständig in die Umgebung. Der **Ambu-Beatmungsbeutel** und alle **Beatmungsgeräte in der Intensivmedizin** funktionieren nach diesem Prinzip.
- **halbgeschlossenes System**: Die Einatemluft kommt aus dem System, die Ausatemluft geht in das System zurück und wird für die nächste Beatmung wiederverwendet. Da der Sauerstoff im Lauf der Zeit verbraucht und das System voll mit CO_2 wäre, sind hier einige technische Modifizierungen notwendig (z.B. **Kreisteil** und **CO_2-Absorber** im Ausatemschenkel, der das ausgeatmete CO_2 vollständig chemisch bindet und aus der Atemluft entfernt). Zudem muss der verbrauchte Sauerstoff wieder zugeführt werden. Die Luftmenge, die der Sauerstoffzufuhr entspricht, wird an die Umgebung abgegeben. Alle modernen **Narkose-Beatmungsgeräte** funktionieren nach diesem Prinzip. Je nach Menge der Frischluftzufuhr (mit regelbarem Sauerstoffgehalt) bezeichnet man diese Systeme als **High Flow** (>1 l/min), **Low Flow** (<1 l/min) und **Minimal Flow** (<0,5 l/min). Ein niedriger Flow hat den Vorteil, dass deutlich weniger medizinische Gase und volatile Anästhetika verbraucht werden und eine bessere Atemgasklimatisierung (Wärme/Feuchtigkeit) stattfindet.
- **geschlossenes System**: Die Einatemluft kommt aus dem System, die Ausatemluft geht zurück ins System. Das Prinzip entspricht dem des halbgeschlossenen Systems, mit dem einzigen Unterschied, dass nur die geringstmögliche Menge Gas, also ausschließlich Sauerstoff (3–6 ml/kg KG) im System ersetzt wird. Hochmoderne **Anästhesie-Beatmungsgeräte** funktionieren nach diesem Prinzip. Auch bei der Verwendung von Xenon werden aufgrund der hohen Kosten geschlossene Systeme verwendet.

3.3.2 Beatmungsmodi
Moderne Narkose-Beatmungsgeräte ermöglichen eine Vielzahl von Beatmungsmodi. Für Standardnarkosen ist es jedoch zunächst ausreichend, mit der druck- und der volumenkontrollierten Beatmung vertraut zu sein: Die **druckkontrollierte Beatmung** erlaubt meist deutlich geringere Spitzendrücke und ist bei kritisch kranken Patienten in der Intensivmedizin weit verbreitet. Im OP erscheint jedoch – insbesondere in Notfallsituationen und bei Eingriffen mit intraoperativer Veränderung des intraabdominellen Drucks (Laparoskopien, Viszeralchirurgie) – die **volumenkontrollierte Beatmung** als vorteilhaft, da sie den Patienten unabhängig von Störeinflüssen relativ sicher mit dem eingestellten Minutenvolumen ventiliert.

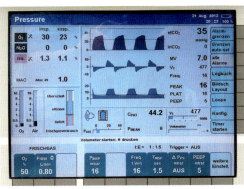

Abb. 3.3 Druckkontrollierte Beatmung (**PCV**): Der Flow nimmt mit zunehmender Dauer der Inspiration ab, während der Druck während der gesamten Inspiration gleich bleibt.

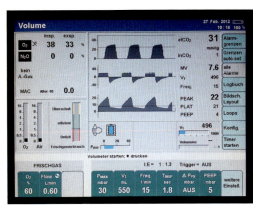

Abb. 3.4 Volumenkontrollierte Beatmung (**VCV**): Der Flow bleibt während der Inspiration konstant (kein Abfall der Kurve), während der Beatmungsdruck kontinuierlich zunimmt (ansteigende Druckkurve).

Druckkontrollierte Beatmung ▍ Bei der **PCV** (Pressure Controlled Ventilation) werden der **Inspirationsdruck** (P_{insp}), der zu haltende Exspirationsdruck (PEEP), die Beatmungsfrequenz (f) und das Inspirations-zu-Exspirations-Verhältnis (I : E) **eingestellt**. Daraus ergibt sich das **Atemminutenvolumen**. Das **Tidalvolumen** (Atemzugvolumen, V_t) sollte 6–8 ml/kg KG betragen, die Beatmungsfrequenz richtet sich nach dem endexspiratorisch gemessenen CO_2-Partialdruck ($p_{et}CO_2$, Sollwert: ca. 35 mmHg). Der Druck während der gesamten Inspiration bleibt bei dieser Beatmungsform gleich, der daraus resultierende Atemgasfluss ist zu Beginn der Inspiration relativ hoch und nimmt im Lauf der Inspiration ab (dezelerierender Gasfluss). **Abb. 3.3** zeigt typische Druck- und Flusskurven bei PCV.
Beispiel für eine Beatmungseinstellung (gesunder, 70 kg schwerer Patient): PEEP: 5 mmHg, I : E-Verhältnis: 1 : 1,5, f: 12/min, Adaptierung von P_{insp} bis ein V_t von ca. 490 ml erreicht wird

▍**MERKE**

Bei der **PCV** haben **Veränderungen der Compliance** (Volumendehnbarkeit des Thorax) unmittelbare **Auswirkungen auf das Tidal- und Atemminutenvolumen**. Stützt sich z. B. jemand auf dem Thorax ab, kann das Tidalvolumen abnehmen und nicht mehr ausreichen. Eine ständige Kontrolle und sinnvolle, aber enge **Alarmgrenzen** am Beatmungsgerät sind daher obligat!

Volumenkontrollierte Beatmung ▍ Bei der **VCV** (Volume Controlled Ventilation) werden – wie bei der PCV – PEEP, Beatmungsfrequenz und I : E-Verhältnis eingestellt. Zusätzlich wird aber nicht der Inspirationsdruck, sondern das gewünschte **Tidalvolumen** (V_t) am Gerät **festgelegt**: Dieses wird daher unabhängig von der Compliance erreicht. Der Atemgasstrom ist relativ konstant, der Beatmungsdruck nimmt jedoch während der Inspiration zu. Die **Einstellung eines Begrenzungsdrucks** (P_{max}, z. B. 25 mmHg bei Rücken- und 30 mmHg bei Bauchlage), bei dem das Beatmungsgerät die Beatmung abbricht und alarmiert, ist daher zur Vermeidung von Druckschädigungen unbedingt erforderlich. **Abb. 3.4** zeigt typische Druck- und Flowkurven bei VCV.
Beispiel für eine Beatmungseinstellung (gesunder, 70 kg schwerer Patient): PEEP: 5 mmHg, I : E-Verhältnis: 1 : 1,5, f: 12/min, V_t = 490 ml

▍**MERKE**

Eine **Abnahme der thorakalen Compliance** führt bei **VCV** zu einem **Anstieg des Spitzendrucks**. Um exzessive Beatmungsdrucke zu vermeiden, muss daher eine sinnvolle **Druck-Höchstgrenze** (P_{max}) eingestellt werden.

I : E-Verhältnis ▍ Das Verhältnis von Inspiration zu Exspiration beträgt bei den meisten Beatmungsgeräten standardmäßig **1 : 1,5 bis 1 : 1,7**. Bei Patienten mit obstruktiven Lungenerkrankungen muss die Exspiration verlängert werden, da die Luft sonst nicht mehr aus den Alveolen ausströmen kann: Bei diesem „Air Trapping" erreicht die Flowkurve bei der Exspiration nicht mehr die Nulllinie, sondern bricht durch die nächste Inspiration stufenförmig ab (**Abb. 3.5**).

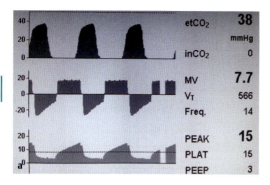 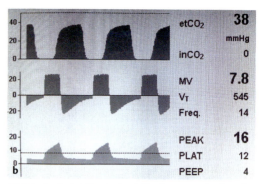

Abb. 3.5 **a**: Exspiration zu kurz (Flowkurve bricht mit Stufenbildung ab), **b**: I : E geändert (Exspiration in Flowkurve erreicht die Nulllinie wieder).

3.4 Intraoperative Maßnahmen

Key Point
- Operateur und Anästhesist sind gemeinsam für die Lagerung des Patienten verantwortlich.
- Insbesondere bei langer Operationsdauer ist ein Auskühlen des Patienten unbedingt zu vermeiden.
- Intraoperative Flüssigkeitsverluste können durch kristalline und/oder kolloidale Volumenersatzmittel ersetzt werden.
- Bei großen Blutverlusten kann die Infusion von Blutprodukten bis hin zur Massivtransfusion notwendig werden.

3.4.1 Lagerung

Die Lagerung des Patienten ist **gemeinsame Aufgabe von Operateur und Anästhesist**. Dabei müssen immer Kompromisse zwischen operativer (optimale OP-Bedingungen) und anästhesiologischer Seite (z. B. Erreichbarkeit von Beatmung und Zugängen) eingegangen und darauf geachtet werden, dass alle Körperstellen **druckfrei gelagert** sind, um Druckstellen oder Lagerungsschäden (z. B. Drucknekrosen, Nervenschäden) zu vermeiden. **Zugänge mit Zuspritzmöglichkeit** für Medikamente müssen **immer erreichbar** sein (ggf. Verlängerung der Zuleitungen). Die **Beatmungsschläuche** müssen **ausreichend lang** sein und zwischen Narkosebeatmungsgerät und Patient muss sich eine **Zugentlastung** (z. B. mittels „Ulmer Rad"), befinden, sodass es bei Zug auf die Schläuche nicht zur akzidentellen Extubation kommt. Im Regelfall wird **ein Arm „ausgelagert"**, d. h. abduziert und auf eine 90° zum Körper befindliche, gepolsterte Armstütze gelegt, um für den Anästhesisten erreichbar zu sein. Welcher Arm dies ist, hängt vom Eingriff, vom Operateur und von den klinikspezifischen Vorgaben ab. Die meisten Operationen können nen in **Rückenlagerung** durchgeführt werden, vielfach sind jedoch **besondere Lagerungen** (z. B. Bauch-, Seiten-, Beach-Chair- oder halbsitzende Lagerung sowie spezielle Lagerungen v. a. in der Orthopädie und der Neurochirurgie) erforderlich, die in den meisten Kliniken regionalen Besonderheiten unterliegen, mit denen man sich vertraut machen sollte.

3.4.2 Temperaturmanagement

Problematik ❙ Im Einleitungsraum ist der Patient mit warmen Decken vor dem Auskühlen geschützt. Im OP müssen jedoch oft große Flächen steril abgewaschen werden und liegen auch oft während der gesamten Operation frei, wodurch der **Wärmeverlust erheblich** sein kann. Zudem ist während der Narkose die **körpereigene Wärmeproduktion reduziert** (z. B. Fehlen von Kältezittern) und die **Wärmeabgabe** durch die anästhesiebedingte Verringerung des Sympathikotonus **erhöht**. Die resultierende perioperative Hypothermie ist zum einen für den Patienten unangenehm und **verschlechtert** zum anderen das **Outcome** (vermehrt Wundinfektionen, pulmonale und kardiale Komplikationen, negativer Effekt auf die Blutgerinnung, verzögertes Aufwachen, veränderte Pharmakokinetik einiger Medikamente).

Vermeiden einer Hypothermie ❙ Bei **sehr kurzen Eingriffen** (deutlich < 1 h) kann der Wärmeverlust meist durch **passive Maßnahmen** (z. B. warme Decken) ausreichend reduziert werden. Bei länger dauernden Eingriffen sowie immer bei Säuglingen, Kindern und bei manifester Hypothermie müssen **aktive Maßnahmen** zum Wärmeerhalt ergriffen werden. Diesbezüglich effektive Maßnahmen umfassen spezielle Wärmematten und konvenktive Wärmesysteme (Wärmedecken, **Abb. 3.6**). Unterstützend sollten bei hypothermiegefährdeten Patienten erwärmte Infusionen eingesetzt werden. Zusätzlich kann der Wärmeverlust über die Ausatemluft durch Einstellen eines **niedrigen Frischgasflusses** am Narkosebeatmungsgerät duch Wahl von Low- oder Minimal-Flow (S. 86) oder durch Erhöhung der Temperatur im OP-Saal minimiert werden.

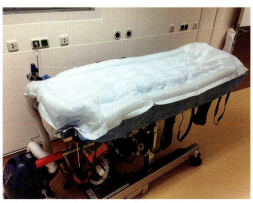

Abb. 3.6 OP-Tisch für Notfallpatienten mit vorbereiteter Unterkörper-Wärmedecke und entsprechendem Gerät.

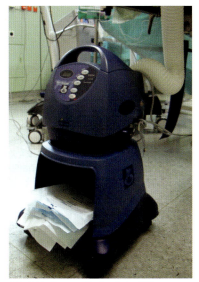

Abb. 3.7 System für die aktive Wärmung von Patienten (Beispiel: Bair Hugger®).

Konvektionswärme | Thermische Energie wird hier mittels warmer Luft übertragen. Verschiedene Hersteller bieten dafür Geräte (z. B. Bair Hugger®, Warm Touch®, **Abb. 3.7**) an, um Luft auf die gewünschte Zieltemperatur zu erwärmen. Diese Luft zirkuliert dann in speziellen Decken (Auswahl je nach Operationsbereich, z. B. Oberkörperdecke für Eingriffe am Abdomen). Diese Methode funktioniert bei den meisten Operationen ohne großen Blutverlust sehr gut.

Infusionswärmegeräte | Insbesondere bei Operationen mit hohem Blutverlust (z. B. Polytrauma, Herz-, Thorax- oder Gefäßchirurgie) oder bei unzureichendem Effekt der Konvektionswärme ist ein Anwärmen der Infusionen sinnvoll. Dadurch kann ein Patient zwar nicht aufgewärmt, ein zusätzlicher Wärmeverlust durch den Blutverlust jedoch kompensiert werden. Die Geräte (z. B. HotLine®, Level1®) beruhen auf dem Gegenstromprinzip: Die Infusion wird am Gerät angeschlossen und fließt in einen speziellen Infusionsschlauch, der von außen von warmem Wasser umspült wird. Unabhängig von der Infusionsgeschwindigkeit erreicht die Infusionslösung so je nach Gerät 38–41 °C, bevor sie in den Patienten fließt. Einige der neueren Geräte sind so leistungsstark, dass sogar Blutkonserven direkt aus dem Kühlschrank mittels Druckinfusion infundiert werden können und beim Erreichen des Patienten auf Körpertemperatur sind.

> **MERKE**
>
> Bei allen Patienten, die aktiv Wärme zugeführt bekommen, muss eine **kontinuierliche** Temperaturmessung (S. 31) (rektal, ösophageal, über Blasenkatheter) möglich sein.

3.4.3 Perioperatives Monitoring

Das perioperative Monitoring umfasst bei jedem Patienten Blutdruck (mindestens alle 5 min, i. d. R. engmaschiger), Pulsoxymetrie (damit auch Pulsfrequenz) und EKG (damit auch Herzfrequenz). Bei beatmeten Patienten werden alle Beatmungsparameter inkl. Kapnografie und Kapnometrie (S. 26) überwacht. Wird ein Muskelrelaxans verwendet, ist ein neuromuskuläres Monitoring (S. 38) notwendig. Auch das erweiterte Monitoring (S. 31) wird – sofern präoperativ angelegt – weitergeführt. Verschlechtert sich der Zustand des Patienten deutlich, kann das Monitoring intraoperativ erweitert werden. Dies ist jedoch immer deutlich schwieriger und mit Zeitverlusten verbunden und sollte daher nach Möglichkeit vermieden werden.

3.4.4 Volumenmanagement

Grundsätzlich müssen intraoperative Flüssigkeitsverluste ersetzt werden, d. h. zum einen der Blutverlust, zum andern aber auch die Flüssigkeit, die über die Haut, offene Operationswunden (z. B. freiliegender Darm) oder Flüssigkeitsverschiebungen (z. B. ins Interstitium bei Capillary Leak) verloren geht. Zur Verfügung stehen kristalline und kolloidale Volumenersatzmittel.

Kristalline Volumenersatzmittel | Es handelt sich i. d. R. um sog. Vollelektrolytlösungen (z. B. E153®, Jonosteril®, Sterofundin®), d. h. die Zusammensetzung der Elektrolyte entspricht etwa der des Plasmas. Vollelektrolytlösungen haben die 0,9 %ige NaCl-Infusionslösung (Gefahr einer hyperchlorämischen Azidose) weitgehend ersetzt. Sie werden zum Ausgleich von Flüssigkeitsverlusten, als Trägerlösung für Medikamente und zum Offenhalten von Zugängen verwendet und haben einen Volumeneffekt von ca. 20–30 %, d. h. dass bei Infusion von 500 ml Vollelektro-

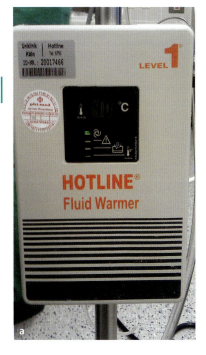
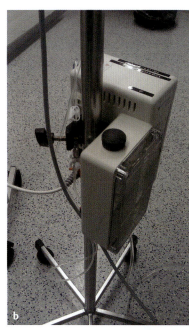

Abb. 3.8 **Infusionswärmegerät** (Beispiel: HotLine®).

lytlösung ca. 150 ml intravasal verbleiben und sich 350 ml in das Interstitium verteilen.

Kolloidale Volumenersatzmittel | Diese Lösungen enthalten einen Zusatz, der dafür sorgt, dass die Flüssigkeit weitgehend im Gefäßsystem verbleibt, ihr Volumeneffekt liegt daher bei 80–120 %. Lösungen mit einem Volumeneffekt > 100 % werden als Plasmaexpander bezeichnet. Ein gebräuchlicher Zusatzstoff ist beispielsweise Gelatine (z. B. in Gelafundin®). Kolloidale Volumenersatzstoffe dürfen nur bei hämodynamisch relevanten Blut- oder Flüssigkeitsverlusten, die anderweitig nicht beherrscht werden können, verabreicht werden. Zu beachten sind die jeweiligen Kontraindikationen (bekannte Allergie, Sepsis, schwere Herzinsuffizienz, Gerinnungsstörungen, Niereninsuffizienz), Nebenwirkungen (Nephrotoxizität und Gerinnungshemmung, allergische Reaktionen) und Höchstmengen (bezogen auf kg Körpergewicht). Zudem können Kolloide durch den Verdünnungseffekt den Hämoglobinwert senken (→ regelmäßige Hb-Kontrollen bei größeren Infusionsmengen).

> **MERKE**
>
> Gefrorenes **Frischplasma** (FFP) ist **kein primärer Volumenersatz**, sondern ein (dokumentationspflichtiges) Gerinnungsprodukt!

3.4.5 Transfusion von Blutprodukten

Bei allen Transfusionen sind die gesetzlichen Bestimmungen und die Querschnitts-Leitlinien der Bundesärztekammer zur Therapie mit Blutkomponenten und Plasmaderivaten zu beachten (vgl. Richtlinien zur Transfusion von Blutprodukten von der Bundesärztekammer).

Erythrozytenkonzentrate (EK) | EK werden verabreicht, wenn der Blutverlust so stark ist, dass der Hb-Wert nach adäquatem Volumenersatz (cave: ohne Volumenersatz bleibt der Hb-Wert im hämorrhagischen Schock nahezu unverändert!) < 6 g/dl abfällt oder physiologische Parameter auf eine anämische Hypoxie hinweisen (z. B. neuaufgetretene ST-Streckenveränderungen oder Herzrhythmusstörungen, Tachykardie, Hypotension, Abfall der zentralvenösen Sättigung < 60 %, Laktazidose). Patienten mit schweren kardiovaskulären Erkrankungen sollten auf einem Hb-Wert ≥ 8 g/dl gehalten werden.

Gefrorenes Frischplasma (FFP) | FFP enthält alle humanen Gerinnungsfaktoren und kann daher bei starkem Blutverlust zum Ersatz verlorener Gerinnungsfaktoren eingesetzt werden. Alternativ dazu können auch Einzelfaktor-Konzentrate (z. B. PPSB = Prothrombinkonzentrate) gegeben werden. Bei der Gabe von FFP kann aufgrund des Citratgehalts das Serumkalzium abfallen und muss daher ebenfalls substituiert werden.

Thrombozytenkonzentrate (TK) | TK enthalten gereinigte, gewaschene Thrombozyten. Sie sind indiziert bei entsprechend ausgeprägtem Abfall der Thrombo-

zytenzahl (je nach Eingriff < 20 000/μl bis 50 000/μl) oder **manifester Blutung**.
Massentransfusion ▎ Als Massen- oder Massivtransfusion wird der **vollständige Ersatz des gesamten Blutvolumens innerhalb von 24 Stunden** bzw. die Applikation von > 6 Erythrozytenkonzentraten innerhalb kurzer Zeit bezeichnet. Häufig ist dies bei Polytraumata oder Notfalleingriffen notwendig, seltener bei geplanten Eingriffen. Massentransfusionen werden i. d. R. auf einem eigenen Formular dokumentiert und sind mit einem deutlich erhöhten Risiko für Transfusionsnebenwirkungen (z. B. TRALI) assoziiert. Wichtig ist das frühzeitige Anfordern von personeller Unterstützung.

3.5 Komplikationen

Key Point

Häufige und/oder schwerwiegende intraoperative Komplikationen sind Störungen der Hämodynamik, die maligne Hyperthermie, Bronchospasmen, das TUR-Syndrom, die Luftembolie und die Palacos-Reaktion.

3.5.1 Hämodynamische Komplikationen

Veränderungen von Blutdruck und Herzfrequenz sind im perioperativen Umfeld häufig zu beobachten!
Hypotonie ▎ Blutdruckabfälle sind die häufigste narkoseassoziierte Komplikation. Der bei Allgemein- und rückenmarksnaher Anästhesie reduzierte Sympathikotonus und die Gabe von Hypnotika bewirken eine **Vasodilatation** und damit eine arterielle Hypotonie. Eine vorbestehende **Dehydratation** (präoperative Nüchternheit, ältere Patienten) sowie **intraoperative Blut- und Flüssigkeitsverluste** können dies verstärken. Therapeutisch sollten bestehende **Flüssigkeitsdefizite ausgeglichen** werden. Akut können **Vasopressoren** ($α_1$-Rezeptor-Agonisten) wie Noradrenalin (Arterenol®, z. B. 10 μg i. v.) oder Theodrenalin/Cafedrin (Akrinor®, z. B. ¼ Ampulle = 0,5 ml i. v.) gegeben werden. Optionen bei Persistenz der Hypotonie sind **Volumenersatzmittel**, eine **flachere Narkoseführung** und eine **kontinuierliche Infusion von Noradrenalin** (z. B. 0,05–0,20 μg/kg KG/min) mittels Spritzenpumpe.
Hämorrhagischer Schock ▎ Insbesondere junge Menschen können einen Volumenmangel lange kompensieren. Die Gabe der Einleitungsmedikamente – v. a. des Hypnotikums – löst aber oft eine Dekompensation aus. Der **hypoton-hypovolämische Schock** spricht meist nur sehr **schlecht** auf **Vasopressoren** an, da die venösen Kapazitätsgefäße bereits maximal tonisiert sind und kaum gefüllt sind. Deshalb ist hier die primäre Therapie die Gabe von **kristallinen und ggf. kolloidalen Volumenersatzmitteln** (s. o.).
Hypertonie ▎ Hypertensive Entgleisungen sind während Allgemeinanästhesien **selten** und meist auf **zu flache Narkoseführung** und daraus resultierende **Stressreaktionen** (Schmerz oder Wachheit) zurückzuführen. Therapeutisch sollte hier die **Narkose vertieft** werden. Differenzialdiagnostisch sind eine **volle Harnblase** (palpieren, ggf. Urinkatheter-Anlage) zu bedenken oder **Schmerzen durch einen Tourniquet** (S. 79). Cave: Bei der Anlage einer Blutsperre ist immer auf die zulässige Höchstzeit zu achten und mit dem Operator Rücksprache zu halten.
Bradykardie ▎ En Absinken der Herzfrequenz ist intraoperativ **häufig**. Zu den Ursachen zählen eine **Stimulation des N. vagus** (z. B. zu flache Narkose bei Laryngoskopie und Intubation, Schmerzreiz beim Hautschnitt) oder die **parasympathomimetischen Wirkungen der Opioide** am Herzen. Hämodynamisch wirksame Bradykardien sollten sofort behandelt werden, z. B. mit **Atropin** (0,01 mg/kg KG, bei Erwachsenen immer ≥ 0,5 mg).
Tachykardie ▎ Ein intraoperativer Anstieg der Herzfrequenz ist ebenfalls häufig und kann auf einen **Volumenmangel** (s. o., begleitender RR-Abfall) oder eine sympathikotone **Stressantwort** auf Wachheit (Awareness) oder Schmerzen (begleitender RR-Anstieg → Vertiefung der Narkose) hinweisen.

3.5.2 Maligne Hyperthermie (MH)

Die Ursache dieser sehr seltenen, aber lebensbedrohlichen Komplikation einer Allgemeinanästhesie sind Mutationen im Gen für den Ryanodin-Rezeptor der Skelettmuskelzelle.
Pathophysiologie und Klinik ▎ **Triggersubstanzen** (z. B. Succinylcholin, volatile Anästhetika) können eine unkontrollierte **Freisetzung von Ca^{2+}-Ionen** in den Muskelzellen und damit Kontraktionen auslösen. Dadurch steigt der Sauerstoff- und Energieverbrauch der Zellen massiv an und es entwickelt sich eine anaerobe Stoffwechsellage mit vermehrtem CO_2- und Laktatanfall (→ respiratorische und metabolische **Azidose**). Die wichtigsten klinischen **Frühsymptome** sind unspezifisch und umfassen eine unklare Zyanose bei beatmeten Patienten, eine **Hyperkapnie** mit exzessivem Anstieg des $p_{et}CO_2$, Tachykardien, Arrhythmien, Muskelrigidität (Rigor unmittelbar nach der Injektion von Succinylcholin gilt als pathognomonisches Zeichen), Azidose und Hyperkaliämie. **Spätzeichen** sind eine Erwärmung des gesamten Körpers (**Hyperthermie**), eine **Rhabdomyolyse** und ein akutes **Nierenversagen**. Bei nicht erkannter oder zu spät behandelter MH resultiert letztlich durch die metabolische und Elektrolytentgleisung ein **Herz-Kreislauf-Stillstand**.

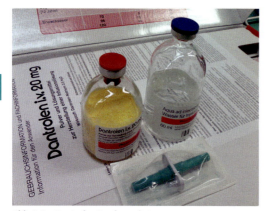

Abb. 3.9 Dantrolen Trockensubstanz.

> **MERKE**
>
> **Warnhinweise** sind ein Masseterspasmus nach der Applikation von Succinylcholin, eine Erwärmung des CO_2-Adsorbers und ein Anstieg des $p_{et}CO_2$.

Therapie | Bei begründetem Verdacht müssen sofort **alle Triggersubstanzen entfernt** (sofortiges Schließen und Entfernen des Narkosevapors) und der **Frischgasfluss** auf maximale Werte **erhöht** werden. Die Narkose kann mit Propofol (S. 83) oder einem **Benzodiazepin** aufrechterhalten werden. Entscheidend ist die sofortige Zufuhr von **Dantrolen** (Dantrolen® i. v., initial 2,5 mg/kg KG, **Abb. 3.9**): Es **hemmt** die **Kalziumfreisetzung** aus dem sarkoplasmatischen Retikulum der Skelettmuskelzellen. Nach Beendigung der Operation muss der Patient intensivmedizinisch weiterbetreut werden.

 Praxistipp
Da für die Initialdosis von Dantrolen ca. 10 Ampullen vorbereitet werden müssen und Dantrolen als schwer lösliche Trockensubstanz vorliegt, sollten Sie frühzeitig personelle Unterstützung anfordern!

Prophylaxe bei Risikopatienten | Bei Verdacht auf oder nachgewiesener **Prädisposition** für MH muss **auf alle Triggersubstanzen** (s. o.) **komplett verzichtet** werden. Das **Narkosebeatmungsgerät** ist mit ausreichend Frischluft zu **spülen**. **Dantrolen** muss in der Nähe aller Anästhesiearbeitsplätze und für den Notfall in ausreichender Menge bevorratet und **sofort verfügbar** sein.

3.5.3 Bronchospasmus
Definition | Plötzliche Verengung der Bronchien.
Ursachen und Prophylaxe | Das Risiko ist bei Patienten mit **allergischer Diathese**, **Asthma bronchiale**, **COPD** und **Atemwegsinfekten** sowie bei **Rauchern** erhöht. Bei diesen Patienten sollte auf den Einsatz von Histaminliberatoren wie Thiopental (S. 42) und Atracurium (**Tab. 2.3**) verzichtet werden und die Intubation in tiefer Narkose erfolgen, da tracheobronchiale Manipulationen bei zu flacher Narkose gehäuft Bronchospasmen auslösen.

Symptomatik | Typisch sind ein plötzlicher **Anstieg des Beatmungsdrucks** und ein **verlängertes Exspirium**. Auskultatorisch sind **Giemen und Brummen** zu hören. Es besteht die Gefahr einer Hypoxie mit Hyperkapnie.

Therapie | Entscheidend ist eine **ausreichende Narkosetiefe**. Zusätzlich können β_2-**Sympathomimetika** (je nach Substanz endobronchial, s. c. oder i. v.), **Parasympatholytika** (z. B. Ipratropium inhalativ oder i. v.), **Theophyllin** i. v. (Euphylong®, Bronchoparat®), **volatile Anästhetika** (bronchodilatatorische Wirkung!) und als ultima Ratio **Adrenalin** (Suprarenin® vernebelt) gegeben werden.

> **Fallbeispiel**
>
> Sie führen eine Narkose bei einem Patienten mit **Asthma bronchiale** durch: Er soll für eine laparoskopische Cholezystektomie intubiert werden. Die Einleitung mit Fentanyl, Thiopental und Cis-Atracurium sowie die anschließende Intubation verlaufen problemlos. Bei der Auskultation zur Lagekontrolle des Endotrachealtubus hören Sie jedoch ein **lautes Giemen** über beiden Lungenflügeln. Ein Blick auf das Beatmungsgerät zeigt auch eine deutlich **verzögerte Exspiration**. Sie vertiefen die Narkose und geben – da keine Besserung eintritt – 2 Hübe des β_2-Sympathomimetikums **Fenoterol** (Berotec®) über einen Vernebler endobronchial. Da sich zunächst nichts ändert, geben Sie 90 µg **Reproterol** (Bronchospasmin®) und 200 mg **Theophyllin** (Bronchoparat®) i. v., woraufhin das Giemen deutlich leiser wird und die Exspiration am Beatmungsgerät wieder annähernd normal aussieht. Sie entschließen sich dazu, die Narkose mit dem volatilen Anästhetikum **Isofluran** aufrechtzuerhalten, da dieses gut bronchodilatatorisch wirkt. Vor der Narkoseausleitung geben Sie nochmals 2 Hübe **Fenoterol** (Berotec® Dosieraerosol) über den Tubus, um Komplikationen zu vermeiden.

3.5.4 TUR-Syndrom
Pathophysiologie | Bei **transurethralen Resektionen** (TUR) an der Blase (TUR-B) und der Prostata (TUR-P) werden wegen der Verwendung der Diathermie („Stromskalpell") elektrolytfreie Spüllösungen eingesetzt. Bei unbemerkten Verletzungen kleiner Venen (v. a. im Bereich der Prostata) können größere Mengen dieser hypotonen Spülflüssigkeit in das Blut gelangen und eine **hypotone Hyperhydratation mit ausgeprägter Hyponatriämie** hervorrufen.

Risikofaktoren ❙ Das Risiko ist erhöht bei einem Prostatavolumen > 40 ml, einer Resektionsdauer > 1 Stunde und einem Spülflüssigkeitsdruck > 60 mmHg (Kontrolle und ggf. Hinweis bei zu hohem Druck).

Klinik und Diagnostik ❙ Erste Symptome (bei wachen Patienten) sind **häufiges Gähnen** und **motorische Unruhe**, später entwickeln sich eine Verdünnungsazidose, eine Hämolyse, Gerinnungsstörungen, neurologische Komplikationen sowie eine Herzinsuffizienz mit Lungenödem. Bei TUR sind daher **Regionalanästhesieverfahren** (Spinalanästhesie) zu **bevorzugen**, um die Frühzeichen erkennen zu können. Die Patienten sollten **2 periphervenöse Zugänge** haben, davon ein „rückläufiger" Zugang, der Blutentnahmen ermöglicht.

> **MERKE**
> Bei TUR-P sollten **Regionalanästhesieverfahren** bevorzugt und bei längerer Resektionsdauer regelmäßig **Blutgasanalysen** durchgeführt werden!

Die **Natriumkonzentration** im Serum liefert den wichtigsten Hinweis und erlaubt eine Einteilung der Schweregrade:
- 130–125 mmol/l: leichte Hyponatriämie
- 125–120 mmol/l: mittelschwere Hyponatriämie
- 120–115 mmol/l: schwere Hyponatriämie
- < 115 mmol/l: sehr schwere Hyponatriämie

 Praxistipp
Verständigen Sie bei Hinweisen auf ein TUR-Syndrom sofort den Operateur und den Anästhesie-Oberarzt!

Therapie ❙ Akut kann das Schleifendiuretikum **Furosemid** (Lasix®, z. B. 40 mg) gegeben werden. Der zu substituierende **Natriumbedarf** wird nach folgender Formel errechnet:

Na$^+$-Bedarf (mmol) = 0,2 × (Na$^+$-Soll-Wert − Na$^+$-Ist-Wert) × kg KG

> **MERKE**
> Bei einer schweren akuten **Hyponatriämie** sollte der Na$^+$-Serumspiegel z. B. mit 3 % NaCl-Lösung (≙ 0,5 mmol/l) rasch auf Werte um 125 mmol/l, anschließend etwas langsamer (max. 2 mmol/l/h) auf etwa 135 mmol/l angehoben werden.

Wichtig bei TUR-Syndrom sind auch regelmäßige **Gerinnungskontrollen**. Je nach Ausprägung der Symptomatik ist eine verlängerte Überwachung im Aufwachraum oder eine Aufnahme auf die Intensivstation erforderlich.

3.5.5 Luftembolie

Pathophysiologie ❙ Die Ursache ist ein Eindringen von Luft in das venöse (oder selten arterielle) Gefäßsystem. 10–70 ml Luft führen im rechten Herzen zu massiver Schaumbildung. Da Luft im Gegensatz zu Blut komprimierbar ist, bedingt dies einen **funktionellen Kreislaufstillstand**. Bei peripheren Venenzugängen verhindern moderne Infusionssysteme für die Schwerkraftinfusion relativ zuverlässig das Eindringen von Luft (Überdruck → bei Diskonnektion Blutung aus dem Katheter). Ein hohes Risiko besteht jedoch bei **nicht ordnungsgemäß verschlossenen großlumigen ZVKs**, da in den herznahen Venen der Druck pulssynchron negativ wird und so Luft angesaugt werden kann. Ein ähnliches Risiko besteht auch bei **neurochirurgischen Eingriffen** (v. a. bei sitzender Lagerung), wenn Sinusvenen eröffnet werden. Bei prädisponierenden Operationen kann ein **Monitoring** mit transthorakalem Doppler oder transösophagealer Echokardiografie (TEE) sinnvoll sein.

Symptome ❙ Während einer Allgemeinanästhesie kann eine **Tachykardie** mit **Blutdruckabfall** auffallen, bei wachen Patienten **neurologische Symptome**, **Schmerzen beim Atmen**, **Husten** und **Tachypnoe**.

Therapie ❙ Das weitere **Eindringen von Luft** muss sofort **verhindert** werden (ZVK verschließen, OP-Gebiet mit steriler Kochsalzlösung „fluten") und die **Luft im rechten Vorhof** anschließend über einen hierhin geschobenen ZVK **abgesaugt** werden. Bei vielen intrakraniellen Eingriffen wird ein entsprechender ZVK bereits prophylaktisch angelegt.

3.5.6 Palacos-Reaktion

Bestimmte Arten von **Knochenzement** (z. B. Palacos®), die v. a. bei orthopädischen und unfallchirurgischen Eingriffen häufig verwendet werden, werden aus 2 oder mehr Komponenten angerührt und härten nach kurzer Zeit durch Polymerisation aus. Bei der Applikation kann dieser Knochenzement einen **Abfall von Blutdruck und Sauerstoffsättigung** bis hin zu einem akuten **Rechtsherzversagen** auslösen (Palacos-Reaktion). Die Ursache sind vermutlich Mikroembolien und eine direkte vasodilatatorische Wirkung der in die Blutbahn gelangten Monomere. Die **Verwendung moderner Knochenzemente** und das **Vorhärten** (Applikation erst, wenn ein großer Teil schon polymerisiert ist) kann die Inzidenz dieser Komplikation senken.

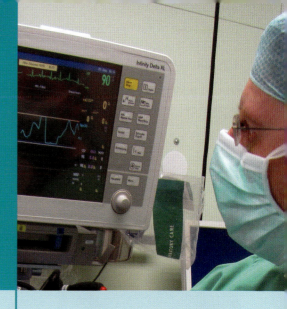

Kapitel 4

Narkoseausleitung

4.1 Klinischer Fall 96

4.2 Normaler Ablauf der Narkoseausleitung 97

4.3 Probleme 98

4.1 Klinischer Fall

Zu viel relaxen ist auch nicht gut...

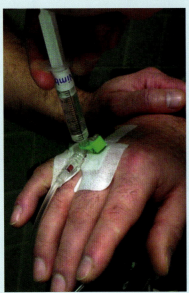

Abb. 4.1 (Quelle: Dörte Jensen – Thieme Gruppe)

Entspannte OP
Dr. Staudinger freut sich: Nach der aufregenden Einleitung ist die OP sehr ruhig geblieben. Der Patient, Herr Müller, schläft mit Sevofluran und hat zum OP-Beginn noch einmal Fentanyl erhalten. Danach war keine weitere Gabe notwendig gewesen. Die Hernie wurde operativ schnell verschlossen, der Verlauf war insgesamt unkompliziert.

Eine Spritze auf gute Zusammenarbeit!
„Können Sie mir den Patienten für die Hautnaht nochmal relaxieren?", fragt der viszeralchirurgische Oberarzt. Für zukünftige gute Zusammenarbeit gibt Dr. Staudinger nochmals 10 mg Atracurium, schließlich soll die Faszie ohne Spannung verschlossen werden. Kurz darauf tritt der Operateur auch schon ab. „Das ist aber doch ziemlich schnell gegangen", freut sich Dr. Staudinger. Er stellt den Sevofluran-Vapor auf „0", erhöht die FiO_2 auf 100 % und erhöht den Frischgasfluss. Die Pflegekraft ruft schon im Aufwachraum an und kündigt an, dass Herr Müller aus Saal 3 gleich kommen würde.

Warum wird der Patient nicht wach?
Doch kurz darauf steigt Herrn Müllers Herzfrequenz an: Von 50 zunächst auf 70 und schließlich auf fast 100 Schläge pro Minute. Der Blutdruck ist in der nächsten Messung auch ziemlich hoch – 179/92 mmHg! Der Puls ist inzwischen bei 120 Schlägen pro Minute – aber der Patient macht keinerlei Anstalten zu atmen, sich zu bewegen oder die Augen zu öffnen. Das ist Dr. Staudinger nicht mehr geheuer – er bittet die Anästhesiepflegekraft, den Oberarzt zu rufen.

Rüge vom Oberarzt
Oberarzt Dr. Busch kommt nach wenigen Sekunden in den OP gestürmt. Seine Miene verfinstert sich nach dem ersten Blick auf den Monitor. „Sehen Sie, wie der Patient schwitzt?", fragt er den Assistenzarzt, während er den Sevofluran-Vapor wieder auf 2 % stellt. „Sie haben doch wohl nicht etwa nochmals ein Relaxans gegeben?" Dr. Staudinger errötet und berichtet, dass er nochmals eine vermeintlich kleine Dosis nachinjiziert hatte – auf Wunsch des Operateurs. Der Oberarzt holt das Gerät zum neuromuskulären Monitoring aus der Schublade. „Das gehört an jeden Patienten", mahnt er seinen Assistenzarzt. Tatsächlich ist die neuromuskuläre Funktion noch in erheblichem Maß blockiert (zwei Reizantworten beim TOF-Test).

Nochmal gut gegangen!
Nach einigen weiteren Minuten injiziert Dr. Busch dem Patienten Neostigmin und Atropin. Kurze Zeit später zeigt sich im Neuromonitoring bereits eine deutliche Erholung. „Jetzt können Sie gefahrlos ausleiten", sagt er zu Staudinger. „Herr Müller muss mindestens 2 Stunden im Aufwachraum bleiben. Und morgen besprechen wir die Relaxanzien mal im Detail."

4.2 Normaler Ablauf der Narkoseausleitung

Key Point
- Bevor ein Patient extubiert werden kann, müssen bestimmte Voraussetzungen erfüllt sein.
- Das Vorgehen bei der Extubation ist abhängig vom Narkoseverfahren und dem Aspirationsrisiko des Patienten.

4.2.1 Voraussetzungen

Gegen Ende der Operation müssen **folgende Punkte abgefragt** werden und **erfüllt** sein, ehe das Hypnotikum bzw. das volatile Anästhetikum und das Opioid abgestellt werden können und mit der Narkoseausleitung begonnen wird:
- Hat der Patient ausreichend Analgetikum erhalten, um nicht mit Schmerzen aufzuwachen?
- Ist die letzte Opioidgabe so lange her, dass keine Atemdepression zu erwarten ist?
- Ist der Patient in der Lage, unter Raumluft bzw. geringer Sauerstoffzufuhr ausreichend zu atmen?
- Kann die ggf. intraoperativ etablierte Vasopressorenzufuhr nach Ende der Anästhesie beendet werden?
- Ist die Körpertemperatur ausreichend hoch?
- Hat sich die neuromuskuläre Funktion vollständig erholt (TOF-Ratio > 90 %)? Siehe hierzu auch den Abschnitt Monitoring (S. 38).

Auch Patienten, die zur **Überwachung auf die Intensivstation** aufgenommen werden, sollten **nach Möglichkeit zeitnah ausgeleitet und extubiert** werden: Der Transport eines intubierten, beatmeten Patienten ist nicht nur logistisch anspruchsvoller, sondern auch risikoreicher für den Patienten.

In folgenden Situationen ist eine **Narkoseausleitung** und eine anschließende **Extubation** jedoch **unmöglich** oder mit größeren Problemen verbunden:
- Notwendigkeit differenzierter Katecholamintherapie (z. B. Sepsis, kardiogener Schock)
- Notwendigkeit differenzierter Beatmungsmuster oder einer hohen F_iO_2
- große operative Eingriffe (z. B. ausgedehnte herzchirurgische oder onkologische Operationen, intrakranielle Eingriffe mit dem Risiko einer Hirndruckerhöhung)
- Risiko einer Atemwegsverlegung durch Nachblutungen oder Schwellungen (HNO- und MKG-chirurgische Patienten)
- Hypothermie (< 35 °C Körperkerntemperatur)

Diese Patienten werden nach Vorankündigung und Rücksprache intubiert und beatmet auf die Intensivstation gebracht und dort weiterbetreut.

4.2.2 Extubation

Sobald die Operation beendet ist (Hautnaht), wird mit der Narkoseausleitung begonnen. Die Dosierung der Medikamente (z. B. Propofol) bzw. die Konzentration des volatilen Anästhetikums können schon davor etwas reduziert werden, um die Aufwachzeit nach dem Abstellen zu verkürzen. Zur Narkoseausleitung wird die **inspiratorische Sauerstoffkonzentration** immer **auf 100 %** gestellt (F_iO_2 1,0) und der **Frischgasfluss erhöht**.

Vorgehen bei TIVA | Der Mund-Rachen-Raum wird vor dem Aufwachen des Patienten abgesaugt. Der Zeitpunkt der Extubation ist bei TIVA (S. 83) mit Verwendung des Opioids Remifentanil relativ einfach zu determinieren: Sobald der Patient die **Augen öffnet** und **Aufforderungen befolgen** kann (z. B. Hand drücken oder schlucken), kann der **Endotrachealtubus entblockt** und entfernt werden.

Vorgehen bei balancierter Narkose | Bei Verwendung volatiler Anästhetika ist der richtige Zeitpunkt der Extubation etwas schwieriger zu bestimmen, da die Hirnstammfunktionen nicht gleichzeitig zurückkehren: Zunächst setzt i. d. R. die Spontanatmung ein, danach folgen Schluck- und Würgereflexe und evtl. Spontanbewegungen, schließlich das Augenöffnen. Vor allem bei langsamem Abfluten der volatilen Anästhetika wird manchmal (insbesondere bei Kindern) ein **Exzitationsstadium** beobachtet (typischerweise sympathikotone Reaktionen [Mydriasis mit nach oben schielenden Pupillen, Anstieg von Blutdruck und Herzfrequenz] und Spontanbewegungen). In dieser Situation darf keinesfalls extubiert werden, da Manipulationen zu schweren Komplikationen (Laryngo- und Bronchospasmus) führen können. Aufforderungen werden nicht befolgt. Um dieses Stadium so kurz wie möglich zu halten, empfiehlt es sich, zur Narkoseausleitung den **Frischgasfluss sehr hoch** (z. B. 8–10 l/min) zu lassen. Im Anschluss setzt das Bewusstsein meist rasch ein, der Patient atmet suffizient selbständig, kann Aufforderungen befolgen und führt oft gerichtete Bewegungen (z. B. Griff nach dem Endotrachealtubus) durch. Jetzt wird **oropharyngeal abgesaugt**, der **Tubus entblockt und entfernt**. Ob unter Absaugung oder unter Überdruck („Blähen") extubiert werden soll, wird seit jeher kontrovers diskutiert. Grundsätzlich sollte bei begründetem Verdacht auf eine Atemwegsverlegung durch bronchiale Hypersekretion **endotracheal abgesaugt** werden.

Vorgehen bei aspirationsgefährdeten Patienten | Vor der Extubation sollte der **Mageninhalt** über die liegende Magensonde soweit wie möglich **abgesaugt** werden. Der Tubus darf **erst nach vollständiger Rückkehr der Schutzreflexe** in Absaugbereitschaft (laufender Sauger mit starrem Absaugkatheter) **entfernt**

werden. Bei sehr hohem Aspirationsrisiko kann auch in Seitenlage im Aufwachraum extubiert werden.

4.3 Probleme

Key Point
Problematisch bei Ausleitung einer Allgemeinanästhesie ist sowohl eine zu frühe als auch eine zu späte Extubation. Weitere wichtige Probleme sind eine insuffiziente Atmung und Laryngospasmen.

Zu frühe Extubation | Bei zu früher Extubation kann die **Restwirkung von Hypnotikum, Opioid oder Muskelrelaxans** zu einer **Ateminsuffizienz** führen, wenn der Reiz durch den Endotrachealtubus wegfällt: Der Patient ist nicht erweckbar, atmet aber auch nicht. Dann ist eine erneute Maskenbeatmung erforderlich (falls aufgrund der OP möglich). Eine **Extubation im Exzitationsstadium** bei Verwendung volatiler Anästhetika (s. o.) sollte unbedingt **vermieden** werden.

Insuffiziente Atmung | Normalerweise atmet der Patient nach der Extubation spontan und befolgt Aufforderungen. Bei insuffizienter Spontanatmung sind die **Atemwege freizumachen** (leichtes Überstrecken des Kopfes, Esmarch'scher Handgriff). Verlegen sich die Atemwege aufgrund der noch unzureichenden Wachheit (z. B. bei Verwendung langsam abflutender volatiler Anästhetika wie Isofluran) rezidivierend (erkennbar am lauten Schnarchen des Patienten), kann die Einlage eines Wendl-Tubus (S. 45) zusammen mit dem Vorhalten von **Sauerstoff** Abhilfe verschaffen.

Zu späte Extubation | Eine zu späte Extubation bei bereits zu wachen Patienten kann zu einer starken **sympathikotonen**, für kardiale Risikopatienten potenziell gefährlichen **Reaktionen** führen (u. a. hypertensive Krise). Insbesondere junge, kräftige Patienten können bei relativ zu später Extubation im schlimmsten Fall durch den kraftvollen Versuch tiefer Atemzüge gegen eine geschlossene Glottis (**Laryngospasmus**) ein Lungenödem entwickeln (Negative Pressure Pulmonary Edema, NPPE).

Laryngospasmus | Diese Komplikation ist v. a. in der **Kinderanästhesie** gefürchtet: Der Laryngospasmus ist ein Schutzreflex, der eigentlich die Aspiration von Wasser verhindern soll. Er kann durch **Manipulationen an der Trachea bei unzureichend sedierten Patienten** ausgelöst werden. Meist fällt die Sauerstoffsättigung ab und eine Maskenbeatmung ist nicht mehr möglich, evtl. haben die Patienten einen lauten inspiratorischen Stridor. In den meisten Fällen ist der Laryngospasmus selbstlimitierend, wenn nicht weiter an den Atemwegen manipuliert wird. Bei bedrohlichem Sättigungsabfall muss die Narkose (z. B. durch Propofol-Bolusgabe) vertieft bzw. erneut eingeleitet werden; als Ultima Ratio kann **Succinylcholin** gegeben werden: Dies durchbricht den Laryngospasmus sehr schnell, macht aber eine weitere Beatmung nötig. Bei begleitender Bradykardie wird zusätzlich **Atropin** gegeben.

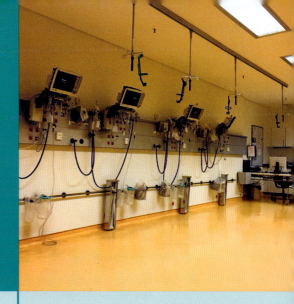

Kapitel 5

Aufwachraum

5.1 Klinischer Fall 100

5.2 Normaler Ablauf im Aufwachraum 101

5.3 Probleme 102

5.1 Klinischer Fall

Zuviel Opioide?

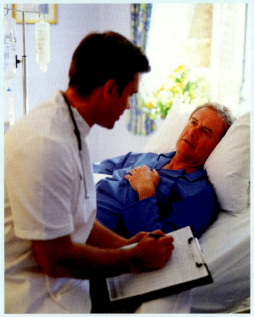

Abb. 5.1 (Quelle: Digital Version)

Eilige Übergabe

Dr. Grützner hat eben den Dienst im noch leeren Aufwachraum übernommen, als er auch schon den ersten Patienten übernehmen muss: Seine Kollegin Dr. Schneider bringt ihm den 45-jährigen Herrn Endres, der nach einem Autounfall gestern Nacht eine Osteosynthese am Unterschenkel erhalten hat. Da der nächste Patient schon im Einleitungsraum des OPs wartet, berichtet Dr. Schneider sehr eilig von einer komplikationslosen Allgemeinanästhesie unter Verwendung einer Larynxmaske: „Herr Endres wiegt 75 Kilo. Ich habe ihm zur Einleitung 0,2 mg Fentanyl und 150 mg Propofol gegeben und anschließend eine Larynxmaske platziert. Da hat es keine Probleme gegeben. Die Narkose haben wir mit Propofol und Fentanyl aufrechterhalten. Herr Endres war zu jeder Zeit vital stabil und hat auch so gut wie nicht geblutet." Dr. Schneider will schon davoneilen, da dreht sie sich nochmals um und meint: „Achja, Herr Endres hat schon ziemlich viel Fentanyl gebraucht!"

Problemlose Umlagerung

Zusammen mit Schwester Annette, der Pflegefachkraft des Aufwachraums, lagert Dr. Grützner Herrn Endres in das Bett der Aufwachstation um. Dabei hilft Herr Endres selbst kräftig mit und fragt immer wieder: „Wann geht denn die Operation eigentlich endlich los? Ich habe doch schon lange genug gewartet!" Nach der Umlagerung zeigt der Monitor einen Blutdruck von 115/70 mmHg, einen Puls von 55/min und eine Sättigung von 97 %.

Plötzlicher Alarm

Schwester Annette fährt Herrn Endres zu seinem Bettplatz. Dr. Grützner geht zu seinem Schreibtisch, um die Aufnahme zu dokumentieren. Auf einmal gibt der Patientenmonitor Alarm, weil die Sauerstoffsättigung nur 83 % beträgt. Schwester Annette steht bei Herrn Endres und fordert ihn laut auf, Luft zu holen. Dies wiederholt sich mehrmals innerhalb kürzester Zeit. Herr Grützner läuft zu Herrn Endres und bemerkt sofort, was ihm zuvor entgangen war: Herr Endres hat stecknadelkopfgroße Pupillen. Er atmet selten und mit sehr tiefen Atemzügen.

Abwarten und Durchatmen

Da Herr Endres kein Muskelrelaxans erhalten hat, kann Dr. Grützner einen Relaxansüberhang ausschließen. Als Ursache für die insuffiziente Atmung kommt daher eigentlich nur ein Opioidüberhang infrage. Dr. Grützner überlegt kurz, ob er Herrn Endres Naloxon (Narcanti®) geben sollte oder ob dieser eine assistierte Beatmung benötigt. Herr Endres ist jedoch gut erweckbar, atmet auf Aufforderung suffizient im Sinne einer „Kommandoatmung" und bleibt dabei mit der Sauerstoffsättigung bei 99 % – Dr. Grützner entscheidet sich daher dann doch gegen diese Maßnahmen. Da der Aufwachraum ansonsten noch leer ist, bleibt er bei Herrn Endres sitzen und fordert ihn auf, tief Luft zu holen, wenn die Sauerstoffsättigung sinkt. Nach 15 Minuten wirkt der Patient deutlich klarer. Er fragt: „Wie ist denn die Operation eigentlich gelaufen? Ist alles ok mit mir? Wie spät ist es? Wie ist denn das Wetter draußen?" Dr. Grützner plaudert ein bisschen mit Herrn Endres, beruhigt ihn, dass die Operation gut gelaufen ist und muss ihn jetzt auch nicht mehr zum Atmen auffordern. Aufgrund des Opioid-Überhangs entschließt er sich aber dazu, Herrn Endres noch für mindestens 2 Stunden im Aufwachraum zu überwachen.

5.2 Normaler Ablauf im Aufwachraum

Key Point
- Im Aufwachraum werden alle anästhesiologisch betreuten Patienten vor der Verlegung auf die Normalstation überwacht.
- Manche Patienten benötigen eine intensivmedizinische Überwachung.
- Eine sorgfältige Übergabe und eine adäquate postoperative Schmerztherapie sind essenziell.

Synonym | Post Anaesthesia Care Unit (PACU)

5.2.1 Funktion und Ausstattung

Der Aufwachraum ist dem OP räumlich meist direkt angeschlossen und dient der **Überwachung von Patienten in der postoperativen Phase**. Die Ausstattung kann sehr unterschiedlich sein: Manche Aufwachräume sind nur zur reinen Überwachung mit Patientenmonitoren ausgelegt, andere bieten die Möglichkeit für intensivmedizinische Maßnahmen einschließlich Beatmung. Möglich ist eine ausschließlich **pflegerische** oder auch eine dauerhafte **ärztliche Besetzung**. Aufwachräume, in denen Patienten beatmet werden oder in denen hochkomplexe (Notfall-)Patienten versorgt werden, sollten grundsätzlich ärztlich besetzt sein.

5.2.2 Indikationen für eine intensivmedizinische Überwachung

In folgenden Situationen sollten die Patienten postoperativ intensivmedizinisch überwacht werden:
- große thorax- oder abdominalchirurgische Eingriffe
- neurochirurgische (komplexe intrakranielle) Eingriffe
- Operationen mit sehr hohem Blutverlust bzw. sehr hohem Nachblutungsrisiko
- relevante, schwerwiegende Vorerkrankungen (z. B. hochgradige COPD)
- nicht extubierbare Patienten (S. 97)
- hämodynamische Instabilität
- vorbestehende Notwendigkeit zur Intensivtherapie (z. B. Sepsis, ARDS)

5.2.3 Übergabe

Am Beginn der Aufwachraumphase steht die Übergabe an den diensthabenden Kollegen und das Pflegepersonal im Aufwachraum. Sie sollte am Patientenbett und im Beisein aller Beteiligten erfolgen (d. h. der Operateur übergibt den operativen Teil, der Anästhesist die anästhesiologisch relevanten Informationen). Der genaue Ablauf der Übergabe unterliegt großen regionalen Unterschieden, folgende **Informationen** sind jedoch **bei jedem Patienten zu übergeben**:
- Name und Alter des Patienten
- aktuell durchgeführter Eingriff
- Vorerkrankungen, Allergien und Dauermedikation des Patienten
- Art und Dauer des Anästhesieverfahrens
- ggf. Schwierigkeiten oder Komplikationen (z. B. schwierige Intubation, Fehlpunktionen bei Gefäßzugängen, Kreislaufinstabilität, Katecholaminzufuhr)
- Kumulativdosis an Opioiden und Muskelrelaxanzien mit Zeitpunkt der letzten Gabe dieser Medikamente
- Bilanzierung: Flüssigkeitsausfuhr (Blut, Urin, Sonden/Drainagen) und -einfuhr (Kristalloide, Kolloide, Blutprodukte)
- bereits eingeleitete Schmerztherapie

Für die postoperative Schmerztherapie und andere, sich aus dem intraoperativen Verlauf ergebende Maßnahmen (z. B. Röntgen, Antibiotikatherapie, Laborwertkontrolle) müssen **schriftlich fixierte Anordnungen** gegeben werden.

5.2.4 Schmerztherapie

Jeder Patient erhält ein **Nichtopioid-Analgetikum** (z. B. Ibuprofen, Diclofenac, Paracetamol, Metamizol) zur postoperativen Schmerztherapie. In der Regel wird es erstmals bereits intraoperativ gegeben und nach einem fixen Zeitschema im Aufwachraum bzw. später auf der Normalstation weitergeführt.

Etwas abweichend vom WHO-Stufenschema werden im Regelfall im Aufwachraum **keine schwachen Opioide** (z. B. Tramadol, Tilidin), sondern stark wirksame Substanzen wie **Piritramid** (Dipidolor®), Oxycodon oder **Morphin** (MSI®) i. v. verabreicht. Sie sollten dabei vorsichtig titriert dosiert werden, bis eine ausreichende Wirkung erreicht ist. Nach einer TIVA (S. 83) mit einem **sehr kurzwirksamen Opioid** (z. B. Remifentanil) besteht die **Gefahr von starken Schmerzen** nach dem Narkoseende. Daher sollte der Patient zur Vermeidung starker postoperativer Schmerzen bereits ca. 30 Minuten vor dem geplanten Narkoseende ein längerwirksames Opioid-Analgetikum (z. B. Piritramid) zur postoperativen Schmerztherapie erhalten. Weitere Informationen finden Sie im Abschnitt postoperative Schmerztherapie (S. 277).

> **MERKE**
>
> Bei der Gabe von Opioiden muss streng auf eine **mögliche Atemdepression** geachtet werden: Die Patienten müssen daher im Aufwachraum überwacht werden und am Monitor bleiben.

5.2.5 Verlegung auf die Normalstation

Aufgrund der Gefahr von Komplikationen, die rechtzeitig erkannt und therapiert bzw. verhindert werden müssen, darf der Patient erst auf die Normalstation verlegt werden, wenn er sicher kardiopulmonal stabil ist und keine absehbaren Komplikationen mehr drohen.

5.3 Probleme

Key Point
Häufige Probleme im Aufwachraum sind postoperative Übelkeit und Erbrechen (PONV), postoperatives Kältezittern, Opioidüberdosierungen und eine postoperative Restcurarisierung (PORC).

5.3.1 Postoperative Übelkeit und Erbrechen (PONV)

PONV (Postoperative Nausea and Vomiting) ist eine sehr häufige Nebenwirkung der Anästhesie, v. a. nach Allgemeinanästhesien. Ohne prophylaktische Maßnahmen sind **ca. 30 % aller Patienten** von **Erbrechen** und 50 % von Übelkeit betroffen. Je nach der Art des Eingriffs kann PONV nicht nur eine unangenehme Begleiterscheinung sein, sondern auch ernste Komplikationen auslösen und sogar manchmal das Operationsergebnis gefährden (z. B. Anstieg des intrakraniellen bzw. intraokulären Drucks nach neurochirurgischen bzw. ophthalmologischen Eingriffen).

Risikofaktoren ❙ Die genauen Ursachen sind nicht bekannt. Bestimmte Faktoren erhöhen jedoch das individuelle Risiko (Abschätzung z. B. mit dem Apfel-Score, Tab. 5.1).

Prophylaxe und Therapie ❙ Bei Patienten mit einem Apfel-Score von 2 sollte **auf volatile Anästhetika bzw. Lachgas** (letzteres ohnehin nur noch selten eingesetzt) **verzichtet** und stattdessen eine TIVA (S. 83) durchgeführt werden. Bei einem Score von 3 oder 4 Punkten ist eine zusätzliche **medikamentöse Prophylaxe** indiziert. Folgende Substanzen kommen infrage:

- **Dexamethason** (Fortecortin®): Der genaue antiemetische Wirkmechanismus dieses **Glukokortikoids** ist nicht bekannt, es ist jedoch insbesondere in Kombination mit anderen Medikamenten sehr wirksam. Da es verzögert wirkt, sollte es bei kurzen Eingriffen unmittelbar nach der Narkoseeinleitung bzw. bei längeren Eingriffen rechtzeitig vor der Ausleitung verabreicht werden.
- **Serotonin 5-HT$_3$-Antagonisten** wie **Granisetron** (Kevatril®) und **Ondansetron** (Zofran®) werden hauptsächlich gegen Chemotherapie-induziertes Erbrechen eingesetzt, sind aber auch zur PONV-Prophylaxe sehr effektiv und sollten bevorzugt eingesetzt werden. Alle Medikamente aus dieser Gruppe können das QT-Intervall verlängern, weshalb vorher das EKG kontrolliert werden sollte.
- **Droperidol** (= Dihydrobenzperidol [DHB]; Xomolix®) ist ein **Neuroleptikum**, das antagonistisch auf Dopamin D$_2$-Rezeptoren wirkt und PONV sehr zuverlässig verhindern kann. Zu beachten ist die mögliche Auslösung von Herzrhythmusstörungen und potenziell gefährliche Nebenwirkungen wie das maligne neuroleptische Syndrom. Es wird meist nur bei unzureichender Wirkung der anderen Medikamente eingesetzt.
- **Dimenhydrinat** (Vomex A® als Kurzinfusion) ist ein zentral gängiges **H$_1$-Antihistaminikum** und gut bei PONV wirksam. Aufgrund der Nebenwirkungen (Müdigkeit bis Benommenheit, Mundtrockenheit, Miktionsstörungen, andere anticholinerge Nebenwirkungen) wird es meist nicht zur Prophylaxe, sondern nur zur Therapie von PONV eingesetzt.
- **Propofol** wirkt bei kontinuierlicher Gabe intraoperativ bzw. in geringen Dosen postoperativ (cave: Atemdepression) ebenfalls antiemetisch und wird daher im Rahmen einer TIVA bei Patienten mit PONV-Anamnese gerne eingesetzt.

Exkurs

Das verbreitet eingesetzte Antiemetikum **Metoclopramid** (MCP®, Paspertin®) ist ebenfalls ein Antagonist an Dopamin D$_2$-Rezeptoren und wahrscheinlich ebenfalls effektiv gegen PONV. Jedoch wird die Gabe von Metoclopramid zur Prophylaxe und Therapie von PONV aufgrund möglicher schwerer Nebenwirkungen nicht empfohlen.

Tab. 5.1

Bekannte Risikofaktoren für PONV und Punktbewertung im Apfel-Score.		
	Risikofaktoren	Punkte
patientenabhängig	weibliches Geschlecht	1
	Nichtraucher	1
	anamnestisch Kinetose (Reise- oder Seekrankheit) und/oder PONV	1
anästhesieabhängig	Verwendung von volatilen Anästhetika oder Lachgas	-
	postoperative Schmerztherapie mit Opioiden	1

5.3.2 Postoperatives Zittern

Synonym I Shivering

Pathophysiologie I Die genauen Mechanismen des postoperativen Kältezitterns sind noch unbekannt. Bei hypothermen Patienten ist es als Gegenregulation zu verstehen, allerdings kann es auch bei normothermen Patienten auftreten. Maßnahmen zur Vermeidung einer intraoperativen Hypothermie (S. 88) senken zwar die Häufigkeit, können das Shivering jedoch nicht völlig verhindern.

Klinische Folgen I Das Zittern der gesamten Muskulatur ist für den Patienten nicht nur unangenehm, sondern erhöht auch den Sauerstoffverbrauch des Körpers um ein Mehrfaches, was besonders bei kardialen Risikopatienten gefährlich ist, da der erhöhte myokardiale Sauerstoffverbrauch zu kritischen Myokardischämien führen kann. Durch die Muskelbewegungen kann es u. U. vermehrt zu Nahtinsuffizienzen kommen. Zudem erhöht es den intrakraniellen Druck, weshalb es besonders bei neurochirurgischen Patienten vermieden werden muss.

Therapie I Primär wird Wärme mithilfe eines Konvektionswärmegeräts (BairHugger®, Warm Touch®) oder zusätzlich erwärmten Infusionslösungen (S. 88) zugeführt. Ist dies nicht ausreichend, kann der zentrale α_2-Agonist Clonidin (Catapresan®, Dosierung: 1 µg/kg KG) gegeben werden. Zu beachten ist ein zentral dämpfender (unerwünscht z. B. nach neurochirurgischen Eingriffen) und blutdrucksenkender Effekt. Alternativ kann – insbesondere wenn der Patient auch über Schmerzen klagt – auch das Opioid Pethidin (Dolantin®, Dosierung: 0,5 mg/kg KG) gegeben werden, das das Shivering häufig sehr wirkungsvoll und rasch unterdrückt. Zu beachten ist allerdings, dass aufgrund der opioidtypischen Nebenwirkungen eine längerdauernde, engmaschige Überwachung mit Monitoring erforderlich ist und Pethidin über seinen Metaboliten Norpethidin die Krampfschwelle senkt.

5.3.3 Opioid-Überdosierung

Symptomatik I Typisch sind eine Ateminsuffizienz mit seltenen und tiefen Atemzügen, Somnolenz und Miosis. Auf Aufforderung kann der Patient selbstständig atmen (Kommandoatmung). Die Muskelkraft ist voll erhalten.

Therapie I Der Patient erhält Sauerstoff und muss engmaschig überwacht werden. Hilfreich sind regelmäßige Aufforderungen, tief durchzuatmen. Nur ausnahmsweise und in schweren Fällen ist die vorsichtige und titrierte Gabe des spezifischen Opioid-Antagonisten Naloxon (Narcanti®, meist 0,04–0,08 mg, im Notfall 0,4 mg) indiziert, da dieser nicht nur die atemdepressive, sondern auch die analgetische Wirkung der Opioide aufhebt und damit eine wirksame Schmerztherapie erschwert. Auch nach Ende des Opioidüberhangs müssen die Patienten für einen längeren Zeitraum im Aufwachraum überwacht werden.

5.3.4 Postoperative Restcurarisierung (PORC)

Pathophysiologie I Ein Überhang der Muskelrelaxanzien (neuromuskuläre Restblockade) ist eine gefürchtete Komplikation im Aufwachraum und besonders häufig bei repetitiver Gabe langwirksamer Muskelrelaxanzien (Tab. 2.3). Die Hauptursache des PORC ist die fehlende Anwendung von neuromuskulärem Monitoring. Der Abbau von Muskelrelaxanzien unterliegt sehr großen Variationen, weshalb auch nach einer einmaligen Gabe (z. T. auch noch nach Stunden!) eine Restblockade möglich ist. Durch die routinemäßige Anwendung von neuromuskulärem Monitoring (S. 38) sollte PORC jedoch weitgehend vermeidbar sein.

Symptomatik I Die Patienten sind typischerweise wach, haben mittelweite Pupillen und atmen flach und schnell. Eine sympathikotone Begleitreaktion (Tachykardie, Hypertonie) als Zeichen von Stress ist häufig. Die Patienten können den Kopf nicht selbst von der Unterlage abheben, die globale Kraft ist vermindert. Das Atmen selbst ist noch möglich, für einen tiefen Atemzug oder einen Hustenstoß fehlt aber die Kraft.

Therapie I Die Wirkung nicht depolarisierender Muskelrelaxanzien kann durch Acetylcholinesterasehemmer bzw. Sugammadex (S. 50), das nur bei Rocuronium und Vecuronium wirksam ist, aufgehoben werden. Alternativ ist – bei tiefer neuromuskulärer Restblockade – auch eine Sedierung und Nachbeatmung möglich, bis das Muskelrelaxans abgeklungen und die neuromuskuläre Funktion vollständig wiederhergestellt ist.

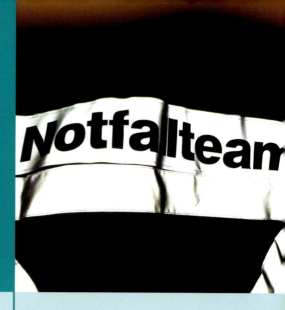

Kapitel 6

Organisatorische Aspekte in der Intensivmedizin

6.1 Klinischer Fall 106

6.2 Aufnahme auf die Intensivstation 107

6.3 Innerklinischer Patiententransport 110

6.4 Patientenverlegung 112

6.5 Todesfall auf der Intensivstation 113

6.6 Innerklinischer Notfall 115

6.7 Scoring-Systeme 116

6.1 Klinischer Fall
Übernahme auf die Intensivstation

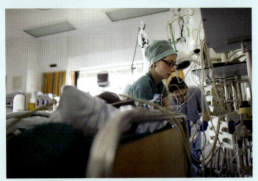

Abb. 6.1 (Quelle: Paavo Blåfield – Thieme Gruppe)

Postoperative Zustandsverschlechterung
Es ist kurz nach 21 Uhr, als bei Dr. Klein auf der interdisziplinären Intensivstation das Telefon klingelt – es ist die Stationsärztin der unfallchirurgischen Normalstation: Einer Patientin, die vor 3 Tagen an einer Oberschenkelhalsfraktur operiert wurde, gehe es jetzt „gar nicht gut". Die Patientin habe zwar noch einen normalen Blutdruck, sei jedoch tachykard und habe eine Sättigung von nur 87 % unter Raumluft gehabt. Mit 4 l Sauerstoff über Nasenbrille sei die Sättigung auch nur bei 94 %.

Lungenembolie oder Pneumonie?
„Hat die Patientin denn eine Thromboseprophylaxe erhalten?", fragt Dr. Klein, der das hohe Risiko für venöse Thromboembolien nach diesem Eingriff vor Augen hat. „Ja, einmal täglich 0,3 ml Certoparin, das habe ich als erstes nachgesehen", erwidert die Stationsärztin, „aber man muss natürlich eine Lungenembolie ausschließen. Ich denke aber eher, dass es eine Pneumonie sein könnte. Da die Patientin momentan soweit stabil ist, würde ich sie in das CT zum Ausschluss der Lungenembolie begleiten – haben Sie denn danach ein Bett auf der ITS frei?"

Vorbereitungen auf der Intensivstation
Dr. Klein wirft einen Blick auf den Stationsplan: „Ja, wir haben noch ein Bett, wenn die Patientin nicht isolationspflichtig ist." Das sei sie nicht, verspricht die Kollegin. „Danke, dann bis in 10 Minuten." Umgehend gibt Dr. Klein die Informationen an die Schichtleitung der Intensivpflege weiter – bis zur Ankunft der Patientin können so die benötigten Medikamente, Infusionen und gegebenenfalls das erweiterte Monitoring am Bettplatz vorbereitet werden.

6.2 Aufnahme auf die Intensivstation

Key Point
- Ziel der Aufnahme auf eine Intensivstation ist die Wiederherstellung und Stabilisierung der Organfunktionen – ggf. mithilfe von apparativer Unterstützung.
- Intensivstationen sind rund um die Uhr mit Ärzten und Pflegekräften besetzt.
- Es gibt allgemeine und hochspezialisierte Intensivstationen: Jeder Patient sollte nach Möglichkeit auf eine geeignete (mit dem Krankheitsbild regelhaft vertraute) Station aufgenommen werden.
- Indikationen zur Aufnahme auf eine Intensivstation sind alle Krankheitsbilder mit drohendem oder manifestem Ausfall eines lebenswichtigen Organsystems.
- Patienten sollten (wenn möglich) vorher angekündigt werden, damit alle nötigen Vorbereitungen (Medikamente, Medizingeräte) einsatzbereit sind.
- Bei manchen Patienten sind besondere Isolationsmaßnahmen zu treffen.
- Die Dokumentation auf Intensivstationen muss lückenlos geführt werden, heute sind dafür häufig sog. PDMS-Systeme im Einsatz.

6.2.1 Indikationen
Zielsetzung der Intensivmedizin I Ziel der intensivmedizinischen Versorgung ist es, bei schwer kranken oder vital gefährdeten Patienten **gestörte oder ausgefallene Organfunktionen** unter Nutzung sämtlicher zur Verfügung stehender therapeutischer Möglichkeiten **wiederherzustellen** bzw. **vorübergehend** apparativ **zu ersetzen**.
Die Aufnahme von Patienten aus verschiedenen Bereichen im Krankenhaus auf die Intensivstation sowie die Verlegung dieser Patienten auf andere Stationen gehören zu den häufigsten Tätigkeiten des Intensivmediziners. Da dies zu jeder Uhrzeit geschehen kann, sind Intensivstationen **rund um die Uhr ärztlich besetzt**.
Auswahl der geeigneten Station I Nach Möglichkeit sollen Patienten immer **auf eine geeignete Intensivstation aufgenommen** werden, also auf eine Station, die über ausreichend Erfahrung mit der Therapie des jeweiligen Krankheitsbildes verfügt. Daher ist es ungünstig (wenn auch prinzipiell möglich), operierte Patienten auf eine rein internistische Intensivstation bzw. internistisch vorerkrankte Patienten auf eine operative Intensivstation aufzunehmen.
Typische Indikationen für die Aufnahme auf eine Intensivstation I
- Aufnahme aus dem OP (S. 101)
- Aufnahme aus der Notaufnahme bzw. dem Schockraum:
  - Polytrauma
  - respiratorische Insuffizienz (z. B. Pneumonie, ARDS)
  - Kreislaufinstabilität bzw. Z. n. Reanimation
  - Sepsis
- Aufnahme von Normalstationen
  - akute Zustandsverschlechterung oder Komplikationen, bei denen eine weitere Behandlung auf der Normalstation nicht möglich ist
  - respiratorische Insuffizienz (z. B. Pneumonie, ARDS)
  - Z. n. Reanimation
- Aufnahme aus einem anderen Krankenhaus, z. B. Verlegung in ein Krankenhaus mit höherer Versorgungsstufe, z. B.
  - Notwendigkeit interventioneller Maßnahmen
  - Organersatztherapie, die nur in spezialisierten Zentren verfügbar ist (z. B. Dialyse, ILA, IABP, ECMO-Therapie)
- Aufnahme nach innerklinischem Notfall (S. 115)
  - vitale Bedrohung (z. B. Z. n. Reanimation)
  - Patienten, bei denen (z. B. im Rahmen einer diagnostischen Maßnahme) eine Komplikation aufgetreten ist

6.2.2 Vorbereitende Maßnahmen
Bereits vor der Aufnahme müssen Vorbereitungen getroffen werden, um einen reibungslosen Ablauf zu gewährleisten: Zum Beispiel ist die zuständige **Pflegekraft** frühzeitig zu **informieren** und die benötigten **Materialien und Medikamente** sind **bereitzustellen**.

Praxistipp

Gute Kommunikation ist auf Intensivstationen extrem wichtig: Egal ob die Patienten geplant (z. B. nach einer großen OP) oder notfallmäßig (z. B. nach einer Komplikation) aufgenommen werden, der behandelnde Kollege sollte sie entsprechend ankündigen, damit geeignete Vorbereitungsmaßnahmen getroffen werden können.

So einfach es klingt: Ein **Patientenbett** und auch ein **freier Stellplatz** (u. a. mit Monitor, Spritzenpumpen, Infusomaten) für dieses Bett müssen tatsächlich zur Verfügung stehen. Bei beatmungspflichtigen Patienten ist zusätzlich auch ein geeignetes Beatmungsgerät erforderlich.
Oft muss **zunächst** noch ein **anderer Patient verlegt** und mit der zuständigen Pflegekraft daher abgeklärt werden, ob der benötigte Beatmungsplatz auch definitiv zum Zeitpunkt der Übernahme verfügbar ist (z. B. Monitoring vorhanden und funktionsfähig, Stellpatz gereinigt).

Die benötigten **Geräte** (z. B. Perfusoren, Infusomaten) und **Medikamente** (z. B. Katecholamine, Perfusorspritzen) müssen frühzeitig vorbereitet bzw. **Untersuchungen** (z. B. Röntgen, CT) angemeldet werden, damit sie bei Bedarf schnell verfügbar sind.

Praxistipp
Checkliste vor der Patientenaufnahme
- frühzeitige Information der zuständigen Pflegekraft
- Patientenbett und ggf. Beatmungsgerät vorbereiten lassen
- klären, ob der benötigte Behandlungsplatz auch definitiv verfügbar ist
- ggf. benötigte Geräte und Medikamente besorgen bzw. Untersuchungen frühzeitig anmelden

6.2.3 Hygiene, Infektiologie und Isolation

Definitionen | Als nosokomiale Infektionen (S. 150) werden alle Infektionen von Patienten bezeichnet, die in einem kausalen Zusammenhang mit der Behandlung in einem Krankenhaus stehen. Eine **Kolonisation** bezeichnet eine mikrobielle Besiedelung z. B. der Haut, ohne dass dabei lokale oder systemische Infektionszeichen vorliegen. Sie wird daher meist nur zufällig (z. B. durch regelmäßige Abstriche) entdeckt. Eine **Infektion** ruft hingegen immer eine lokale oder systemische Entzündungsreaktion hervor.

Epidemiologie | Auf Normalstationen entwickeln etwa 5–7 % der Patienten nosokomiale Infektionen. Auf europäischen Intensivstationen ist die Rate mit **20–30 %** wesentlich höher!

Infektionsprophylaxe | Die größte Bedeutung haben **Hygienemaßnahmen** des Personals, um eine Verschleppung von Erregern zwischen den Patienten (**Kreuzinfektionen**) zu minimieren. Hierzu zählen regelmäßige Händedesinfektionen vor und nach Patientenkontakt, das Tragen von Bereichskleidung und das Ablegen von z. B. Schmuck, Uhren oder Ringen. Beim **Umgang mit Patienten** müssen weitere wichtige Grundsätze beachtet werden:
- Händedesinfektion (vor/nach Patientenkontakt, vor aseptischen Tätigkeiten, nach Kontakt mit Körperflüssigkeiten, nach Berührung der Patientenumgebung)
- Vermeidung der Kontamination von Infusionslösungen, Kathetern und Dreiwegehähnen
- Dokumentation der Liegedauer bei intravasalen Kathetern
- regelmäßige Inspektion der Eintrittsstellen von Kathetern
- regelmäßige Flächendesinfektionen im Behandlungszimmer
- Einhalten zusätzlicher Schutzmaßnahmen bei Patienten mit (multiresistenten) Problemkeimen, z. B. Isolation, Tragen von Kitteln, Handschuhen, Mundschutz, Plastiküberschuhen und Haube

> **MERKE**
>
> **Adäquate und suffiziente Hygienemaßnahmen** sind essenziell, um sowohl „normale" als auch nosokomiale Infektionen zuverlässig zu verhindern.
> Die **Hände des Krankenhauspersonals** sind eine sehr wichtige **Infektionsquelle**!

Schutzisolation | Patienten, die **potenziell mit Problemkeimen besiedelt** sind (unabhängig davon, ob sie Zeichen einer systemischen Infektion aufweisen), sollten **bis zum Beweis des Gegenteils schutzisoliert** (prophylaktisch isoliert) werden (**Abb. 6.2**). In der Praxis bedeutet das, dass üblicherweise Patienten, die zuvor **> 3 Tage stationär** aufgenommen waren oder

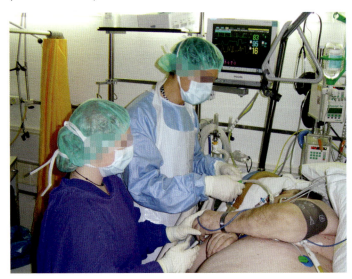

Abb. 6.2 Schutzisolierung eines gerade eben aufgenommenen, intubierten Patienten, der vermutlich mit einem multiresistenten Keim besiedelt ist.

aus einem Pflegeheim kommen, nach der Aufnahme auf die Intensivstation generell isoliert behandelt werden, bis eine Kolonisation mit multiresistenten bzw. Problemkeimen (S. 150) ausgeschlossen ist. Erst wenn eine Kolonisation des Patienten ausgeschlossen ist, sollte die prophylaktische Schutzisolierung aufgehoben werden und der Patient kann z. B. in einem Zweibettzimmer intensivmedizinisch behandelt werden.

> **MERKE**
>
> Etwa **20–25 %** der Risikopatienten sind **nach 3–4 Tagen** stationären Aufenthalts mit einem **Problemkeim** kolonisiert.

Abklärung und Monitoring einer Kolonisation I Zum Ausschluss einer Kolonisation mit Problemkeimen werden bei Aufnahme des Patienten und dann in regelmäßigen Abständen (möglichst ca. 2×/Woche) diagnostische Maßnahmen durchgeführt: In vielen Krankenhäusern sind Schnelltests für bestimmte Problemkeime (z. B. MRSA = Methicillin resistenter Staph. aureus) verfügbar, die meist wenige Stunden nach einem Abstrich eine Aussage über die Kolonisation mit bestimmten Problemkeimen zulassen. Alternativ sind auch Abstriche mit konventioneller Kultivierung und Bebrütung bzw. Antibiogramm möglich. Folgendes Material sollte regelmäßig untersucht werden:
- Trachealsekret bei intubierten Patienten
- Urin bei Patienten mit Dauerkatheter
- Wundabstriche
- Abstriche von Nasen-Rachen-Raum, Leiste, Axilla und Genitalregion
- ggf. Blutkultur, Untersuchung von serösen Flüssigkeiten oder Kathetereintrittsstellen

> **MERKE**
>
> Ein suffizientes **infektiologisches Monitoring** senkt relevant die Häufigkeit nosokomialer Infektionen und auch die Rate an multiresistenten Keimen!

6.2.4 Dokumentation

Krankenakte I Bereits kurz nach Aufnahme eines Patienten muss der zuständige Stationsarzt seine **Anordnungen schriftlich** auf einem Therapieplan **fixieren** und damit die weitere Therapie festlegen. Bei der Patientenaufnahme sollte auch gleich die Krankenakte angelegt werden. Sie besteht aus einem **Arztbrief** mit Anamnese, Aufnahme- und Untersuchungsbefunden sowie Diagnosen und Behandlungsverlauf. Besonders wichtig ist es, die **Kontaktadresse von Angehörigen** (möglichst inkl. Telefonnummer) zu recherchieren, um bei Bedarf (z. B. perakute Zustandsverschlechterung) Rücksprache halten zu können. Beim zuletzt behandelnden Hausarzt sollten die **Dauermedikation** und etwaige **Nebendiagnosen erfragt** werden, um die erforderliche Therapie zielgerichtet fortzusetzen.

Patient Data Management System I Mittlerweile verfügen viele Intensivstationen über ein **computergestütztes Datenerfassungssystem** (PDMS, Patient Data Management System), mit dem einerseits automatisiert dokumentiert (z. B. Vitalwerte, Laufraten von Dauerinfusionen) und Befunde, andererseits aber auch abrechnungsrelevante Parameter, z. B. Scores (TISS, SAPS (S. 116)), automatisch erfasst und errechnet werden können.

Versicherungsstatus und Betreuung I Auch der **Versicherungsstatus** ist für Verwaltungszwecke erforderlich: Die Aufnahme muss der Verwaltung bzw. bei absehbar längerem Aufenthalt auf der Intensivstation auch der Krankenkasse gemeldet werden. Die Initiierung eines **Betreuungsverhältnisses** beim Amtsgericht (**gesetzliche Betreuung**) ist anzustreben,

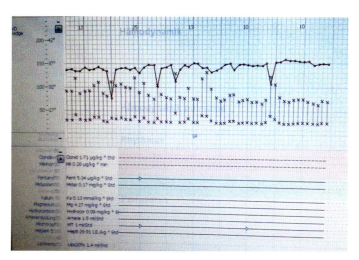

Abb. 6.3 **Patient Data Management System** (PDMS) **mit automatischer Erfassung der Vitalparameter, Beatmungsparameter und Laufraten der Medikamente.**

falls der Patient voraussichtlich für längere Zeit nicht über seine eigenen Belange entscheiden kann.

Praxistipp
Checkliste für die ersten Stunden nach Aufnahme eines Patienten auf die Intensivstation
- Therapieplan mit ärztlichen Anordnungen schreiben
- Krankenakte anlegen
- Arztbrief mit Anamnese, Aufnahme-/Untersuchungsbefunden, Diagnosen und Verlauf anlegen
- Kontaktadresse der Angehörigen (Telefonnummer!) erfragen
- Hausarzt, Dauermedikation, Nebendiagnosen und Versicherungsstatus erfragen
- Patienten bei der Verwaltung anmelden
- ggf. Information der Krankenkasse
- ggf. Betreuungsverhältnis beim Amtsgericht initiieren

6.3 Innerklinischer Patiententransport

Key Point
- Der Transport von Intensivpatienten muss immer mit Arztbegleitung erfolgen.
- Ein Basismonitoring ist obligatorisch, ein erweitertes hämodynamisches Monitoring häufig notwendig und vorhanden.
- Alle benötigten Medikamente und die wichtigsten Notfallmedikamente müssen in ausreichender Anzahl mitgeführt werden.
- Benötigt der Patient eine differenzierte Beatmungsform, ist auch für den Transport ein spezieller Intensivrespirator erforderlich.

Indikationen und Beispiele für innerklinische Transporte I
- Transport eines Patienten auf eine andere Intensivstation
- diagnostische Maßnahmen, z. B. CT, MRT
- Interventionen, z. B. ERCP, Gastroskopie, Angiografie
- Transport zum OP oder vom OP auf die Intensivstation

> **MERKE**
> Ein **Transport eines Intensivpatienten ohne ärztliche Begleitung** ist **nicht statthaft**, da jederzeit Komplikationen auftreten, intensivmedizinische Therapiemaßnahmen notwendig werden oder die Überwachungsgeräte ausfallen können und somit eine adäquate Betreuung immer gewährleistet sein muss.

Problematik I Zahlreiche Faktoren können eine Verschlechterung des Patientenzustands durch den oder während des Transports bedingen. Dabei wird unterschieden zwischen Beeinträchtigungen, die direkt aus Transportmaßnahmen oder der Unterlassung von entsprechenden Maßnahmen oder organisatorischen Versäumnissen resultieren, und solchen, die aus der Erkrankung des Patienten erklärbar sind. **Hämodynamische oder respiratorische Komplikationen** (z. B. Hypo-/Hypertension, Arrhythmien, Myokardischämie, Herz-Kreislauf-Stillstand, Hypoxämie, Hypo-/Hyperventilation) oder auch **Unterbrechungen von Monitoring und Therapie** (z. B. Batterieausfall, Diskonnektion) sind während des Transports jederzeit möglich. Es kann auch jederzeit notwendig werden, **Medikamente** zu applizieren. **Lagerungsmaßnahmen** führen häufig zu ausgeprägten **Stressreaktionen** mit Schwankungen von Herzfrequenz und Blutdruck, die jederzeit Interventionen (z. B. Vertiefung der Analgosedierung, Anpassung der Katecholamindosis) erforderlich machen können. Diese Maßnahmen können nur rechtzeitig erfolgen, wenn Kreislaufveränderungen auch erkannt werden (Notwendigkeit der kontinuierlichen Überwachung)!

Praxistipp
Achten Sie bei batteriebetriebenen Geräten auf einen ausreichenden Ladezustand. Führen Sie für längere Transporte evtl. einen Ersatzakku bzw. Batterien mit!

Erforderliches Personal I Zur Transportbegleitung sollten immer ≥ 2 Personen – ein **sachkundiger Arzt** und eine **Pflegekraft** – eingesetzt werden. Im Idealfall ergänzen sich beide in ihrem Fachwissen und ihren Fertigkeiten: Die Wahrscheinlichkeit, dass Probleme frühzeitig erkannt werden, steigt. Zudem kann der Patient weiterbetreut werden, während ein Kollege Hilfe holt.
Basismonitoring während des Transports I Bei beatmeten Patienten gehört die Überwachung der Ventilation mittels **Kapnometrie/Kapnografie** zum Standard, zudem ist in der Regel ein kontinuierliches Monitoring **hämodynamischer Parameter** notwendig. Zum Standardmonitoring gehören **EKG**, **Pulsoxymetrie** und **Blutdruckmessung**. Die **invasive arterielle Blutdruckmessung** erlaubt eine wesentlich genauere Überwachung der hämodynamischen Situation als die intermittierende nicht-invasive Messung unter Transportbedingungen und wird als sicherste Methode der Überwachung eingestuft. Die **Unterbrechung der arteriellen Blutdruckmessung** für den Transport ist daher **nicht sinnvoll**.
Weiteres invasives Monitoring I Auch weitere Bestandteile des invasiven Monitorings, z. B. die **Messung des intrakraniellen Drucks** (ICP), sollten auf

dem Transport fortgesetzt werden. Dies macht die Verfügbarkeit entsprechender Monitore notwendig, die für die Verlegung von Intensivpatienten vorgehalten werden müssen. Der Anschluss des Transportmonitors (falls das Monitoring nicht komplett von der Intensivstation übernommen werden kann) sollte parallel zum laufenden Monitoring erfolgen. Nach dem Wechsel des Monitors sollten die Messwerte verglichen werden, um einzuschätzen, ob sie plausibel sind.

Messung des pulmonalarteriellen Drucks I Die Messung des pulmonalarteriellen Drucks (PAP) sollte unter Transportbedingungen nicht erfolgen: Der Pulmonaliskatheter sollte für Transporte unbedingt in den Bereich der V. cava sup. vor dem rechten Herzvorhof zurückgezogen werden („ZVK-Position"): So werden zum einen eine Arretierung des Ballons in Wedge-Position (Blockade einer Lungenarterie) mit Minderdurchblutung eines Teils der Lunge und zum anderen Herzrhythmusstörungen durch den im Herzen liegenden Katheter vermieden.

Medikamentöse Therapie während des Transports Bei vielen Intensivpatienten ist eine Katecholamintherapie notwendig, die auch während des Transports ohne Unterbrechungen fortgeführt werden muss. Dafür sollte eine ausreichende Anzahl von Perfusoren mitgeführt werden, die so fixiert sind, dass sich die Katecholamindosis nicht durch ständige Höhenwechsel verändert. Zusätzlich müssen bei Bedarf Perfusoren für die Fortführung der Analgosedierung vorhanden sein.

 Praxistipp

> Um bei Notfallsituationen sofort reagieren zu können, hat es sich bewährt, bei jedem Transport von Intensivpatienten einen komplett ausgestatteten Notfallkoffer mitzuführen.

Beatmungstherapie während des Transports I Vor der Übernahme des Patienten sollten die eingestellten Beatmungsparameter genau überprüft und nach Möglichkeit beibehalten werden, wenn keine medizinischen Gründe für Änderungen sprechen. Die Alarmgrenzen des Beatmungsgeräts sollten eng eingestellt werden, um Veränderungen frühzeitig zu erkennen. Die Beatmung mit einem Handbeatmungsbeutel auf dem Weg von der Station zum OP und umgekehrt ist abzulehnen, da die Oxygenierung in diesem Fall schlechter und die mechanische Beanspruchung der Lunge höher ist. Ein Beatmungsbeutel muss beim Transport beatmeter Patienten dennoch immer mitgeführt werden, um beim Ausfall des Beatmungsgeräts eine – wenn auch einfache – Beatmungsmöglichkeit zu haben. Ein entsprechender Gasvorrat (Sauerstoff, abhängig vom Beatmungsgerät ggf. Druckluft) muss verfügbar sein. Wo immer möglich, sollte die zentrale Gas- und Stromversorgung genutzt werden, um für unvorhergesehene Verzögerungen (z. B. Warten auf Fahrstuhl) Reserven zu haben.

> **MERKE**
>
> Eine **differenzierte Beatmung** von Intensivpatienten ist **mit einfachen Beatmungsgeräten** (z. B. Medumat® standard, Oxylog® 1000) **nicht möglich**. Die Einstellmöglichkeiten von Frequenz und Atemzugvolumen mit ungenauen Drehknöpfen und ohne Messmöglichkeit – bei Geräten älterer Bauart auch ohne jegliche Alarmfunktionen (z. B. bezüglich Diskonnektion oder Stenose) – und ein aufgestecktes PEEP-Ventil erlauben **keinesfalls** eine **sichere und adäquate Beatmung** auf dem Transport. Transporte beatmeter Patienten sollten ausschließlich mit modernen Intensivrespiratoren (z. B. Medumat® Transport, Oxylog® 3000) durchgeführt werden.

Medizinproduktegesetz (MPG) I Die gesamte apparative Ausstattung ist nicht nutzbar, wenn das eingesetzte Personal nicht ausreichend in die Bedienung eingewiesen ist. Die rein formelle Einweisung nach dem MPG ist zwar unabdingbar, letztlich aber nicht ausreichend: Wichtig ist der aktive Gebrauch der Medizingeräte, um eine vernünftige Bediensicherheit zu erzielen. Nur so kann bei Problemen und Zwischenfällen adäquat reagiert werden.

Faktor „Mensch" I Die komplexe intensivmedizinische Versorgung kritisch kranker Patienten gilt als einer der fehlerträchtigsten Bereiche der stationären Krankenversorgung. „Missgeschicke" und Zwischenfälle sind – wie in anderen hochtechnisierten Bereichen – in einem hohen Anteil auf „menschliches Versagen" zurückzuführen. Zur Vermeidung solcher Ereignisse ist neben einem Problembewusstsein aller Beteiligten das Befolgen einfacher Grundsätze hilfreich: Ein wichtiges Grundprinzip beim Transport von Intensivpatienten ist die „Rückfallebene" („Plan B"), für den Fall, dass z. B. Geräte ausfallen. Dies betrifft z. B. die Versorgungssysteme wie Gas- und Energievorrat, das Mitführen eines Beatmungsbeutels und die Anzahl der verfügbaren Perfusoren (Mindestzahl: aktueller Bedarf + 1).

6.4 Patientenverlegung

Key Point
- Patienten werden auf Normalstation verlegt, wenn ihr Zustand sich hierfür ausreichend stabilisiert hat.
- Eine Verlegung in ein Zentrum mit höherer Versorgungsstufe (z. B. Uniklinik, Schwerpunktversorger mit Neurochirurgie) kann bei bestimmten Erkrankungen erforderlich sein.
- Auch eine Verlegung in eine Reha-Klinik (Anschlussheilbehandlung) oder ein Krankenhaus der niedrigeren Versorgungsstufe („heimatnahe Verlegung") ist möglich.

6.4.1 Verweildauer auf Intensivstationen

Die **durchschnittliche Verweildauer** von Patienten auf Intensivstationen ist in den letzten Jahren **deutlich gesunken**: Mittlerweile werden sie **im Durchschnitt etwa 3–4 Tage** nach der Aufnahme auf eine Normalstation verlegt. Die Aufenthaltsdauer hängt jedoch auch stark vom Krankheitsbild ab: Verläufe über wenige Stunden bis hin zu Wochen und Monaten sind keine Ausnahme.

Üblicherweise ist die **intensivmedizinische Bettenkapazität** sowohl in kleinen als auch in großen Krankenhäusern **limitiert**. Nach Stabilisierung des Patienten muss daher **rechtzeitig an eine Verlegung gedacht** werden. Sind die Vitalparameter des Patienten hinreichend stabil, sollte die Verlegung zügig initiiert werden.

Inner- und außerklinische Ziele der Verlegung I
- Verlegung auf Normalstation (S. 112), z. B. postoperativ nach einem großen Eingriff oder bei Nachbeatmung, Z. n. Trauma oder Myokardinfarkt
- Verlegung in ein anderes Krankenhaus bzw. in eine Reha-Klinik (S. 112), z. B. zur neurologischen Früh-Reha nach Schädel-Hirn-Trauma oder zur weiteren Therapie in ein Krankenhaus höherer Versorgungsstufe
- Verlegung in den OP (S. 113)
- Verlegung in den Verabschiedungsraum (S. 113) nach dem Tod des Patienten

Praxistipp
Es empfiehlt sich, vor der Entlassung bzw. Verlegung des Patienten eine Checkliste abzuarbeiten.

6.4.2 Verlegung auf Normalstation

Voraussetzungen für die Verlegung I Um einen Patienten auf eine periphere Normalstation verlegen zu können, müssen folgende **Kriterien erfüllt** sein:
- Der Patient ist wach.
- Der Patient reagiert auf Ansprache adäquat.
- Der Patient atmet ausreichend spontan.
- Der Patient ist hämodynamisch stabil und ohne neu aufgetretene Herzrhythmusstörungen.
- Es bestehen keine starken Nachblutungen aus dem Bereich der Operationswunde oder in die eingelegten Drainagen (im Zweifelsfall Rücksprache mit dem Operateur).
- Eine angemessene Analgesie gewährt dem Patienten weitgehende Schmerzfreiheit, beeinträchtigt jedoch nicht die Vitalparameter (z. B. Atemdepression durch Opioide).

MERKE

Sind diese **Kriterien nicht erfüllt**, sollte der Patient **nicht** auf eine Normalstation **verlegt** werden!

Übergabe an die Normalstation I Die übernehmende Normalstation sollte auf die **regelmäßige Überwachung von Atmung und Kreislauf** hingewiesen werden, auf dem Protokoll sollte eine **Kontaktmöglichkeit** für Rückfragen vermerkt werden. Das Personal, das den Patienten abholt, muss über eine **entsprechende Qualifikation** verfügen, um die Anweisungen für die weitere Betreuung zu verstehen und durchzuführen sowie etwaige Probleme zu erkennen.

Praxistipp
Checkliste für die Patientenverlegung auf Normalstation
- Ist der medizinische Zustand ausreichend?
- erforderliche Unterlagen:
  - Arztbrief mit allen relevanten Informationen
  - Verordnungsbogen
  - Laborwerte
  - Röntgen- und CT-Bilder (ggf. auch CD)
  - relevante Untersuchungsbefunde

6.4.3 Verlegung in ein anderes Krankenhaus bzw. eine Reha-Klinik

Indikationen I
- Weiterbehandlung des Patienten in einem **Krankenhaus der gleichen oder niedrigeren Versorgungsstufe** (ggf. in Heimatnähe) nach initialer Stabilisierung der vitalen Funktionen
- Weiterbehandlung des Patienten in einem **Krankenhaus der gleichen oder höheren Versorgungsstufe** bei Versorgungsengpässen im eigenen Krankenhaus
- Weiterbehandlung in einem **Krankenhaus einer höheren Versorgungsstufe** bei unzureichenden Versorgungsmöglichkeiten im eigenen Krankenhaus
- **Verlegung in eine Reha-Klinik** nach einem längeren Aufenthalt auf der Intensivstation (z. B. nach

Poly- oder Schädel-Hirn-Trauma): Die Patienten werden zunehmend früh in Reha-Kliniken verlegt, da hier die Rehabilitation mit wesentlich besserem Behandlungserfolg durchgeführt werden kann.

Praxistipp

Checkliste für die Patientenverlegung in ein anderes Krankenhaus bzw. eine Reha-Klinik
– erforderliche Unterlagen
  • Arztbrief mit allen relevanten Informationen
  • Verordnungsbogen
  • Laborwerte
  • Röntgen- und CT-Bilder (ggf. auch CD)
  • relevante Untersuchungsbefunde
  • Transportschein für den Rettungsdienst (bei Verlegung nach extern)

6.4.4 Verlegung in den OP
Indikationen | Während des intensivmedizinischen Verlaufs müssen Patienten häufig aufgrund **geplanter operativer Maßnahmen** (z.B. Anlage eines Vakuumverbands oder Verbandswechsel) **oder akuter Zustandsverschlechterungen** (z.B. Blutung, Ileus) in den OP gebracht werden.
Problematik | In vielen Fällen sind diese **Verlegungen eilig** und können nicht aufgeschoben werden. Zudem ist **oft kein Arztbrief** verfügbar, so dass eine ausführliche Übergabe zwischen den Beteiligten erforderlich ist.

Praxistipp

Checkliste für die Patientenverlegung in den OP
– Was und wo soll operiert werden?
– erforderliche Unterlagen:
  • Arztbrief (sofern vorhanden) mit allen relevanten Informationen, sonst ausführliche mündliche Übergabe
  • Verordnungsbogen
  • Laborwerte
  • Röntgen- und CT-Bilder (ggf. auch CD)
  • relevante Untersuchungsbefunde

6.5 Todesfall auf der Intensivstation

Key Point
– Bei zu erwartendem Tod auf der Intensivstation sind die Angehörigen mit einzubeziehen.
– Bei unklarer oder nicht natürlicher Todesursache muss umgehend die Kriminalpolizei informiert werden.
– Die Möglichkeit einer Organspende sollte bei geeigneten Patienten mit infauster Prognose stets geprüft werden.

6.5.1 Terminalphase
Todesfälle auf der Intensivstation sind zwar relativ häufig, da die Patienten kritisch krank sind, dennoch ist der Tod eines Patienten auch **immer eine Ausnahmesituation** für Angehörige, Pflegemitarbeiter und Ärzte.
Meistens ist der **unmittelbare Tod** eines Patienten auf der Intensivstation **erwartet**, da die Krankheitsschwere oft erkennen lässt, ob der Zustand überlebt werden kann oder nicht. Beispiele hierzu sind z.B. die Hirntoddiagnostik vor Organentnahme oder die palliative Therapie im Terminalstadium einer Erkrankung oder nicht beherrschbare Hämorrhagien. Ist noch ausreichend Zeit bis zum erwarteten Todeszeitpunkt, sollte **den Angehörigen** die **Möglichkeit gegeben** werden, sich vom Patienten **zu verabschieden**.

> **MERKE**
>
> Nur **wenige Patienten sterben unvorhersehbar** auf einer Intensivstation.

Todesart | Zuerst muss sich der behandelnde Arzt hinsichtlich der Todesart sicher sein. Die Todesart beschreibt die **Umstände, die zum Tod führten**. Unterschieden werden dabei:
– **natürlicher Tod**: Tod aufgrund einer akuten oder chronischen Erkrankung (Plausibilität muss vorhanden sein, d.h. die Erkrankung muss auch zum Tode führen)
– **nicht natürlicher Tod**: Tod, der auf eine äußere Einwirkung (z.B. Unfall, Vergiftung, Suizid, Mord) zurückzuführen ist (**Abb. 6.4**).
– **ungeklärte Todesart**: Es bestehen begründete Zweifel, ob ein natürlicher Tod vorliegt; ein nichtnatürlicher Tod kann nicht zweifelsfrei ausgeschlossen werden.

Ist die **Todesart nicht natürlich oder ungeklärt**, muss die (Kriminal-)**Polizei** (Kripo-Dauerdienst) **oder** die **Staatsanwaltschaft informiert** werden. Der Staatsanwalt entscheidet über das weitere Procedere (z.B. Beschlagnahmung, Obduktion, rechtsmedizinische Untersuchung). Im Regelfall wird die Leiche beschlagnahmt und die Kriminalpolizei besucht die Intensivstation. In solchen Fällen dürfen vorhandene Katheter, Tubus etc. nicht entfernt werden.

Todesursache | Die Todesursache beschreibt den aus medizinischer Sicht **zum Tode führenden Pathomechanismus**. Bereits der die Leichenschau Durchführende muss zur Todesursache Stellung nehmen, obwohl dies durch eine alleinige äußere Inspektion („Leichenschau") kaum möglich ist. Zwar kann der Krankheitsverlauf Hinweise auf die Todesursache geben, Sicherheit ist jedoch nur durch eine Obduktion zu erlangen.

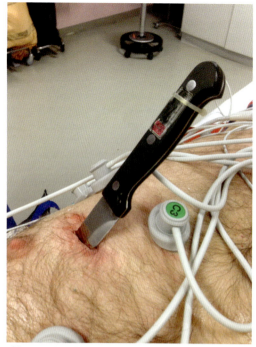

Abb. 6.4 Klinischer Hinweis auf einen nicht natürlichen Tod.

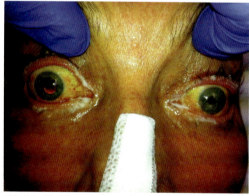

Abb. 6.5 Unsicheres Todeszeichen: Pupillendifferenz.

Todeszeichen ▶ Der Tod darf vom behandelnden Arzt **nur dann endgültig festgestellt** werden (Ausstellung einer Todesbescheinigung), wenn **nachweislich sichere Todeszeichen** (Leichenstarre, Totenflecken, Fäulnis, Verletzung, die nicht mit dem Leben vereinbar ist) vorhanden sind. Bei **unsicheren Todeszeichen** (Herz-Kreislauf- und/oder Atemstillstand, Reflexlosigkeit, Abkühlung der Haut, Totenblässe, Atonie der Pupillen, Muskelatonie, vgl. **Abb. 6.5**) ist ggf. eine **Reanimation erforderlich** und evtl. noch erfolgreich. Im Normalfall beträgt die Zeitspanne der Wiederbelebung für das Gehirn ca. 5–10 min, für das Herz ca. 20 min. Bei kritisch kranken Patienten auf einer Intensivstation kann diese Zeitdauer allerdings viel kürzer sein. Bei diesen Patienten muss auch an einen **Scheintod** („Vita minima") gedacht werden (Prüfung des Monitorings, v. a. arterielle Druckkurve, Pulsoxymetrie, EKG).

Praxistipp

Checkliste Todesfall
- Soll reanimiert werden?
- Angehörige verständigen (möglichst vor Todeseintritt), ggf. auch Klinikseelsorger
- ggf. Schmerztherapie durchführen
- Festlegung der Todesart (natürlich oder nichtnatürlich)
- bei nicht natürlichem Tod Kripo-Dauerdienst verständigen
- ggf. behandelnde Fachabteilung informieren
- Leichenschau durchführen
- Ausfüllen des Todesbescheinigung (Abb. 6.6)
- Arztbrief schreiben

6.5.2 Sonderfall Organspende

Einige intensivmedizinische **Patienten mit isolierten Erkrankungen** (z. B. Hirntumor mit Herniation, hypoxischer Hirnschaden nach Reanimation) **oder Verletzungen** (z. B. isoliertes Schädel-Hirn-Trauma) kommen als Organspender infrage, wenn ein irreversibler Hirnfunktionsausfall (früher: sog. Hirntod) vorliegt. In Deutschland muss der Patient zu Lebzeiten der Organentnahme im Falle eines irreversiblen Hirnfunktionsausfalls **explizit zugestimmt** haben (sog. **Zustimmungslösung**, d. h. der Patient hat einen Organspendeausweis). Da dies leider sehr selten der Fall ist, kann manchmal auch in Gesprächen mit den engsten Angehörigen der mutmaßliche Patientenwille eruiert wer-

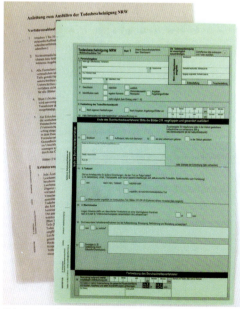

Abb. 6.6 Todesbescheinigung (NRW).

den (wenn z. B. der Patient zu Lebzeiten seiner Ehefrau und seinen Eltern mehrmals versichert hat, er wolle mit einer Organspende anderen noch helfen, wenn ihm selbst nicht mehr geholfen werden könne). In anderen Ländern (z. B. Österreich) gilt hingegen die Widerspruchslösung: Dort dürfen grundsätzlich postmortal alle Organe zum Zweck der Organspende entnommen werden; es sei denn, der Patient hat zu Lebzeiten der Organspende explizit widersprochen.

Praxistipp
Die Angehörigen sollten bereits möglichst früh nach Eintritt des irreversiblen Hirnfunktionsausfalls mit der Thematik vertraut gemacht werden. Insbesondere der Begriff „Hirntod", und der damit einhergehende Tod trotz schlagendem Herzen, muss meist eingehend erläutert werden.

Symptomatik bei irreversiblem Hirnfunktionsausfall
Die Hirnfunktion kann durch primäre Ursachen (z. B. Hirnverletzungen, Blutungen) oder auch durch sekundäre Schädigungen (z. B. hypoxischer Hirnschaden nach Reanimation) komplett und irreversibel ausfallen. In dieser Situation besteht eine Symptomatik, die im Rahmen der Diagnostik des irreversiblen Hirnfunktionsausfalls unbedingt geprüft werden muss:
- Koma
- weite, lichtstarre Pupillen
- erloschene Hirnstammreflexe
- erloschener Lidreflex
- erloschener Hustenreflex
- Ausfall der Spontanatmung

MERKE
Als **Voraussetzung für eine Organspende** muss beim Spender die **Hirnfunktion irreversibel und vollständig erloschen** sein.

Diagnostik des irreversiblen Hirnfunktionsausfalls
Die oben genannten Befunde müssen von 2 unabhängigen, in diesem Bereich erfahrenen Ärzten geprüft und übereinstimmend dokumentiert werden. Diese klinische Untersuchung muss bei primärer Hirnschädigung nach 12 h, bzw. bei sekundärer Hirnschädigung nach 3 Tagen, wiederholt werden. Ersatzweise kann in Einzelfällen auch ein apparatives Verfahren (z. B. PET-Scan, EEG, TCD, Angiografie) zur Diagnostik des Hirntodes genutzt werden. Der Nachweis eines Null-Linien-EEGs (isoelektrisches EEG) über 30 Minuten reicht bereits aus.
Weiteres Vorgehen | Bei Nachweis eines irreversiblen Hirnfunktionsausfalls wird der Spender an Eurotransplant gemeldet. Diese Gesellschaft stellt den Krankenhausärzten in der Transplantationsorganisation sehr erfahrene Kollegen zur Seite, die sich um das Management kümmern. Steht das Transplantationsteam im OP bereit, wird der Patient unter vollständiger Überwachung dorthin transportiert und die geeigneten Organe entnommen.

6.6 Innerklinischer Notfall

Key Point
- Ein innerklinisches Notfallteam sollte aus einem erfahrenen Intensivmediziner und einer erfahrenen Intensivpflegekraft bestehen und jeden Ort im Krankenhaus innerhalb weniger Minuten erreichen können.
- Die wichtigsten Medikamente und Materialien zur Behandlung eines Notfalls müssen in einem geeigneten Transportmedium (z. B. Rucksack, Notfallkoffer) zur Verfügung stehen.
- Das Notfallteam sollte über eine einheitliche und leicht zu merkende Notrufnummer erreichbar sein.

Verantwortliches Personal | Zur Versorgung von Notfällen auf Normalstationen im Krankenhaus sind meist innerklinische Notfallteams (z. B. „Reanimationsteam", „Notfallteam", „Herzalarm") verfügbar. Diese werden häufig auf der Intensivstation vorgehalten oder in der Anästhesie in die Routine integriert und im Bedarfsfall telefonisch oder über Meldeempfänger alarmiert. In diesen Teams sollten möglichst nur erfahrene Intensivmediziner eingesetzt werden, die alle erforderlichen Maßnahmen auf Station beherrschen (z. B. Atemwegssicherung, schwieriger Atemweg, Legen eines intraossären Zugangs, Bluttransfusion).
Verfügbares Material | Die Notfallteams transportieren eine Minimalausstattung an Material und Medikamenten (z. B. Notfallkoffer, Sauerstoff) zum Patienten, um die Erstversorgung sicher zu stellen und den Patienten nachfolgend zur weiterbehandelnden Abteilung zu transportieren (Abb. 6.7). Verfügbar sein muss auch ein geeignetes Transportmedium (Rucksack, Notfallkoffer, Trolley, Notfallwagen o. ä., Abb. 6.8).

MERKE
Auf allen Stationen sollte ein **separater Notfallkoffer** mit den wichtigsten Utensilien für Notfälle vorgehalten und **an einer gut sichtbaren**, zugänglichen und zentralen **Stelle aufbewahrt** werden. Im Notfallkoffer sind Materialien zur Beatmung, Reanimation und Versorgung von Verletzungen sowie die wichtigsten Medikamente vorhanden.

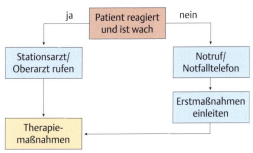

Abb. 6.7 Allgemeines Schema zur Notfallversorgung in einem Krankenhaus.

Zeitvorgaben | Notfallteams sollten möglichst **jeden Ort** im Krankenhaus **innerhalb von 2–3 min erreichen** können, um innerhalb des von den Leitlinien vorgegebenen Zeitraums defibrillieren zu können. In größeren Krankenhäusern existieren daher oft mehrere Notfallteams, die z.T. über unterschiedliche Telefonnummern alarmiert werden müssen.

> **MERKE**
>
> Merken Sie sich unbedingt die richtige **Notfallnummer in Ihrem Krankenhaus**! Diese ist nicht immer einprägsam und kann von Bereich zu Bereich variieren!

6.7 Scoring-Systeme

Funktion | Scoring-Systeme dienen dazu, den **Schweregrad einer Erkrankung zu objektivieren**, sind aber zunehmend auch **abrechnungsrelevant**. Die in Europa am weitesten verbreiteten Scores sind der SAPS II und der TISS-10, die in Kombination Informationen über die Erkrankungsschwere und den intensivmedizinischen Behandlungsaufwand liefern und zur Abrechnung intensivmedizinischer Komplexbehandlungen verwendet werden.

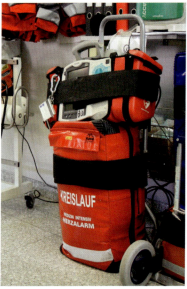

Abb. 6.8 Trolley mit Ausrüstung des innerklinischen Notfallteams.

SAPS II | Der **SAPS II** (New Simplified Acute Physiology Score, Tab. 6.1) gibt anhand verschiedener physiologischer Parameter **Informationen über den Schweregrad der Erkrankung** und erlaubt **Prognosen über die Mortalität**. Zur Dokumentation werden jeweils die höchsten erreichten Werte der einzelnen Kategorien (Tab. 6.1) innerhalb von 24 Stunden erfasst.

TISS-Score | Der **TISS-10-Score** erfasst die **10 aufwändigsten intensivmedizinischen Prozeduren** (entsprechend TISS-28-Score mit 28 verschiedenen Prozeduren) und erlaubt damit eine Berechnung des intensivmedizinischen Aufwands (Tab. 6.2).

Tab. 6.1

SAPS II-Score.

Merkmal	Ausprägung	Punktwert
Art der Krankenhausaufnahme	chirurgischer Notfall	8
	medizinische Ursache	6
	geplanter Eingriff	0
chronische Erkrankungen	keine	0
	metastasierendes Karzinom	9
	hämatologische Erkrankung	10
	AIDS	17
Glasgow Coma Scale	<6	26
	6–8	13
	9–10	7
	11–13	5
	14–15	0

Merkmal	Ausprägung	Punktwert
Alter [Jahre]	< 40	0
	40–59	7
	60–69	12
	70–74	15
	75–79	16
	≥ 80	18
systolischer Blutdruck [mmHg]	< 70	13
	70–99	5
	100–199	0
	≥ 200	2
Herzfrequenz [1/min]	< 40	11
	40–69	2
	70–119	0
	120–159	4
	≥ 160	7
Temperatur [°C]	< 39	0
	≥ 39	3
p_aO_2/F_iO_2 [mmHg]	< 100	11
	100–199	9
	≥ 200	6
Urinausscheidung [l/24 h]	< 0,5	11
	0,5–0,99	4
	≥ 1	0
Serum-Harnstoff [mmol/l]	< 10	0
	10–29,9	6
	≥ 30	10
Leukozyten [1/mm^3]	< 1000	12
	1000–19 000	0
	≥ 20 000	3
Serum-Kalium [mEq/l]	< 3	3
	3–4,9	0
	≥ 5	3
Serum-Natrium [mEq/l]	≥ 145	1
	125–144	0
	< 125	5
Serum-Natriumbikarbonat [mEq/l]	< 15	6
	15–19	3
	≥ 20	0
Serum-Bilirubin [mg/dl]	< 4	0
	4–5,9	4
	≥ 6	9

Tab. 6.2

TISS-10 Score.

Leistung	Punktewert
apparative Beatmung	5
Infusion multipler Katecholamine (> 1)	4
Flüssigkeitsersatz in hohen Mengen (> 5 l/24 h)	4
peripherer arterieller Katheter	5
Linksvorhof-Katheter, Pulmonalis-Katheter, PiCCO	8
Hämofiltration/Dialyse	3
intrakranielle Druckmessung	4
Behandlung einer metabolischen Azidose/Alkalose	4
spezielle Intervention auf der Intensivstation	5
Aktionen außerhalb der Station (Diagnostik/Operation)	5

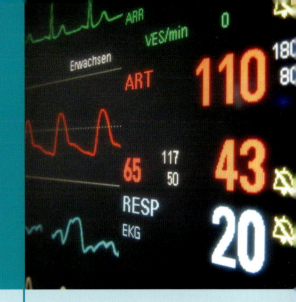

Kapitel 7

Ausstattung und Monitoring in der Intensivmedizin

7.1 **Klinischer Fall** 120

7.2 **Basismonitoring** 121

7.3 **Erweitertes Monitoring** 122

7.4 **Weiterführende Diagnostik** 128

7.1 Klinischer Fall

Patientin mit Schädel-Hirn-Trauma

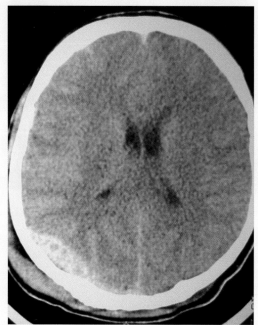

Abb. 7.1 (Quelle: Stäbler et al., Radiologie-Trainer Kopf und Hals, Thieme, 2013)

Ein Sturz vom Fahrrad

„Eins...zwei...drei!" – koordiniertes Umlagern der Patientin von der RTW-Trage auf das Intensivbett. Die 44-jährige Patientin, Frau Lorch, war vor einer Stunde mit dem Fahrrad gestürzt, als sie in die Straßenbahnschienen geraten war. Leider hatte sie keinen Helm getragen.

Bedrohliche Verschlechterung

Der Notarzt berichtet, initial habe sie einen GCS-Wert von 13 Punkten gehabt, jedoch habe er sofort das aus dem Gehörgang laufende Blut bemerkt und ein ungutes Gefühl gehabt. Wenige Minuten später habe die Patientin dann generalisiert gekrampft, woraufhin er eine Notfallnarkose eingeleitet habe. Zunächst war die Patientin in den Schockraum eines nahegelegenen Klinikums gebracht worden, nach dem Ganzkörper-CT hatte man sich aufgrund der isolierten Schädel-Hirn-Verletzung jedoch zur Verlegung in ein spezialisiertes Zentrum entschieden.

Initiale Untersuchung auf der Intensivstation

Dr. Weber stellt zunächst das Beatmungsgerät ein und macht eine kurze klinische Untersuchung – vor allem der Pupillenstatus interessiert sie. Dann lässt sie sich vom Notarzt die CT-Bilder geben. Gemeinsam betrachten sie diese.

Was zeigen die Untersuchungen?

„Frau Kollegin, können Sie mir kurz erklären, was Sie auf den Bildern sehen? Und wie Sie die Patientin jetzt weiter behandeln?", bittet der Notarzt. Dr. Weber erklärt dem Kollegen das gerne: „Klar! Hier sieht man rechts parietal eine bikonvexe, hyperdense Raumforderung, die das Hirnparenchym komprimiert. Sie entspricht einer akuten epiduralen Blutung. In den Sulci ist zudem hyperdenses Material zu sehen, entsprechend einer frischen, traumatischen SAB."

Wie geht es jetzt weiter?

„Glücklicherweise ist das im Moment noch nicht raumfordernd, also noch nicht so bedrohlich, dass man jetzt operieren müsste", erklärt die Neurochirurgin. „Wir legen jetzt eine Hirndrucksonde an. Angesichts des ausgeprägten Befundes werden wir die Patientin zunächst weiter analgosedieren, da mit einer Zunahme der Hirnschwellung zu rechnen ist. Und um einen adäquaten zerebralen Perfusionsdruck sicherzustellen, werden wir auch eine arterielle Blutdruckmessung beginnen – das erweiterte Monitoring ist bei diesem Verletzungsmuster auf jeden Fall indiziert".

7.2 Basismonitoring

Key Point
- Die klinische Untersuchung bei Aufnahme sowie mindestens einmal pro Schicht ist bei jedem Intensivpatienten obligat.
- Das Standardmonitoring (EKG, SpO$_2$, NIBD) muss bei jedem Intensivpatienten kontinuierlich angewandt werden.
- Je nach Erkrankung und Zustand des Patienten ist zur Steuerung der Therapie oft ein erweitertes Monitoring indiziert.

7.2.1 Klinische Untersuchung

Die klinische Untersuchung bildet die Basis einer adäquaten intensivmedizinischen Überwachung. Sie umfasst folgende zentrale Punkte:
- Bewusstseinszustand und neurologische Auffälligkeiten
- Inspektion
  - Haut und Schleimhaut: Kolorit? Zyanose? Ikterus? Anämie? Exsikkose? Ödeme?
  - Exantheme? Petechien? Verletzungen?
  - Kathetereintrittsstellen?
- Auskultation
  - Lunge: Ventilation? Atem- und Rasselgeräusche?
  - Herz: Herztöne und Herzgeräusche?
  - Abdomen: Darmgeräusche?
  - Strömungsgeräusche über den großen Arterien?
- Palpation
  - Abdomen: Druckschmerzen? Abwehrspannung? Resistenzen?
  - Arterienpulse
  - Zentralisation: Prüfen der kapillären Reperfusionszeit (S. 193)
- Perkussion
  - Thorax: Ergüsse? Pneumothorax? Lungengrenzen?
  - Abdomen: Lebergrenzen? Aszites?

Praxistipp

Neben den erforderlichen diagnostischen (z. B. Röntgen Thorax bei Verdacht auf Pneumonie) und therapeutischen Maßnahmen (z. B. endotracheale Intubation und Beatmung bei Ateminsuffizienz) ist die ständige Beurteilung des Krankheitsverlaufs eines Intensivpatienten eine der wichtigsten Aufgaben von Ärzten und Pflegepersonal. Insbesondere bei der Patientenaufnahme ist die korrekte Einschätzung des momentanen Patientenzustandes essenziell.

7.2.2 Apparatives Standard-Monitoring

Definition | Unter Monitoring versteht man die (annähernd) kontinuierliche Überwachung der Vitalfunktionen eines Patienten mittels technischer Geräte, um potenziell lebensbedrohliche Situationen frühzeitig erkennen und ggf. behandeln zu können. Im Mittelpunkt steht das Monitoring der Herz-Kreislauf- und respiratorischen Funktion.

Umfang des Standard-Monitorings | Alle intensivmedizinischen Patienten sollten mittels EKG, Pulsoxymetrie und kontinuierlicher Blutdruckmessung überwacht werden („Standard-Monitoring"). Bei katecholaminpflichtigen oder kreislaufinstabilen Patienten ist eine invasive, kontinuierliche Blutdruckmessung (IBP) über eine arterielle Verweilkanüle („Arterie") erforderlich. Alternativ kann die Überwachung temporär bzw. überbrückend über eine engmaschige nicht-invasive Blutdruckmessung (NIBP) durchgeführt werden, bis eine arterielle Kanüle gelegt wird. Bei beatmeten Patienten gehört außerdem die Kapnometrie oder Kapnografie zum Standard.

> **MERKE**
>
> Zum intensivmedizinischen Standard-Monitoring gehören EKG, NIBP bzw. IBP, SpO$_2$ und ggf. etCO$_2$.

Pulsoxymetrie – Normalwerte | Die normale Sauerstoffsättigung (SpO$_2$) im arteriellen Blut beträgt beim Menschen 94–99 %. Sie korreliert dabei meist gut mit dem Sauerstoffpartialdruck im Blut (p$_a$O$_2$ 90–150 mmHg). Gerade alte Menschen haben im Normalfall einen deutlich niedrigeren p$_a$O$_2$ (etwa 60 mmHg, SpO$_2$ 94–96 %). Bei einem p$_a$O$_2$ < 60 mmHg oder einem SpO$_2$ < 90 % droht eine klinisch relevante Hypoxie.

Pulsoxymetrie – Messverfahren und Störeinflüsse Diese Informationen finden Sie im Kapitel Anästhesie (S. 26).

Exkurs

Sauerstoffbindungskurve

Die Sauerstoffbindungskurve beschreibt den Zusammenhang zwischen Sauerstoffpartialdruck (p$_a$O$_2$) und Sauerstoffsättigung (SpO$_2$). Verschiedene Faktoren beeinflussen bei gegebenem p$_a$O$_2$ die Sauerstoffbindung an Hämoglobin. Dabei bleibt die Form der Kurve gleich, es verändert sich nur ihre Lage (**Abb. 7.2**). Umgekehrt formuliert: Bei einer Linksverschiebung wird Sauerstoff leichter gebunden, da die Affinität der Häm-Gruppen für Sauerstoff größer wird. Das bedeutet, dass ein niedrigerer pO$_2$ erforderlich ist, um eine bestimmte Sauerstoffsättigung zu erreichen. Bei einer Rechtsverschiebung nimmt umgekehrt die Affinität der Häm-Gruppen für Sauerstoff ab und Sauerstoff wird leichter abgegeben.

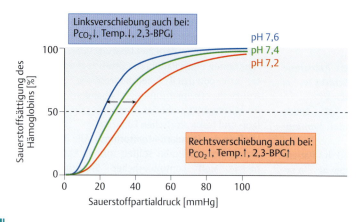

Abb. 7.2 Veränderungen der Sauerstoffbindungskurve: Die Abhängigkeit der Sauerstoffbindungskurve von pH-Wert/H⁺-Ionen wird als Bohr-Effekt bezeichnet (aus: Behrends, Bischofberger, Deutzmannn, Duale Reihe Physiologie, Thieme, 2012).

- **Ursachen einer Linksverschiebung**: Erhöhung des pH-Werts; Erniedrigung von pCO_2, Temperatur oder 2,3-Bisphosphoglycerat
- **Ursachen einer Rechtsverschiebung**: Abfall des pH-Werts; Zunahme von pCO_2, Temperatur oder 2,3-Bisphosphoglycerat

7.3 Erweitertes Monitoring

Key Point
- Für viele kritisch kranke Patienten ist es sinnvoll, das Monitoring zur optimalen Steuerung der Therapie zu erweitern („erweitertes Monitoring").
- Bei hämodynamischer Instabilität ist meist eine invasive Blutdruckmessung indiziert.
- Bei kritisch kranken Intensivpatienten sind Blutgasanalysen in regelmäßigen Abständen indiziert.
- Intensivpatienten benötigen häufig zentralvenöse Katheter, z. B. für eine Katecholamintherapie oder eine parenterale Ernährung.
- Bei septischem Schock sollte die hämodynamische Therapie nach einem Thermodilutions-/Pulskontur-Analyseverfahren (z. B. PiCCO) erfolgen.
- Ein Dauerkatheter ist bei vielen intensivmedizinischen Patienten zur Flüssigkeitsbilanzierung und zum Monitoring der Ausscheidungsfunktion nötig.
- Bei neurochirurgischen Patienten mit raumfordernden intrakraniellen Prozessen und eingeschränkter Beurteilbarkeit (z. B. wegen Analgosedierung) kann eine kontinuierliche Messung des intrakraniellen Drucks indiziert sein.

7.3.1 Allgemeines

Die **Ergebnisse des Basismonitorings** werden durch z. B. klinische, laborchemische (z. B. Blutzuckerbestimmung, arterielle Blutgasanalyse) und ggf. invasive Untersuchungen (z. B. ZVD-Messung, intraarterielle Blutdruckmessung) **ergänzt** (Abb. 7.3).

Praxistipp
Checkliste zur Standardüberwachung eines Intensivpatienten
- EKG
- Pulsoxymetrie (Sauerstoffsättigung)
- Kapnometrie/Kapnografie
- arterielle Verweilkanüle („Arterie") zur kontinuierlichen Blutdruckmessung, ggf. überbrückend engmaschig nicht-invasive Blutdruckmessung (NIBP, z. B. alle 2–5 min)
- Blutgasanalysen (alle 3–6 h) zur Überwachung, z. B. von Oxygenierung, Ventilation, Säure-Basen-Haushalt, Elektrolyten
- Labor (alle 12–24 h): Blutbild, Gerinnung, Nieren-, Leberwerte
- ggf. zentralvenöser Druck (ZVD)
- Urin-Stundenportionen zur Überwachung der Ausscheidung
- Temperaturmessung (z. B. alle 6 Stunden)
- klinische und neurologische Untersuchung: z. B. Inspektion von Haut/Schleimhäuten, Palpation Abdomen/Pulse, Perkussion und Auskultation von Thorax/Abdomen; Bewusstseinslage, Pupillomotorik, Reflexstatus

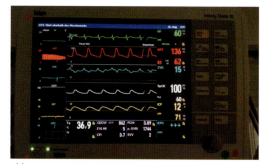

Abb. 7.3 Erweitertes hämodynamisches Monitoring mit ICP-Messung und PiCCO.

7.3.2 Verfügbare Katheter – Übersicht

Die Behandlung von intensivmedizinischen Patienten erfordert **fast immer** die **Anlage eines oder mehrerer Katheter** (Tab. 7.1). Insgesamt wird in Deutschland bei ca. 5 % aller Krankenhauspatienten ein ZVK angelegt, auf Intensivstationen beträgt dieser Anteil > 60 %!

7.3.3 Arterielle Blutdruckmessung

Zielsetzung I Die Anlage einer arteriellen Kanüle ermöglicht eine **kontinuierliche Blutdruckmessung** zur hämodynamischen Überwachung von (kritisch kranken) Patienten sowie Blutgasanalysen (S. 123), z. B. zur Überprüfung der Oxygenierung und der CO_2-Elimination bei beatmeten Patienten sowie zur Kontrolle des Säure-Basen-Status und des Hb-Werts. Die **Abnahme von Blut** zur weiteren Diagnostik ist hier einfach und wird daher in der klinischen Routine häufig genutzt.

> **MERKE**
>
> Die **Liegedauer** des arteriellen Zugangs kann **erheblich variieren**. Routinewechsel nach einer bestimmten Anzahl von Tagen sind **nicht sinnvoll**. Bei Entzündungszeichen (Fieber, Rötung oder Eiter an der Einstichstelle) muss der Zugang entfernt und bei weiterbestehendem Bedarf an einer anderen Punktionsstelle neu angelegt werden.

Arterielle Punktion I Üblicherweise wird die **A. radialis** punktiert. In der Intensivmedizin übliche, allerdings technisch **schwierigere Alternativen** (erfahrenen Kollegen zur Unterstützung holen!) sind die A. femoralis, die A. dorsalis pedis und die A. brachialis. Das **Vorgehen bei der Punktion** der A. radialis wird in der Anästhesie (S. 32) beschrieben.

 Praxistipp

Bei intensivmedizinischen Patienten ist ein Annähen der Kanüle empfehlenswert, nicht zuletzt wegen der möglichen langen Liegedauer.

> **MERKE**
>
> Für Punktionen der A. femoralis gilt die **IVAN-Regel**: „**I**nnen, **V**ene, **A**rterie, **N**erv". Es werden längere Kanülen, Katheter und Seldingerdrähte benötigt.

7.3.4 Blutgasanalyse

Zielsetzung I Regelmäßige Blutgasanalysen (alle 3–6 h) dienen der Überwachung einer suffizienten Oxygenierung und Ventilation, des Säure-Basen-Haushalts und der Elektrolyte.

Funktionsweise I Mit einem Hämoxymeter wird eine kleine (ca. 1 ml), arterielle, heparinisierte Blutprobe mit speziellen Elektroden elektrochemisch analysiert. Dies erlaubt – in Abhängigkeit vom Gerät – die Messung der Konzentration von **Hämoglobin** (Hb), dessen **Derivaten** (z. B. HbO_2, Met-Hb, CO-Hb) sowie von **Elektrolyten** (z. B. Na^+, K^+, Cl^-) und anderen **Molekülen** (z. B. HCO_3^-, Blutzucker). Auch die **Parameter des Säure-Basen-Haushalts** lassen sich so be-

Tab. 7.1

Katheterarten und Indikationen (aus: Genzwürker, Hinkelbein, Fallbuch Anästhesie, Intensivmedizin, Notfallmedizin und Schmerztherapie, Thieme, 2014).

Katheterart	Indikation – Monitoring	Indikation – Therapie
zentraler Venenkatheter (ZVK)	zentralvenöse Sauerstoffsättigung, zentralvenöser Druck (ZVD), Blutentnahme	Applikation von Infusionen und Medikamenten (z. B. Katecholamine, Antibiotika)
periphere arterielle Verweilkanüle („Arterie")	invasive Messung des arteriellen Blutdrucks, Blutgasanalyse, Blutentnahme	-
periphervenöse/r Verweilkanüle/Zugang („Braunüle")	evtl. Blutabnahme	Applikation von Medikamenten und Infusionen
zentralvenöser Hämodialysekatheter (z. B. Shaldon- oder Demers-Katheter)	-	extrakorporale Nierenersatzverfahren
7,5 oder 8,5 Fr.-Schleuse („Schockkatheter")	-	Volumensubstitution, Medikamentengabe
Thoraxdrainage	-	Luftevakuation bei Pneumothorax, Erguss- oder Empyemdrainage
Blasenkatheter	Bilanzierung	-
Spinal- oder Periduralkatheter	-	Analgesie, Liquordrainage
externe Ventrikeldrainage (EVD)	Hirndruck	Liquordrainage → Hirndrucksenkung
Pulmonalarterienkatheter („Pulmonalis-Katheter")	hämodynamische Parameter, z. B. Wedge-Druck, pulmonalarterieller Druck	Medikamentenapplikation
PiCCO-Katheter (Arterienkatheter)	hämodynamische Parameter	-
untertunnelter Vorhofkatheter (z. B. Hickman- oder Broviac-Katheter)	-	Chemotherapie
intraossäre Punktion	Knochenmarkaspiration	Volumen- und Medikamentenapplikation

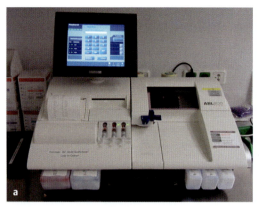 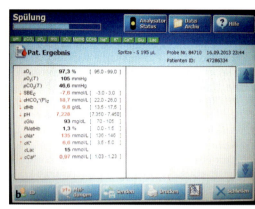

Abb. 7.4 **a Modernes Blutgasanalysegerät**: Links ist ein eingebauter Drucker, der die Resultate der Analyse nach Fertigstellung ausdruckt. **b Ergebnisse einer Blutgasanalyse** bei schwerer metabolischer Laktatazidose und begleitender Hyperkapnie nach bereits erfolgter Gabe von Natriumhydrogencarbonat.

stimmen. Meist werden sog. **POCT-Geräte** (Point-of-Care-Testing) verwendet, die eine bettseitige Bestimmung der Parameter erlauben.

> **Praxistipp**
> Nach Entnahme der Probe muss das Röhrchen luftdicht verschlossen und die Probe sofort analysiert werden, da sich die Messwerte sonst deutlich verfälschen!

Normalwerte I
– pH: 7,35–7,45
– pO_2: 75–97 mmHg bzw. 10–12,9 kPa (abhängig vom Lebensalter)
– s_aO_2: 95–99 %
– pCO_2: 35–45 mmHg bzw. 4,6–6,0 kPa
– $HCO_{3(act)}$: 21–26 mmol/l (aktuelles Bikarbonat)
– $HCO_{3(std)}$: 23–27 mmol/l (Standard-Bikarbonat)
– BE (Basendefizit, Basenabweichung, Base Excess): 0 mval/l (-2 bis +3 mmol/l)

7.3.5 Zentralvenöser Katheter

Indikationen I Ein ZVK dient während der intensivmedizinischen Behandlung insbesondere der **Applikation von Medikamenten** (z. B. Katecholamine, Chemotherapeutika) oder **Infusionslösungen**, der **Blutabnahme** sowie der **parenteralen Ernährung**. Außerdem kann er dazu genutzt werden, den **zentralvenösen Druck** (ZVD) zu **überwachen** oder als **Hilfsmittel zur Erfassung weiterführender**, invasiv gemessener hämodynamischer **Parameter** (z. B. mit PiCCO-Katheter) dienen. Auch wenn viele Untersuchungen übereinstimmend gezeigt haben, dass der ZVD kein reliabler Parameter zur Überwachung des Volumenstatus ist, gehört die Messung des ZVDs in der klinischen Routine dennoch oft zum Standard.
Anlage eines ZVKs I Siehe Anästhesie (S. 34).

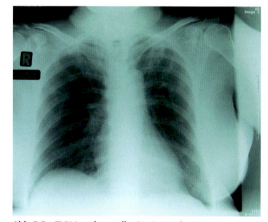

Abb. 7.5 **ZVK-Lagekontrolle**: Die Spitze des ZVKs projiziert sich auf die Bifurkation der Trachea.

> **Praxistipp**
> Bei Blutabnahmen aus einem ZVK ist darauf zu achten, dass das Lumen nach der Abnahme ausgiebig (z. B. mit Kochsalzlösung) gespült wird, damit es nicht durch einen Koagel verstopft.

Lagekontrolle I Nach der Platzierung des ZVKs ist üblicherweise eine Lagekontrolle erforderlich. Dies ist mittels **spezieller Systeme** (z. B. Alpha-Card®) über das EKG abgeleitet oder (klassisch) mittels **Röntgenkontrolle** möglich: Ein ZVK liegt ideal, wenn sich die Katheterspitze im Röntgenbild auf Höhe der Carina projiziert (**Abb. 7.5**).

> **MERKE**
> Die **Liegedauer** eines ZVKs kann in der Anästhesie erheblich **variieren**. Bei Entzündungszeichen (Fieber, Rötung oder Eiter an der Einstichstelle) muss er entfernt werden.

7.3.6 PiCCO

Zielsetzung ▮ Die PiCCO-Messung (Kombination aus transpulmonaler Hämodilutions- und Pulskontur-Herzzeitvolumenmessung; engl. Pulse Contour Cardiac Output) ist eine Methode zur **Messung und kontinuierlichen Überwachung hämodynamischer Parameter** (z. B. Herzzeitvolumen, volumetrische Vorlastparameter, Nachlast, Kontraktilität und Volumenreagibilität), z. B. bei (drohendem) Lungenödem, ARDS oder Schock.

Indikationen ▮ Insbesondere Patienten im kardiogenen oder septischen Schock, mit Polytrauma, Verbrennungen oder ARDS sowie nach großen Operationen können von diesem Messverfahren und den daraus folgenden Therapieentscheidungen profitieren. PiCCO ist mittlerweile ein **Standardverfahren zum invasiven hämodynamischen Monitoring**.

Messprinzip ▮ Die PiCCO-Messung basiert physikalisch auf der **Thermodilutionsmethode**: Ein festgelegtes Volumen (ca. 10–15 ml) **kalter Elektrolytlösung** wird **schnell** als Bolus zentralvenös **injiziert**. Die gekühlte Flüssigkeit durchläuft das rechte Herz, die Lunge und das linke Herz und erreicht danach das arterielle System. In einer großen **Arterie** (z. B. A. femoralis) wird mit Hilfe eines speziellen **Thermosensors** (Thermistor in der arteriellen Kanüle = PiCCO-Katheter) die resultierende Thermodilutionskurve erfasst. Diese Kurve ist abhängig vom **Herzzeitvolumen** und den **intra- und extravasalen Flüssigkeitsvolumina** (intrathorakales Blutvolumen und extravasales Lungenwasser) und ermöglicht daher die Berechnung dieser Parameter. Außerdem kann nach einer initialen Kalibrierung durch die Pulskonturmessung der arteriellen Blutdruckkurve das **Schlagvolumen** ermittelt werden.

Material und Messung ▮ Voraussetzungen für die PiCCO-Messung sind ein **ZVK** und ein **spezieller PiCCO-Arterienzugang**. Dieser kombiniert eine arterielle Kanüle zur kontinuierlichen Blutdruckmessung mit einem Thermosensor. Zudem wird ein **PiCCO-Monitor** oder -Modul zum Anschluss an das Patientenmonitoringsystem gebraucht. Neben Spritzen in entsprechender Größe ist auch **gekühlte** (< 10 °C) **Kochsalzlösung** zur Kalibrierung (z. B. 15 ml) erforderlich. Zur Messung werden ca. 15 ml kalte Kochsalzlösung schnell injiziert. Dieser Vorgang sollte ca. 2–3× wiederholt werden, um eine stabile Kalibrierung des Systems zu gewährleisten.

Interpretation der wichtigsten Parameter ▮

- Das **Herzzeitvolumen** (**HZV**; engl. Cardiac Output, CO) ist das Blutvolumen, das innerhalb von 1 min durch das Herz befördert wird und damit ein Maß für die **kardiale Pumpfunktion**. Wird das Herzzeitvolumen zusätzlich auf die Körperoberfläche bezogen, bezeichnet man das Resultat als **Cardiac Index** (**CI**).
- Das **intrathorakale Blutvolumen** (**ITBV**) ist ein statischer volumetrischer Vorlastparameter und kann zur Einschätzung des **Volumenstatus** genutzt werden: Das ITBV entspricht dem gesamten enddiastolischen Blutvolumen (GEDV) zuzüglich des Blutes, das sich in der Lungenstrombahn (PBV, pulmonales Blutvolumen) befindet.
- Das **gesamte enddiastolische Volumen** (**GEDV**) ist ein Parameter, der Rückschlüsse auf die **Vorlast des Herzens** zulässt (z. B. Beurteilung des Volumenstatus): Es errechnet sich aus der Summe der enddiastolischen Blutvolumina aller 4 Herzkammern.
- Der **systemische Gefäßwiderstand** (**SVR**) ist ein Maß für den Strömungswiderstand, den die Blutgefäße induzieren und ermöglicht Rückschlüsse auf die **Nachlast des Herzens**. Der **systemische Gefäßwiderstandsindex** (**SVRI** bzw. TPRI) ist eine

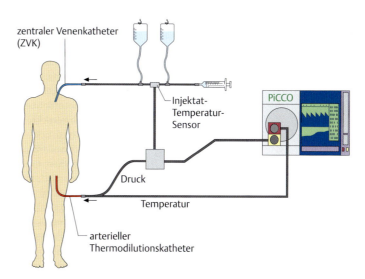

Abb. 7.6 Aufbau und Messprinzip bei PiCCO (aus: Schulte am Esch et al., Duale Reihe Anästhesie, Intensivmedizin, Notfallmedizin, Schmerztherapie, Thieme, 2011).

hiervon abgeleitete Größe und berücksichtigt zusätzlich die Körperoberfläche. Dies gewährleistet eine bessere Vergleichbarkeit der Werte verschiedener Patienten.
- Das **extravaskuläre Lungenwasser** (**EVLW**) ist ein Indikator für das **interstitiell in der Lunge vorhandene Wasser** und dient der **Beurteilung eines Lungenödems** (sowohl kardial als auch extrakardial). Indikationen zur Messung bzw. Berechnung dieses Parameters sind Krankheitsbilder, die durch volumenrefraktären Schock und Gewebsminderdurchblutung gekennzeichnet sind.

Fehlerquellen I
- Luftblasen im Schlauchsystem
- zu geringe Menge der Indikatorflüssigkeit
- zu hohe Temperatur der Indikatorflüssigkeit
- Herzrhythmusstörungen → falsches HZV
- hochgradige Klappeninsuffizienen → falsche Vorlastvolumina
- intrakardiale Shunts → Rezirkulation der Indikatorflüssigkeit

7.3.7 Dauerkatheter (DK)

Indikationen für die Anlage eines Dauerkatheters I
- Harnableitung
- Bilanzierung des Flüssigkeitshaushalts
- Kontrolle der Organfunktion
- Sammlung von Urin für diagnostische Zwecke

Wichtigkeit und Bedeutung I Ein **Großteil aller intensivmedizinischen Patienten** benötigt während des Behandlungsverlaufs eine (transurethrale oder suprapubische) **Harnableitung**; die Indikation muss jedoch klar begründet und die Liegedauer möglichst begrenzt sein, um Komplikationen (z. B. Infektion) zu vermeiden. Der transurethrale Dauerkatheter wird meist von einer intensivmedizinischen Pflegekraft angelegt. Ist eine Harnableitung absehbar längere Zeit erforderlich, sollte möglichst frühzeitig die Anlage eines suprapubischen Katheters erwogen werden. Für die Bilanzierung eines Patienten sowie zur Abschätzung eines potenziellen Organversagens und des Volumenstatus wird die Ausscheidung üblicherweise in einem **stündlichen Zeitintervall** (zumindest jedoch alle 2–4 Stunden) kontrolliert, um die Diurese adäquat zu erfassen (Abb. 7.7). Am Ende des Tages sollte die Einfuhr [ml] mit der Ausfuhr [ml] des Patienten verglichen werden.

7.3.8 Messung der Körpertemperatur

Verwendet werden meist **spezielle Dauerkatheter zur Urinableitung**, die einen **Temperatursensor an der Katheterspitze** haben und eine kontinuierliche Messung der Körperkerntemperatur ermöglichen. Alternativ können auch **ösophageale**, **rektale** oder **in der Leiste** messende Temperatursonden verwendet werden (cave: Messung in der Leiste wegen häufiger

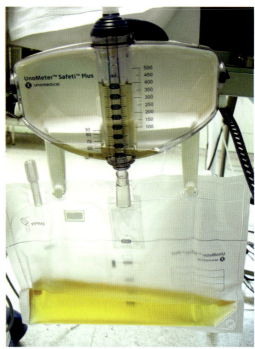

Abb. 7.7 Urinbilanzierung.

Dislokationen fehleranfällig). Bei **wachen Patienten** ohne Dauerkatheter sollte die Temperatur zumindest **alle 4–6 Stunden gemessen** werden (z. B. mittels moderner berührungsfreier Thermometer am Tympanon).

> **MERKE**
>
> Die **Körpertemperatur** von Intensivpatienten sollte **engmaschig gemessen** werden.

7.3.9 Messung des intrakraniellen Drucks (ICP)

Klinische Beurteilung I Insbesondere in der ersten Phase der Intensivtherapie ist die Entwicklung eines erhöhten Hirndrucks oft von besonderer therapeutischer und prognostischer Bedeutung. Daher sollten bei gefährdeten Patienten, z. B. bei Schädel-Hirn-Trauma in regelmäßigen Abständen die sog. **Hirndruckzeichen**, die **Bewusstseinslage** und die **Pupillomotorik** überwacht werden.

Hirndruckzeichen I Hinweise auf einen erhöhten Hirndruck bei wachen Patienten sind **Übelkeit**, **schwallartiges Erbrechen**, **Kopfschmerzen** und u. U. **Zeichen meningealer Reizung**. Analgosedierte oder bewusstlose Patienten zeigen diese Zeichen jedoch nicht, weshalb hier die Indikation zur Anlage einer Messsonde großzügiger zu stellen ist. Bei **manifester Herniation** von Hirnanteilen entwickeln sich **Störungen der Pupillomotorik** (Anisokorie, weite entrundete und lichtstarre Pupille) bzw. ein **Cushing-Reflex** (Bradykardie, Hypertonie).

MERKE

Die **Pupillengröße** bzw. ihre Veränderungen im Seitenvergleich sowie die **Pupillenreaktion** auf Licht können auf einen ICP-Anstieg bzw. eine beginnende Einklemmung von Hirnteilen hinweisen.

Praxistipp
Die oft zitierte Stauungspapille ist kein Frühzeichen, da sie sich sehr spät (und auch eher bei chronisch erhöhtem Hirndruck) entwickelt.

Normalwert und Schweregradeinteilung | Gesunde haben einen ICP von ca. **5–15 mmHg**, wobei dieser kurzfristig (z. B. beim Husten, Niesen, Pressen) auf Werte um 50 mmHg ansteigen kann. Bei erhöhten ICP-Werten werden folgende **Schweregrade** unterschieden:
- **leicht erhöhter ICP**: 15–19 mmHg
- **deutlich erhöhter ICP**: 20–30 mmHg
- **sehr stark erhöhter ICP**: > 30 mmHg

Hirndrucksonden | Bei klinischen Hinweisen auf erhöhten ICP kann ein neurochirurgischer Kollege eine Hirndrucksonde implantieren, die eine **kontinuierliche ICP-Messung und ggf. ein frühzeitiges Erkennen eines ICP-Anstiegs** ermöglichen. Beispiele sind eine im Ventrikel liegende **EVD** (externe Ventrikel-Drainage), die neben der Ventrikeldruckmessung auch eine Liquordrainage (Abb. 7.8, Abb. 7.9) erlaubt, oder eine im Hirnparenchym liegende **ICP-Sonde** (Abb. 7.10), die „nur" den Druck misst. Die intrakranielle Lage von der Sonden lässt sich **mittels CT** meist gut **kontrollieren**: Die Sonden zeigen sich als (wegen der Schnittebene meist ovale) Hyperdensität (Abb. 7.11).

Zerebraler Perfusionsdruck (CPP) | Der CPP lässt sich aus der **Differenz von mittlerem arteriellem Druck** (MAP) **und ICP** berechnen (CPP = MAP – ICP). Er dient als indirekter **Marker für die zerebrale Durchblutung** (CBF; Cerebral Blood Flow).

Bei allen Patienten mit Z. n. Schädel-Hirn-Trauma, Z. n. intrakranieller Blutung (subarachnoidale, subdurale, epidurale oder intrazerebrale Blutung) und allen Zuständen, die mit einer ICP-Erhöhung einhergehen können, wird der Ziel-Blutdruck immer am CPP (und nicht am MAD) festgelegt, da nur dieser bei erhöhtem ICP eine ausreichende zerebrale Perfusion sicherstellt.

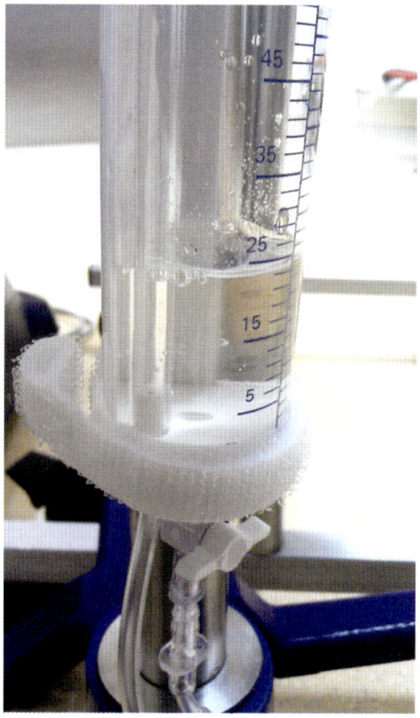

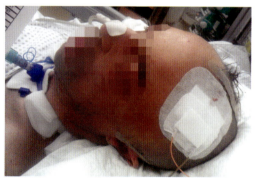

Abb. 7.9 **Einliegende ICP-Messonde** (orange) mit Messung im Hirnparenchym, daneben externe Ventrikeldrainage zur Ableitung von Liquor bei einem Patienten mit schwerem Schädel-Hirn-Trauma.

Abb. 7.8 **Liquor-Sammelgefäß** aus einer externen Ventrikeldrainage: Der Liquor ist klar, nicht trüb und nicht blutig tingiert (Normalbefund).

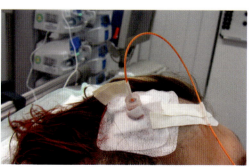

Abb. 7.10 **ICP-Sonde**.

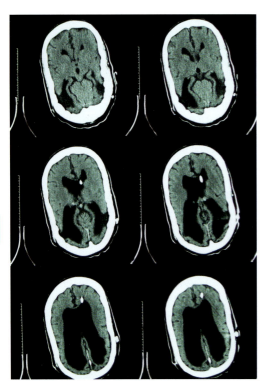

Abb. 7.11 Lagekontrolle einer externen Ventrikeldrainage mittels CT bei manifestem Hydrozephalus.

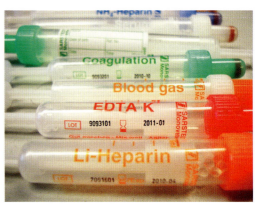

Abb. 7.12 Monovetten® zur Laboruntersuchung.

7.4.1 Labor

Indikationen | Die Laboruntersuchung von Blut gehört zum Standard bei der Patientenaufnahme (Abb. 7.12), z. B. um Parameter zu bestimmen, die im Rahmen der bisherigen Behandlung noch nicht abgenommen wurden. Beispiele für häufig bestimmte Laborparameter:
- Infektionsparameter
- Serologie auf verschiedene Krankheitserreger
- Hb-Wert
- Enzyme (z. B. bei Myokardinfarkt, Nierenversagen)

7.4 Weiterführende Diagnostik

Key Point
- Laboruntersuchungen geben oft wichtige Hinweise auf die erforderliche Therapie bei kritisch kranken Patienten und sollten grundsätzlich nach Bedarf, in der Regel zumindest einmal täglich, durchgeführt werden.
- Radiologische Untersuchungen (Röntgenbild, CT, MRT) sind zur Diagnostik und zur Kontrolle der Therapie oft erforderlich.
- Die (bettseitige) Sonografie kann nicht nur diagnostisch, sondern auch interventionell genutzt werden (z. B. ZVK-Anlage unter sonografischer Kontrolle).
- Bei infektiologischen Problemen muss eine mikrobiologische Diagnostik erfolgen, um Erreger nachzuweisen und resistenzgerecht therapieren zu können.
- Bronchoskopien können diagnostische und therapeutische Ziele haben.
- Bei spezifischen Fragestellungen, die über die Kenntnisse des eigenen Fachgebiets hinausgehen, sind Konsiluntersuchungen durch einen Facharzt der jeweiligen Disziplin indiziert.

MERKE

Dabei sollten **nicht „blind" alle verfügbaren Werte bestimmt** werden, sondern nur die für die Behandlung relevanten Parameter: Einzelne Laboruntersuchungen sind zwar meist nicht sehr teuer, **insgesamt** haben sie jedoch innerhalb eines Jahres einen **nicht unerheblichen Anteil an den gesamten anfallenden Kosten** auf einer Intensivstation. Außerdem können klinisch nicht begründbare Laboranalysen **dazu verleiten**, den **therapeutischen Fokus** vom klinischen Gesamtbild **auf die Therapie einzelner Laborwerte zu verlagern**.

7.4.2 Radiologische Untersuchungen

Indikationen | Röntgen- und CT-Untersuchungen spielen ebenfalls eine große Rolle bei und nach der Patientenaufnahme auf eine Intensivstation. Sie dienen v. a. dazu, den Behandlungsverlauf zu dokumentieren und neue Probleme zu identifizieren. Beispiele für mögliche Indikationen:
- Lagekontrolle, z. B. nach ZVK-Anlage
- Fokussuche, z. B. bei Verdacht auf Pneumonie
- Verletzungen jeglicher Art
- Emphysem
- unklare respiratorische Verschlechterungen
- Abklärung neurologischer Störungen (z. B. Blutung, Ischämie)

> **MERKE**
> Die **Indikation** für radiologische Untersuchungen ist **immer kritisch zu stellen**, da sie nicht nur erhebliche Kosten verursachen, sondern auch ein potenzielles Risiko für den Patienten (z. B. durch Röntgenstrahlung) darstellen können.

7.4.3 Sonografie

Sonografische Untersuchungen sind nach der Patientenaufnahme auf die Intensivstation und auch im weiteren Verlauf häufig unerlässlich. Sie sind meist problemlos bettseitig durchführbar und können richtungsweisende Befunde für die weitere Therapie liefern (z. B. Erguss, Fokussuche). Beispiele für mögliche Indikationen:
- Nachweis von freier Flüssigkeit, Aszites oder Pleuraerguss
- Gefäß-, Pleura-, Aszitespunktionen

> **MERKE**
> Sowohl die **Kosten** als auch die **Risiken** für den Patienten sind bei sonografischen Untersuchungen regelmäßig **geringer als bei Schnittbildverfahren** (CT, MRT).

7.4.4 Mikrobiologische Untersuchungen

Indikationen | Mikrobiologische Untersuchungen (z. B. Abstriche, Punktionen oder die Gewinnung von Sekreten) dienen der Identifizierung von Infektionen. Idealerweise sollten mikrobiologische Befunde, v. a. bei Patienten mit Sepsis, **spätestens 1 Stunde nach Patientenaufnahme** auf der Intensivstation erhoben worden sein. Auch für die **Isolierung** von Patienten mit multiresistenten Krankenhauskeimen sind Abstriche bei der Patientenaufnahme (S. 107) erforderlich. Zudem sollten intensivmedizinische Patienten **im weiteren Verlauf regelmäßig** mikrobiologisch untersucht werden (z. B. 2×/Woche), u. a. um erworbene Kolonisierungen mit multiresistenten (Krankenhaus-)Keimen (S. 150) zu entdecken. Beispiele für **mögliche Indikationen**:
- Infektionen, Sepsis
- Verdacht auf Keimbesiedelung
- Ausgangsbefund bei Patientenaufnahme

7.4.5 Bronchoskopie

Indikationen | **Intubierte Patienten** sollten bei Aufnahme auf die Intensivstation bronchoskopiert werden, wenn aus der Untersuchung relevante Befunde abgeleitet werden können (Abb. 7.13). Beispiele für **mögliche Indikationen**:
- Lagekontrolle von Tubus bzw. Trachealkanüle
- Gewinnung von Material für mikrobiologische Untersuchungen (diagnostisch)
- Nachweis von Atelektasen, Blutungsquellen u. a. (diagnostisch)
- Absaugen von Sekret (therapeutisch)

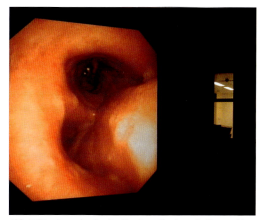

Abb. 7.13 Bronchoskopie: Das Bronchoskop wird knapp über die Tubusspitze geschoben, im Bild zeigt der Blick auf die Carina eine korrekte (endotracheale) Tubuslage an.

> **MERKE**
> Jede diagnostische Maßnahme muss indiziert sein!

7.4.6 Konsile

Zielsetzung | Konsile dienen der Erhebung und Dokumentation von Befunden sowie der Festlegung von Therapiemaßnahmen für spezifische Probleme der Patienten.

Vorgehen | Üblicherweise werden Konsile **vom behandelnden Stationsarzt** bei anderen Abteilungen **angefordert** (z. B. Neurochirurgie, Dermatologie), wenn bei Aufnahme des Patienten oder während des weiteren Behandlungsverlaufs entsprechende Besonderheiten auftreten. Die Konsile werden von der jeweiligen Fachdisziplin durchgeführt und sollten **immer schriftlich oder elektronisch dokumentiert** werden. Die hier festgelegten Therapieempfehlungen werden dann im Behandlungsverlauf vom Stationsarzt der Intensivstation umgesetzt.

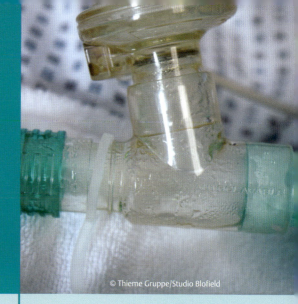

Kapitel 8

Allgemeine intensivmedizinische Maßnahmen

8.1 Klinischer Fall 132

8.2 Analgosedierung 133

8.3 Beatmungstherapie 135

8.4 Tracheotomie 139

8.5 Katecholamintherapie 141

8.6 Antibiotikatherapie 142

8.7 Säure-Basen- und Elektrolyt-Haushalt 144

8.8 Ernährungstherapie 147

8.9 Thromboseprophylaxe und Antikoagulation 148

8.10 Darmmotilitätsstörungen 149

8.11 Hygiene und Krankenhausinfektionen 150

8.1 Klinischer Fall

Nach einem Autounfall auf der Intensivstation

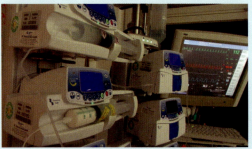

Abb. 8.1

Von der Straße in den Schockraum

Es ist kurz nach 9 Uhr vormittags, als die Intensivvisite an Bettplatz 5 ankommt. Hier liegt Herr Kühnel, der als Fahrer eines PKWs vor nunmehr 14 Tagen von der regennassen Straße abgekommen und gegen einen Baum geprallt war. Er war im Fahrzeug eingeklemmt gewesen, wurde technisch gerettet und vom Rettungshubschrauber in den Schockraum gebracht.

Initiale Versorgung

Die instabilen Beckenfrakturen wurden initial versorgt, die beiden Thoraxdrainagen nach Hämatopneumothorax beidseits konnten bereits entfernt werden. Aufgrund des erlittenen hohen Blutverlustes war eine Massivtransfusion nötig gewesen. Wegen des begleitenden Schädel-Hirn-Traumas war initial eine tiefe Analgosedierung mit Midazolam und Sufentanil durchgeführt worden.

Wie geht es nun heute weiter?

Neurochirurgin Dr. Weber hatte soeben nach Befundung der heute durchgeführten kraniellen Computertomografie ihr Einverständnis zur Beendigung der Analgosedierung gegeben. Stationsärztin Klein und Oberarzt Dr. Becker überprüfen den Anordnungsbogen für den heutigen Tag. Am Nachmittag ist die Anlage eines dilatativen Tracheostomas zur Erleichterung der Entwöhnung vom Beatmungsgerät geplant – diese Maßnahme war mit dem gesetzlichen Betreuer gestern ausführlich besprochen worden. Die Medikamente zur Analgosedierung werden nach Durchführung dieser Maßnahme ganz beendet und ein Aufwachversuch wird durchgeführt.

Vorschläge der Stationsärztin

Stationsärztin Klein fragt ihren Oberarzt: „Kann man nicht noch etwas mehr Infusionen geben, um die Katecholamintherapie endlich beenden zu können?" Dr. Becker denkt nach: „Das ist nur noch sehr niedrig dosiert – Herr Kühnel hatte sehr viele Infusionen bekommen und hat noch sehr viel Flüssigkeit eingelagert. Besser, wir belassen es noch dabei – wenn die Sedierung aus ist, wird der Blutdruck ohnehin höher werden, dann können wir auch die Katecholamine ausschleichen." „Aber die Antibiose – Piperacillin/Tazobactam gegen die Pneumonie – ist heute den siebten Tag angeordnet. Herr Kühnel ist fieberfrei, das PCT ist bei 0,1 und das CRP auf 25 mg/l gefallen. Das Röntgenbild sieht unauffällig aus und Schwester Hannah sagte mir, das Trachealsekret sehe auch schon gut aus. Die Antibiose könnte man doch morgen absetzen?" „Sehr gut", lobt Dr. Becker seine Assistenzärztin. „Sie haben mir doch vorgestern bei der letzten Tracheotomie sehr gut assistiert. Heute assistiere ich Ihnen."

8.2 Analgosedierung

Key Point
- Eine Sedierung sollte nur aus triftigem Grund erfolgen, die Indikation ist jeden Tag neu zu prüfen.
- Tägliche Sedierungspausen senken die Aufenthaltsdauer und die Mortalität, sie sollten nur bei zwingendem Grund nicht erfolgen.
- Zur Sedierung steht eine Vielzahl intravenöser und inhalativer Medikamente zur Verfügung, die für den Patienten individuell ausgewählt werden.
- Zur Analgesie auf Intensivstationen kommen in erster Linie Opioide zur Anwendung, die sich wesentlich durch ihre Wirkdauer unterscheiden.

8.2.1 Zielsetzung
Indikationen | Bei vielen Krankheitsbildern (z. B. respiratorische Insuffizienz mit Notwendigkeit der Beatmung) ist eine Sedierung des Patienten nach Aufnahme auf die Intensivstation notwendig.
Sedierungstiefe | Die Sedierungstiefe ist i. A. ideal, wenn der **Patient kontaktierbar** ist, **auf Aufforderung** die **Augen öffnet** und **einfache Aufforderungen befolgen** kann (z. B. Händedrücken), **selbst atmet**, jedoch nicht **gestresst** ist (kein Würgen, Husten ohne Manipulation, kein Schwitzen, keine Tachykardie etc.).

Praxistipp
Generell sollte die Sedierung auf Intensivstationen zeitlich möglichst eng begrenzt und so tief wie nötig, aber so flach wie möglich durchgeführt werden.

Empfehlenswert zur Vereinheitlichung sind die tägliche Festlegung der erforderlichen Sedierungstiefe und die mindestens 8-stündliche Überprüfung mithilfe validierter Scores. Ein gängiger Standard ist der **Richmond Agitation Sedation Score** (Tab. 8.1). **Ziel der Sedierungstiefe** bei den meisten Intensivpatienten ist **0/-1**, bei manchen Erkrankungen (z. B. schweres Schädel-Hirn-Trauma mit erhöhtem intrakraniellen Druck) kann jedoch auch eine tiefere Sedierung indiziert sein. Die **Indikation** für die Sedierung ist **täglich zu überprüfen** und es sollte **täglich** – sofern nicht streng kontraindiziert (z. B. akut erhöhter Hirndruck) – eine **Sedierungspause** („Aufwachversuch") durchgeführt werden.

Tab. 8.1

Richmond Agitation Sedation Scale (RASS).

Punktwert	Beschreibung
+4	sehr streitlustig, gewalttätig, Gefahr für das Personal
+3	sehr agitiert, aggressiv, zieht an Schläuchen
+2	agitiert, ungezielte Bewegungen
+1	unruhig, ängstlich
0	aufmerksam, ruhig
-1	schläfrig, nicht ganz aufmerksam, aber anhaltendes Erwachen durch Ansprache (>10 s)
-2	leichte Sedierung, erwacht kurz mit Augenkontakt durch Ansprache (<10 s)
-3	mäßige Sedierung, Bewegung oder Augenöffnung durch Ansprache
-4	tiefe Sedierung, keine Reaktion auf Ansprache, aber Bewegung oder Augenöffnung durch körperlichen Reiz
-5	nicht erweckbar, keine Reaktion auf Ansprache oder körperlichen Reiz

MERKE

Das **Ziel der Sedierungstiefe** sollte **täglich festgelegt** werden. Grundsätzlich sollte die Sedierung bei allen Patienten, die > 48 Stunden sediert sind, **täglich pausiert** werden.

Komponenten der Analgosedierung | Zusätzlich zur **sedierenden Komponente** erhalten die Patienten meist auch **Opioide als analgetische Komponente**, um eine ausreichende Toleranz gegenüber der mechanischen Beatmung und den Atemwegshilfen (z. B. Endotrachealtubus) zu erreichen: Die Opioide wirken selbst wenig sedierend, so dass man von Analgosedierung spricht. Die analgetische Komponente hat auch den Vorteil, dass die bei den Patienten häufigen Schmerzen (z. B. nach Trauma oder Operationen), individuell und weitgehend unabhängig von der Sedierungstiefe therapiert werden können. Die Analgosedierung erfolgt daher über **zwei getrennte Komponenten** (z. B. Perfusoren mit Analgetikum und Sedativum) und sollte nach dem **Basis-Bolus-Konzept** (Basisbedarf + Boli bei pflegerischen oder ärztlichen Maßnahmen) durchgeführt werden.

8.2.2 Medikamente zur Sedierung auf Intensivstationen
Propofol | Das **Hypnotikum Propofol** (Disoprivan®) ist aufgrund seiner **ausgezeichneten Steuerbarkeit** und seiner **sehr kurzen Halbwertszeit** (Wirkdauer ca. 5–8 min) auch zur Sedierung auf Intensivstationen sehr gut geeignet. Mit Propofol sedierte Patienten haben daher sehr kurze Aufwachzeiten. Zum Wirkmechanismus und den Nebenwirkungen siehe Kapitel Anästhesie (S. 42). Problematisch bei längerer,

hochdosierter Anwendung ist die Gefahr eines **Propofolinfusionssyndroms** (PRIS) mit akuter Rhabdomyolyse und metabolischer Azidose. Daher sollte die **Anwendungsdauer** i. d. R. auf 48 Stunden, **höchstens** jedoch auf **5(–7) Tage**, sowie die **Dosierung** auf **maximal 4 mg/kg KG/h** begrenzt werden (cave: Einberechnung etwaiger Bolusgaben!). Reicht dies nicht aus, müssen zusätzlich andere Sedativa gegeben werden.

> **MERKE**
> Nach **längerer Anwendung** ist die **Halbwertszeit von Propofol** jedoch deutlich **verlängert** („Kontext-sensitive Halbwertszeit").

Clonidin | Clonidin (Paracefan®, Catapresan®) ist **zentral wirksam** und bewirkt über eine **präsynaptische α₂-Stimulation** eine **Hemmung der Noradrenalinausschüttung** und somit eine **Sympathikolyse**. Die Folge ist eine **Senkung von Blutdruck und Herzfrequenz**, aber auch eine **zentrale Dämpfung** (sedierende Komponente). Darüber hinaus wirkt es auch **koanalgetisch** und vermindert die zur ausreichenden Analgesie erforderlichen Opioiddosierungen. Clonidin ist zur **Sedierung** auf Intensivstationen und insbesondere zur **Vermeidung von vegetativen Krisen** bei Patienten mit (Entzugs-)Delir (Alkohol, Drogen) geeignet. Die Sedierung wird meist mittels **Initialbolus** (meist 1 μg/kg KG) begonnen und mittels kontinuierlicher Infusion über eine Spritzenpumpe (Dosisbereich 0,3–1,2 μg/kg KG/min) aufrechterhalten.

> **Praxistipp**
> Patienten mit beginnender oder manifester vegetativer Krise können u. U. eine deutlich höhere Dosierung benötigen: Hier sollten Sie sich zur Vermeidung einer ausgeprägten Bradykardie und Hypotonie vorsichtig an die erforderliche Dosis herantitrieren.

> **MERKE**
> Clonidin ist **ausgezeichnet steuerbar** und führt **selten zur Übersedierung**.

Dexmedetomidin | Auch Dexmedetomidin (Dexdor®) ist ein **zentral wirksamer α₂-Adrenozeptor-Agonist**, bewirkt jedoch noch **deutlich selektiver** als Clonidin v. a. am Locus coeruleus eine Hemmung der Noradrenalin-Ausschüttung und damit eine Sympathikolyse. Die erforderliche Dosierung liegt bei 0,2–1,4 μg/kg KG/min. Die Substanz ist zur **Langzeitsedierung** zugelassen.

> **Praxistipp**
> Die Tagestherapiekosten sind derzeit noch deutlich höher als bei Clonidin, was die praktische Anwendung noch limitiert.

Midazolam | Das **kurzwirksame Benzodiazepin** Midazolam (Dormicum®) verstärkt über einen spezifischen Rezeptor die GABA-Wirkung und wirkt **sedierend**, **anxiolytisch**, **antikonvulsiv** und **zentral relaxierend**. Übliche Dosierungen für die kontinuierliche Infusion sind 2–5 μg/kg KG/min (≙ 0,1–0,3 mg/kg KG/h).

> **Praxistipp**
> Plötzliches Absetzen kann eine Entzugssymptomatik mit der Gefahr von Entzugskrämpfen auslösen, Midazolam sollte daher ausgeschlichen werden. Bei längerdauernder Anwendung kumulieren die Metabolite: Daher ist – falls nicht kontraindiziert – ein tägliches Pausieren notwendig, da die Aufwachzeiten sonst sehr lange sein können (mehrere Tage!).

Gamma-Hydroxy-Buttersäure | GHB (Gamma-Hydroxy-Buttersäure; Somsanit®) ist eng verwandt mit Gamma-Amino-Buttersäure (GABA) und **verstärkt** deren **Wirkung am GABA-Rezeptor**. Die Halbwertszeit ist relativ kurz, GHB wird im Körper zu CO_2 und H_2O metabolisiert. Nach einem Initialbolus von 50 mg/kg KG ist eine Laufrate von 10–20 mg/kg KG/h zu wählen.

> **Praxistipp**
> Beachten Sie den hohen Na^+-Gehalt der Infusionslösung (cave: Hypernatriämien!).

Ketamin und Esketamin | Das Phencyclidin-Derivat **Ketamin** (Ketalar®) bzw. sein Enantiomer **Esketamin** (Ketanest-S®) bewirken eine sog. **„dissoziative Bewusstlosigkeit"** und müssen daher **immer mit einem Benzodiazepin oder Propofol kombiniert** werden, um „Bad Trips" zu vermeiden. Es hat **analgetische** (Agonismus an Opioidrezeptoren) und **hypnotische Eigenschaften** (Antagonismus an NMDA-Rezeptoren) und bewirkt zudem über eine zentrale Sympathikusaktivierung einen **Anstieg von Herzfrequenz und Blutdruck**. Ketamin wird meist gegeben, wenn mit der Kombination aus Analgetikum und Hypnotikum keine ausreichende Sedierungstiefe erreicht werden kann oder der Kreislaufzustand (z. B. bei Traumapatienten) noch instabil ist (→ u. U. Einsparung von Katecholaminen). Eine wichtige Nebenwirkung ist eine **Hypersalivation**. Der analgetische Effekt erlaubt die Reduktion der Opioiddosis (und der daraus resultierenden Nebenwirkungen). Die **Dosierung** für Ketamin sollte bei 0,5–4,0 mg/kg KG/h liegen. Wichtige

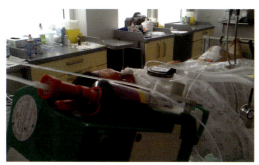

Abb. 8.2 **AnaConDa® Anaesthesia Conserving Device**: Über den Perfusor im Vordergrund wird ein volatiles Anästhetikum (Isofluran oder Sevofluran) in den patientennahen Vapor (schwarzer „Filter" im Hintergrund) transportiert. Zum Beatmungsgerät hin verhindert ein spezieller Filter den Durchtritt des volatilen Anästhetikums.

Kontraindikationen sind höhergradige KHK und fixierte pulmonale Hypertonie. Weitere Informationen finden Sie im Kapitel Anästhesie (S. 43).
Inhalative Sedierung ▮ Patienten, die trotz der Anwendung von ≥ 3 i. v. applizierten Substanzen am oberen Dosislimit unzureichend sediert sind, können zusätzlich ein volatiles Anästhetikum wie Isofluran (Forane®/Forene®) erhalten. Volatile Anästhetika eignen sich auch gut zur Beatmungsentwöhnung bei Patienten mit obstruktiven Lungenerkrankungen und hyperreagiblem Bronchialsystem. Da Intensivrespiratoren über kein Kreisteil verfügen, unterscheidet sich die Anwendung für Sedierungszwecke von der Anwendung in der Anästhesie (S. 84): Tubusnah wird ein spezieller Filter (AnaConDa®, Anaesthesia Conserving Device, Abb. 8.2) in das Beatmungssystem eingeschaltet, der über seine spezielle Oberfläche das kontinuierlich zugeführte Anästhetikum in den Filter appliziert und dort verdampft. Bei der Ausatmung hält dieser spezielle Filter den Großteil des nunmehr gasförmigen Anästhetikums zurück, das mit der nächsten Inspiration wieder in den Patienten gelangt. Über einen patientenfern angebrachten Aktivkohlefilter wird das in der Exspirationsluft verbliebene Anästhetikum zurückgehalten, um die Kontamination der Raumluft sehr gering zu halten. Über einen Atemgasmonitor muss die Konzentration in der Atemluft gemessen werden: Die Zielkonzentration ist deutlich geringer als in der Anästhesie, z. B. bei Isofluran 0,2–0,5 %Vol.

> **MERKE**
>
> Die Anwendung **volatiler Anästhetika zur Sedierung** geschieht außerhalb der Zulassung („**Off Label Use**")!

8.2.3 Opioide zur Analgesie auf Intensivstationen
Morphin ▮ Morphin (MSI®) ist das am häufigsten zur Analgesie auf Intensivstationen verwendete Medikament. Bolusgaben (1–3–5 mg bei Bedarf) sind der Anwendung über Perfusor (2–10 mg/h) vorzuziehen.

Letzteres kann jedoch v. a. bei palliativer Situation sehr gut zur Analgesie und zur Linderung der Atemnot dienen. Insbesondere bei Niereninsuffizienz besteht Kumulationsgefahr, hier kann Piritramid (Dipidolor®) verwendet werden.
Sufentanil ▮ Sufentanil (Sufenta®) ist ein synthetischer μ-Opioid-Rezeptor-Agonist mit v. a. analgetischer, aber auch leicht sedierender Komponente. Aufgrund der guten Steuerbarkeit ist Sufentanil ein Standard-Opioid in der Intensivmedizin geworden. Der erforderliche Dosisbereich liegt meist bei 0,3–1 μg/kg KG/h.
Remifentanil ▮ Remifentanil (Ultiva®) ist ein reiner Agonist an μ-Opioid-Rezeptoren mit extrem kurzer Halbwertszeit und ohne Kumulation. Der Einsatz in der Intensivmedizin ist auf bestimmte Indikationen und die eher kurzzeitige Analgosedierung beschränkt. In der Intensivmedizin sind Dosierungen im Bereich von 2,5–6,0 μg/kg KG/h (≙ 0,04–0,10 μg/kg KG/min) sinnvoll.

> **Praxistipp**
>
> Beim Einsatz von Remifentanil ist zu beachten, dass die starke analgetische Wirkung abrupt endet, sobald die kontinuierliche Zufuhr gestoppt wird. Vor Beenden der Zufuhr ist – sofern Schmerzen zu erwarten sind – ein länger wirksames Analgetikum zu verabreichen.

8.3 Beatmungstherapie

Key Point
- Bei unzureichender eigener Atmung (respiratorische Partial- oder Globalinsuffizienz) ist eine Atemunterstützung in Form von assistierter oder auch kontrollierter Beatmung indiziert.
- Ziel der Beatmung ist die Sicherstellung einer adäquaten Oxygenierung (p_aO_2) mit gleichzeitiger Normokapnie (p_aCO_2).
- Wenn möglich, sollte immer die Spontanatmung des Patienten angestrebt werden.
- Bei unzureichender Spontanatmung können assistierte Beatmungsformen (z. B. ASB, PSV, SIMV) den Patienten in seinem Atemantrieb unterstützen.
- Bei fehlendem eigenen Atemantrieb oder notwendiger tiefer Analgosedierung werden kontrollierte Beatmungsformen (IPPV, PCV) angewendet.
- Für kritisch kranke Patienten mit unzureichendem Atemantrieb können kombinierte Verfahren mit kontrollierter Beatmung verwendet werden (BIPAP, APRV), die dem Patienten die Möglichkeit der Spontanatmung geben.

8.3.1 Indikationen

Zielsetzung | Das Ziel einer maschinellen Beatmung mit einem Intensivrespirator ist es, bei respiratorisch insuffizienten Patienten eine dem Bedarf angepasste **Ventilation** (= **Oxygenierung** + **Eliminierung von CO_2**) zu gewährleisten. Die Beatmung kann dabei „via naturalis" mit maschineller Unterstützung durch ein nicht-invasives Beatmungsverfahren (z. B. CPAP-Maske oder NIV-Helm) oder alternativ über einen **Endotrachealtubus** oder eine **Trachealkanüle** sichergestellt werden.

Akute respiratorische Insuffizienz (ARI) | Eine ARI kann sich als **Partialinsuffizienz** (p_aO_2 < 50 mmHg, p_aCO_2 im Normbereich) oder **Globalinsuffizienz** (p_aO_2 < 50 mmHg + p_aCO_2 > 55 mmHg) äußern. Pulmonale Ursachen sind z. B. Pneumonien und Atelektasen, extrapulmonale Ursachen z. B. Lungenödem, Schock, Schädel-Hirn-Trauma oder Sepsis. **Klinische Hinweise** sind Dyspnoe, Tachy- oder Bradypnoe, Einsatz der Atemhilfsmuskulatur, zunehmende Zyanose und Hypoxämie (p_aO_2 < 70 mmHg bei Sauerstoffgabe über Maske), Bewusstseinsstörungen, Hyperkapnie (p_aCO_2 > 55 mmHg; bei chronischer Hyperkapnie gelten höhere Werte) und respiratorische Azidose.

> **MERKE**
> **Normwerte:**
> - p_aO_2 bei Raumluftatmung: 70–100 mmHg
> - p_aCO_2: 35–45 mmHg

Indikationen zur Beatmung | Eine maschinelle Unterstützung der Spontanatmung ist indiziert bei **reversiblen Einschränkungen des pulmonalen Gasaustauschs und/oder der Atemmechanik** (z. B. muskuläre Erschöpfung), wenn andere Maßnahmen (z. B. Sauerstoffgabe über Gesichtsmaske oder Physiotherapie) nicht erfolgreich oder erfolgversprechend sind. Die **Entscheidung** zur maschinellen Beatmungstherapie kann **nicht an starren Grenzwerten festgemacht werden**, sondern sollte immer im Einzelfall und abhängig vom Verlauf gefällt werden: Beispielsweise müssen Patienten mit Schädel-Hirn-Trauma zur Vermeidung eines Hirndruckanstiegs bereits bei leicht erhöhten p_aCO_2-Werten beatmet werden. Andererseits werden solche Werte von Patienten mit chronisch obstruktiver Lungenerkrankung (COPD) und in deren Folge chronischer Hyperkapnie oft problemlos toleriert.

> **MERKE**
> Bei **fehlenden Schutzreflexen** (Aspirationsgefahr), **Bewusstlosigkeit** (GCS ≤ 8 Punkte) oder **Schwellung der oberen Atemwege** muss der Patient **intubiert** werden oder bleiben, um die Atemwege zu sichern.

8.3.2 Parameter der Beatmungstherapie

Inspiratorische Sauerstoffkonzentration (F_iO_2) | Die F_iO_2 wird abhängig vom erreichten (arteriellen) Sauerstoffpartialdruck (p_aO_2) im Blut gewählt: Der Zielwert bei Erwachsenen ist ein p_aO_2 von ca. 80–100 mmHg (Faustregel: 100–Alter/3), vorausgesetzt die Erkrankung macht keinen höheren (z. B. Schock) oder niedrigeren (z. B. vorbestehende strukturelle Lungenerkrankung) Wert erforderlich.

PEEP (Positive End-Exspiratory Pressure) | Insbesondere unter kontrollierter Beatmung bilden sich sehr schnell Atelektasen (S. 163). Ein PEEP, also ein **positiver Atemwegsdruck am Ende der Exspirationsphase**, verhindert ein Kollabieren von Alveolen und konsekutiv evtl. von ganzen Lungenarealen. Zudem werden so auch kollabierte **Alveolen wiedereröffnet** und damit die gasaustauschende Oberfläche vergrößert („**Recruitment**") und die Scherkräfte im Lungenparenchym verringert, die durch periodisches Derekrutieren und Rekrutieren entstehen. Ein PEEP kann so auch einen **pulmonalen Rechts-Links-Shunt** (Blutfluss durch nicht belüftete Lungenanteile → Beimischung von desoxygeniertem Blut in das pulmonalvenöse Blut und damit auch in den systemischen Kreislauf) **reduzieren**. Vor allem bei pulmonal kompromittierten Patienten (z. B. durch Atelektasen, Lungenödem, Pneumonie) kann ein PEEP die Lungenmechanik (**Compliance**) verbessern und eine bessere Oxygenierung erreichen. Ein PEEP kann **bei jeder Beatmungsform** eingesetzt werden und gehört grundsätzlich zum Konzept der **lungenprotektiven Ventilation**.

Atemminutenvolumen (AMV), Atemfrequenz (AF) und Atemzugvolumen (AZV) | Das AMV errechnet sich aus dem **Produkt von AF und AZV** (= Tidalvolumen V_T, ventiliertes Volumen pro Atemzug). Die Werte AMV, AZV und AF werden in der Regel **anhand des p_aCO_2-Wertes eingestellt**, um eine Normokapnie zu erreichen (p_aCO_2 ca. 37–42 mmHg), sofern die Grunderkrankung keine anderen Werte erforderlich macht (z. B. COPD mit chronischer Hyperkapnie). Bestimmte Grenzen sollten dabei aber nicht überschritten werden: Die AF darf **nicht so hoch gewählt** werden, dass nicht mehr ausreichend Zeit zur Exspiration bleibt und das AZV sollte grundsätzlich **nicht > 6–8 ml/kg** (idealem) **Körpergewicht** betragen (Komponente der lungenprotektiven Beatmung).

Beatmungsdruck | Hier wird zwischen maximalem Druck („**Peakdruck**"), also dem maximal während der Inspirationsphase vorhandenen Atemwegsdruck, und **Plateaudruck** (regelhaft gleich hoch oder niedriger als der Peakdruck) differenziert.

8.3.3 Beatmungsverfahren

Stufen der Beatmungstherapie

- **Physiotherapeutische Maßnahmen** wie Lagerungstherapie, Klopfen, Sekretmobilisation und Bronchialtoilette (d. h. regelmäßiges Abhusten oder Absaugen des Trachealsekrets) können den Gasaustausch deutlich verbessern.
- Besteht eine **Spontanatmung** oder kann der Patient das Beatmungsgerät durch eigene Atemzüge triggern, können häufig **unterstützende** (assistierte) **Beatmungsmodi** gewählt werden (z. B. CPAP/ASB, PSV).
- Bei **fehlender Spontanatmung** ist ein **druck- oder volumenkontrolliertes Beatmungsverfahren** erforderlich (z. B. IPPV, CMV, PCV, VCV).
- Zudem existieren **kombinierte Verfahren**, die eine Spontanatmung des Patienten zulassen, andererseits aber auch ein gewisses Maß an kontrollierter Beatmung gewährleisten (z. B. BiPAP, BiLevel, APRV, SIMV).

Assistierte Beatmungsverfahren (ASB) Diese Verfahren **unterstützen** in einem bestimmten Maß die **Spontanatmung** des Patienten.

- Der **CPAP-Modus** (Continuous Positive Airway Pressure = PEEP + Spontanatmung) erlaubt eine **ungehinderte Spontanatmung** des Patienten und stellt einen **kontinuierlichen positiven Atemwegsdruck** sicher. Das Verfahren kann im Rahmen von **nicht-invasiven Beatmungsformen** (Non-Invasive Ventilation, NIV) auch bei nicht-intubierten Patienten angewendet werden: Über eine dichtsitzende **CPAP-Gesichtsmaske** oder einen **CPAP-Helm** kann auch ohne Endotrachealtubus ein kontinuierlicher positiver Atemwegsdruck erreicht werden (Indikationen: z. B. Schlafapnoesyndrom/OSAS, Lungenödem, Pneumonie).
- Der **ASB- oder PSV-Modus** (Assisted Spontaneous Breathing bzw. Pressure Support Ventilation) bewirkt eine **durch das Beatmungsgerät unterstützte Spontanatmung**: Das Beatmungsgerät unterstützt die Atemzüge des Patienten durch einen zusätzlichen Flow oder einen zusätzlichen Atemwegsdruck. Sobald der Patient eine inspiratorische Anstrengung unternimmt, wird das Gerät „angetriggert" und gewährt einen zuvor eingestellten Unterstützungsdruck. **Atmet der Patient nicht selbst** (**Apnoe**), findet grundsätzlich keine Ventilation statt. In diesen Fällen setzt bei modernen Intensivrespiratoren eine programmierbare, kontrollierte „Apnoe-Beatmung" ein.
- Im **SIMV-Modus** (Synchronized Intermittent Mandatory Ventilation) kann der Patient Atemzüge in einem gewissen Umfang selbst triggern. **Innerhalb eines bestimmten Zeitfensters** erfolgt die **obligatorische** („Mandatory") **Beatmung**, synchronisiert mit der inspiratorischen Anstrengung des Patienten. Atmet der Patient nicht oder nicht ausreichend selbst, wird er durch das Beatmungsgerät mit einer eingestellten Mindestfrequenz beatmet.

Kontrollierte Beatmungsverfahren Diese Verfahren werden bei Patienten eingesetzt, bei denen die **Spontanatmung** – medikamentös (tiefe Sedierung) oder erkrankungsbedingt – **komplett ausgefallen** ist oder die assistierte Spontanatmung keinen ausreichenden Gasaustausch sicherstellt:

- Die **intermittierende positive Druckbeatmung** (IPPV, Intermittent Positive Pressure Ventilation) wurde früher meist **volumengesteuert** (VCV = Volume Controlled Ventilation) durchgeführt. Dabei werden AF und AZV vorgegeben und es resultieren ein entsprechender Atemwegsdruck (P_{insp}) und ein entsprechendes AMV. Zusätzlich kann eine **Druckbegrenzung** eingestellt werden, so dass der Atemwegsdruck diesen Maximalwert (P_{max}) nicht überschreitet (sog. **volumenkontrollierte, druckregulierte Beatmung**).
- Die **druckkontrollierte Beatmung** (PCV = Pressure Controlled Ventilation) funktioniert analog: Eingestellt werden die AF und ein Druckniveau (DN = P_{max}), das bei der Inspiration gehalten wird. Hierdurch resultieren variabel große AZV mit entsprechendem AMV. Auch dieses Beatmungsverfahren kann zusätzlich mit einer **Volumenbegrenzung** versehen werden, so dass eine **druckkontrollierte volumenregulierte** (z. B. „IPPV AutoFlow") Beatmung entsteht. Aufgrund des über die Zeit geringer werdenden Gasflusses (dezelerierender Flow) sind die Spitzendrücke bei der PCV oft etwas niedriger als bei reiner VCV.

Praxistipp

VCV und PCV gelten hinsichtlich des Gesamtergebnisses als gleichwertige Verfahren, vorausgesetzt, dass lungenprotektive Grenzwerte (z. B. Spitzen- und Plateaudruck) beachtet werden.

Kombinierte Verfahren

- Im **BiPAP-Modus** (Biphasic Positive Airway Pressure; auch als „BiVent" oder „BiLevel" bezeichnet) werden vom Gerät abwechselnd **zwei unterschiedlich hohe PEEP-Niveaus** generiert. Bei jedem Wechsel des Druckniveaus resultiert ein neuer Atemzug bzw. Ventilation. Die Frequenz des Wechsels entspricht der Beatmungsfrequenz. Auf beiden Druckniveaus kann der Patient spontan und mit eingestellter Druckunterstützung atmen, so dass sich dieses Beatmungsverfahren v. a. für das **Weaning** (s. u.) eignet, da es die Spontanatmung des Patienten unterstützt und zudem eine Mindestventilation sicherstellt.

– **APRV** (Acute Pressure Release Ventilation) ist ein dem BiPAP-Modus ähnliches Verfahren. Der wichtigste Unterschied ist, dass die Dauer der Exspiration im Vergleich zum BiPAP-Modus deutlich verkürzt ist. Die **zeitliche Betonung des hohen Druckniveaus** bei APRV soll v. a. die Oxygenierung verbessern: Das obere Druckniveau wird jeweils nur sehr kurzzeitig abgesenkt, was einem **umgekehrten Atemzeitverhältnis** (Exspiration deutlich kürzer als Inspiration; Inversed Ratio Ventilation, IRV) entspricht. Aufgrund der kurzen Exspiration kann der Patient praktisch nur auf dem hohen Druckniveau spontan atmen. Bei COPD-Patienten ist APRV aufgrund des unphysiologischen Atemzeitverhältnisses kontraindiziert.

8.3.4 Beatmungsinduzierte Komplikationen

Die wichtigsten und häufigsten Probleme während der maschinellen Beatmung sind direkte Schädigungen der Lunge (**Baro-, Volu- oder Biotrauma**; VALI = Ventilator Associated Lung Injury) und die **Respirator-assoziierte Pneumonie** (VAP = Ventilator Associated Pneumonia).

Mechanische Schädigungen der Lunge | Bei der physiologischen Atmung entstehen minimale Druckunterschiede bzw. ein Unterdruck im Tracheobronchialsystem, die die treibende Kraft der Einatmung darstellen. Bei der Beatmung wird die **Luft** jedoch **mit Überdruck in die Lunge gepresst**. Es hat sich gezeigt, dass **insbesondere** die **Beatmung mit hohen Tidalvolumina** aufgrund der **hohen Spitzendrücke** zu Ventilator-induzierten Lungenschäden führt. Insbesondere bei längerer Beatmungsdauer sind ausgeprägte Schädigungen bis hin zu einer Lungenfibrose (bindegewebiger Umbau der Lungenschädigungen) möglich. Weitere Prinzipien der lungenprotektiven Beatmung sind die **Vermeidung hoher Plateaudrücke**, die **individuelle Titrierung des PEEP-Niveaus**, um eine optimale Lungenmechanik (Compliance) zu erreichen, das **Anstreben möglichst geringer inspiratorischer Sauerstofffraktionen** (FiO$_2$) und das **Zulassen erhöhter pCO$_2$-Werte**, solange ein Serum-pH > 7,25 gehalten werden kann (permissive Hyperkapnie).

> **MERKE**
>
> Es sollte daher immer darauf geachtet werden, dass das **Tidalvolumen 5 bis maximal 8 ml/kg** (**ideales**) **Körpergewicht** nicht überschreitet („**lungenprotektive Beatmung**"). Insbesondere bei ARDS (S. 161) muss das Tidalvolumen auf 6 ml/kg KG begrenzt sein: Es ist bewiesen, dass eine Reduktion des Tidalvolumens von 12 ml/kg KG auf 6 ml/kg KG die Sterblichkeit bei ARDS deutlich senkt!

Ventilator-assoziierte Pneumonien (VAP) | Bei der Spontanatmung werden **Sekret und Bakterien durch tracheale Zilien und den Hustenstoß** effektiv **eliminiert**. Während der **Beatmung** über einen Tubus (bzw. eine Trachealkanüle) bei bronchialer Inflammation und eingeschränktem Hustenstoß ist dies **weniger gut möglich**, so dass sich häufig Pneumonien entwickeln. **8–28 % aller beatmeten Patienten** entwickeln eine VAP (S. 159). Das Risiko steigt etwa ab dem 5. Beatmungstag deutlich an. Das **Keimspektrum** umfasst grampositive Kokken (z. B. Staph. aureus) und häufig auch gramnegative Stäbchenbakterien (E. coli, Pseudomonas spp., Klebsiella, Enterobacteriaceae, Acinetobacter spp.), die multiple Resistenzen gegen Antibiotika (S. 150) aufweisen können.

> **MERKE**
>
> Zur **Vermeidung von VAPs** müssen **regelmäßig präventive Maßnahmen** (Händehygiene, Absaugen von Speichel und Trachealsekret, ausreichende Blockung des Tubuscuffs, konsequente Verwendung von HME-Filtern [Heat- and Moisture-Exchanger, d. h. Bakterienfilter, die die Atemluft erwärmen und anfeuchten]) ergriffen werden.

8.3.5 Entwöhnung vom Respirator

Grundsätzliches Vorgehen | Bei allen beatmeten Patienten muss **täglich** geprüft werden, ob eine Entwöhnung bzw. Trennung des Patienten vom Beatmungsgerät möglich ist. Methode der Wahl ist hier ein Pausieren der Sedierung und ein sog. **Spontanatmungsversuch** (Spontaneous Breathing Trial, SBT): Dies kann als komplette Trennung des Patienten vom Beatmungsgerät („T-Stück") oder im PSV-Beatmungsmodus mit minimaler Druckunterstützung und möglichst ohne PEEP für eine Dauer von 30 min durchgeführt werden. Während dieser Zeit wird der Patient **engmaschig** ärztlich und pflegerisch **beobachtet**, um zu entscheiden, ob er anschließend extubiert werden kann oder weiter beatmet werden muss. Als **Entscheidungshilfen** dienen hier z. B. der **Rapid Shallow Breathing Index** (RSBI = AF/AZV in Liter, Sollwert < 105 min^{-1}l^{-1}), der Gesamtzustand des Patienten, der Einsatz der Atemhilfsmuskulatur und die Blutgasanalyse.

Problematik bei länger dauernder Beatmung | Patienten, die über einen längeren Zeitraum kontrolliert beatmet wurden, können wegen der **Atrophie der Atemmuskulatur**, die mit zunehmender Beatmungsdauer zunimmt, häufig erst erfolgreich vom Beatmungsgerät getrennt werden, wenn sie von dessen Unterstützung **langsam abtrainiert** („entwöhnt", engl. „Weaning") wurden.

Praktisches Vorgehen beim Weaning | Das Weaning kann erfolgen, in dem die kontrollierte Beatmung auf eine **assistierte Beatmungsform umgestellt** wird, die der Patient am ersten Tag z. B. 6 × für jeweils 30 min absolvieren soll. Ist dies erfolgreich, wird am nächsten Tag auf 6 × 60 min ausgeweitet (usw.). Erreicht ein Patient die nächste Stufe nicht, muss die vorherige wiederholt werden, und sind die Rahmenbedingungen zu überprüfen. Atmet der Patient **kontinuierlich** ohne wesentliche maschinelle Unterstützung in einem **assistierten Beatmungsmodus**, und sind die **Extubationskriterien** (s. u.) **erfüllt**, kann die Trennung vom Beatmungsgerät erfolgen.

Praxistipp

Vor Beginn des Weanings sollten die Rahmenbedingungen (z. B. ausreichende Ernährung, ausreichender Phosphatspiegel) optimiert werden, um ein Weaningversagen zu verhindern.

Weaningprotokolle | Ein **standardisiertes Vorgehen** (z. B. etablierte SOP [Standard Operating Procedures]) zur Entwöhnung vom Respirator mit festgelegten Stufenschemata) kann den Erfolg des Weanings deutlich erhöhen. Darüber hinaus gibt es auch **automatische Weaningprotokolle** in modernen Intensivrespiratoren (z. B. Dräger SmartCare®/PS), die diesen Prozess zu automatisieren versuchen.

Extubationskriterien | Die **Atemwege** müssen **frei** sein, die **Schutzreflexe** (Schlucken, Husten) und die **Spontanatmung** (erwachsener „Standardpatient": AF > 7/min, AZV > 450 ml, SpO_2 > 95 %, F_iO_2 < 40 % ohne Druckunterstützung [ASB]) müssen **ausreichen**. Die brochiale/pulmonale **Sekretproduktion** sollte **möglichst gering** sein. Der Patient muss **Aufforderungen adäquat befolgen** können. Ist eine F_iO_2 > 40 %, ein PEEP > 5 mbar oder ein ASB > 5 mbar erforderlich, sinkt die Wahrscheinlichkeit deutlich, dass der Patient nach der Extubation längerfristig eine ausreichende Ventilation erreicht. Ist die Spontanatmung nach der Extubation nicht adäquat, muss der Patient nicht-invasiv beatmet bzw. endotracheal reintubiert werden, bevor er sich respiratorisch erschöpft.

MERKE

Wird eine **Reintubation** notwendig, **erhöht** dies die gesamte **Beatmungsdauer**, die **Liegedauer** auf der Intensivstation und die **Mortalität**!

Anlage eines Tracheostomas | Bei einer **protrahierten Beatmung (> 10–14 Tage)** über einen Endotrachealtubus ohne Aussicht auf baldmögliche Extubation und einem Weaningversagen in dieser Phase, ist die Anlage eines Tracheostomas (s. u.) zu erwägen – auch wenn dessen Nutzen bei Langzeitbeatmeten nicht generell bewiesen ist.

8.4 Tracheotomie

Key Point
- Eine Tracheotomie bezeichnet einen künstlichen Atemweg unterhalb der Stimmbandebene.
- Das Verfahren kann dilatativ (mittels Punktion) oder plastisch (operativ) durchgeführt werden.
- Die Tracheotomie ist bei einer absehbaren langen Beatmungsdauer (> 3–4 Wochen), mehrfachem Weaningversagen oder neuromuskulären Erkrankungen indiziert.
- Im Notfall („cannot intubate, cannot ventilate") kann als allerletzter Ausweg eine Koniotomie oder eine chirurgische Notfalltracheotomie lebensrettend sein.

Definition | Als Tracheotomie wird die konventionell chirurgische oder perkutan dilatative **Anlage eines künstlichen Atemwegs** im Bereich der Trachea (meist im 2. oder 3. Knorpelspangenzwischenraum) bezeichnet.

Stellenwert | Die Tracheotomie ist der **häufigste operative Eingriff in der Intensivmedizin**. Jährlich werden in Deutschland etwa 31 000 Tracheotomien durchgeführt, etwa die Hälfte als perkutane Dilatationstracheotomien (PDT).

MERKE

Die weiteren Ausführungen gelten für die **elektive Tracheotomie auf der Intensivstation**, jedoch nur eingeschränkt für Notfalltracheotomien! Bei Hypoxie/Anoxie muss die Trachea bei Unmöglichkeit eines alternativen Atemwegzugangs innerhalb von 2–3 min eröffnet werden, was selbst für den Erfahrensten mit einer Punktions-/Dilatationstracheotomie nicht möglich ist. Daher wird **im Notfall immer eine offene chirurgische Tracheotomie oder** Notkoniotomie (S. 196) durchgeführt.

Indikationen | Die Indikation muss aufgrund der möglichen Komplikationen (s. u.) streng gestellt werden. Ist eine **Beatmungsdauer > 3–4 Wochen absehbar** erforderlich, kann bereits in der frühen intensivmedizinischen Behandlungsphase (z. B. nach 5–7 Tagen) eine Tracheotomie durchgeführt werden. Kann die voraussichtliche Intubationsdauer nicht abgeschätzt werden, muss die Indikation täglich erneut geprüft werden. Weitere Indikationen sind **mehrere erfolglose Weaningversuche**, **Obstruktionen der oberen Luftwege** (z. B. durch Entzündung, Trauma, Verbrennung, Verätzung, Tumor) oder **neuromuskuläre Erkrankungen**.

Durchführung der konventionellen plastischen Tracheotomie |
- Einleitung einer Allgemeinanästhesie und Relaxierung (im Notfall auch in Lokalanästhesie)
- Lagerung des Patienten mit leicht überstrecktem Kopf
- steriles Waschen und Abkleben des Operationsgebiets
- Setzen eines ca. 3–4 cm langen, medianen, vertikalen (oder horizontalen) Hautschnitts vom Unterrand des Ringknorpels (Cartilago cricoidea) bis zum Jugulum
- stumpfes Präparieren bis zur Trachea, Eröffnen der Trachea, Vernähen der Trachealwand mit den Halsweichteilen
- Einführen der Trachealkanüle und Extubation
- Lagekontrolle (Auskultation, Röntgen Thorax)

Durchführung einer Tracheotomie mittels perkutaner Dilatationstracheotomie | Bei diesen dilatativen Ein-Stufen-Verfahren wird die Trachea i. d. R. **mit einer Kanüle punktiert**, über die ein **Seldinger-Draht** unter bronchoskopischer Kontrolle in der Trachea platziert wird (**Abb. 8.3**). Anschließend werden Haut und Weichteile entlang des Drahtes aufgedehnt, so dass eine Trachealkanüle platziert werden kann (**Abb. 8.4**). Vorteilhaft ist, dass diese Verfahren **bettseitig durchführbar** sind (kein Transport des kritisch kranken Patienten!) und die Tracheostomawunde nach Entfernen der Trachealkanüle **ohne weitere chirurgische Intervention** und mit kosmetisch i. d. R. gutem Ergebnis **abheilt**. Beispiele für solche Verfahren:
- Ciaglia Punktionstracheotomie (1985)
- Griggs Dilatationstracheotomie (1990)
- translaryngeale Tracheotomie nach Fantoni (TLT, 1997)
- Ciaglia Blue Rhino-Verfahren (CBR, 2000)
- PercuTwist-Technik nach Frova (PT, 2002)

Vorteile der Tracheotomie | Das **Weaning** ist nach Tracheotomie häufig **einfacher** als nach einer konventionellen translaryngealen endotrachealen Intubation. **Mund-, Larynx- und Kehlkopfschäden** werden **vermieden**, die **Mund- und Rachenpflege** sowie die endotracheale **Sekretabsaugung** sind **einfacher**. Insbesondere die Verkleinerung des Totraums und des Atemwegswiderstands **erleichtert die Atemarbeit** gegenüber der orotrachealen Intubation, weil die Trachealkanülen kürzer und meist dicklumiger als ein gewöhnlicher Tubus sind. Der **Patientenkomfort** ist **höher**, weil der Husten- und Würgereiz geringer ist und die Patienten mit speziellen Sprechkanülen auch **sprechen können**.

Nachteile und Komplikationen der Tracheotomie | Die Tracheotomie ist ein **invasiver Eingriff**, der leichte bis schwere Komplikationen bis hin zum Tod des Patienten bewirken kann. Typische Komplikationen sind **arterielle oder venöse Blutungen, Wundinfektionen** und **Verletzungen benachbarter Strukturen**. Zu den mittelschweren bzw. schweren Komplikationen zählen ein **subkutanes Luftemphysem**, eine **Aspiration** oder die **Perforation der Hinterwand der Trachea** mit konsekutivem Pneumomediastinum. Im Bereich des Tracheostomas können sich **Stenosen der Trachea** entwickeln, die im weiteren Verlauf Probleme verursachen können (z. B. Unmöglichkeit, einen Tubus oder eine Trachealkanüle vorzuschieben): Bei einem Pneumothorax, einer akuten obstruktiven Atemwegsverlegung oder der Unmöglichkeit, nach einer versehentlichen oder absichtlichen Dekanülierung die Trachealkanüle zu replatzieren, resultiert eine potenziell lebensbedrohliche Situation. Nach **Anlage einer perkutanen Tracheotomie** muss die Trachealkanüle **≥ 8 Tage belassen** werden, bevor ein sicherer Wechsel möglich ist: Wird sie innerhalb der ersten Tage nach Anlage akzidentell entfernt, darf sie nur unter bronchoskopischer Kontrolle und mit größter Vorsicht replatziert werden. Die Häufigkeit mittelschwerer und schwerer Komplikationen liegt bei dilatativen Verfahren – abhängig von der Erfahrung des Durchführenden – bei etwa 3 % und ist damit etwa vergleichbar mit der chirurgischen Tracheotomie.

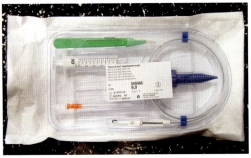

Abb. 8.3   Kommerzielles Fertig-Set für die Durchführung einer perkutanen Dilatationstracheotomie (PercuTwist).

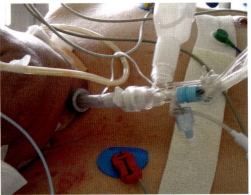

Abb. 8.4   Trachealkanüle nach Tracheotomie.

8.5 Katecholamintherapie

Key Point
- Die Therapie mit Katecholaminen zur Kreislaufunterstützung ist bei vielen intensivmedizinischen Patienten zur Aufrechterhaltung eines ausreichenden Blutdrucks bzw. Herzzeitvolumens erforderlich.
- Durch verschiedene Katecholamine ist eine überwiegende Wirkung auf α-adrenerge (Noradrenalin) oder β-adrenerge Rezeptoren (Dobutamin, Adrenalin) möglich – je nachdem, welche Unterstützung der Patient benötigt.
- Die Katecholamintherapie sollte über einen ZVK (eigenes Lumen) erfolgen und macht eine invasive Blutdruckmessung erforderlich.

8.5.1 Indikationen

Viele intensivmedizinische Krankheitsbilder führen zu zentralen, peripheren und/oder kardialen Kreislaufstörungen (z. B. hämorrhagischer, septischer, anaphylaktischer, kardiogener Schock) mit Abfall des systemischen Blutdrucks. Kann ein **mittlerer arterieller Blutdruck** (MAD) **>60–65 mmHg nicht aufrechterhalten** werden und ist die Ursache **kein primärer Volumenmangel**, ist in der Regel die Gabe von Katecholaminen notwendig. Bei manchen Erkrankungen (z. B. schweres Schädel-Hirn-Trauma, Subarachnoidalblutung, erhöhter Hirndruck) ist der Einsatz von Katecholaminen erforderlich, um einen **ausreichenden zerebralen Perfusionsdruck** (CPP) zu ermöglichen.

> **MERKE**
>
> Das **Ziel der Vasopressortherapie und der Volumenoptimierung** ist ein für den jeweiligen Patienten und das jeweilige Krankheitsbild **ausreichender systemischer Blutdruck** zur Aufrechterhaltung des zerebralen Perfusionsdrucks (CPP) und einer ausreichenden Organperfusion.

Praxistipp
Bei Patienten, die Katecholamine benötigen, ist die Anlage eines ZVKs (S. 124) mit eigenem Schenkel für die Katecholamintherapie und eines arteriellen Katheters (S. 123) zur kontinuierlichen Blutdruckmessung indiziert.

8.5.2 Verfügbare Substanzen

Noradrenalin I Noradrenalin (Arterenol®) ist das **Katecholamin der Wahl zur Anhebung des systemischen Blutdrucks**. In niedrigen bis mittleren Dosisbereichen bewirkt es v. a. eine Erregung der **α-Adrenozeptoren** und somit einen Anstieg des systemischen Gefäßwiderstands. In hohen Dosisbereichen werden auch β-Rezeptoren erregt. Typische **Indikationen** sind ein erniedrigter peripherer Widerstand (z. B. bei septischem oder neurogenem Schock) und alle Zustandsbilder, die selektiv die Anhebung des systemischen Blutdrucks erfordern. Die erforderlichen Dosierungen liegen meist im Bereich von **0,05–0,4 µg/kg KG/min**. Bei höheren Dosierungen kann die Durchblutung der Körperperipherie und des Darms kritisch vermindert sein.

Adrenalin I In niedrigeren Dosierungen stimuliert Adrenalin (Suprerenin®) v. a. **$β_1$- und $β_2$-Adrenozeptoren** und bewirkt damit vorwiegend einen Anstieg der Herzfrequenz und eine Erhöhung der kardialen Kontraktilität (positive Inotropie). In hoher Dosis aktiviert es auch α-Adrenozeptoren und wirkt daher vasokonstriktiv. **Indikationen** sind die kardiopulmonale Reanimation (S. 211) (Mittel der Wahl), anaphylaktische Reaktionen und ein ausgeprägtes Low-Cardiac-Output-Syndrom (unzureichendes Herzzeitvolumen). Der Dosisbereich liegt in Abhängigkeit von der Schwere des Krankheitsbildes üblicherweise bei **0,05–0,5 µg/kg KG/min**, bei höheren Dosierungen resultieren eine ausgeprägte Zentralisierung und zunehmende kardiale Arrhythmien.

Dobutamin I Dobutamin (Dobutrex®) wirkt v. a. auf **β-Adrenozeptoren** ($β_1 > β_2$) und bewirkt damit hauptsächlich eine positive Inotropie und Chronotropie. Als Nebenwirkung tritt eine periphere Vasodilatation auf (→ ggf. mit Noradrenalin kombinieren). **Indikationen** sind alle Zustände, bei denen eine Steigerung der Inotropie erforderlich ist (z. B. kardiogener Schock). Die erforderliche Dosis liegt bei **2–10 µg/kg KG/min**. Wie alle Katecholamine wirkt auch Dobutamin proarrhythmogen, jedoch deutlich weniger als Dopamin, das weitgehend zugunsten von Dobutamin verlassen wurde.

Phosphodiesterase-3-Hemmer (PDE-3-Hemmer) I Milrinon (Milrinon®) ist der in Deutschland am meisten verbreitete Wirkstoff aus dieser Gruppe. Diese Substanzen sind indiziert bei **akuter Herzinsuffizienz und kardialem Schock**. Sie bewirken über die Hemmung der Phosphodiesterase-3 eine Erhöhung des intrazellulären cAMP-Spiegels und dadurch einen vermehrten Ca^{2+}-Einstrom in die Kardiomyozyten. Dadurch verstärken sie vorwiegend die Kontraktilität (**positiv inotrope Wirkung**) und die Erschlaffungsfähigkeit, d. h. die Relaxationsgeschwindigkeit des Myokards (**positiv lusitrope Wirkung**). Peripher wirkt Milrinon **vasodilatatorisch**, weshalb es auch als **Inodilator** bezeichnet wird (positive Inotropie + Vasodilatation). PDE-3-Hemmer sind **nur zur kurzzeitigen Anwendung zugelassen** (≤ 14 Tage) und **senken** – trotz klinisch guter Wirkung – **nicht die Mortalität** von Patienten mit akuter Herzinsuffizienz.

Levosimendan | Levosimendan (Simdax®) gehört zur relativ neuen Wirkstoffgruppe der Kalzium-Sensitizer. Sie wirken positiv inotrop und erhöhen die myokardiale Durchblutung. Der Wirkmechanismus beruht auf einer Erhöhung der Empfindlichkeit der kontraktilen Proteine des Myokards für Kalzium, zusätzlich bewirkt Levosimendan eine Relaxation der glatten Muskulatur in den Gefäßen, senkt dadurch die Vor- und die Nachlast und erhöht die koronararterielle Durchblutung. Im Gegensatz zu allen Katecholaminen und Inodilatatoren erhöht Levosimendan die Herzfrequenz und den Sauerstoffverbrauch des Herzens nicht. Es ist zugelassen zur Kurzzeitanwendung bei akut dekompensierter, schwerer chronischer Herzinsuffizienz, ist jedoch auch bei akuter Herzinsuffizienz und kardiogenem Schock wirksam und wird dort „Off Label" eingesetzt.

8.6 Antibiotikatherapie

Key Point
- Vor Beginn jeder antibiotischen Therapie muss Material für die mikrobiologische Diagnostik (z. B. Trachealsekret, Blutkulturen, Urin) gewonnen werden.
- Die empirische antibiotische Therapie bei unbekanntem Erreger sollte breit erfolgen und die wichtigsten möglichen Erreger abdecken.
- Nach Identifikation des Erregers soll sofort eine gezielte antibiotische Therapie nach Resistogramm und nach Möglichkeit nicht mit einem Breitspektrum-Antibiotikum erfolgen („Deeskalation").

8.6.1 Grundprinzipien

Für die Therapie von Infektionen steht eine Vielzahl antimikrobieller Substanzen zur Verfügung, deren Einsatz jedoch sehr gezielt erfolgen muss, um dem Patienten keinen zusätzlichen Schaden zuzufügen und die Ausbreitung resistenter Erreger zu verhindern.

Voraussetzungen für den erfolgreichen Einsatz eines Antibiotikums (nach Grundmann): |
- Die Krankheit wird durch Mikroorganismen ausgelöst.
- Die Erreger sind für das Antibiotikum sensibel.
- Am Zielort wird eine ausreichende Konzentration erreicht.
- Der Patient besitzt ausreichende Immunkompetenz.

Auswahl des geeigneten Antibiotikums | Das Antibiotikum sollte individuell für jeden Patienten unter spezieller Berücksichtigung der individuellen Risikofaktoren ausgewählt werden, die Therapie sollte die lokalen Resistenzen des Krankenhauses berücksichtigen, frühestmöglich empirisch begonnen werden, nur so lange wie nötig fortgeführt werden und sofort nach Erhalt der mikrobiologischen Diagnostik angepasst (deeskaliert) werden, sog. Tarragona-Strategie:
- „Hit hard": primär Therapie mit Breitbandantibiotikum (Acylaminopenicillin, Cephalosporin 3. Generation oder Carbapenem, evtl. kombiniert mit Fluorchinolon)
- „Get to the Point": pharmakokinetische und -dynamische Optimierung, um effektive Konzentrationen am Wirkort zu erhalten (z. B. kontinuierliche Gabe von Antibiotika, deren konstanter Serumspiegel über die Zeit entscheidend für Wirkung ist)
- „Look at your Patient": patientenindividuelle Risikofaktoren berücksichtigen, klinischen Verlauf während der Therapie beachten
- „Listen to your Hospital": lokale Epidemiologie und Resistenzsituation beachten
- „Focus, focus, focus": Deeskalation bzw. Anpassung der Antibiotikatherapie nach Erregernachweis; Therapie so schmal wie möglich, so breit wie nötig

> **MERKE**
>
> **Vor Beginn** jeder antibiotischen Therapie müssen **Proben für die mikrobiologische Diagnostik** (Trachealsekret, Urin, ≥ 2 Paar periphere und ggf. zentrale Blutkulturen) **abgenommen** werden!

8.6.2 Wichtige antibiotisch wirksame Substanzen

Tab. 8.2 gibt eine Übersicht über die wichtigsten Antibiotika-Klassen und einige wichtige Vertreter.

8.6.3 Antibiotische Therapie wichtiger Infektionen

Aufgrund der am Infektionsort häufig vertretenen Keime gibt es Empfehlungen, wie eine empirische Antibiotikatherapie bis zum endgültigen Erreger- und Resistenznachweis aussieht, wie also Infektionen „auf Verdacht" behandelt werden. Im Rahmen dieses Kurzlehrbuchs möchten wir auf eine detaillierte Aufstellung verzichten und Ihnen nur einen Überblick über einige wichtige Infektionen geben (Tab. 8.3).

Tab. 8.2 Wichtige Antibiotikaklassen und Vertreter.

Gruppe	Beispiele für Substanzen und Handelsnamen	Standarddosierung (schwere Infektionen)	Erregerspektrum
Penicilline	Penicillin G (Penicillin G®)	3 × 10–20 Mio. I. E.	Streptokokken, Pneumokokken, Meningokokken, Borrelien
	Flucloxacillin (Staphylex®)	4 × 1–2 g	Staphylokokken
Breitspektrum-Penicilline + β-Laktamase-Inhibitor	Ampicillin + Sulbactam (Unacid®)	3 × 3 g	gut wirksam vom grampositiven bis in den gramnegativen Bereich
	Piperacillin + Tazobactam (Tazobac®)	3 × 4,5 g	sehr breites Wirkspektrum auch gegen gramnegative Keime, inkl. Pseudomonas
Cephalosporine			
1. Generation	Cefazolin (Gramaxin®)	3 × 2 g	gut wirksam gegen grampositive Erreger
2. Generation	Cefuroxim (Zinacef®)	3 × 1,5 g	wie 1. Generation, etwas besser gegen gramnegative Stäbchen (cave: Pseudomonaslücke)
3a. Generation	Ceftriaxon (Rocephin®)	2 × 2 g	Mittel der Wahl bei Meningokokkenmeningitis; etwas schwächer gegen grampositive, etwas besser gegen gramnegative Erreger (cave: Enterokokken- und Pseudomonaslücke)
3b. Generation	Ceftazidim (Fortum®)	3 × 2 g	gut wirksam gegen gramnegative Keime (inkl. Pseudomonas!), schwach gegen grampositive Erreger
4. Generation	Cefepim (Maxipime®)	3 × 2 g	gut wirksam gegen zahlreiche Erreger im gramnegativen Bereich (inkl. Pseudomonas), gute Wirksamkeit im grampositiven Bereich (Staphylokokken, Streptokokken)
5. Generation	Ceftarolin (Zinforo®)	2 × 600 mg	stark wirksam gegen Streptokokken und Staphylokokken inkl. MRSA; eingeschränkt wirksam im gramnegativen Bereich (keine Aktivität gegen Pseudomonas)
Carbapeneme	Imipenem + Cilastatin (Zienam®)	3 × 1–2 g	breitestes Wirkspektrum aller β-Laktame: grampositive, gramnegative, anaerobe Keime (Wirklücken: Clostridium difficile, E. faecium, Legionellen, Mykoplasmen, MRSA)
	Meropenem (Meronem®)	3 × 1 g	wie oben, noch etwas besser gegen Pseudomonas wirksam
Aminoglykoside	Gentamicin (Refobacin®)	1 × 0,4 g, dann nach Spiegel	v. a. im gramnegativen Bereich wirksam, nur zur Behandlung schwerster/lebensbedrohlicher Infektionen (Oto- und Nephrotoxizität!)
	Tobramycin (Gernebcin®)	1 × 0,4 g, dann nach Spiegel	bei schwersten Infektionen mit multiresistentem Pseudomonas
Glykopeptide	Vancomycin (Vancomycin®)	2 × 2 g, dann nach Spiegel	nur gegen grampositive Erreger (inkl. MRSA; cave: VRE!); oral auch bei schweren Fällen von Clostridium difficile-Infektionen; gut wirksam bei Blutstrominfektionen
Oxazolidinone	Linezolid (Zyvoxid®)	2 × 0,6 g	Reserveantibiotikum gegen grampositive Erreger (inkl. MRSA); nur bakteriostatisch; hohe Gewebe-, niedrige Blutkonzentrationen
Fosfomycin	Fosfomycin (Infectofos®)	3 × 3–5 g	Reserveantibiotikum, breit wirksam gegen viele grampositive und -negative (resistente) nosokomiale Keime; sehr gut gewebegängig
Gyrasehemmer	Ciprofloxacin (Ciprobay®)	2 × 0,4 g	Breitbandantibiotikum mit hoher Wirksamkeit im gramnegativen Bereich (inkl. Pseudomonas) und bei intrazellulären Erregern; schwächer wirksam im grampositiven Bereich
	Levofloxacin (Tavanic®)	2 × 0,5 g	im Vergleich zu Ciprofloxacin besser wirksam gegen intrazelluläre Erreger und im grampositiven Bereich, schwächer gegen Pseudomonas (cave: Anwendungsbeschränkung)
	Moxifloxacin (Avalox®)	1 × 0,4 g	sehr wirksam gegen grampositive, gramnegative Erreger und Anaerobier; nicht ausreichend gegen Pseudomonas (cave: Anwendungsbeschränkung)
Nitroimidazole	Metronidazol (Clont®)	3 × 0,5 g	Anaerobier, Amöben, Flagellaten

Gruppe	Beispiele für Substanzen und Handelsnamen	Standarddosierung (schwere Infektionen)	Erregerspektrum
Tetrazykline	Doxycyclin (Vibramycin®)	2 × 0,1 g	grampositive, gramnegative und viele atypische Erreger
– Glycylcycline	Tigecyclin (Tygacil®)	initial 1 × 100 mg, dann 2 × 50 mg	Reserveantibiotikum bei schweren Infektionen mit multiresistenten Stämmen (MRSA, VRE, ESBL); Pseudomonaslücke (cave: Anwendungsbeschränkung)
Lincosamide	Clindamycin (Sobelin®)	3 × 0,6 g	Streptokokken, Staphylokokken, Anaerobier (Alternative bei Penicillin-Allergie)
Makrolide	Clarithromycin (Klacid®)	2 × 0,5 g	ambulant erworbene Atemwegsinfekte; auch gegen atypische und intrazelluläre Erreger; nicht bei schweren Infektionen
Sulfonamide	Cotrimoxazol = Trimethoprim + Sulfomethoxazol (Cotrim®)	2 × 960 mg	breit wirksam, aber viele Neben- und Wechselwirkungen sowie Resistenzen, Einsatz v. a. bei Harnwegs- und Pneumocystis jirovecii-Infektionen

Tab. 8.3

Wichtige Infektionen und primäre antibiotische Therapie.

	häufige Erreger	Therapie der 1. Wahl
Endokarditis (akuter Verlauf, Nativklappen)	Staph. aureus, Pneumokokken	Flucloxacillin 3 × 4 g für 4–6 Wochen + Gentamicin 3 × 1 mg/kg KG für 3–5 Tage
Sepsis puerperalis	aerob-anaerobe Mischinfektion	Ampicillin + Sulbactam 3 × 2 g + Clindamycin 3 × 0,6 g
komplizierte Pyelonephritis, Urosepsis	E. coli, Klebsiellen, Enterobacter, Pseudomonas	Piperacillin + Tazobactam 3 × 4,5 g
Furunkel/Karbunkel	Staph. aureus	Flucloxacillin 3 × 1 g
Spondylodiszitis	Staph. aureus, E. coli, Strept. pyogenes	Flucloxacillin 3 × 4 g + Ceftriaxon 1 × 2 g
Peritonsillarabszess	Strept. pyogenes, anaerobe Mischinfektionen	Ampicillin + Sulbactam 3 × 3 g + operative Sanierung
ambulant erworbene, leichte Pneumonie	Pneumokokken, atypische Erreger (Mykoplasmen, Chlamydien, Legionellen)	Amoxicillin + Clavulansäure 3 × 1 g
ambulant erworbene, intensivpflichtige Pneumonie	Pneumokokken, atypische Erreger (s. o.), Pseudomonas, Enterobakterien	Piperacillin + Tazobactam 3 × 4,5 g + Clarithromycin 2 × 0,5 g (bei positivem Influenza-Schnelltest: Oseltamivir 2 × 75 mg)
Aspirationspneumonie	Pneumokokken, Staph. aureus, anaerobe Mundflora	Ampicillin + Sulbactam 3 × 3 g
nosokomial erworbene Pneumonie	Staph. aureus, resistente Krankenhaus-Problemkeime	Piperacillin + Tazobactam 3 × 4,5 g
Ventilator-assoziierte Pneumonie (VAP)	Staph. aureus, Pseudomonas, Stenotrophomonas, Serratia	Piperacillin + Tazobactam 3 × 4,5 g + ggf. Ciprofloxacin 3 × 0,4 g
schwere Weichteilinfektionen, z. B. nekrotisierende Fasziitis, Fournier-Gangrän	Mischinfektion mit Streptokokken, Staphylokokken, Anaerobiern	Piperacillin + Tazobactam 3 × 4,5 g + ggf. Ciprofloxacin 3 × 0,6 g + Gentamicin 1 × 5 mg/kg KG
ambulant erworbene Meningitis	Pneumokokken, Meningokokken	Ceftriaxon 2 × 2 g + Ampicillin 4 × 5 g
Sepsis – völlig unklarer Fokus	je nach Fokus	Piperacillin + Tazobactam 3 × 4,5 g

8.7 Säure-Basen- und Elektrolyt-Haushalt

Key Point
- Der normale pH-Wert des Blutes liegt zwischen 7,35 und 7,45.
- Abweichungen können respiratorisch oder metabolisch bedingt sein und haben Auswirkungen auf den Elektrolythaushalt und die Sauerstoffbindungskurve.

8.7.1 Störungen des Säure-Basen-Haushalts

Definitionen I Störungen des Säure-Basen-Haushalts werden durch die **Änderung des pH-Werts** klassifiziert (**Tab. 8.4**) und können respiratorisch oder metabolisch bedingt sein. Respiratorische Störungen werden grundsätzlich metabolisch kompensiert, metabolische Störungen respiratorisch.

Respiratorische Störungen I Im Allgemeinen führen respiratorische Störungen über **Änderungen des p_aCO_2** zu Änderungen des pH-Werts: Eine **verminderte Abatmung von CO_2** bei eingeschränkter Ventilation

Tab. 8.4

Veränderungen bei der Blutgasanalyse bei Störungen des Säure-Basen-Haushalts.

	pH	p_aCO_2 (Kohlendioxid-Partialdruck)	BE (Base Excess)	HCO_3^- (Bikarbonat)
Normwerte	7,35–7,45	36–44 mmHg	0 ± 2 mmol/l	22–26 mmol/l
respiratorische Azidose	↓	↑	↔ (↑)	↔ (↑)
respiratorische Alkalose	↑	↓	↔ (↓)	↔ (↓)
metabolische Azidose	↓	↔ (↓)	↓	↓
metabolische Alkalose	↑	↔ (↑)	↑	↑

↔ unverändert, ↑ erhöht, ↓ erniedrigt, (↓) kompensatorisch erniedrigt, (↑) kompensatorisch erhöht

(z. B. Verlegung der Atemwege, Pneumonie, Asthma bronchiale, Emphysem, COPD, neurologische/neuromuskuläre Erkrankungen, zentrale Atemdepression, z. B. durch Opioide, Sedativa) bedingen einen Anstieg des p_aCO_2 (Hyperkapnie). Dadurch fällt der pH-Wert ab, es resultiert eine **respiratorische Azidose**. Eine **respiratorische Alkalose** entsteht durch **vermehrte Abatmung von CO_2** bei erhöhter alveolärer Ventilation, z. B. bei Aufregung, Angst, Stress, psychogener Hyperventilation, Stimulation des Atemzentrums bei zerebralen Erkrankungen (z. B. Tumor, Meningitis, Schädel-Hirn-Trauma) oder Hypoxämie (z. B. Anämie, Herzinsuffizienz).

Metabolische Störungen | Metabolische Störungen des Säure-Basen-Haushaltes entstehen durch **Mangel** (Azidose) oder **Überschuss** (Alkalose) **an Bikarbonat**. Ursachen einer **metabolischen Azidose** sind eine Anhäufung nicht-fixer Säuren (z. B. durch Nierenversagen, Laktat- oder Ketoazidose) oder ein abnorm hoher Verlust von Bikarbonat (z. B. Diarrhö, Hämodilution, Pankreatitis). Hauptursache einer **metabolischen Alkalose** ist der Verlust von Wasserstoffionen, z. B. durch Verlust sauren Magensafts (Erbrechen, Magensonde), übermäßige Basenzufuhr (Bikarbonat, Laktat, Zitrat, Azetat), Medikamente (Diuretika) oder bei schwerer Hypokaliämie.

Folgen von Störungen des Säure-Basen-Haushalts | Azidosen und Alkalosen können zu **Herzrhythmusstörungen**, einem **Abfall von Blutdruck und Herzminutenvolumen** sowie zu **Störungen des Elektrolythaushalts** (v. a. Kalium, s. u.) führen. Bei **Azidosen** ist zusätzlich eine **Dämpfung des ZNS** mit Verwirrtheit, Somnolenz und Koma zu beobachten, bei **Alkalosen** eine **Übererregung des peripheren Nervensystems** mit Tetanie und Spasmen.

Therapie | Im Vordergrund steht die **Beseitigung der auslösenden Ursache** (z. B. der Ventilationsstörung). Nur lebensbedrohliche Azidosen, deren Ursache nicht zeitnah beseitigt werden kann, müssen mit **Puffern** (z. B. Natriumhydrogencarbonat, TRIS-Puffer) ausgeglichen werden: **Natriumhydrogencarbonat** (Natriumbikarbonat, NaBic) führt dabei zu einem Anstieg von Natrium und CO_2. Ist dies (z. B. aufgrund einer Hyperkapnie oder Hypernatriämie) nicht tolerabel, kann alternativ **TRIS-Puffer** verwendet werden. Dieser darf **nur bei beatmeten Patienten** angewendet werden, kann den arteriellen Blutdruck senken und muss daher vorsichtig verwendet und langsam infundiert werden.

Praxistipp
Berechnung der benötigten Menge an Pufferlösung:
– [BE] × Körpergewicht × 0,3 = Menge an benötigtem NaBic 8,4 % [ml]
– [BE] × Körpergewicht × 0,1 = Menge an benötigtem TRIS 36,34 % [ml]
Dabei sollte zunächst nur die Hälfte der errechneten Menge infundiert und danach der pH-Wert mittels arterieller Blutgasanalyse kontrolliert werden.

8.7.2 Störungen des Kalium-Haushalts

Ätiologie | Bei Intensivpatienten sind Störungen der Kalium-Homöostase sehr häufig. Wichtige **Ursachen einer Hypokaliämie** in der Intensivmedizin sind die Therapie mit Katecholaminen (→ Kalium-Shift nach Intrazellulär), Schleifendiuretika oder Insulin sowie eine milde therapeutische Hypothermie. **Hyperkaliämien** sind häufig eine Folge einer iatrogenen Übersubstitution oder eines akuten oder chronischen Nierenversagens.

Zusammenhang zwischen Säure-Basen- und Kalium-Haushalt | Störungen des K^+-Haushalts können Ursache oder Folge einer Störung des Säure-Basen-Haushalts sein: K^+- und H^+-Ionen werden gegeneinander von intra- nach extrazellulär ausgetauscht und umgekehrt. Eine Azidose bewirkt durch einen extrazellulären H^+-Überschuss einen verstärkten Austausch mit K^+-Ionen von intrazellulär. Im Blut resultiert daher bei Azidose ein Kaliumüberschuss (**hyperkaliämische Azidose**). Umgekehrt resultiert bei einer **Alkalose** durch den Mangel an H^+-Ionen eine **Hypokaliämie**. Ein typisches Beispiel hierfür ist die relative Hyperkaliämie bei diabetischer Ketoazidose (S. 231),

Tab. 8.5

EKG-Veränderungen bei Hypo- und Hyperkaliämie.

	Hypokaliämie	Hyperkaliämie
QT-Zeit	normal oder verlängert	verkürzt
T-Welle	flach oder negativ, U-Welle	hochpositiv

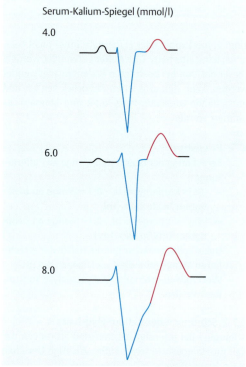

Abb. 8.5 EKG-Veränderungen bei Hyperkaliämie (aus: Trappe, Schuster, EKG-Kurs für Isabel, Thieme, 2013).

die nach der Zufuhr von Insulin in eine lebensbedrohliche Hypokaliämie umschlagen kann.

Klinische Folgen von Störungen des Kalium-Haushalts I Veränderungen des Kalium-Serum-Spiegels führen häufig zu EKG-Veränderungen (Tab. 8.5, Abb. 8.4, Abb. 8.5), Herzrhythmusstörungen (Extrasystolen, Kammertachykardie, Kammerflimmern) und bei Hypokaliämie zu generalisierter Schwäche der Muskulatur (Adynamie, Paresen, paralytische Darmatonie, Hyporeflexie). Je schneller sich die Veränderungen entwickeln, umso ausgeprägter sind die Symptome.

Therapie der Hypokaliämie I Kalium kann oral oder parenteral über Infusionslösungen supplementiert werden (z. B. 20–40 mmol K$^+$ ad 1000 ml Ringer-Laktat-Lösung). Intensivpatienten benötigen meist eine parenterale Substitution. Bei höherem Kaliumbedarf kann 1-molares Kaliumchlorid kontinuierlich über einen Perfusor und einen ZVK appliziert werden. Die Dosierung (ml/h) richtet sich nach dem Kaliumwert im Serum, der engmaschig kontrolliert werden muss. Sie lässt sich wie folgt berechnen:

Kaliumdefizit [mmol] = (Kalium$_{angestrebt}$ [mmol/l] – Kalium$_{aktuell}$ [mmol/l]) × kg KG × 0,4 l

Risiken der Therapie sind die Entwicklung einer iatrogenen Hyperkaliämie sowie Venenreizungen (und Thrombophebitiden) bei Gabe über periphere Zugänge.

Therapie der Hyperkaliämie I β$_2$-Sympathomimetika bewirken eine temporäre Verschiebung von Kalium nach intrazellulär, daher kann z. B. Fenoterol als Spray (z. B. Berotec®-Spray) appliziert werden. Ist dies nicht ausreichend, kann eine Glukose-Insulin-Mischung (z. B. 50 ml 40%ige Glukoselösung + 10 IE Normalinsulin) infundiert werden, um Kalium temporär nach intrazellulär zu transferrieren. Kalzium ist ein funktioneller Antagonist von Kalium am Myokard und verhindert im Notfall die elektrische Wirkung am Herzen, senkt jedoch den Kaliumspiegel nicht: Bei persistierenden Herzrhythmusstörungen kann Kalzium-Gluconat 10% (1–2 g) langsam i.v. oder als Kurzinfusion appliziert werden. Bei hyperkaliämischer Azidose kann Natriumbikarbonat (S. 144) verabreicht werden. Durch rektale Einläufe mit dem Anionen-Austauscher Resonium kann Kalium aus dem Körper eliminiert werden. Bei lebensbedrohlicher Hyperkaliämie, insbesondere im Rahmen eines akuten Nierenversagens (S. 166), ist eine Hämodialyse indiziert.

8.7.3 Störungen des Natrium-Haushalts

> **MERKE**
>
> Störungen des Natrium-Haushalts beruhen **häufig** auf einem **Ungleichgewicht im Gesamt-Körperwasser**.

Hypernatriämie I Eine Hypernatriämie entsteht durch Dehydratation, endokrine Ursachen oder iatrogen durch Zufuhr großer Natriummengen (z. B. Fosfomycin, Gamma-Hydroxy-Buttersäure, Natrium-Bikarbonat). Zu den zugrundeliegenden Diagnosen gehören Exsikkose, Diabetes insipidus, Diuretika-Therapie, Cushing- oder Conn-Syndrom. Eine Hypernatriämie mit Hyperhydratation kann bei Infusion hypertoner hyperonkotischer Infusionslösungen (z. B. Natrium-Bikarbonat) vorkommen. Hypernatriämien sind selten akut lebensbedrohlich (erst bei Serum-Na$^+$ > 175 mmol/l), bei einem Serum-Na$^+$ > 155 mmol/l sind jedoch zerebrale Krampfanfälle möglich. Zunächst sollte immer die Ursache eruiert und kausal therapiert werden. Zudem werden balancierte Vollelektrolytlösungen infundiert, ggf. im Wechsel mit Glukose 5%.

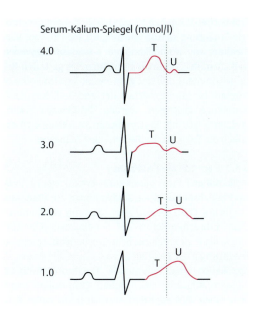

Abb. 8.6 **EKG-Veränderungen bei Hypokaliämie** (aus: Trappe, Schuster, EKG-Kurs für Isabel, Thieme, 2013).

| MERKE

Der **Serum-Na⁺-Spiegel** darf nur **relativ langsam gesenkt** werden, da sonst ein Hirnödem entstehen kann.

Hyponatriämie I Hyponatriämien können bei Intensivpatienten **Folge einer Medikamentengabe** (z. B. Mannitol, Hydrochlorothiazid, Spironolacton, ACE-Hemmer oder Antidepressiva) oder einer **inadäquaten Infusionstherapie** (Verdünnungshyponatriämie) sein. Andere Ursachen sind ein **SIADH** (Syndrom der inadäquaten ADH-Sekretion) oder ein **zerebrales Salzverlustsyndrom** (CSWS = Cerebral Salt Wasting Syndrome). Thiaziddiuretika und das SIADH gehören zu den häufigsten Gründen einer Hyponatriämie. Bei einem Na⁺-Spiegel < 130 mmol/l besteht eine leichte bzw. bei **< 120 mmol/l** eine **schwere** (lebensbedrohliche) **Hyponatriämie**. Hier kann sich ein **Hirnödem** entwickeln. Die Therapie besteht in einer **Flüssigkeitsrestriktion** (so wenig Einfuhr wie möglich, insbesondere bei SIADH!) oder in einer **Natriumsubstitution**.

| MERKE

Wegen der **Gefahr einer zentralen pontinen Myelinolyse** darf Na⁺ **nur langsam substituiert** werden (Anhebung des Serum-Na⁺-Spiegels um ≤ 10 mmol/ 24 h), sofern sich die Hyponatriämie nicht akut innerhalb von wenigen Stunden entwickelt hat.

8.7.4 Störungen des Kalziumhaushaltes

Störungen der Kalziumhomöostase sind bei Intensivpatienten **häufig iatrogen verursacht**.
Hypokalzämie I Hypokalzämien (freies Ca^{2+} < 0,9 mmol/l) entstehen oft im Rahmen von **Transfusionen von gefrorenem Frischplasma** (enthält Citrat), bei massiver **Infusion kalziumfreier Infusionslösungen** oder als **Nebenwirkung einer Citratdialyse**. Hypokalzämien **reduzieren** die **Kontraktilität des Herzens** und **beeinträchtigen** die plasmatische **Gerinnung** deutlich, da Ca^{2+} ein essenzieller Gerinnungsfaktor ist. Therapeutisch wird **Kalzium** bis zur Normokalzämie **substituiert** (z. B. Kalziumglukonat 10 %).
Hyperkalzämie I Hyperkalzämien (freies Ca^{2+} > 1,3 mmol/l) beruhen in der Regel auf einer **Übersubstitution**. Geringe Hyperkalzämien sind oft gewünscht und bedürfen keiner Therapie. Deutlichere Ca^{2+}-Erhöhungen können **Herzrhythmusstörungen** auslösen und werden durch **forcierte Diurese** (cave: Verwendung Ca^{2+}-freier Infusionslösungen!) und die **Gabe eines Bisphosphonats** behandelt.

8.8 Ernährungstherapie

Key Point
- Bei Patienten, die ihren Nährstoffbedarf nicht innerhalb von 3 Tagen durch die Aufnahme von Nahrung selbst decken können, ist eine Ernährungstherapie erforderlich.
- Die Ernährungstherapie sollte so früh wie möglich begonnen werden und – wenn möglich – enteral erfolgen.
- Eine parenterale Ernährung ist bei Unmöglichkeit einer enteralen Ernährung indiziert. So schnell wie möglich sollte auf eine enterale Ernährung umgestellt werden.
- Der Kalorienbedarf von intensivmedizinischen Patienten beträgt ca. 25 kcal/kg KG, kann aber deutlich variieren.

8.8.1 Allgemeines

Ziel der Ernährungstherapie I Während die Ernährung des Intensivpatienten früher einen rein supportiven Charakter hatte, gilt eine frühe und bedarfsadaptierte Ernährung heute als zentraler Bestandteil einer modernen Intensivtherapie: Durch sie sind viele intensivmedizinische **Komplikationen** (z. B. Infektionen) **vermeidbar** und viele **Erkrankungen** werden **positiv beeinflusst** (z. B. Verringerung des Sekundärschadens nach Schädel-Hirn-Trauma bei früher vollkalorischer Ernährung). Das Ziel der Ernährungstherapie ist die **Deckung des Grundumsatzes** mit allen benötigten Nährstoffen und damit die Vermeidung der Katabolie. Bestehen **keine absoluten Kontraindi-**

kationen, sollte die Ernährung immer enteral zugeführt werden.

> **MERKE**
>
> Patienten, die nicht **innerhalb von** voraussichtlich **3 Tagen** in der Lage sind, durch orale Kostaufnahme ihren Nährstoffbedarf vollständig zu decken, sollten grundsätzlich **enteral ernährt** werden.

Energiebedarf | Der Energiebedarf kann mittels indirekter Kalorimetrie (Goldstandard, jedoch aufwändig und zuverlässig nur bei beatmeten Patienten) bestimmt oder mithilfe von Formeln (Grundumsatz) berechnet werden. Der ungefähre Energiebedarf kann auch sehr einfach mit der **Faustformel Kalorienbedarf = 20–25 kcal/kg KG/d** abgeschätzt werden. Je nach Krankheitsbild, Stadium und Verlauf ist von einem gestörter Metabolismus (z. B. Verwertungsstörungen bei akuter Sepsis) oder einem deutlich erhöhten Energiebedarf (z. B. Verbrennungen, Polytrauma, Schädel-Hirn-Trauma) auszugehen. Hier muss die Ernährung bedarfsgerecht adaptiert werden.

8.8.2 Enterale Ernährung

Vorteile | Die frühe enterale Ernährung des Intensivpatienten verringert die Infektionsrate, erhält die Struktur und Funktion der Darmzotten, erhöht die lokale Immunkompetenz und ist zudem deutlich kostengünstiger und weniger komplikationsträchtig als die parenterale Ernährungstherapie.

Die Ernährung | Sie kann gastral über eine Magensonde oder postpylorisch bzw. jejunal über eine endoskopisch platzierte oder eine selbstwandernde Sonde (z. B. TIGER-Tube®) appliziert werden. Gastrale Sonden sind einfacher zu platzieren, postpylorische Sonden vermeiden den gastroösophagealen Reflux und erhöhen die Ernährungstoleranz.

Verfügbare Ernährungslösungen | Zur enteralen Ernährungstherapie steht eine Vielzahl industriell hergestellter Ernährungslösungen zur Verfügung, die meist alle benötigten Nährstoffe (Tab. 8.6), Vitamine und Spurenelemente beinhalten. Auch viele spezialisierte Ernährungslösungen (z. B. hochkalorische Lösungen zur Reduktion der Einfuhr bei Niereninsuffizienz) stehen zur Verfügung.

Tab. 8.6

Physiologische Brennwerte der einzelnen Nährstoffklassen.

Nährstoff	Energiegehalt pro Gramm [kcal/g]
Kohlenhydrate	4,1
Proteine	4,1
Fette	9,3

Praktisches Vorgehen | Grundsätzlich sollte die enterale Ernährung so früh wie möglich, jedoch – zur Vermeidung von Komplikationen – langsam begonnen (z. B. 20 ml/h) und unter Beachtung des gastralen Residualvolumens und des gastroösophagealen Refluxes langsam bis zum Erreichen der erforderlichen Kalorienmenge gesteigert werden. Prokinetika (Domperidon 3 × 10 mg, Erythromycin 3 × 100 mg i. v.) erhöhen die Toleranz für die enterale Ernährung.

8.8.3 Parenterale Ernährung

Indikationen | Eine parenterale Ernährung ist indiziert bei absoluten Kontraindikationen zur enteralen Ernährung (z. B. paralytischer Ileus mit kontinuierlichem Erbrechen/Reflux der Sondenkost) oder Unmöglichkeit der kalorisch ausreichenden enteralen Ernährung nach 3–5 Tagen.

Applikationsweg | Parenterale Ernährungslösungen müssen aufgrund ihrer hohen Osmolalität meist über einen ZVK appliziert werden (cave: hohe Rate an Katheter-assoziierten Infekten durch die nährstoffreichen Infusionslösungen!).

Verfügbare Ernährungslösungen | Zur parenteralen Ernährung können die einzelnen Komponenten (d. h. Kohlenhydrate, Aminosäuren, Fette und Vitamine/Spurenelemente) bedarfsgerecht kombiniert werden. Alternativ stehen Mehrkammerbeutel (z. B. Zweikammerbeutel mit Glukose + Aminosäuren, Dreikammerbeutel mit Glukose + Aminosäuren + Fetten, denen nur noch fett- und wasserlösliche Vitamine und Spurenelemente zugefügt werden müssen) zur Verfügung, die unmittelbar vor der Verabreichung miteinander vermischt werden und für 24 Stunden stabil sind. Dies reduziert die Anzahl an nötigen Infusionen und damit auch die Infektionsrate.

Umstellung auf enterale Ernährung | So bald wie möglich sollte mit der enteralen Ernährung begonnen werden: Können die erforderlichen Kalorien enteral zugeführt werden, wird die parenterale Ernährungstherapie beendet.

8.9 Thromboseprophylaxe und Antikoagulation

Key Point
- Intensivmedizinische Patienten haben ein hohes Risiko für thromboembolische Komplikationen.
- Bei jedem Patienten sind – unter Berücksichtigung der Kontraindikationen – physikalische und medikamentöse Maßnahmen zur Thromboembolieprophylaxe indiziert.

Problematik | Intensivmedizinische Patienten sind aufgrund vieler Faktoren (schwere Grunderkrankung, chirurgisches Trauma, Immobilisation, Vielzahl an liegenden Kathetern) in besonderem Maße gefährdet, Thromboembolien (tiefe Beinvenenthrombose, Lungenembolie) zu erleiden. Da dies maßgeblich zur Morbidität und Mortalität beiträgt, hat die **Thromboseprophylaxe** einen besonderen Stellenwert: Sie sollte **immer multimodal** durch physikalische und medikamentöse Maßnahmen erfolgen.

Physikalische Maßnahmen I Diese Maßnahmen sollen die venöse Stase verhindern. Zum Einsatz kommen hier **physiotherapeutische Maßnahmen** (physiotherapeutische Einzelbehandlung, frühestmögliche **Mobilisation** des Patienten) und die **externe Kompression der tiefen Beinvenen** durch medizinische Thromboseprophylaxestrümpfe, elastische Bandagen oder pneumatische Kompressionsstümpfe. Spezifische Kontraindikationen (z. B. hochgradige pAVK bei medizinischen Thromboseprophylaxestrümpfen) sind dabei zu beachten.

Medikamentöse Thromboembolieprophylaxe I
- **Unfraktioniertes Heparin** (UFH) ist ein Mukopolysaccharid, das die Wirkung von Antithrombin III (AT III) auf Thrombin und Faktor Xa verstärkt. Aufgrund der kurzen Halbwertszeit und der guten Steuerbarkeit ist es die in der Intensivmedizin **am häufigsten verwendete Substanz** zur Thromboembolieprophylaxe. Es wird meist kontinuierlich i. v. über eine Spritzenpumpe appliziert. Die Wirkung wird durch Bestimmung der PTT kontrolliert („**Ziel-PTT**"; z. B. < 40 s bei prophylaktischer, 60–80 s bei therapeutischer Antikoagulation). Aufgrund des Wirkmechanismus kann die **Wirkung bei einem AT III-Mangel reduziert** sein – dies ist bei „Nichtansprechen" (fehlende PTT-Verlängerung trotz Dosiserhöhung) differenzialdiagnostisch zu bedenken. Spätestens 4 h nach jeder Dosisänderung bei kontinuierlicher Infusion sollte die PTT kontrolliert werden. Zwischen dem 3. und 14. Behandlungstag müssen wegen der **Gefahr der Entwicklung einer Heparin-induzierten Thrombozytopenie**, kurz HIT (S. 174), die Thrombozytenzahlen kontrolliert werden.
- **Niedermolekulare Heparine** (Low Molecular Weight Heparines, LMWH) wie **Enoxaparin** (Clexane®) oder **Certoparin** (MonoEmbolex®) werden s. c. appliziert und sind bei nicht akut blutungsgefährdeten Patienten die Antikoagulanzien der ersten Wahl. Je nach Dosis ist mit ihnen eine **prophylaktische** (Enoxaparin: 1 × 0,2 ml; Certoparin: 1 × 3 000 I.E.) **oder therapeutische Antikoagulation** (Enoxaparin: 2 × 0,8 ml; Certoparin: 2 × 8 000 I.E.) erreichbar. Das **Risiko der Entstehung einer HIT** ist um 90 % **geringer** als bei UFH, aber dennoch vorhanden. Bei **gestörter Mikrozirkulation** (z. B. unter Katecholamintherapie) ist zu bedenken, dass die **Resorption** von s. c. applizierten Substanzen möglicherweise **nicht verlässlich** ist: Bei diesen Patienten sollte nach Möglichkeit intravenöses UFH verwendet werden. Die antikoagulatorische Wirkung der LMWH ist durch die Bestimmung der **Anti-Faktor-Xa-Aktivität** kontrollierbar, was jedoch standardmäßig nicht erforderlich ist.
- **Argatroban** (Argatra®) wirkt über eine **direkte Hemmung von Thrombin** (Thrombininhibitor) und eignet sich bei **Patienten mit HIT Typ II** (HIT II) zur parenteralen Antikoagulation. Die Wirkung kann über eine Messung der PTT kontrolliert werden. Aufgrund der kurzen Halbwertszeit sollte die PTT 2 Stunden nach jeder Dosisänderung kontrolliert werden. Die erforderliche Dosierung liegt bei den meisten Patienten am unteren Rand des empfohlenen Dosisbereichs – insbesondere bei Patienten mit Blutungsrisiko sind engmaschige Kontrollen erforderlich.

8.10 Darmmotilitätsstörungen

Key Point
- Darmmotilitätsstörungen sind bei intensivmedizinischen Patienten häufig und können bis zum paralytischen Ileus führen.
- Frühzeitige Interventionen zur Anregung der Darmmotilität können diese schwere Komplikation meist erfolgreich verhindern.

Definition I Bei einem **Ileus** ist die normale Transportfunktion des Darmes aufgrund eines Verschlusses oder einer Atonie des Darms gestört.

Formen des Ileus I Generell wird zwischen dem **mechanisch-obstruktiven Ileus** (z. B. durch Kolonkarzinom oder Briden → fast immer chirurgische Therapie erforderlich), dem **paralytischen Ileus** und dem eher seltenen **spastischen Ileus** durch Opioide, Bleivergiftung oder bei Porphyrien unterschieden. Die Ursache für einen **primären paralytischen Ileus** ist der **Verschluss** (Mesenterialinfarkt) oder die **Kompression von Mesenterialgefäßen**. **Sekundär** kann ein paralytischer Ileus **reflektorisch** (z. B. nach Laparotomie, Wirbelkörperfrakturen, Peritonitis, Bauchtrauma, retroperitonealem Hämatom), bei **Störungen des Elektrolythaushalts oder des Stoffwechsels** (z. B. Hypokaliämie, Diabetes mellitus, Urämie) oder **toxisch** (Endstadium eines mechanischen Ileus) entstehen.

> **MERKE**
>
> Ein **paralytischer Ileus** ist eine **häufige Komplikation** bei intensivmedizinisch behandelten Patienten. Eine Ileus-Symptomatik wird selten durch die Gabe von **Opioiden**, **Sedativa** oder **Katecholaminen** ausgelöst, oft aber durch diese Medikamente **verstärkt**.

Pathophysiologie des paralytischen Ileus I Am Anfang steht eine sympathikotone Aktivierung von β-Rezeptoren des Auerbach-Plexus (Plexus myentericus) in der Darmwand. Dies hemmt die intestinale Peristaltik, es resultiert ein Funktionsverlust des Darms mit intraluminaler Stase und Zunahme des Darminhalts. In der Folge steigt der intraluminale Druck an und die Darmwand wird überdehnt und hypoxisch. Große Flüssigkeitsmengen werden in die Darmwand bzw. das Darmlumen sezerniert. Im Verlauf können Bakterien durch die Darmwand in die Bauchhöhle gelangen, eine Peritonitis kann sich entwickeln. Das Endstadium des paralytischen Ileus ist ein septischer Schock.

Symptomatik des paralytischen Ileus I Die Hauptsymptome sind ein hartes, geblähtes und druckschmerzhaftes Abdomen sowie Stuhlverhalt. Hinzu können intermittierend krampf- oder kolikartige Bauchschmerzen, Übelkeit und Erbrechen treten.

Diagnostik des paralytischen Ileus I Darmgeräusche können aufgrund der nicht vorhandenen Peristaltik oft nur in geringem Maße oder gar nicht auskultiert werden. Ein Röntgen Abdomen kann sog. Flüssigkeitsspiegel zeigen.

Therapie I Durch die Einlage einer Magensonde bzw. eines Darmrohres können Luft und Sekret aus dem geblähten Abdomen (Magen bzw. Sigma) entweichen. Die medikamentöse Therapie zur Stimulation der Darmperistaltik erfolgt nach einem Stufenschema:
- Zur Anregung der Darmtätigkeit werden zunächst in bestimmten Zeitabständen i.v. Cholinesterasehemmer (z.B. Neostigmin 0,5 mg), die v.a. am unteren Gastrointestinaltrakt wirken, und Dopaminantagonisten (z.B. Domperidon 10 mg), die v.a. die Magenmotilität anregen, appliziert.
- Bei einer Magenentleerungsstörung kann intermittierend Erythromycin i.v. (3 × 100 mg/d) appliziert werden.
- Auch die osmotisch aktive Laxanzien Natriumpicosulfat (1 Beutel à 10 mg) und Bisacodyl (5–10 mg supp.) fördern die Darmentleerung, dürfen jedoch nur bei Obstipation und nicht bei manifestem Ileus gegeben werden: Bei paralytischem Ileus sind sie wegen der schon bestehenden vermehrten intraluminalen Flüssigkeitsretention nicht sinnvoll.
- Zusätzlich können rektale Einläufe (z.B. mit Natriumsulfat-haltigen Lösungen) durchgeführt werden.
- Das Kontrastmittel Gastrografin® eignet sich bei oraler Applikation ebenfalls zum Abführen, ist aber für diese Indikation nicht zugelassen! Allerdings wird es häufig auch zu diagnostischen Zwecken (Magendarmpassage) eingesetzt und kann in diesem Rahmen abführend wirken.

- Enteral verabreichte Opioidantagonisten (z.B. Naloxon, 2,8–4 mg über die Magensonde) können opioidbedingte Darmmotilitätsstörungen aufheben (cave: „Off-Label"-Anwendung). Auch Methylnaltrexon (Relistor®, 12 mg s.c.; bei Intensivpatienten Off-Label) kann bei opioidinduzierter Obstipation verwendet werden.
- Zusätzlich können Ballaststoffe zur Sondenkost hinzugefügt werden, um das Stuhlvolumen zu erhöhen. Auch mit Lactulose kann der Stuhlgang reguliert werden. Zugleich hemmt sie die Resorption von Ammoniak (Prophylaxe einer hepatischen Enzephalopathie).
- Darmbakterien (z.B. Saccharomyces boulardii) können zur Normalisierung der Darmflora eingesetzt werden.

Prognose und Prophylaxe I Ein paralytischer Ileus kann sich vollständig zurückbilden. Dies ist jedoch abhängig vom Alter, von Begleiterkrankungen und einem frühzeitigen spezifischen Therapiebeginn. Eine rechtzeitig vor abdominellen Eingriffen angelegte thorakale Periduralanästhesie (Hemmung der Aktivierung der enteralen Sympathikusfasern), eine früh begonnene enterale Ernährung und eine frühzeitige Mobilisation (falls möglich) sind wichtige Maßnahmen zur Vorbeugung einer Magen-/Darmatonie.

8.11 Hygiene und Krankenhausinfektionen

Key Point
- Patienten mit multiresistenten Keimen müssen zum Schutz der anderen Patienten isoliert werden.
- Die strikte Einhaltung allgemeiner Hygienemaßnahmen ist entscheidend, um die Verbreitung multiresistenter Erreger innerhalb der Station auf andere Patienten („Cross Contamination") zu vermeiden
- Jeder Katheter stellt ein Infektionsrisiko dar: Die jeweilige Indikation sollte daher täglich geprüft und der Katheter auf Entzündungszeichen untersucht werden.

8.11.1 Multiresistente Keime
Definition I Multiresistente Keime sind charakterisiert durch eine Resistenz gegen viele oder nahezu alle Antibiotika.

Epidemiologie I Die Inzidenz von Infektionen mit multiresistenten (Krankenhaus-)Keimen steigt seit Anfang der 1990er-Jahre stetig an. In Deutschland wird davon ausgegangen, dass 3,7–20,7 % aller stationär behandelten Patienten mit MRSA besiedelt sind.

8 Allgemeine intensivmedizinische Maßnahmen — Hygiene und Krankenhausinfektionen

> **MERKE**
>
> **Nosokomiale Infektionen** sind Infektionen, die von Patienten im Krankenhaus erworben wurden und mit der Behandlung im Krankenhaus in Zusammenhang stehen. Sie haben in den letzten 20 Jahren u. a. aufgrund der Zunahme abwehrgeschwächter bzw. immunsupprimierter Patienten und des Auftretens von Antibiotikaresistenzen stark an Bedeutung gewonnen.

Wichtige Vertreter I
- **MRSA** (Methicillin-resistenter Staph. aureus) bzw. **ORSA** (Oxacillin-resistenter Staph. aureus): MRSA wurde 1961 gefunden gilt und heute als „klassischer" multiresistenter Keim. Die Bakterien sind meist gegen alle β-Laktamantibiotika sowie gegen Oxacilllin, Ciprofloxacin, Erythromycin, Clindamycin und Gentamicin resistent. Gegenüber Vancomycin, Daptomycin, Teicoplanin, Quinupristin, Dalfopristin und Linezolid besteht noch Sensibilität, wenngleich in den letzten Jahren auch für einige dieser Antibiotika Resistenzen beschrieben wurden.
- **VRE** (Vancomycin-resistente Enterokokken)
- **3-MRGN und 4-MRGN** (multiresistente gramnegative Erreger, meist Pseudomonas spp., Acinetobacter spp.), früher ESBL (Extended-Spectrum Beta-Lactamase-bildende Bakterien): resistent gegen 3 (3-MRGN) bzw. 4 (4-MRGN) Gruppen von Breitbandantibiotika (Acylureidopenicilline, 3./4. Generationscephalosporine, Carbapeneme, Fluorchinolone)

Ursachen der Resistenzentwicklung auf Intensivstationen I Wichtige Faktoren sind die schweren (Vor-) **Erkrankungen der Intensivpatienten** (z. B. chronische Lungenerkrankungen, Immunsuppression, Kachexie), eine steigende Anzahl **invasiver diagnostischer und therapeutischer Maßnahmen**, ein **intensiver Kontakt** zwischen Personal und Patient aufgrund aufwändiger Pflegemaßnahmen oder Personalmangels, die **Vernachlässigung hygienischer Maßnahmen**, die unsachgerechte Anwendung von **Breitspektrum-Antibiotika bei banalen Infekten** sowie die zu lange bzw. **zu unspezifische Anwendung von Antibiotika**.

> **MERKE**
>
> Die **häufigsten Infektionen durch multiresistente Staphylokokken** sind Wund-, Katheter-, Harnwegsinfekte sowie Pneumonien.

Historische Betrachtungen I Staphylokokken sind bei Menschen **ubiquitäre Keime** der Haut sowie der Schleimhäute des Mund-Nasen-Rachen-Raums. Der virulenteste Vertreter ist Staph. aureus. Bei der Entdeckung des ersten gegen Staphylokokken wirksamen Antibiotikums durch Alexander Fleming im Jahr 1928 waren noch alle untersuchten Staphylokokken-Stämme Penicillin-sensibel. Bereits **1944** wurden allerdings **erste Stämme mit Penicillinresistenz** beobachtet (d. h. Stämme, die nach Gabe von Penicillin weiter wuchsen). Diese Resistenz wird durch ein **Plasmid** vermittelt, das für ein β-Laktamring-spaltendes Enzym kodiert und somit Penicillin unwirksam macht.

Diagnostik I Mit Hilfe von **Abstrichen** sollte die Besiedlung mit multiresistenten Keimen bereits bei der Aufnahme von Patienten auf die Intensivstation (S. 107) und auch regelmäßig im weiteren Verlauf (z. B. 1–2×/Woche bei längerfristig beatmeten Patienten Gewinnung von Trachealsekret) geprüft werden (**infektiologisches Monitoring**). Die laborchemischen **Entzündungsparameter** können bei einer systemischen Infektion mit multiresistenten Keimen erhöht sein; bei einer reinen Besiedelung, z. B. der Haut oder einer Wunde, sind sie aber meist unauffällig.

> **MERKE**
>
> Der **Nachweis von multiresistenten Keimen** aus dem Sekret einer Wunde, aus dem Trachealsekret oder von der (Schleim-) Haut ist **nicht gleichbedeutend mit** einer (behandlungspflichtigen) **Infektion** – es kann sich auch um eine „normale" Besiedelung (S. 108) handeln!

Therapie I Eine **reine** Kolonisation (S. 108) führt nicht zu Infektionszeichen oder Komplikationen und bedarf daher nur in Ausnahmefällen einer antibiotischen Therapie; eine **lokale antibakterielle Behandlung** (z. B. Turixin®-Nasensalbe bei Besiedlung des Nasen-Rachenraums mit MRSA, Waschungen mit Octenisept®) reicht meist aus. Erst **bei systemischen Infektionszeichen** (Fieber, Anstieg der Entzündungsparameter [Linksverschiebung im Differenzialblutbild, Leukozytose, CRP und Prokalzitonin ↑]) ist eine **systemische Antibiotikatherapie** erforderlich. Zur Therapie von Infektionen mit resistenten Erregern stehen nur wenige wirksame Antibiotika zur Verfügung, die daher nur bei gegebener Indikation zum Einsatz kommen sollten („**Reserveantibiotika**", vgl. **Tab. 8.2**). Bei **systemischen MRSA-Infektionen** wird bislang die Gabe des Glykopeptidantibiotikums **Vancomycin** empfohlen. Allerdings wurden mittlerweile auch Vancomycin-resistente Keime identifiziert und die Gewebegängigkeit von Vancomycin ist beschränkt. Alternativen sind das Glykopeptid **Teicoplanin**, das Lipopeptid **Daptomycin** oder das Oxazolidinon-Antibiotikum **Linezolid**. Letzteres ist ein synthetisch hergestellter antimikrobieller Wirkstoff, der sich in seinem Wirkmechanismus von allen anderen derzeit erhältlichen Antibiotika unterscheidet (frühe

Blockierung der Proteinbiosynthese zur Bildung der Bakterienzellwand) und daher keine Kreuzresistenzen mit anderen Antibiotika aufweist. Vorteile sollen hohe Gewebespiegel bei gleichzeitiger guter Nieren- und Leberverträglichkeit sein. Linezolid wirkt bakteriostatisch gegen alle klinisch relevanten grampositiven Bakterien (einschließlich ihrer multiresistenten Stämme) sowie gegen einige gramnegative und anaerobe Spezies. Allerdings wurden in den letzten Jahren bereits Linezolid-resistente Stämme beschrieben. Die **Antibiose bei multiresistenten gramnegativen Erregern** sollte **immer in Absprache mit der Krankenhaushygiene** und der Mikrobiologie nach Vorliegen eines Resistogramms erfolgen.

> **Praxistipp**
>
> Für multiresistente Erreger besteht eine Meldepflicht nach dem Infektionsschutzgesetz (IfSG, Erreger laut IfSG § 23 Abs. 4).

Isolation von mit multiresistenten Keimen besiedelten Patienten | Bereits **bei Verdacht** auf eine entsprechende Kolonisation müssen die Patienten nach der Aufnahme auf die Intensivstation isoliert (S.108) werden. **Zimmer**, in denen mit multiresistenten Keimen besiedelte Patienten liegen, sind entsprechend zu **kennzeichnen** und die weitreichenden und z. T. kostenintensiven Isolationsmaßnahmen sind stringent einzuhalten. Auch die **Angehörigen** müssen **informiert** und instruiert werden, um einer Verbreitung der Erreger vorzubeugen. Bei Bekanntwerden einer Infektion mit multiresistenten Erregern sollten die **mikrobiologische Abteilung** und der **Hygienebeauftragte** des Krankenhauses **informiert** werden. Die Isolationsmaßnahmen dürfen erst **beendet** werden, wenn **≥3 negative Abstriche** aller besiedelten Körperregionen im Abstand von jeweils 48 Stunden vorliegen, ohne dass ein Antibiotikum appliziert wurde.

Prävention | Die Prävention der Entwicklung von Resistenzen im Krankenhaus hat **große Bedeutung**. Sehr wichtig ist dabei der **rationale und verantwortungsbewusste Einsatz aller Antiinfektiva**, zusammengefasst z. B. in der Tarragona-Strategie (S.142).

8.11.2 Katheterkolonisation, Katheterinfektionen und Kathetersepsis

Nicht nur die Anlage von Kathetern (z. B. arterielle Kanüle, ZVK oder Shaldon-Katheter) kann mit Komplikationen verbunden sein (z. B. Pneumothorax bei ZVK-Anlage), sondern auch eine längere Verweildauer von Kathetern, da Katheter-assoziierte Infektionen entstehen können.

> **MERKE**
>
> Zu den **wichtigsten Katheter-assoziierten Komplikationen** zählen die septische Thrombophlebitis, die Endokarditis, die Kathetersepsis und metastatische Infektionen (z. B. Lungenabszess, Osteomyelitis).

Epidemiologie | Auf europäischen Intensivstationen machen Katheter-assoziierte Infektionen **ca. 12 % aller nosokomialen Infektionen** aus. Etwa 90 % dieser Infektionen sind auf ZVKs zurückzuführen (Häufigkeit: 1–14 Fälle/1000 Kathetertage).

Pathophysiologie | Die Kolonisation eines Katheters bezeichnet nur dessen mikrobielle Besiedelung, ohne dass dabei Infektionszeichen vorliegen müssen. Sie geht einer möglichen Infektionsreaktion immer voraus und kann auf folgenden Wegen entstehen:
- **extraluminale Kolonisation**: Mikroorganismen der Haut gelangen entlang der Katheteroberfläche nach intravasal.
- **intraluminale Kolonisation**: Die Erreger breiten sich entlang des inneren Katheterlumens aus (z. B. durch kontaminierte Infusionslösungen).
- **hämatogene Kolonisation**: Mikroorganismen gelangen sekundär-hämatogen zum Katheter.

Bei einer **Liegezeit des Katheters > 30 Tage** hat die extraluminale Kolonisation nur noch eine untergeordnete Bedeutung, die Bedeutung der **intraluminalen Kolonisation** nimmt zu.

> **MERKE**
>
> Katheter können nicht nur durch die patienteneigene Hautflora kolonisiert werden, sondern auch über die **Hände der Ärzte und des Pflegepersonals** („Kreuzinfektion")!

Erregerspektrum | Das Keimspektrum umfasst v. a. Hautkeime wie **Staphylokokken**, dabei sind Koagulase-negative Staphylokokken (KNS) am häufigsten. Staphylokokken haben die Fähigkeit, z. B. auf Plastikkathetern Schleim zu bilden. Unter diesem **Biofilm** bilden sich Mikrokolonien, die vor der körpereigenen Abwehr und Antibiotika geschützt sind. Im Hals- und Schulterbereich sind Infektionen mit **Staph. aureus, Koagulase-negativen Staphylokokken** oder **Candida-Spezies** am häufigsten. In der Leistenregion werden zusätzlich – aufgrund der räumlichen Nähe zu Genitalien und Anus – häufig Infektionen mit **Enterokokken, Enterobacteriacae** und **Pseudomonaden** beobachtet.

Symptomatik | Typischerweise treten bei Katheterinfektionen **rezidivierende Fieberschübe** auf, häufig nach der Injektion von Medikamenten über den Katheter.

> **Praxistipp**
>
> Temperaturanstiege, für die sich sonst kein Fokus finden lässt, sollten immer an eine Katheterinfektion denken lassen (Ausschlussdiagnose).

Diagnostik | **Blutkulturen**, die zeitgleich aus einem suspekten Katheter und durch sterile venöse oder arterielle Punktion gewonnen werden, können einen wichtigen Hinweis geben. Zusätzlich muss die **Katheterspitze** mikrobiologisch auf Keime **untersucht** werden. Jeweils sollte ein **Antibiogramm** erstellt werden. Die **Entzündungsparameter** im Blut (Leukozytose mit Linksverschiebung, CRP ↑, BSG ↑, Prokalzitonin/PCT ↑) sind – wie bei anderen Infektionen – erhöht.

> **MERKE**
>
> Bei dringendem **Verdacht auf eine Katheter-assoziierte Infektion** sollten auf jeden Fall der suspekte Katheter sowie auch **alle** anderen **Katheter entfernt** bzw. gewechselt werden.

Therapie | **Fällt das Fieber innerhalb von einigen Stunden nach Entfernen des Katheters ab**, ist die Erregerquelle höchstwahrscheinlich eliminiert und eine antibiotische Therapie nicht erforderlich. Bessert sich in dieser Zeit der klinische Zustand nicht, kann auf eine antibiotische Therapie meist nicht verzichtet werden. In den meisten Fällen wird die **Antibiotikatherapie kalkuliert begonnen**, da nur selten der Erreger bereits bekannt ist. Aufgrund des zu erwartenden Keimspektrums müssen **grampositive Erreger** sicher erfasst werden, geeignet sind daher z. B. Penicilline, Oxacillin und Flucloxacillin. Bei klinisch schwerem Verlauf ist gerade auf Intensivstationen immer an eine Infektion mit multiresistenten Keimen (z. B. MRSA; Therapie: Vancomycin, Teicoplanin) bzw. gramnegativen Keimen (z. B. Enterobacter; Therapie: Cephalosporine der 3. Generation wie Ceftazidim) zu denken.

Prävention | **Einlumige Katheter** haben ein **niedrigeres Infektionsrisiko** als mehrlumige Katheter. Mehrlumige Katheter sollten daher nur eingelegt werden, wenn sie unbedingt erforderlich sind. Eine **wichtige Infektionsquelle** ist die **Keimverschleppung bei der Katheteranlage**, d. h. der Katheter muss unter sterilen, aseptischen Bedingungen (Mundschutz, Haube, Kittel, sterile Handschuhe, antiseptische Lösungen) gelegt werden. Insbesondere bei **ZVKs** (S. 34) können verschiedene Maßnahmen die **Kolonisationsrate reduzieren**, z. B. durch Auswahl der Punktionsstelle. Auch die Verwendung eines **sterilen Verbands** zur Abdeckung der Kathetereintrittsstelle ist wichtig. Regelmäßige und gründliche **Händedesinfektionen** reduzieren die Infektionsrate deutlich und sind daher immer vor und nach dem Kontakt mit einem Katheter durchzuführen.

> **MERKE**
>
> Die **wichtigste Präventionsmaßnahmen** zur Vermeidung einer Katheterinfektion sind die **strenge Indikationsstellung** zur Kathetereinlage und die **Auswahl und Pflege des richtigen Katheters**. Regelmäßige **Inspektion** der Eintrittsstelle, gründliche **Pflege** des Katheters (Reinigung, Desinfektion) und **regelmäßige Verbandswechsel** können die Infektionsrate minimieren. Ein routinemäßiger Wechsel von Kathetern ist nicht indiziert.

> **Praxistipp**
>
> Das Tragen von Handschuhen kann die Händehygiene nicht ersetzen.

> **MERKE**
>
> Generell sollte **jeder Katheter nur so lange belassen** werden, wie es **unbedingt erforderlich** ist!

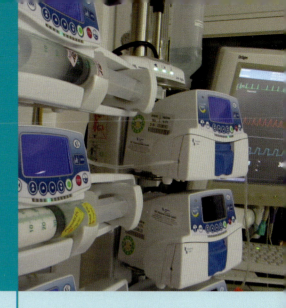

Kapitel 9

Spezifische Intensivtherapie

9.1 **Klinischer Fall** 156

9.2 **Sepsis** 157

9.3 **Pneumonie** 159

9.4 **Akutes Lungenversagen** 161

9.5 **Atelektasen** 163

9.6 **Pleuraerguss** 164

9.7 **Lungenembolie** 165

9.8 **Akutes Nierenversagen (ANV)** 166

9.9 **Akutes Leberversagen (ALV)** 168

9.10 **Schädel-Hirn-Trauma (SHT) und Hirndrucktherapie** 169

9.11 **Delir** 172

9.12 **Disseminierte intravasale Gerinnung (DIC)** 173

9.13 **Heparin-induzierte Thrombozytopenie (HIT)** 174

9.14 **Akute Herzinsuffizienz und Herzrhythmusstörungen** 175

9.15 **Akute Pankreatitis** 177

9.16 **Malaria** 178

9.17 **Meningitis und Enzephalitis** 180

9.1 Klinischer Fall

Postoperative Komplikationen

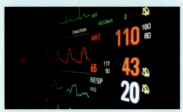

Abb. 9.1

Erfolgreiche Operation eines Pankreaskarzinoms
07:00 Uhr – Dienstübergabe auf der Intensivstation: Stationsärztin Klein hatte Nachtdienst und übergibt die Station an Dr. Ziegler, der die meisten Patienten schon kennt, da er auch gestern im Tagdienst war. Einzige Neuaufnahme der Nacht ist Frau Grube, die gegen 05:30 Uhr am Morgen von der viszeralchirurgischen Normalstation aufgenommen worden war. Bei Frau Grube war vor 5 Tagen eine OP nach Traverso bei Pankreaskopfkarzinom komplikationslos durchgeführt worden. Sie hatte einen thorakalen Periduralkatheter erhalten und war lediglich eine Nacht im zentralen Aufwachraum überwacht und bei völlig unkompliziertem Verlauf auf die Normalstation verlegt worden. Dort war sie zunächst in bestem Allgemeinzustand, bis sie nachts kaum ansprechbar im Zimmer vorgefunden und auf die Intensivstation verlegt wurde.

Erste Maßnahmen auf der Intensivstation
Bei Aufnahme auf die Intensivstation zeigte Frau Grube eine Herzfrequenz von etwa 140 Schlägen pro Minute bei neu aufgetretener Tachyarrhythmia absoluta. Der Blutdruck lag bei 70/40 mmHg, die Sauerstoffsättigung unter 2 l Sauerstoff betrug 92 %. Der klinische Untersuchungsbefund war unauffällig. Auf der Intensivstation wurde zunächst ein weiterer großlumiger periphervenöser sowie ein arterieller Katheter gelegt, ein zentralvenöser Katheter war noch von der OP vorhanden. Der „Passive Leg Raising Test" zeigte, dass der Blutdruck auf passives Anheben der Beine adäquat angestiegen war, weshalb zunächst mit der Infusionstherapie begonnen wurde. Außerdem hatte Stationsärztin Klein 1 zentrale und 2 periphere Blutkulturen abgenommen sowie Urin für die mikrobiologische Diagnostik gewonnen. Bis zur Übergabe waren bereits 2500 ml kristalline Infusionslösung verabreicht worden, da der Blutdruck jedoch nur ungenügend angestiegen war, wurde vor wenigen Minuten eine Katecholamintherapie mit Noradrenalin (aktuelle Laufrate 0,12 µg/kg KG/min) begonnen.

Weitere intensivmedizinische Behandlung
Dr. Ziegler entlässt seine Kollegin nach dem anstrengenden Nachtdienst und kümmert sich sogleich weiter um die Patientin, deren Anblick ihn besorgt. Der Sauerstoff war mittlerweile auf 6 l erhöht worden, die Sättigung stieg jedoch nicht adäquat an und die Herzfrequenz war mittlerweile bei 160/min. „Schwester Lena, machen Sie doch bitte 300 mg Amiodaron als Perfusor fertig", entscheidet sich Dr. Ziegler zur medikamentösen Therapie der mittlerweile lebensbedrohlichen Rhythmusstörung.

Plötzlicher Alarm
Etwa 20 Minuten später – die Amiodaroninfusion ist noch nicht vollständig beendet – ertönt ein durchdringender, lauter Alarmton und der Monitor blinkt rot: „Ventrikuläre Tachykardie". Schwester Lena kommt bereits mit dem Notfallwagen gelaufen. Frau Grube hat das Bewusstsein bereits verloren, sodass Dr. Ziegler die elektrische Kardioversion ohne weitere Sedativa durchführen kann. Nach der zweiten Schockabgabe konvertiert das Herz von Frau Grube wieder in einen Sinusrhythmus, der Blutdruck bleibt jedoch hypoton und weder Sättigung noch Vigilanz erholen sich schnell. Daher entscheidet Dr. Ziegler sich zur endotrachealen Intubation. Schwester Lena holt die benötigten Utensilien vom Notfallwagen, die Intubation gelingt problemlos.

Rücksprache mit den Kollegen
Noch während Dr. Ziegler verschiedene Einstellungen am Beatmungsgerät vornimmt, telefoniert er mit dem Oberarzt der Viszeralchirurgie, um ihm die ernste Situation seiner Patientin vor Augen zu führen. Schwester Lena macht ihren Stationsarzt darauf aufmerksam, dass der Kreislauf immer insuffizient sei, „dabei sind wir mit dem Noradrenalin schon auf 0,80 µg/kg KG/min!" Dr. Ziegler informiert nun auch seinen Oberarzt Dr. Strauß, der sofort auf die Station kommt und sich zur Durchführung einer transösophagealen Echokardiografie entscheidet: „Damit können wir unterscheiden, ob es eine kardiogene Ursache haben könnte." Im TEE zeigt sich jedoch eine gute Pumpfunktion, auch die Herzklappen scheiden als Ursache aus.

Wie soll es jetzt weitergehen?
„Das sieht nach einem septischen Schock aus", schlussfolgert Dr. Strauß, „was würden Sie jetzt machen, Ziegler?" Dr. Ziegler antwortet: „Da wir den Fokus nicht kennen, aber das Abdomen sehr wahrscheinlich ist, würde ich die empirische antibiotische Therapie mit Piperacillin und Tazobactam beginnen, damit wir die gramnegativen Erreger breit abdecken. Proben für die Mikrobiologie sind bereits alle abgenommen und weggeschickt. Und ich würde die Aufsättigung mit Amiodaron fortführen. Wir sollten die hämodynamische Therapie vielleicht mit einem PiCCO-System steuern. Und sobald der Zustand sich etwas stabilisiert hat, sollten wir eine CT-Diagnostik anstreben." Dr. Strauß nickt zufrieden.

9.2 Sepsis

Key Point
- Die Sepsis ist ein lebensbedrohliches Krankheitsbild mit hoher Mortalitätsrate und die häufigste Todesursache auf Intensivstationen.
- Der Therapie sollte so früh wie möglich nach Diagnosestellung begonnen werden.
- Vor Beginn der Antibiose sind unbedingt (ggf. mehrere) Blutkulturen abzunehmen, um den Erreger identifizieren und bestmöglich therapieren zu können.
- Die Antibiose sollte so früh wie möglich hochdosiert und (bei Unkenntnis des Erregers bzw. des vermutlichen Fokus) so breit wie möglich begonnen („hit hard and early") und später resistenzgerecht angepasst werden.
- Ziele der supportiven intensivmedizinischen Therapie sind v. a. ein Aufrechterhalten eines ausreichenden arteriellen Mitteldrucks (MAD) und einer ausreichenden Oxygenierung (p_aO_2).

9.2.1 Definitionen

Sepsis | Die Sepsis ist eine komplexe, systemische Entzündungsreaktion infolge einer Zirkulation von Mikroorganismen (Pilze, Bakterien) im Blut. Im Rahmen der dritten internationalen Konsensuskonferenz erfolgte eine Überarbeitung der Definition der Sepsis: Als Sepsis bezeichnet man eine lebensbedrohliche Organdysfunktion aufgrund einer inadäquaten Wirtantwort auf eine Infektion. Diese neue Definition rückt die Organfunktion in den Mittelpunkt, die mithilfe des SOFA-Scores (Sequential Organ Failure Assessment Score; Tab. 9.1), der sechs Kriterien (Atmung, Gerinnung, Leber-, Herz-Kreislauf- und Nierenfunktion sowie das Zentralnervensystem) berücksichtigt, bestimmt werden kann. Der Funktionsgrad dieser sechs Organsysteme wird jeweils mit 0 bis 4 Punkten bewertet. Ist keine Organdysfunktion als Vorerkrankung bekannt, liegt der Basiswert des SOFA-Scores bei 0 Punkten. Bei einem akuten Anstieg des SOFA-Scores um ≥ 2 Punkte liegt eine Organdysfunktion vor und die Diagnose Sepsis wird gestellt. Zur schnellen Identifizierung (ohne Labordiagnostik, z. B. prähospital, Notaufnahme) gefährdeter Patienten mit erhöhtem Risiko einer Organdysfunktion wurde das vereinfachte Screening-Tool qSOFA (quick-SOFA) eingeführt.
Der qSOFA-Score umfasst folgende drei Kriterien:
- Bewusstseinsveränderung (GCS < 15 Punkte)
- Tachypnoe (Atemfrequenz > 22/min)
- Hypotonie (systolischer Blutdruck < 100 mmHg)

Bei Erfüllung von mindestens zwei der drei qSOFA-Kriterien besteht der Verdacht auf eine Sepsis.

Septischer Schock | Ein septischer Schock liegt vor, wenn der Einsatz von Vasopressoren (z. B. Noradrenalin) zur Aufrechterhaltung eines mittleren arteriellen Drucks ≥ 65 mmHg erforderlich ist und die Serumlaktatkonzentration trotz ausreichender Flüssigkeitssubstitution > 2 mmol/l beträgt. Ausgeprägte kardiozirkulatorische, zelluläre und metabolische Störungen im Rahmen des septischen Schocks führen zu einer signifikant erhöhten Sterblichkeit.

Multiorganversagen (MOV) und Multiorgandysfunktion (MODS) | Beim MOV (MOF = Multiple Organ Failure) sind gleichzeitig oder rasch aufeinanderfolgend, reversibel oder irreversibel ≥ 2 lebenswichtige Organfunktionen ausgefallen. Davon abzugrenzen ist das MODS (Multiple Organ Dysfunction Syndrome), bei dem mehrere Organfunktionen eingeschränkt (→ ärztliche Intervention erforderlich), aber nicht komplett ausgefallen sind. Lunge, Nieren und Leber sind am häufigsten betroffen.

9.2.2 Intensivmedizinische Aspekte

Epidemiologie | Etwa ⅓ aller Patienten, die auf eine Intensivstation aufgenommen werden, haben eine Sepsis. Ihre Verweildauer ist durchschnittlich länger als die von Patienten ohne Sepsis.

Pathogenese | Bakterielle oder mykotische Antigene induzieren eine systemische Freisetzung von Entzündungsmediatoren (z. B. Zytokine, Prostaglandine, Leukotriene), die zu einer überschießenden Immunantwort des Körpers mit Fieber oder Hypothermie, Vasodilatation, starkem Blutdruckabfall sowie Mikrozirkulationsstörungen und Organminderperfusion führen. Dies kann Dysfunktionen oder ein Versagen der inneren Organe (MODS bzw. MOF) sowie eine pathologische Aktivierung des Gerinnungssystems mit Verbrauchskoagulopathie (S. 173) auslösen. Zur Klassifizierung des Schweregrades können verschiedene Scores (z. B. SOFA- (Tab. 9.1) oder Sepsis-Score) genutzt werden.

Therapie | Die entscheidenden kausalen Therapiemaßnahmen der Sepsis bestehen aus der möglichst frühzeitigen, kalkulierten Gabe eines Breitbandantibiotikums (unmittelbar nach Abnahme von Blutkulturen (mindestens 2 Pärchen), Bronchial-/Trachealsekret, Urin und ggf. Wundabstrichen) sowie, falls möglich, aus der frühestmöglichen chirurgischen Sanierung des septischen Fokus. Die adäquate Volumentherapie und hämodynamische Stabilisierung zählen zu den wichtigsten supportiven Therapiemaßnahmen.

Die klassische Form der „Early Goal-directed Therapy", die seit 2001 als allgemeiner Therapiestandard bei septischen Patienten galt, umfasste folgende Zielparameter:

Tab. 9.1

SOFA-Score – Sequential Organ Failure Assessment Score (nach: T. Schmoch et al., Neue SEPSIS-3-Definition, Der Anaesthesist 8/2017; 66: 614–621, Tab. 1; mit freundlicher Genehmigung von Springer).

System	Parameter	0	1	2	3	4
Atmung	p_aO_2/F_iO_2 (mmHg)	> 400	≤ 400	≤ 300	≤ 200 und Atemunterstützung	≤ 100 und Atemunterstützung
Gerinnung	Thrombozyten (x 10^3/mm³)	> 150	≤ 150	≤ 100	≤ 50	≤ 20
Leber	Bilirubin (mg/dl) (µmol/l)	< 1,2 < 20	1,2–1,9 20–32	2,0–5,9 33–101	6,0–11,9 102–204	> 12,0 > 204
Herz-Kreislauf	Hypotension	keine Hypotension	MAP < 70 mmHg	Dopamin ≤ 5 oder Dobutamin (unabhängig von der Dosis)	Dopamin > 5 oder Adrenalin ≤ 0,1 oder Noradrenalin ≤ 0,1	Dopamin > 15 oder Adrenalin > 0,1 oder Noradrenalin > 0,1
Zentralnervensystem	Glasgow Coma Scale (Punkte)	15	14–13	12–10	9–6	< 6
Niere	Kreatinin (mg/dl) (µmol/l) oder Urinproduktion (ml/d)	< 1,2 < 110	1,2–1,9 110–170	2,0–3,4 171–299	3,5–4,9 300–400 oder < 500	> 5 > 440 oder < 200

- zentralvenöser Druck (ZVD) ≥ 8–12 mmHg
- mittlerer arterieller Druck (MAP) ≥ 65 mmHg
- Urinausscheidung ≥ 0,5 ml/kg KG/h
- zentralvenöse Sauerstoffsättigung ($S_{cv}SO_2$) ≥ 70 %
- Sauerstoffsättigung (S_aO_2) ≥ 93 %
- Hämatokrit ≥ 30 %

Aktuell gibt es allerdings keinen Hinweis, dass die Einhaltung dieser vorgegebenen Zielparameter zu einem Überlebensvorteil führt. Gleichwohl erscheint die Festlegung eines Therapieplans, der individuell festgelegte Zielwerte (z. B. für Blutdruck und Oxygenierung) umfasst, in der Initialphase der Sepsis sinnvoll. Im katecholaminrefraktären septischen Schock (z. B. Noradrenalindosierungen > 0,5 µg/kg KG/min) kann niedrig dosiertes Hydrocortison zum Einsatz kommen. Eine generelle Anwendung wird bei der Sepsis nicht mehr empfohlen. Die **Therapie des Multiorganversagens** ist **symptomatisch** und besteht aus der Behandlung der Grunderkrankung und einem intermittierenden oder dauerhaften Organfunktionsersatz.

Prognose I Die **Letalität** der Sepsis ist **hoch**, sie ist nach wie vor die **Haupttodesursache** von intensivmedizinischen Patienten: Über 70 % der Patienten mit Sepsis versterben bis zum 14. Behandlungstag. Das oftmals am Ende des Behandlungsverlaufs stehende Multiorganversagen hat eine Letalität von ca. 50–80 %. Ein frühes Erkennen und ein unmittelbarer Beginn der (antibiotischen) Therapie sind die Schlüssel zur Verbesserung der Prognose der Sepsis: Die **Verzögerung der antibiotischen Therapie** bei Patienten im septischen Schock **steigert** die **Letalität** um ca. 7 %/Stunde!

MERKE

Bei Sepsis: frühestmögliche kalkulierte Antibiotikatherapie, Fokussanierung, adäquate Volumentherapie und supportive intensivmedizinische Therapie!

9.2.3 Sonderform Toxic Shock Syndrome (TSS)

Definition I Das **TSS** ist eine **Sonderform des septischen Schocks**, die durch eine systemische **Einschwemmung von bakteriellen Enterotoxinen** ausgelöst wird. Eine Sonderform ist das **Menstruationsassoziierte TSS**, das beim Gebrauch von Tampons auftreten kann.

Ätiologie und Pathophysiologie I **Staph. aureus** und **β-hämolysierende Streptokokken der Gruppe A** (Auslöser des fulminanten Streptokokken-assoziierten Toxic Shock Syndrome, STSS) können **Enterotoxine (pyogene Exotoxine)** produzieren, die als **Superantigene** eine Freisetzung inflammatorischer Mediatoren bewirken. Es resultiert ein **septischer Schock** mit typischen Folgen bis hin zu MODS und MOF (s. o.).

Klinik I Typisch ist ein **schneller Krankheitsbeginn aus völligem Wohlbefinden**: Es entwickeln sich lokale, regionale und systemische **Infektionszeichen** mit **Beteiligung von Organen** (Dysfunktion, Infektion), **Kreislaufreaktionen** (Tachykardie, Hypotonie), **Fieber** und **Vigilanzveränderungen** sowie letztlich ein schwerer **Schockzustand** mit **Organversagen**.

Diagnostik I Die Diagnose eines TSS kann bisher nur **klinisch** gestellt werden, da **spezifische Labortests nicht für den klinischen Routinebetrieb** zur Verfügung stehen.

Differenzialdiagnosen I **Nekrotisierende Fasziitis, nekrotisierende Myositis, anaphylaktische Reaktionen, Lyell-Syndrom** (toxische epidermale Nekrolyse als schwerwiegende Nebenwirkung einer Arzneimitteltherapie), **Meningitis** oder **Sepsis** sonstiger Genese.

Therapie I Ein **spezielles Therapiekonzept** für das TSS **existiert bisher nicht;** die Therapie entspricht der Sepsistherapie (s. o.). Entscheidend ist eine **frühzeitige Diagnosestellung**!

Prognose I **Meist sehr schlecht**, aufgrund des fulminanten Krankheitsverlaufs **überleben oft < 30 % der Patienten** die Akutphase.

9.3 Pneumonie

Key Point
- Nosokomiale (also im Krankenhaus erworbene) Pneumonien tragen wesentlich zur Mortalität von Patienten im Krankenhaus bei.
- Nosokomiale Pneumonien werden häufig durch fakultativ pathogene, oft gramnegative Erreger verursacht und müssen daher auf andere Weise therapiert werden als ambulant erworbene Pneumonien.
- Neben generellen Empfehlungen zur Antibiotikatherapie, sollte bei der Auswahl des Antibiotikums immer die spezielle Situation, die lokale Resistenzlage – und sobald wie möglich das Antibiogramm – berücksichtigt werden (Tarragona-Strategie).
- Die Beatmung sollte immer „lungenprotektiv" durchgeführt werden.

Definition | Eine Pneumonie ist eine **Entzündung des Lungenparenchyms** (alveoläre Strukturen) und/oder des Lungengerüsts (interstitielle Strukturen). Bei **interstitiellen Pneumonien** ist v. a. das perivaskuläre oder interalveoläre Bindegewebe entzündet. Ist die Entzündung auf einen oder mehrere Lungenlappen beschränkt, wird dies als **Lobärpneumonie** bezeichnet. Bei einer diffusen und herdförmigen Verteilung der Entzündung wird von einer **Bronchopneumonie** gesprochen.

9.3.1 Ätiologie

Ambulant erworbene Pneumonien | Häufige Auslöser für die sog. **CAP** (Community-acquired Pneumonia) sind v. a. **Bakterien der Oropharyngealflora** (Haemophilus influenzae, Pneumokokken, Staph. aureus), sog. **atypische Erreger** (z. B. Mykoplasmen) und **Viren** (RSV, Influenza-, Parainfluenza-, ECHO-, Adenoviren). Bei bakterieller Genese resultiert meist eine alveoläre, bei viraler Genese meist eine interstitielle Entzündungsreaktion.

Im Krankenhaus erworbene Pneumonien | Als sog. **HAP** (Hospital-acquired Pneumonia) werden Pneumonien bezeichnet, die **> 48–72 Stunden nach Krankenhausaufnahme** auftreten. Das Keimspektrum unterscheidet sich wesentlich von dem bei CAP: Häufige Erreger sind **gramnegative Keime** (Enterobacter spp., Klebsiella pneumoniae, E. coli, Serratia spp., Pseudomonas spp.) oder auch **Staph. aureus**. Begünstigend bei intensivmedizinischen Patienten ist in erster Linie die **endotracheale Intubation mit** (Langzeit-) **Beatmung**. Eine **frühe HAP** (innerhalb der ersten 3–5 stationären Tage) kann theoretisch ambulant erworben sein und erst im Krankenhaus ausbrechen, daher muss die Antibiose hier beide Erregerspektren abdecken. Eine **späte HAP** ist hingegen nur sehr selten von den bei CAP häufigen sog. atypischen Erregern verursacht. **Pilze und Viren** sind bei nosokomialen Pneumonien **eher selten**, sollten aber z. B. bei immunsupprimierten Patienten als potenzielle Auslöser zumindest ausgeschlossen und ggf. entsprechend therapiert werden.

Beatmungsassoziierte Pneumonien | Die sog. **VAP** (Ventilator-associated Pneumonia) ist eine Sonderform der HAP im Rahmen einer maschinellen Beatmung (S. 138): Im geschlossenen Beatmungssystem finden Bakterien geeignete Umgebungsbedingungen („warm und feucht"), zudem können Bakterien auch durch mangelnde Händehygiene des medizinischen Personals in das Bronchialsystem gelangen und von Patient zu Patient übertragen werden. Durch Störungen der mukoziliaren Clearance und der Hustenmechanik verbleiben Bakterien verstärkt im Trachealsystem, so dass sich schneller eine Pneumonie entwickelt. Lange Bettlägerigkeit und flache Atmung fördern die Bildung von Atelektasen (S. 163) und erhöhen dadurch ebenfalls das Pneumonie-Risiko. Das **Erregerspektrum** umfasst hier v. a. Pseudomonas, Acinetobacter und Klebsiella.

Influenzapneumonie | Besonders **bei jungen, ansonsten gesunden Patienten** wurden in den letzten Jahren vermehrt schwere **Influenzapneumonien** mit neuen Stämmen (H5N1, H1N1) beobachtet. Diese können so fulminant verlaufen, dass sich innerhalb kurzer Zeit ein schweres ARDS (S. 161) entwickelt.

> **MERKE**
>
> **Intensivmedizinisch relevant** sind v. a. **nosokomial erworbene Pneumonien**, die durch grampositive und gramnegative, bei Gesunden nur fakultativ pathogene, Bakterien ausgelöst werden: Bei kritisch kranken und/oder immunkompromittierten Patienten lösen sie sehr häufig schwere Pneumonien aus. Ein großes Problem bei diesen Erregern sind **Resistenzen gegen** (oft mehrere) **Antibiotikagruppen**, die oft den Einsatz von Reserveantibiotika erfordern. Trotz optimaler Intensiv- und Antibiotikatherapie beträgt die **Letalität etwa 20 %**.

9.3.2 Klinik und Komplikationen

Leitsymptome bzw. Leitbefunde: | Typisch sind ein **akuter Beginn mit hohem Fieber** und **Schüttelfrost**, **Husten** mit (grünlich-gelbem) **Auswurf**, **Dyspnoe**, stechende **Brustschmerzen** und ein **reduzierter Allgemeinzustand**. Bei intensivmedizinischen Patienten imponieren Fieber (> 38 °C), purulentes Trachealsekret und eine Leukozytose (> 10 000/µl). Außerdem ist eine Verschlechterung des Gasaustauschs richtungweisend.

Komplikationen | Insbesondere bei unzureichender Therapie können sich **Pleuraergüsse** und **-empyeme**, ein **Lungenabszess**, ein ARDS (S. 161) oder auch eine Sepsis (S. 157) entwickeln.

9.3.3 Diagnostik

Klinische Untersuchung | Bei nicht beatmeten Patienten ist die körperliche Untersuchung die Basis zur Pneumoniediagnostik: Bei der Perkussion des Thorax findet sich häufig ein **gedämpfter Klopfschall**, bei der Auskultation meist **feinblasige Rasselgeräusche** über Lungenarealen mit alveolären Infiltrationen. Typischerweise haben die Patienten **Fieber**.

Labordiagnostik | Die arterielle Blutgasanalyse kann einen **Abfall des p_aO_2** zeigen, häufig gefolgt von einem **Anstieg des p_aCO_2**. Meist ist ein (allerdings sehr unspezifischer) **Anstieg der Entzündungsparameter** im Blut (CRP ↑, Leukozyten ↑, Linksverschiebung im Differenzialblutbild, Prokalzitonin ↑) nachweisbar.

Bildgebung | Im **Röntgen Thorax** sind die betroffenen Areale durch eine neu aufgetretene **Transparenzminderung** und **diffuse fleckige Verschattungen** („Infiltrate", „Infiltrationen") zu erkennen (**Abb. 9.2**).

Erregernachweis | Ein mikroskopischer und kultureller Erregernachweis im **Tracheasekret** (ersatzweise auch im Sputum) und durch eine **Blutkultur** (Abnahme im Fieberanstieg!) sollte **bei jedem Verdacht auf Pneumonie** versucht werden. Kann kein Tracheasekret gewonnen werden, sind eine **broncho-alveolären Lavage** (BAL) oder ein **bronchoskopischer Bürstenabstrich** gute Alternativen. Bei der BAL wird sterile Kochsalzlösung bronchoskopisch in den Tracheabaum eingespritzt, unmittelbar danach wieder abgesaugt und zur mikrobiologischen Untersuchung verwendet. Beim Bürstenabstrich wird unter bronchoskopischer Kontrolle ein Abstrich der Tracheaschleimhaut vorgenommen.

Diagnosekriterien | Eine Pneumonie gilt als gesichert, wenn **im Röntgen Thorax neue Infiltrationen** aufgetreten sind und zusätzlich **≥2 der folgenden Kriterien** erfüllt sind:
– Leukozytose oder Leukopenie ($>12 \times 10^9$/l oder $<4 \times 10^9$/l)
– Fieber oder Hypothermie ($>38{,}5\,°C$ bzw. $<36\,°C$)
– purulentes Tracheasekret

9.3.4 Therapie

Grundprinzipien | Die wichtigsten Therapiegrundlagen sind die **Verifizierung der Diagnose**, die **Identifikation des Erregers** und die **Erstellung eines Antibiogramms**. Für die **Auswahl des richtigen Antibiotikums** sind die Grunderkrankung(en) und das Alter des Patienten, das Erregerspektrum, das wahrscheinliche Resistenzmuster der Erreger, die Art und Dauer vorausgegangener Antibiotikagaben, das zeitliche Auftreten der Pneumonie nach Krankenhausaufnahme (CAP oder HAP?), eine eventuelle Beatmungstherapie und der Schweregrad der Pneumonie zu berücksichtigen. Wie bei anderen schweren bakteriellen Infektionen sollte auch hier die Tarragona-Strategie (S. 142) beachtet werden.

Antibiotische Therapie bei CAP und früher HAP | Da das Erregerspektrum bei früher HAP ähnlich ist wie bei CAP, können z.B. **Penicilline** (z.B. Amoxicillin, evtl. + Clavulansäure) oder **Cephalosporine** 2. oder 3. Generation (z.B. Ceftriaxon) gegeben werden, in schweren Fällen oder bei früher HAP ggf. in Kombination mit einem **Makrolid** (z.B. Clarithromycin, zur Abdeckung der atypischen Erreger), bzw. alternativ **Gyrasehemmer** (z.B. Moxifloxacin). Bei Verdacht auf Influenza-Pneumonie kann zusätzlich der Neuraminidasehemmer **Oseltamivir** appliziert werden.

Antibiotische Therapie bei später HAP und VAP | Die Therapie dieser Pneumonien muss **möglichst gezielt nach Antibiogramm** erfolgen. Bis zu dessen Eintreffen werden Antibiotika(kombinationen) mit möglichst breitem Wirkspektrum kalkuliert angewendet. Zum Einsatz kommen meist **Aminopenicilline in Kombination mit einem β-Lactamase-Inhibitor** (z.B. Piperacillin/Tazobactam), ein **Breitspektrum-Cephalosporin** oder ein **β-Lactam-Antibiotikum in Kombination mit einem Dehydropeptidase-Hemmer**.

Therapiedauer | Bei erregergerechter Initialtherapie ist eine Dauer der Antibiose von **8 Tagen** für die meisten bakteriellen Erreger ausreichend (Ausnahmen, z.B. Pseudomonas spp.). Die Therapiedauer kann auch **anhand des Verlaufs des Procalcitonin-Serumspiegels** gesteuert werden: Ist dieser auf $<20\,\%$ des Ausgangswerts oder auf einen Wert $<0{,}25\,\mu g$/l gefallen, kann die Antibiose beendet werden. Grundsätzlich muss jede Antibiotikatherapie, unter der

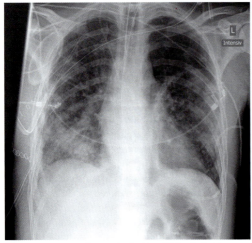

Abb. 9.2 Röntgen Thorax: Beidseitige flächenhafte Transparenzminderungen bei schwerer Pneumonie.

sich der klinische und infektiologische Zustand eines Patienten nicht innerhalb von 72 Stunden bessert, kritisch geprüft und ggf. geändert werden.

Allgemeine Therapiemaßnahmen I Die unspezifische Therapie von Pneumonien richtet sich v. a. nach der Schwere der Erkrankung. Entscheidend ist die **Stabilisierung der Vitalfunktionen** (Sauerstoffgabe, Beatmungstherapie, Kreislaufstabilisierung). Im Rahmen der wichtigen Beatmungstherapie ist darauf zu achten, die durch die Beatmung induzierten Schädigungen (z. B. Baro-, Volu- oder Biotrauma) durch angepasste Atemzugvolumina (Richtwert 6–8 ml/kg KG) und ausreichend offene Alveolen, z. B. mittels PEEP (S. 136) möglichst gering zu halten ("**lungenprotektive Beatmung**").

> **MERKE**
>
> "Lungenprotektive Beatmung" ist ein beschreibender Begriff für verschiedene **Strategien zur Minimierung beatmungsinduzierter Lungenschäden** (z. B. Baro-, Volu- oder Biotrauma der Lunge).

9.3.5 Prognose und Prophylaxe

Prophylaxe I Bei wachen und kooperativen Patienten können regelmäßige **atemgymnastische Übungen** (z. B. TriFlo®) und **frühzeitige Mobilisation** die Wahrscheinlichkeit für das Auftreten einer Pneumonie deutlich reduzieren. Eine **Anfeuchtung der Atemluft** mit speziellen Systemen verbessert die muköziliäre Clearance und kann die VAP-Inzidenz senken.

> **MERKE**
>
> Eine **prophylaktische Gabe von Antibiotika** zur Verhinderung einer Pneumonie ist **nicht indiziert**.

Prognose I Die Prognose von Patienten mit CAP ist in der Regel **gut**: Nur 15 % dieser Patienten benötigen eine stationäre Behandlung, die Letalität liegt bei ca. 1 %. Bei HAP ist die **Prognose deutlich ernster**: Zwar ist die Pneumonie oft "nur" eine Begleitkrankheit während eines längeren intensivmedizinischen Aufenthalts und kann gut medikamentös therapiert werden. Allerdings versterben bis zu 20 % aller Patienten auf Intensivstationen an einer HAP, was sie zu einer der häufigsten Todesursachen bei diesen Patienten macht.

9.4 Akutes Lungenversagen

Key Point
- Ein ARDS kann durch verschiedene Auslöser verursacht werden, läuft aber immer gleichartig ab.
- Anhand des Oxygenierungsindexes (Horovitz-Index) werden 3 Schweregrade unterschieden.
- Lagerungsmaßnahmen (Bauchlage, rotierende Spezialbetten) können die Oxygenierung verbessern
- Als ultima Ratio kann ein extrakorporales Oxygenierungsverfahren (ECLA, ECMO) zur Aufrechterhaltung einer ausreichenden Oxygenierung und Decarboxylierung erforderlich werden.

Definitionen und Diagnostik I Das **akute Lungenversagen** (ALI = Acute Lung Injury) bzw. **ARDS** (Acute Respiratory Distress Syndrome) ist eine schwere, immer gleichartig ablaufende Reaktion der Lunge auf verschiedene schädigende Einflüsse. Es wird **definiert durch folgende Parameter**:
- akuter Beginn
- beidseitige Infiltrate im Röntgen Thorax
- Ausschluss eines zugrundeliegenden Linksherzversagens
- $p_aO_2/F_iO_2 \leq 300$ mmHg (Oxygenierungs- oder Horovitz-Quotient)

Die **klassische Definition** unterschied das ALI mit einem p_aO_2/F_iO_2-Quotienten ≤ 300 mmHg vom ARDS mit einem p_aO_2/F_iO_2-Quotienten ≤ 200 mmHg. ALI und ARDS stellten also Schweregrade des gleichen Syndroms dar. Seit 2012 gilt die sog. **Berlin-Definition**: Die Kriterien akuter Beginn (innerhalb von 1 Woche), bilaterale Infiltrate (Röntgen oder CT Thorax, **Abb. 9.3** und **Abb. 9.4**) und Ausschluss einer kardialen Genese (durch Echokardiografie) bleiben gleich, im Unterschied zur ALI/ARDS-Definition werden jedoch 3 Schweregrade unterschieden (**Tab. 9.2**).

Ätiologie I Viele direkte und indirekte Ursachen können ein ARDS auslösen; **mögliche direkte Auslöser**:
- Pneumonie (S. 159)
- Aspiration
- Inhalation toxischer Gase (S. 257)
- Lungenkontusion
- Aspiration von Süß- oder Salzwasser (S. 250)

mögliche indirekte Auslöser:
- Fruchtwasserembolie
- Sepsis (S. 157)
- schweres Trauma
- Verbrennungen (S. 253)
- akute Pankreatitis (S. 177)

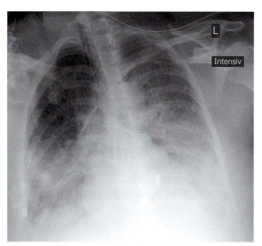

Abb. 9.3 Röntgen Thorax: Bipulmonale, fleckige und zum Teil flächenhafte Verdichtungen („weiße Lunge") bei ARDS. Nebenbefundlich Randwinkelergüsse beidseits.

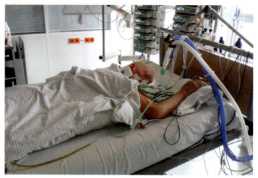

Abb. 9.5 Patient mit ARDS, der zur Verbesserung der Oxygenierung intermittierend in Bauchlage gelagert wird.

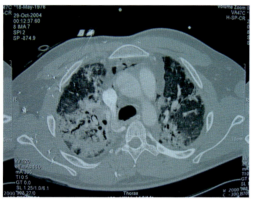

Abb. 9.4 CT Thorax bei ARDS.

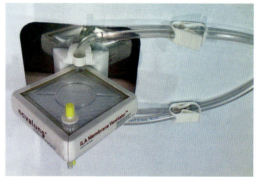

Abb. 9.6 Membran einer „ILA®", einer pumpenlosen extrakorporalen Lungenunterstützung (PECLA): Das Assist-System wird arteriell und venös kanüliert und durch die arteriovenöse Druckdifferenz pumpenlos perfundiert. Das Blut durchströmt eine Membran und wird dort decarboxyliert und oxygeniert. Treibende Kraft ist hier der Kreislauf der Patienten.

Tab. 9.2

Schweregrade des ARDS nach der Berlin-Definition.	
Oxygenierungsindex	Schweregrad
201–300 mmHg	mildes ARDS
101–200 mmHg	moderates ARDS
≤ 100 mmHg bei PEEP ≥ 5 cmH$_2$O	schweres ARDS

Therapie I Im Zentrum stehen – sofern möglich – die **Therapie der zugrundeliegenden Ursache** und symptomatisch eine **Verbesserung der Oxygenierung durch** assistierte bzw. kontrollierte mechanische **Beatmung**. Bei der Beatmung kann eine Erhöhung des PEEP-Niveaus (S. 136) oft die Oxygenierung verbessern. Zudem ist strikt darauf zu achten, dass **hohe Spitzendrücke vermieden** werden (p_{max} ≤ 15 cmH$_2$O über PEEP). Oft sind diese Beatmungsparameter nur nach einer **endotrachealen Intubation** realisierbar. Die Beatmung sollte so eingestellt werden, dass ein **Tidalvolumen von ca. 6 ml/kg KG** erreicht wird. Der Patient sollte so lange wie möglich und so früh wie möglich wieder spontan atmen: Die bevorzugten **Beatmungsverfahren** (S. 137) sind daher BIPAP oder APRV mit der Möglichkeit der Spontanatmung und sobald wie möglich CPAP/ASB. Auch **Lagerungsmaßnahmen** (Bauchlagerung, RotoRest®-Bett) verbessern die Oxygenierung oft signifikant. Die früh im Verlauf des schweren ARDS begonnene, über mehrere Tage durchgeführte, intermittierende **Bauchlage** (**Abb. 9.5**), die jeweils für ≥ 16 Stunden aufrecht erhalten wird, kann das Langzeitüberleben positiv beeinflussen. Kann keine ausreichende Oxygenierung und/oder Decarboxylierung erreicht werden, so muss über den Einsatz von **extrakorporalen Lungenersatzverfahren** ([P]ECLA/ECMO, **Abb. 9.6** und **Abb. 9.7**) nachgedacht werden.

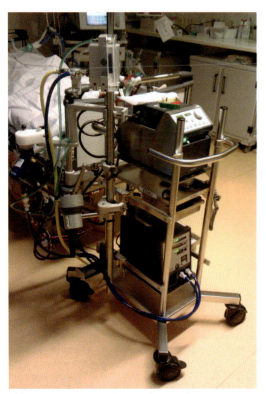

Abb. 9.7 Gerät zur extrakorporealen Membranoxygenierung (ECMO).

9.5 Atelektasen

Key Point
- Atelektasen entstehen häufig bei Patienten, die über längere Zeit und/oder mit hoher F_iO_2 beatmet wurden.
- Abhängig von der Ursache können Atelektasen durch Sekretmobilisation und Anwendung eines kurzzeitig höheren Atemwegsdrucks meist wiedereröffnet werden.

Definition ❙ **Luftleeres, kollabiertes Lungengewebe** nimmt nicht am Gasaustausch teil und wird, in Abhängigkeit von der Ausdehnung, als **Platten**-, **Segment**-, **Lappen**- oder **Totalatelektase** bezeichnet. Davon unterschieden werden **Dystelektasen**, bei denen noch eine geringe Belüftung stattfindet.

Ätiologie ❙ Folgende Formen werden unterschieden:
- **Resorptionsatelektasen** entstehen bei **Obstruktion eines Bronchus** (z. B. durch Sekretverhalt, Fremdkörper): Die Luft distal des Verschlusses wird kontinuierlich resorbiert, es resultiert ein Volumenverlust der Lunge. Eine Sonderform sind Resorptionsatelektasen bei **hoher inspiratorischer Sauerstoffkonzentration** (F_iO_2): Der Sauerstoff führt zur „Auswaschung" des die Alveolarwand stabilisierenden Stickstoffs aus den Alveolen, wodurch diese kollabieren.
- **Kompressionsatelektasen** sind Folge einer direkten **Kompression des Lungengewebes** von außen, z. B. durch Pleuraergüsse oder Zwerchfellhochstand.

Klinik und Diagnostik ❙ Kleine Atelektasen sind oft Zufallsbefunde im Röntgen oder CT Thorax. Große Atelektasen werden fast immer klinisch auffällig: Spontanatmende Patienten leiden an **Luftnot** und benötigen Sauerstoff für einen adäquaten Gasaustausch. Ohne Supplementierung von Sauerstoff zeigen sich in der Blutgasanalyse ein **niedriger p_aO_2** und ein normaler bis erhöhter p_aCO_2. Auch bei intubierten und beatmeten Patienten verschlechtert sich der Gasaustausch: Die F_iO_2 muss **erhöht** werden, um erniedrigte p_aO_2-Werte wieder zu normalisieren. Auch der **Beatmungsdruck** kann **ansteigen**. Die klinische Untersuchung ergibt einen **gedämpften Klopfschall** sowie ein **abgeschwächtes oder aufgehobenes Atemgeräusch** über dem betroffenen Lungenareal. Im Röntgen Thorax weist eine **geringe Strahlentransparenz** („Weißfärbung") eines Lungenareals auf eine Atelektase hin. Benachbarte Strukturen können auf die betroffene Seite verzogen sein (**Abb. 9.8**).

Verlauf ❙ Persistierende Atelektasen können zu **pulmonalen Shunts** und Pneumonien (S. 159) führen. Entsprechend wichtig ist daher eine frühzeitige Prävention bzw. ggf. Therapie.

Therapie und Prophylaxe ❙ Bei bestehenden Lungenatelektasen, bzw. zu deren Prävention, sind oft intensive **physiotherapeutische Bemühungen** erfolgreich: Sekret in den Bronchien kann durch kontinuierliches Klopfen oder Lagerungstherapie gut mobilisiert werden. **Sekret** kann „blind" mit einem Katheter oder – wenn dies nicht möglich ist – mittels fiberoptischer Bronchoskopie (Bakteriologie!) **abgesaugt** werden. Die intermittierende Anwendung eines **kontinuierlichen positiven Atemwegdrucks**, z. B. mit CPAP-Maske, CPAP-Helm oder PEEP-Beatmung (S. 137), kann Lungenareale offen halten oder bereits verschlossene Lungenareale wiedereröffnen. Sind auch diese Bemühungen nicht erfolgreich, kann durch eine **endotracheale Intubation** mit kontinuierlicher PEEP-Beatmung (PEEP > 8–10 mbar) und vorsichtiger Rekrutierung („Blähung", sog. Lachmann-Manöver) der Lunge die Wiedereröffnung kollabierten Lungengewebes versucht werden. Die medikamentöse Prophylaxe mit N-Acetylcystein oder Ambroxol i. v. kann die Atelektasenbildung nicht verhindern.

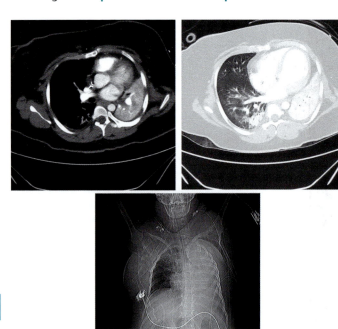

Abb. 9.8 CT Thorax: Totalatelektase der rechten Lunge bei Tubusfehllage im linken Hauptbronchus.

9.6 Pleuraerguss

Key Point
- Pleuraergüsse sind bei Intensivpatienten sehr häufig, v. a. wenn sie viele Infusionslösungen bekommen („Positivbilanz" über mehrere Tage).
- Begleitergüsse werden bei entsprechender Flüssigkeitsausscheidung („Negativbilanz", sofern der Patient dies hämodynamisch toleriert) meist spontan wieder resorbiert.
- Große Pleuraergüsse, die die Ventilation und Oxygenierung beeinträchtigen, müssen drainiert werden.

Definition | Pleuraergüsse sind definiert als pathologische Ansammlung von Flüssigkeit (Transsudat, Exsudat, Eiter, Blut, Lymphe) im Pleuraraum. Als komplizierte Pleuraergüsse werden infizierte, septierte oder den Gasaustausch deutlich beeinträchtigende Ergüsse bezeichnet.

Ätiologie | Die meisten Pleuraergüsse bei intensivmedizinischen Patienten sind unkomplizierte „Begleitergüsse" durch lokale Gewebereizung (z. B. nach thorakalen und abdominellen OPs, bei Entzündungen) oder als Folge einer massiven pulmonalen Stauung oder einer Exsudation im Rahmen eines inflammatorischen oder septischen Geschehens. Ergüsse können auch im Rahmen einer Pleuritis oder einer Pneumonie entstehen. Nach einem Trauma sind Flüssigkeitsansammlungen im Thorax meist durch eine akute Blutung verursacht (Hämatothorax).

Klinik | Pleuraergüsse können zu Atemnot, Husten mit Auswurf und Thoraxschmerzen führen. Der p_aO_2 fällt ab, der p_aCO_2 bleibt gleich oder steigt an. Bei intubierten und beatmeten Patienten nimmt oft der Beatmungsdruck zu (restriktive Ventilationsstörung).

Diagnostik | Hinweise auf einen Pleuraerguss in der klinischen Untersuchung sind gedämpfter Klopfschall und ein abgeschwächtes oder aufgehobenes Atemgeräusch. Das Röntgen Thorax (Abb. 9.9) zeigt eine Transparenzminderung v. a. der basalen Lungenabschnitte (nach kranial abnehmende Dichte bei stehenden Patienten, bei Liegendaufnahmen häufig nach kranial „auslaufende" Ergüsse → diffuse Transparenzminderung), eine verstrichene Zwerchfellkontur und einen verstrichenen Randwinkel sowie bei

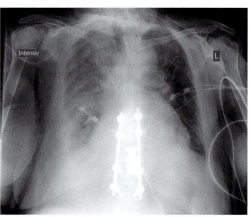

Abb. 9.9 Röntgen Thorax: Großer Pleuraerguss rechts.

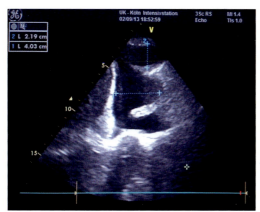

Abb. 9.10 **Pleuraerguss in der transthorakalen Sonografie:** Im unteren Anteil ist ein atelektatischer Lungenanteil zu erkennen, der im Erguss flottiert.

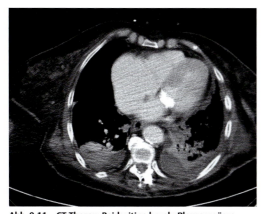

Abb. 9.11 **CT Thorax: Beidseitige basale Pleuraergüsse.**

großen Ergüssen die Verdrängung des Mediastinums zur Gegenseite. Die Nachweisgrenze im Röntgen Thorax liegt bei etwa 300–500 ml. Die Sonografie (**Abb. 9.10**) erlaubt einen schnellen, bettseitigen Nachweis auch sehr kleiner Ergüsse sowie zudem eine quantitative Abschätzung, die mitunter hilft, die Notwendigkeit zur Drainage bzw. Punktion abzuschätzen. Im CT Thorax (**Abb. 9.11**) können meist auch kleinste Ergussmengen sicher erkannt werden: In Rückenlage zeigen sie sich bei entsprechender Dichte meist als Sichel an der dorsalen Thoraxwand.
Therapie | Kleine, nicht infizierte und nicht septierte Pleuraergüsse sind nicht behandlungsbedürftig und bilden sich i. d. R. von alleine zurück. Auch bei komplizierten Pleuraergüssen gelingt meist mit forcierter Diurese, Flüssigkeitsrestriktion und vorsichtiger Volumensubstitution ein ausreichender Rückgang des Ergussvolumens. Bei Versagen dieser Maßnahme ist eine invasive Entlastung mit Anlage einer möglichst großlumigen Thoraxdrainage (S. 228) indiziert.

> **MERKE**
>
> Eine zu schnelle Drainage mit einer **Drainagemenge > 1000 ml** kann ein **Re-Expansionsödem** der Lunge verursachen. Hier sollte die Drainage nach ca. 700 ml zunächst abgeklemmt und etwas später („in Etappen") weiter drainiert werden.

9.7 Lungenembolie

> **Key Point**
> - Bei Intensivpatienten besteht, v. a. postoperativ, ein erhöhtes Risiko für eine Lungenembolie infolge einer tiefen Venenthrombose.
> - Jeder Patient sollte Maßnahmen zur venösen Thromboembolieprophylaxe erhalten.
> - Bei jeder plötzlichen kardiopulmonalen Verschlechterung ohne offensichtliche Ursache sollte an die Möglichkeit einer Lungenembolie gedacht und bei klinischer Wahrscheinlichkeit eine adäquate Diagnostik eingeleitet werden.

Definition | Die Lungenembolie ist definiert als ein akuter Verschluss einer oder mehrerer Lungenarterien durch einen Embolus.
Ätiologie | In > 90 % aller Fälle ist die Ursache eine Einschwemmung eines losgelösten Thrombus aus dem Einstromgebiet der V. cava inferior, meist eine tiefe Beinvenenthrombose. Es kommen jedoch auch Fett, Luft, Fremdkörper, Tumorbestandteile oder Fruchtwasser als Ursache infrage.
Pathophysiologie | Siehe Kapitel Notfallmedizin (S. 223).
Symptomatik | Siehe Kapitel Notfallmedizin (S. 222). Lungenembolien werden oft klinisch nicht erkannt, weil die Symptome meist unspezifisch sind und in unterschiedlicher Ausprägung und wechselnder Kombination bestehen.
Differenzialdiagnosen | Akutes Koronarsyndrom (instabile Angina pectoris, Myokardinfarkt), Pneumothorax, Pneumonie, akute Atemwegsobstruktion (z. B. schwerer Asthmaanfall, Exazerbation einer chronischen Bronchitis), akute Aortendissektion, psychogene Hyperventilation.
Diagnostik | Die Diagnostik bei Verdacht auf Lungenembolie umfasst ein EKG (**Abb. 11.7**), die Bestimmung der D-Dimere und eine arterielle Blutgasanalyse. Da dies jedoch keine diagnostische Sicherheit erlaubt, sollte ohne Verzögerung eine CT-Angiografie angestrebt werden (**Abb. 9.12**). Eine Option bei instabilen Patienten ist eine bettseitige transösophageale oder transthorakale Echokardiografie: Der Nachweis eines akuten Rechtsherzversagens ist nahezu beweisend.

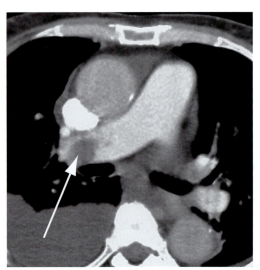

Abb. 9.12 CT Thorax bei Pulmonalembolie: Großer Thrombus in der rechten Pulmonalarterie (**Pfeil**) (aus: Reiser, Kuhn, Debus, Duale Reihe Radiologie, Thieme, 2011).

Therapie | Informationen zur notfallmedizinischen Versorgung finden Sie im Kapitel Notfallmedizin (S. 222). Bei Nachweis einer Lungenembolie oder entsprechendem klinischen Verdacht ist die Behandlung und Überwachung auf einer (Intensiv-)Station erforderlich. **Allgemeinmaßnahmen** umfassen die **Gabe von Sauerstoff** mittels Gesichtsmaske oder Nasenbrille (→ ausreichende Oxygenierung), **strikte Bettruhe** und ggf. **Sedierung**. Bei **kleinen, hämodynamisch nicht relevanten Lungenembolien** genügt eine konservative **Therapie** mit UFH in therapeutischer Dosierung (S. 148) und Rezidivprophylaxe (Kumarine über 6 Monate). Bei größeren Lungenembolien ist hingegen eine spezifische Therapie erforderlich, um die pulmonale Zirkulation wiederherzustellen. Bei ausgeprägter Lungenembolie mit gravierender Einschränkung der Hämodynamik (z.B. akute Rechtsherzinsuffizienz, Herz-Kreislauf-Stillstand) ist eine **systemische Thrombolyse** mit einem Fibrinolytikum (z.B. rt-PA, Streptokinase, Tenecteplase) indiziert. Mittels operativer Thorakotomie und **pulmonaler Thromboembolektomie** unter extrakorporaler Zirkulation kann das betroffene Gefäß rekanalisiert werden. Dies ist jedoch nur **bei Versagen anderer Therapiemethoden** oder bei absoluter Kontraindikation einer Thrombolyse indiziert, denn die perioperative Mortalität liegt bei ca. 50%.

9.8 Akutes Nierenversagen (ANV)

Key Point
- Akutes Nierenversagen führt zur fehlenden Ausscheidung von Wasser, Elektrolyten (Kalium!) und harnpflichtigen Substanzen.
- Die Ursache kann prärenal, renal oder postrenal sein.
- Die RIFLE-Kriterien dienen der Stadieneinteilung des ANV.
- Wichtige Indikationen zur Durchführung einer Dialyse sind ein Anstieg von Harnstoff > 150–200 mg/dl oder von Kalium auf > 6,5 mmol/l.

Definition | Das ANV ist eine **innerhalb kurzer Zeit** (Stunden bis wenige Tage) **auftretende, prinzipiell reversible Verschlechterung der Nierenfunktion**, definiert durch die abrupte Erfüllung eines der folgenden Zeichen:
- prozentualer Anstieg des Serum-Kreatinins um ≥ 50% des Ausgangswerts innerhalb von 48 h
- absoluter Anstieg des Serum-Kreatinins auf ≥ 0,3 mg/dl innerhalb von 48 h
- Abnahme der Urinausscheidung auf < 0,5 ml/kg KG/h für > 6 Stunden

Epidemiologie | Etwa **6% aller Intensivpatienten** entwickeln ein ANV.

Pathophysiologie | Bei komplettem Funktionsausfall der Nieren resultiert eine **Hypervolämie** sowie ein **Anstieg von Kalium und der harnpflichtigen Substanzen** (z.B. Kreatinin, Harnstoff) im Blut mit der Gefahr von lebensbedrohlichen pulmonalen, kardialen (z.B. Lungenödem, Herzrhythmusstörungen, Herz-Kreislauf-Stillstand) und zerebralen Problemen (Enzephalopathie).

Ätiologie | Folgende Gruppen werden unterschieden:
- **prärenales ANV**, z.B. bei Hypovolämie oder zirkulatorischem Nierenversagen (häufig im Schock: zu geringer arterieller Mitteldruck → unzureichende Nierenperfusion): Hier ist die Niere selbst initial nicht geschädigt. Dies droht jedoch, wenn die Ursache fortbesteht.
- **renales ANV** durch primär renale Erkrankungen:
  - mikrovaskuläre Schädigung: z.B. rapid progressive oder Poststreptokokken-Glomerulonephritis, hämolytisch-urämisches Syndrom, IgA-Nephritis
  - akute Tubulusnekrose: z.B. septisch bei Multiorganversagen, toxisch durch Medikamente oder Schwermetalle, ischämisch bei Schock, Vaskulitis oder Thormoembolien, durch Myoglobin bei Crush-Niere (S. 249) oder Leichtketten bei Plasmozytom

- **postrenales ANV** durch einen behinderten Abfluss über die ableitenden Harnwege:
  - im Bereich der Ureteren: z. B. Harnleitersteine, Tumoren
  - im Bereich der Blase: v. a. Karzinome
  - im Bereich der Urethra: v. a. Steine, Prostatatumoren oder benigne Prostatahyperplasie, verstopfter Dauerkatheter

Klinik | Der Abnahme der Urinproduktion kann – zunächst aufgrund der unzureichenden Filtration harnpflichtiger Substanzen – auch eine vermehrte Urinausscheidung (**polyurische Phase des ANV**) vorangehen. Diese Phase ist – sofern vorhanden – jedoch selten wegweisend für die Diagnose. Der Verdacht auf ein ANV ergibt sich meist bei **Oligurie bzw. Anurie** eines Patienten. Bei weiterem Fortschreiten zeigen sich klinisch v. a. **Zeichen der Hypervolämie** (z. B. Lungenödem, gestaute Halsvenen, periphere Ödeme und Zeichen der Überwässerung) und **Zeichen der Elektrolytverschiebungen** (Anstieg des Serumkaliums, symptomatisch z. B. durch Herzrhythmusstörungen).

Diagnostik | Ein **Abfall der Urin-Stundenportionen** < 0,5 ml/kg KG/h bzw. Anurie und ein **plötzlicher Anstieg der Retentionsparameter** (Kreatinin und Harnstoff im Serum) sind hochverdächtig auf ein ANV und erlauben eine **Stadieneinteilung nach den RIFLE-Kriterien** (Tab. 9.3). In dieser Situation sollte unverzüglich eine ursächliche Abklärung begonnen werden: Insbesondere ist zu überprüfen, ob ein **intravasaler Volumenmangel** besteht (stehende Hautfalten, Durstgefühl, niedriger mittlerer arterieller Druck, 24-Stunden-Bilanz der letzten Tage negativ?). Im **Labor** sollten die Nierenretentionsparameter, die Elektrolyte (Na^+, K^+) und die Kreatinkinase (CK) bestimmt werden. Eine **Urinprobe** sollte auf Elektrolyte, Proteine und Zellen untersucht werden. Eine **Sonografie** der Nieren und der ableitenden Harnwege kann Hinweise auf Stenosen geben, eine Sonografie der zentralen Gefäße (V. cava) erlaubt Aussagen über den Volumenstatus.

Therapie | Ziel der Therapie ist – wenn möglich – die **Therapie der zugrundeliegenden Ursache**:

- **prärenales Nierenversagen**: Optimierung des Volumenstatus und der Kreislaufsituation (MAD > 60–70 mmHg, bei Hypertonikern ggf. noch höher) durch Infusionstherapie und ggf. Katecholamine (z. B. Noradrenalin)
- **renales Nierenversagen**: entsprechend der zugrundeliegenden Pathologie z. B. Absetzen nephrotoxischer Medikamente (ggf. Rücksprache mit Nephrologen)
- **postrenales Nierenversagen**: schnellstmögliche Beseitigung der Stenose (Urologen informieren!)

Die beiden klinisch führenden Probleme sind meist die **Flüssigkeitsüberladung des Körpers** (→ kardiale Dekompensation, Lungenödem) und die Hyperkaliämie (S. 145) mit Gefahr von Herzrhythmusstörungen. Zunächst kann versucht werden, die Menge an Urin und ausgeschiedenem Kalium durch die die Gabe von **Schleifendiuretika** (Furosemid, z. B. Lasix®) zu erhöhen. Zusätzlich wird das **zugeführte Volumen** soweit wie möglich **reduziert**.

> **MERKE**
>
> **Diuretika** können zwar die Diurese, **nicht** aber die **glomeruläre Filtrationsrate** (GFR) **steigern** und haben keinen positiven Einfluss auf die Prognose des ANV. In hoher Dosis wirken sie **selbst nephrotoxisch** und verschlechtern die Prognose.

Die weiter oben beschriebenen **Maßnahmen gegen die** Hyperkaliämie (S. 145) reichen bei ANV i. d. R. nur überbrückend aus, bevor ein Nierenersatzverfahren zur Verfügung steht.

> **MERKE**
>
> Kann der **Kaliumspiegel nicht ausreichend** bzw. nachhaltig **gesenkt** werden, ist eine **Notfalldialyse** indiziert.

Nierenersatzverfahren | Über **2/3 aller Patienten mit ANV** benötigen zumindest vorübergehend ein Nierenersatzverfahren. **Indikationen** hierfür sind ein Anstieg des Harnstoffs > 150–200 mg/dl, eine progressive metabolische Säuerungstendenz bei Oligo- oder

Tab. 9.3

RIFLE-Kriterien (2004).		
RIFLE-Stadium	**Serum-Kreatinin**	**Urinausscheidung**
R: Risk	Kreatininanstieg auf das 1,5- bis 2-fache bzw. um ≥ 0,3 mg/dl	< 0,5 ml/kg KG/h über 6 h
I: Injury	Kreatininanstieg auf das 2- bis 3-fache	< 0,5 ml/kg KG/h über 12 h
F: Failure	Kreatininanstieg auf das > 3-fache bzw. Kreatininwert > 4 mg/dl mit akutem Anstieg um ≥ 0,5 mg/dl	< 0,3 ml/kg KG/h über 24 h oder Anurie über 12 h
L: Loss	dauerhaftes Nierenversagen > 4 Wochen	
E: ESRD (End Stage Renal Disease)	dauerhaftes Nierenversagen > 3 Monate	

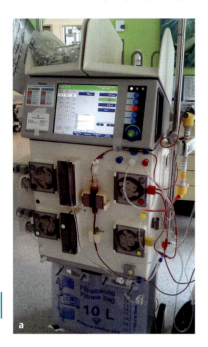
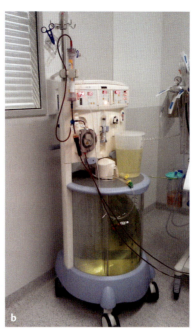

Abb. 9.13 **Dialysegeräte**: **a** Gerät zur kontinuierlichen veno-venösen Hämofiltration (CVVH), **b** Gerät zur Slow Low Efficiency Daily Dialysis (SLEDD).

Anurie, ein Serum-Kaliumspiegel > 6,5 mmol/l und ein stetiger Anstieg des Serum-Kreatinins auf Werte > 3 mg/dl. In der Intensivmedizin werden im Regelfall sehr kreislaufschonende **kontinuierliche Nierenersatzverfahren** angewendet, z. B. die **kontinuierliche venovenöse Hämodialyse** (CVVHD, Abb. 9.13) oder die **kontinuierliche venovenöse Hämodiafiltration** (CVVHDF). Zunehmend wird auch die kostengünstige **Slow Low Efficiency Daily Dialysis** (SLEDD), eine Variante der intermittierenden Hämodialyse mit Dialysedauern von 8–12 Stunden eingesetzt, da dieses Verfahren meist nachts („Moonlight SLEDD") durchgeführt wird und daher Patiententransporte und Prozeduren tagsüber nicht behindert. Die **Wahl des Dialyseverfahrens** hat **keinen Einfluss auf die Überlebensrate**. Jedes dieser Verfahren erfordert die **Anlage eines großlumigen Dialysekatheters** (z. B. Shaldon-Katheter) und eine **Antikoagulation** des extrakorporalen Systems (meist mit Heparin [Liquemin®] oder Citrat). Die Citratantikoagulation könnte bei septischen Patienten vorteilhaft sein und ist auch bei Patienten mit Verdacht auf) HIT (S. 174) durchführbar.

Prognose I Die Prognose reicht von Restitutio ad Integrum bis zum bleibenden dialysepflichtigen Nierenversagen und ist stets **abhängig vom Einzelfall**: Ursache und Dauer des ANV spielen dabei eine wesentliche Rolle. Patienten mit bereits vorbestehender chronischer Nierenfunktionseinschränkung („acute on chronic"), haben meist eine ungünstigere Prognose als zuvor nierengesunde Patienten. Die **Gesamtmortalität** von Intensivpatienten mit ANV ist mit **ca. 60 %** sehr hoch.

9.9 Akutes Leberversagen (ALV)

Key Point
- Ein akutes Leberversagen führt zu schweren Störungen der Blutgerinnung.
- Meist besteht durch den Abfall des peripheren Gefäßwiderstands ein hyperdynames Kreislaufversagen.
- Bislang gibt es nur überbrückende Leberunterstützungsverfahren (MARS), ohne kausale Therapie ist das Krankheitsbild häufig letal.

Ätiologie I Die Ursachen des akuten Leberversagens sind vielfältig. Die dominierende Ursache verschob sich in den letzten Jahren von der akuten Virushepatitis hin zum toxisch induzierten Leberversagen:
- **toxische Ursachen**: Paracetamol (in Europa am häufigsten), Knollenblätterpilz, Ecstasy, Phenprocuomon, Tetrazykline, Makrolide, Halothan, Isoniazid, Anabolika, Phytopharmaka
- **entzündlich**: Virushepatitiden, Autoimmunhepatitis, Graft-vs.-Host-Disease
- **metabolisch**: α_1-Antitrypsin-Mangel, Morbus Wilson
- **vaskulär**: Ischämie, Schock, Budd-Chiari-Syndrom, Veno-occlusive Disease
- **bei Schwangeren**: HELLP-Syndrom (Hemolysis, Elevated Liver Enzymes, Low Platelets), akute Schwangerschaftsfettleber

Pathophysiologie I Bei einem kompletten Funktionsausfall der Leber **steigen** als Folge der unzureichenden Metabolisierungsleistung („Entgiftung") des

Körpers die Konzentrationen von Ammoniak und Bilirubin im Blut an. Die hohe Ammoniakkonzentration im Blut kann eine hepatische Enzephalitis auslösen. Bilirubin kann in hohen Konzentrationen ebenfalls die Blut-Hirn-Schranke überwinden und eine (irreversible) Bilirubinenzephalopathie verursachen. Durch die Syntheseeinschränkung fallen die Konzentrationen der Gerinnungsfaktoren (Faktoren II, VII, IX und X → hämorrhagische Diathese) und der sonstigen Proteine (v. a. Albumin → Aszitesbildung) ab. Die Kombination aus portaler Hypertonie und Aszites kann auch ein hepatorenales Syndrom (ANV infolge eines Leberversagens) auslösen. Die ausgeprägte, NO-modulierte periphere Vasodilatation kann zum klinischen Bild eines SIRS (S. 157) mit hyperdynamen Kreislaufverhältnissen führen.

Klinik I Klinisch äußert sich das ALV durch Bewusstseinstrübung und -verlust bis hin zum Koma (hepatische Enzephalopathie), hypotone und tachykarde Kreislaufverhältnisse (peripherer Gefäßwiderstand ↓, Herzzeitvolumen ↑), Ikterus der Haut und der Schleimhäute (Abb. 9.14), verstärkte Blutungsneigung (fehlende Synthese der Gerinnungsfaktoren II, VII, IX und X → Quick-Wert ↓) und Aszites (Hypalbuminämie). Häufig sind Hyperglykämien (periphere Insulinresistenz) oder auch Hypoglykämien (schwerer Leberzellschaden → Störung der Gluconeogenese) und ein Laktat-Anstieg (verminderte Verstoffwechslung in der Leber) zu beobachten. Weitere Hinweiszeichen bei wachen Patienten sind ein Foetor hepaticus (Geruch nach roher Leber) und ein Flapping Tremor (Asterixis: grobschlägiger Tremor der Hände). Auch ein akutes Nierenversagen und endokrine Störungen sind möglich.

Allgemeine Therapiemaßnahmen I Die Therapie umfasst eine adäquate Kreislauftherapie des SIRS (→ Stabilisierung der Hämodynamik), die Sicherung der Atemwege und frühzeitige maschinelle Beatmung (bei eingetrübten Patienten), die engmaschige Überwachung und ggf. Korrektur des Flüssigkeits- und Elektrolythaushalts, eine Restriktion der enteralen Eiweißzufuhr und die enterale Gabe von Laktulose und Neomycin (→ Reduktion der Ammoniakbildung), die Substitution von Gerinnungsfaktoren und Albumin (v. a. bei hepatorenalen Syndrom), Maßnahmen zur Verhinderung eines Hirnödems (z. B. Oberkörperhochlagerung, ggf. Ausgleich einer Hyponatriämie, osmotische Therapie mit Mannitol), die Erhaltung bzw. der Ersatz der Nierenfunktion sowie das Monitoring und frühzeitige Management von Infektionen. In einigen Zentren stehen extrakorporale Leberunterstützungsverfahren zur Verfügung (MARS®), deren prognostischer Stellenwert sich noch nicht eindeutig abschätzen lässt.

Spezifische Therapiemaßnahmen I Unter bestimmten Bedingungen (z. B. bei akut-toxischem ALV) kommt eine Lebertransplantation als kausale Therapie in Frage. Daher sollte frühzeitig mit einem Transplantationszentrum Kontakt aufgenommen werden. Die hochdosierte Gabe von N-Acetylcystein (NAC) ist bei Paracetamol-induziertem ALV etabliert. Bei Schwangerschafts-induziertem ALV sollte die Schwangerschaft schnellstmöglich beendet werden. Patienten mit Knollenblätterpilzvergiftung erhalten Penicillin G (1 Mio IE/kg KG/d i.v.) und Silibinin (20 mg/kg KG/d i.v.).

Prognose I Die Prognose ist auch unter optimaler Therapie sehr ernst, die Letalität beträgt > 50 %.

> **MERKE**
>
> Das **akute Leberversagen** (ALV) ist ein schwerwiegendes Krankheitsbild, das **auch unter adäquater Therapie** mit einer **hohen Letalität** assoziiert ist.

9.10 Schädel-Hirn-Trauma (SHT) und Hirndrucktherapie

Key Point
- Der Schweregrad des Schädel-Hirn-Traumas wird anhand des initialen GCS-Werts eingeteilt.
- Der Sekundärschaden kann durch bestmögliche Intensivtherapie minimiert werden.
- Jederzeit muss ein adäquater zerebraler Perfusionsdruck (CPP) aufrechterhalten werden.
- Bei analgosedierten Patienten ist meist die Messung des intrakraniellen Drucks (ICP) indiziert.
- Verschiedene Medikamente (Osmodiuretika, hypertone hyperonkotische Infusionslösungen, Barbiturate) können zur Senkung eines erhöhten ICPs eingesetzt werden.

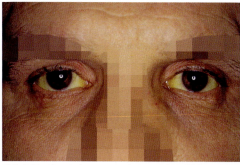

Abb. 9.14 **Ikterischer Patient** (aus: Füeßl, Middeke, Duale Reihe Anamnese und Klinische Untersuchung, Thieme, 2018).

9.10.1 Symptomatik und initiale Versorgung

Ätiologie, Epidemiologie und Notfallversorgung Siehe Notfallmedizin (S. 245).

Schweregradeinteilung I Die Einteilung erfolgt nach der Glasgow Coma Scale (Tab. 11.1 und Tab. 11.2).

Pathophysiologie I Der Pathomechanismus der zerebralen Schädigungen nach einem SHT ist komplex: Die **direkte Gewalteinwirkung** auf graue und weiße Substanz, Kalotte und Gefäße bewirkt einen **Primärschaden**. Die hieraus resultierenden **Gewebedefekte** (z. B. Zerstörung von Hirngewebe, Gefäßschädigung → Blutung oder diffus-axonale Schädigung) sind **irreversibel** und nicht therapeutisch zu beeinflussen. Intrazerebrale, sub-/epidurale oder subarachnoidale Blutungen, oder das begleitende perifokale Ödem, bewirken im weiteren Verlauf eine **intrakranielle Druckerhöhung**. Diese führt zu einer Perfusionsminderung, schließlich zur Gewebshypoxie und in weiterer Folge zum Gewebsuntergang von primär nicht betroffenen Hirnarealen, also zu **Sekundärschäden**. Diese sind **durch** eine **optimale Intensivtherapie positiv zu beeinflussen** bzw. zu verhindern: Ungünstig wirken sich z. B. Hyper- oder Hypoglykämie, erhöhter intrakranieller Druck (ICP), Hypotonie, Hypoxämie oder Elektrolytentgleisungen aus.

Klinik I Die klinische Symptomatik ist sehr stark abhängig von Lokalisation und Ausmaß des Hirngewebeschadens: Ein **leichtes SHT** kann gänzlich asymptomatisch sein oder sich nur mit kurzfristiger Bewusstlosigkeit oder posttraumatischen Cephalgien präsentieren. Bei **mittelgradigem SHT** besteht häufig eine initiale Bewusstlosigkeit und im Anschluss eine Vigilanzminderung. Ein **schweres SHT** ist gekennzeichnet durch eine initial schwere Bewusstseinsstörung, den Ausfall von Hirnnerven, pathologische Reflexe und ggf. Hirnstammsymptome.

Schockraumversorgung I Bei Ankunft im Schockraum sollten alle Patienten mit SHT neurochirurgisch und anschließend bildgebend mittels „**Traumaspirale**" (CCT + CT HWS + CT Thorax/Abdomen bzw. – je nach Klinik auch Ganzkörper-CT) untersucht werden (Abb. 9.15). Bei Vigilanzminderung mit einem GCS-Wert ≤ 8 Punkte ist meist eine endotracheale Intubation indiziert, bei mittelschwerem und schwerem SHT i. d. R. auch die Anlage eines arteriellen (ggf. vor CT-Diagnostik) und eines zentralvenösen Zugangs. Parallel wird der Patient ggf. **hämodynamisch stabilisiert** (z. B. Gabe von Volumen und Katecholaminen).

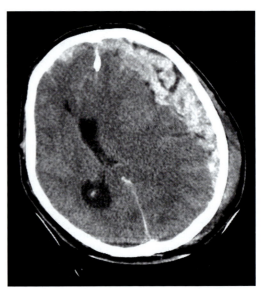

Abb. 9.15   CCT: Schweres Schädel-Hirn-Trauma mit großem Subduralhämatom linkshemisphärisch mit deutlicher Mittellinienverlagerung. Nebenbefundlich links frontal einliegende externe Ventrikeldrainage.

> **MERKE**
>
> **Bis zum Beweis des Gegenteils** (vom Radiologen unauffällig befundetes CT der HWS) ist von einer **begleitenden HWS-Verletzung** auszugehen: Die HWS ist daher zu immobilisieren und ggf. eine endotracheale Intubation schonend und unter Stabilisierung der HWS durchzuführen.

Monitoring I Insbesondere in der Initialphase muss mit einer Zunahme der zerebralen Schwellung und damit des intrakraniellen Drucks (ICP) gerechnet werden. Engmaschiges **Monitoring von Bewusstseinslage**, **Pupillomotorik**, **Kreislaufparametern** (EKG, kontinuierliche arterielle RR-Messung, Pulsoxymetrie) und ggf. **intrakraniellem Druck** ist daher von größter Bedeutung. Licht- und Kornealreflex werden jeweils im Seitenvergleich geprüft. Veränderungen wie eine weite, nicht mehr auf Licht reagible Pupille (zuerst meist einseitig) oder auch eine Hypertonie mit Bradykardie (Cushing-Reflex) sind **Warnzeichen für** eine beginnende bzw. manifeste **Einklemmung** von Hirnteilen. Bei bewusstlosen, intubierten und beatmeten Patienten, pathologischen Reflexen, initialen Beuge- oder Strecksynergismen oder besonders schweren Befunden im CCT ist die Anlage einer intrakraniellen Sonde (S. 126) zur kontinuierlichen Messung des Hirndrucks indiziert. Bei jeder neurologischen Verschlechterung (z. B. Bewusstseinstrübung, Auftreten von pathologischen Reflexen, Störungen der Pupillomotorik) sollte sofort ein **CCT** durchgeführt werden. Wichtig sind auch eine **kontinuierliche Temperaturmessung,** engmaschige **Blut-**

gasanalysen (Hypo- bzw. Hyperglykämien? Elektrolytkonzentrationen?) und auch die Aufrechterhaltung eines ausreichenden zerebralen Perfusionsdrucks (CPP, Ziel-Wert bei schwerem SHT > 70 mmHg): Dieser errechnet sich aus der Differenz von mittlerem arteriellen Blutdruck (MAP) und ICP (CPP = MAP − ICP).

9.10.2 Therapie

> **MERKE**
>
> Der **Primärschaden** bei SHT ist **therapeutisch nicht mehr beeinflussbar**, da der bereits entstandene Gewebeschaden irreversibel ist. Ziel aller intensivmedizinischen Maßnahmen ist es daher, den **sekundären Hirnschaden** zu **vermeiden**.

Lagerung | Die Patienten sollten mit 30–45° erhöhtem Oberkörper und gerade gelegtem Kopf gelagert werden: Dies verbessert den venösen Abfluss und trägt zu einem konstanten ICP bei.

Analgosedierung | Zur Vermeidung von Stress ist bei beatmeten Patienten mit erhöhtem ICP eine adäquate Analgosedierung (S. 133) erforderlich, vor pflegerischen Maßnahmen sollten ggf. Sedierungsboli verabreicht werden.

Beatmung | Bei beatmeten Patienten wird zur Sicherstellung einer ausreichenden Oxygenierung ein p_aO_2 > 100 mmHg angestrebt. Bei initialen oder im Verlauf aufgetretenen ICP-Anstiegen sollte durch eine moderate Hyperventilation ein Ziel-p_aCO_2 von 35 mmHg eingehalten werden. Dies verhindert eine intrakranielle Vasodilatation und reduziert die intrakranielle Blutmenge und damit den ICP (Monro-Kellie-Doktrin).

Kreislaufmanagement | Zur Aufrechterhaltung eines ausreichenden MAP bzw. CPP werden kristalline Infusionslösungen und ggf. kontinuierlich Katecholamine (z. B. Noradrenalin) über einen Perfusor infundiert.

Metabolismus | Die Plasmaglukosekonzentration sollte im Bereich von 80–150 mg/dl gehalten werden. Erhöhte Werte werden mittels Insulingabe abgesenkt. Bei Fieber wird die Körpertemperatur z. B. durch externe Kühlung oder Antipyretika (z. B. Paracetamol oder Metamizol) gesenkt.

Vorgehen bei passager erhöhtem Hirndruck | Kurzfristige ICP-Erhöhungen (z. B. im Rahmen von Husten), die die Dauer von Sekunden oder wenigen Minuten übersteigen, sind durch eine ausreichende Sedierungstiefe und ggf. durch die Applikation von Sedierungsboli (S. 133) zu verhindern. Steigt der ICP aufgrund einer unzureichenden Sedierungstiefe (z. B. mit Sufentanil + Propofol) häufiger passager an, ist die zusätzliche Gabe eines weiteren Medikaments zur Supplementierung der Analgosedierung (z. B. Ketamin) zu überlegen.

Vorgehen bei persistierend erhöhtem Hirndruck
Bei einer über > 10–15 min persistierenden Hirndruckerhöhung ist eine Senkung des ICP indiziert:

– Ein Ablassen von Liquor über die externe Ventrikeldrainage kann den ICP in Abhängigkeit vom Ort der Schädigung kurzfristig senken, jedoch auch (z. B. bei Raumforderungen in der hinteren Schädelgrube) den Gegendruck so weit senken, dass eine hintere Einklemmung resultiert – daher darf dies nur nach Absprache mit dem behandelnden Neurochirurgen erfolgen!

– Medikamentös lässt sich der ICP kurzfristig durch die Bolusapplikation von Osmodiuretika (z. B. 100 ml Mannitol® 15 % bis zu 3 × täglich) senken: Die Bolusapplikation erhöht kurzfristig die Serumosmolalität und bewirkt eine Rückresorption von Wasser in das Gefäßsystem und damit eine intrakranielle Volumenabnahme.

– Reicht dies nicht aus, kann durch die Gabe anderer osmotisch wirksamer Substanzen, v. a. von hypertoner Kochsalzlösung (z. B. 125 ml NaCl 7,2 % maximal 3 × täglich – cave: Serumnatrium und zentrale pontine Myelinolyse!) über denselben Wirkmechanismus das zerebrale Volumen reduziert und somit der ICP gesenkt werden.

– Bei unzureichendem Erfolg kann mithilfe von Barbituraten („Barbituratnarkose") oder Benzodiazepinen unter EEG-Kontrolle ein sog. „Burst-Suppression-EEG" (intermittierend isoelektrisches EEG, gefolgt von unkoordinierter hochamplitudiger Aktivität als Zeichen des Ausfalls geordneter kortikaler Aktivität und somit eines sehr tiefen Komas) erzeugt und damit der zerebrale Sauerstoffbedarf minimiert werden. Die zusätzliche Bolusapplikation des Barbiturats Thiopental (Trapanal®, je nach Situation 50–150 mg) kann den ICP meist sehr effektiv weiter senken.

– Reichen all diese Maßnahmen nicht aus, um den ICP stabil-niedrig zu halten, sollte frühzeitig über eine dekompressive Hemikraniektomie („Trauma-Flap") nachgedacht werden: Ein großer Teil der Schädelkalotte wird entfernt, die Dura bleibt intakt und der Defekt wird mit Haut gedeckt. Dies gibt dem Gehirn selbst bei starker Schwellung die Möglichkeit, sich zu expandieren, ohne dass der ICP kritisch ansteigt und eine Einklemmung und somit Schädigung anderer lebenswichtiger Hirnareale resultiert. In Ausnahmefällen (schwerstes SHT) kann die dekompressive Hemikraniektomie auch beidseitig durchgeführt werden.

Wurden im CCT raumfordernde Blutungen entdeckt (Abb. 9.15), ist dies meist eine Indikation zur neurochirurgischen operativen Entlastung und Blutstillung.

9.11 Delir

Key Point
- Bei intensivmedizinischen Patienten ist ein regelmäßiges Screening auf eine delirante Symptomatik wichtig.
- Therapeutisch sollten auslösende Faktoren eliminiert werden. Zusätzlich können Sedativa, niedrig dosierte Neuroleptika und/oder Clonidin gegeben werden.

Definition I Das Delir (früher: „Durchgangssyndrom") ist eine Sammelbezeichnung für **organisch bedingte Psychosyndrome** mit örtlicher und zeitlicher Desorientiertheit, Verkennung der Umgebung, Halluzinationen sowie affektiven und psychomotorischen Störungen. Typisch für ein Delir sind das **Fehlen einer quantitativen Bewusstseinseintrübung** und die meist vollständige Rückbildung der Symptomatik.

Ätiologie I Delirante Syndrome kommen bei intensivmedizinischen Patienten oft vor, wobei **über 65-Jährige** weitaus **häufiger betroffen** sind als junge Patienten. Nach **großen chirurgischen Eingriffen** werden delirante Symptome bei bis zu 50 % der Patienten beobachtet (ungünstiger Einfluss auf die Mortalität der Patienten!). Die Ätiologie ist multifaktoriell, nicht immer kann der Auslöser identifiziert werden. Diskutiert werden eine individuelle Prädisposition und verschiedene exogene Auslöser, darunter **Stress** (z. B. schweres Trauma, Operation), **Stoffwechselstörungen** (z. B. Hyper-/Hypoglykämie, Elektrolytentgleisungen, hepatische/urämische Enzephalopathie), **Hypoxie, Hypotonie, zu tiefe Sedierung bzw. Narkose, Infektionen** (z. B. Sepsis, Meningitis) sowie **Alkohol-, Drogen-** und **Medikamentenabusus** bzw. -entzug. **Medikamente mit anticholinerger Wirkung** (z. B. trizyklische Antidepressiva, niedrig potente Neuroleptika, Antihistaminika) können die Entstehung eines Delirs begünstigen.

Klinik I Bei der **hyperaktiven Form** des Delirs werden eine vermehrte psychomotorische Aktivität (oft insbesondere nachts), typischerweise mit Nestelbewegungen, Aufstehversuchen oder Ziehen an Zugängen und Kathetern sowie Halluzinationen beobachtet. Bei der **hypoaktiven Form** sind die mentale Aktivität und die Aufmerksamkeit reduziert. Gefährlich für den Patienten können auch **vegetative Entgleisungen** (z. B. Tachykardie, Blutdruckentgleisungen) sein.

Diagnostik I Anamnese und **psychischer Zustand** (inadäquat reagierender und desorientierter Patient, fluktuierende Symptomatik) geben die entscheidenden Hinweise auf die Diagnose. Sie kann mittels spezifischen **psychologischen Tests** (z. B. CAM-ICU) verifiziert werden (**Abb. 9.16**), ein organisches Korrelat existiert nicht. Ein regelmäßiges, gezieltes und aktives Screening (z. B. mit dem CAM-ICU-Test) auf delirante Symptome sollte bei Intensivpatienten alle 8 Stunden erfolgen. Wichtig ist die **Abklärung** und ggf. Therapie **des Auslösers** (s. o.).

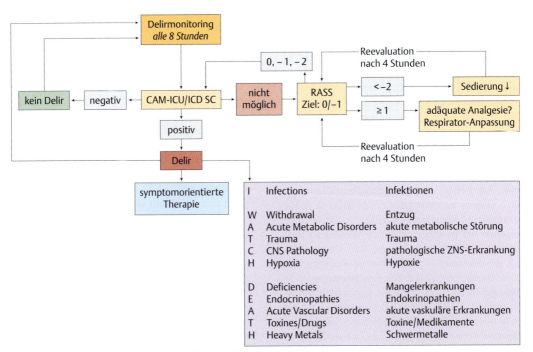

Abb. 9.16 Algorithmus für Monitoring und Therapie des Delirs.

Therapie | Entscheidend ist die Elimination von Delir-auslösenden oder -fördernden Einflüssen, z. B. durch Korrektur des Elektrolythaushalts oder einer Hypoglykämie, Etablierung und Optimierung einer Schmerztherapie, Mobilisierung der Patienten und Wiederherstellung eines geregelten Tag-Nacht-Rhythmus (gedämpftes Licht nachts, keine nächtlichen Routinepflegemaßnahmen) und die Hilfe bei der Reorientierung der Patienten (z. B. frühestmöglicher Einsatz von Brille, Hörgerät). Zur symptomatischen Therapie bei hyperaktivem Delir kann eine Sedierung (z. B. Clonidin) gegeben werden (cave: Hypnotika und Benzodiazepine als Risikofaktoren für das Entstehen eines Delirs!). Das Ziel ist ein Wert von 0 oder -1 auf der Richmond Agitation Sedation Scale (RASS, **Tab. 8.1**). Propofol kann hier als Rescue-Medikation genutzt werden. Beim hypoaktiven Delir oder psychotischen Symptomen kann ein Neuroleptikum (z. B. Haloperidol 3 × 1 mg täglich) gegeben werden. Bei Alkoholentzugsdelir werden Lorazepam und Haloperidol oder alternativ Clomethiazol eingesetzt. Nicht medikamentöse Maßnahmen (s. o.) haben sowohl in der Prophylaxe als auch in der Therapie des Delirs Vorrang vor der medikamentösen Therapie.
Prognose | Das Delir bildet sich bei fast allen Patienten nach adäquater Therapie und konsequenter Delirprophylaxe vollständig zurück. Dennoch erhöht das Vorliegen eines Delirs die intensivmedizinische und langfristige Mortalität signifikant!

9.12 Disseminierte intravasale Gerinnung (DIC)

Key Point
– Die DIC ist eine pathologische Aktivierung der Gerinnung mit Verbrauch von Gerinnungsfaktoren und Thrombozyten und dadurch verstärkter Blutungsneigung.
– Therapeutisch erhalten die Patienten Heparin; Gerinnungsfaktoren und Thrombozyten werden substituiert.
– Eine konsequente Antikoagulation während der intensivmedizinischen Behandlung kann das Auftreten einer DIC u. U. verhindern.

Definition | Die Ursache einer disseminierten intravasalen Gerinnung (DIC) ist eine pathologische Aktivierung der intravasalen Gerinnung mit Verbrauch von Gerinnungsfaktoren und Thrombozyten und dadurch verstärkter Blutungsneigung.
Ätiologie | Eine DIC ist immer eine sekundäre Erkrankung und kann durch Schock jeglicher Genese, Verletzungen oder Operationen an thrombokinasereichen Organen („4 P": Pulmo, Pankreas, Prostata, Plazenta), ausgeprägte Thrombosen, bakterielle oder mykotische Sepsis, Polytrauma, schwere Verbrennungen, Tumorzerfall, akute Pankreatitis, Hämolysen (z. B. Transfusionszwischenfall) oder bei Verwendung eines extrakorporalen Kreislaufs ausgelöst werden.
Pathogenese | Die pathologische Aktivierung der intravasalen Gerinnung (gesteigerte Expression von Tissuefactor, Aktivierung des Kontaktsystems Faktor XI + XII + Präkallikrein sowie von Thrombozyten und Endothel) führt zu einer gesteigerten Thrombin- und Plasminbildung. Reicht das inhibitorische Potenzial (Antithrombin, Protein C, Tissuefactor Pathway Inhibitor) nicht aus, überwiegt die Gerinnungsaktivierung mit Bildung von Mikrothromben und Mikrozirkulationsstörungen. Der Verbrauch von Thrombozyten und Gerinnungsfaktoren führt zu einer verstärkten Blutungsneigung. Um die intravasalen Thromben aufzulösen, entwickelt sich sekundär eine Hyperfibrinolyse. Es bestehen somit gleichzeitig eine Hypo- und eine Hyperkoagulabilität. Dies kann im Sinne eines Circulus vitiosus zu unbeherrschbaren Blutungen und Mikrothromben in verschiedenen Organen (z. B. intrazerebrale Blutungen) und letztendlich zum Organversagen (v. a. ARDS, akutes Nierenversagen) führen.
Symptomatik | Klinisch gut sichtbare Symptome wie petechiale oder flächenhafte (Schleimhaut-)Blutungen sowie innere Blutungen finden sich nur bei schwerer DIC.

> **MERKE**
>
> Bei Patienten mit Risiko für die Entwicklung einer DIC sollten die Gerinnungsparameter und die Thrombozytenzahl regelmäßig kontrolliert werden, um die Erkrankung frühzeitig zu erkennen.

Diagnostik | Die Diagnose wird anhand der ausgedehnten Blutungen und Laborveränderungen (gleichzeitiger Abfall von Fibrinogen und Thrombozyten, Antithrombin III und Quick-Wert ↓, aPTT ↑, Nachweis von Fibrin-Spaltprodukten) gestellt.
Therapie | Am wichtigsten ist die adäquate Therapie der Grunderkrankung (z. B. Fokussanierung und antibiotische Therapie bei Sepsis). In der Frühphase erhalten die Patienten unfraktioniertes Heparin i. v. (10 000–15 000 IE/d). Bei manifester DIC muss das Heparin abgesetzt werden und es werden Gerinnungsfaktoren, Thrombozytenkonzentrate und bei aktiver Blutung Erythrozytenkonzentrate sowie ggf. Fresh Frozen Plasma (FFP) substituiert. Organausfälle und sonstige Komplikationen werden symptomatisch behandelt.
Prophylaxe | Eine prophylaktische Heparinisierung (S. 148) während einer intensivmedizinischen Behandlung kann die Entwicklung einer DIC evtl. verhindern.

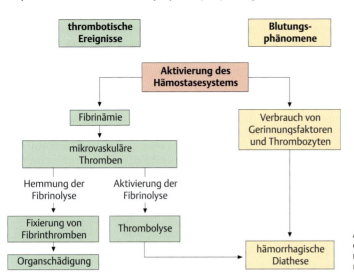

Abb. 9.17 Reaktionsfolgen im Verlauf der disseminierten intravasalen Gerinnung (aus: Greten, Rinninger, Greten, Innere Medizin, Thieme, 2010).

9.13 Heparin-induzierte Thrombozytopenie (HIT)

Key Point
- Bei allen Patienten, die über längere Zeit Heparin bekommen, ist an die Möglichkeit der Entstehung einer HIT zu denken.
- Ein Monitoring der Thrombozytenzahlen, mindestens für die ersten 14–21 Tage einer Heparintherapie, ist obligat.
- Bei venösen Thrombosen trotz therapeutischer Antikoagulation muss an eine HIT gedacht werden.

Definition I Die HIT ist eine gefährliche **Komplikation** einer prophylaktischen oder therapeutischen **Gabe von** unfraktioniertem **Heparin** (UFH) oder niedermolekularen Heparinen (NMH).
Epidemiologie I Unter einer Therapie mit **UFH** ist die Entwicklung einer HIT etwa **zehnmal häufiger als bei** Verwendung von **NMH**, so dass die effektivste Maßnahme zur Vermeidung einer HIT die möglichst konsequente Verwendung von NMH anstelle von UFH ist.
HIT Typ I I Die HIT Typ I tritt **dosisabhängig** meist **2– 10 Tage nach der ersten Applikation** als Thrombozytopenie in Erscheinung. Ursache ist die proaggregatorische Wirkung von Heparin durch Hemmung der Adenylatzyklase, wodurch sich **flüchtige Plättchenaggregate** bilden. Der Verlauf ist meist leicht und ohne schwere Komplikationen. Bei einer Thrombozytenzahl > 100 000/µl muss die **Antikoagulation nicht zwingend unterbrochen** werden, die Thrombozytenzahl ist jedoch zu kontrollieren. Diese Patienten dürfen im weiteren Verlauf **erneut Heparin** erhalten.
HIT Typ II I Die HIT Typ II manifestiert sich als **dosisunabhängige**, **immunologisch** bedingte Thrombozytopenie, meist 5–10 Tage nach Therapiebeginn: Heparin und Plättchenfaktor 4 (PF4) bilden mit IgG-Antikörpern Immunkomplexe, die über einen Rezeptor auf den Thrombozyten zu einer starken Aggregation führen. Die gebildeten Aggregate führen zu einer **Thrombozytopenie** (meist < 100 000/µ bzw. auf < 50 % des Ausgangswerts) sowie zu **arteriellen und venösen Thromben** („**White Clot Syndrome**"). Die Diagnose wird durch den **HIPA-Test** (Nachweis heparininduzierter-Plättchen-Antikörper, HIT-AK) abgeklärt. **Bei Verdacht** auf eine HIT Typ II muss **Heparin sofort abgesetzt** und durch den direkten Thrombininhibitor **Argatroban** (i.v.), das Hirudin-Analogon **Desirudin** (i.v.), das Heparinoid **Danaparoid** (i.v.) oder den Faktor Xa-Inhibitor **Rivaroxaban** (p. o., cave: Off-Label-Use!) ersetzt werden. Diese Patienten können u. U. nach ca. 100 Tagen wieder kurzzeitig mit Heparin behandelt werden, wenn dies dringend notwendig ist (z. B. bei Einsatz einer Herz-Lungen-Maschine). Voraussetzung ist allerdings, dass keine HIT-Antikörper vorhanden sind und die Anwendung von Heparin prä- und postoperativ vermieden wird.

> **MERKE**
>
> Die **Leitsymptome** einer HIT sind ein abrupter **Abfall der Thrombozytenzahl** auf < 50 % des Ausgangswerts und neu auftretende **Thromboembolien**: Daher muss die **Thrombozytenzahl** unter Heparingabe **regelmäßig** (alle 3–4 Tage) **kontrolliert** werden, um eine HIT frühzeitig zu erkennen.

Differenzialdiagnosen I **Pseudothrombozytopenie** (nur im Laborbefund bestehende Thrombozytopenie durch Fehlzählung aufgrund einer Verklumpung der Thrombozyten im Röhrchen mit EDTA-Zusatz), massive **Lungenembolien**, **Verbrauchsthrombozytopenien** (z. B. Sepsis, HELLP, DIC), durch **andere Medika-**

mente (z. B. Penicillin, NSAID, Benzodiazepine, Diuretika, Antiarrhythmika) induzierte Thrombozytopenien, Thrombozytenbildungsstörungen, Autoimmunthrombozytopenien (z. B. SLE).

9.14 Akute Herzinsuffizienz und Herzrhythmusstörungen

Key Point
- Herzrhythmusstörungen können zu einem Abfall des Herzzeitvolumens führen und sind dadurch mitunter lebensbedrohlich.
- Die Therapie sollte grundsätzlich kausal orientiert sein.
- Eine Frequenzlimitation kann mit β-Blockern, Kalziumantagonisten oder Amiodaron erreicht werden.
- Bei lebensbedrohlichen Rhythmusstörungen kann eine Kardioversion (EKG-getriggert) oder – bei Kammerflimmern – eine Defibrillation indiziert sein.
- Katecholamine können durch eine Erhöhung der Inotropie und/oder der Nachlast zur Wiederherstellung eines adäquaten Herzzeitvolumens beitragen.

Definition I Bei der akuten Herzinsuffizienz nimmt plötzlich oder progredient die myokardiale Pumpleistung und damit das ausgeworfene Schlagvolumen ab. Je nachdem, welcher Ventrikel betroffen ist, werden eine Links-, eine Rechts- und eine globale Herzinsuffizienz unterschieden.

Ätiologie I Die akute Herzinsuffizienz ist immer ein Folgezustand verschiedener Erkrankungen. Ein bedrohliches kardiales Pumpversagen entsteht häufig auf dem Boden einer chronischen Herzinsuffizienz, z. B. bei fehlender Compliance des Patienten bezüglich der Medikamenteneinnahme. Weitere wichtige Auslöser sind Myokardinfarkt und Herzrhythmusstörungen (z. B. Tachyarrhythmia absoluta, ventrikuläre Tachykardie [VT], AV-Blockierungen höheren Grades) oder Z. n. Sepsis. Eine isolierte Rechtsherzinsuffizienz findet sich v. a. bei chronisch obstruktiven Lungenerkrankungen (COPD) und Lungenembolien (S. 165).

Die häufigste Ursache einer chronischen Herzinsuffizienz ist mit > 2/3 der Fälle die koronare Herzkrankheit (KHK). Weitere wichtige Ursachen sind dilatative Kardiomyopathien und hypertensive Herzerkrankungen, seltener sind Myo- oder Perikarditiden, kongenitale Herzfehler, Erkrankungen des Herzklappenapparats, Herzrhythmusstörungen oder eine pulmonale Hypertonie der Auslöser.

Pathogenese I Bei Linksherzversagen staut sich das Blut vor dem linken Vorhof in die Lungen zurück. Es resultiert ein Übertritt von Flüssigkeit in das Lungengewebe und damit eine Lungenstauung bis hin zum Lungenödem. Bei der Rechtsherzinsuffizienz staut sich das Blut in den Körperkreislauf zurück (→ gestaute Halsvenen, prätibiale Ödeme, Hepatomegalie). Bei globaler Herzinsuffizienz finden sich Symptome beider Pathomechanismen.

Symptomatik I Die Symptome können von einer leichten Beeinträchtigung (z. B. Belastungsdyspnoe) bis zu einem Lungenödem oder einem Herz-Kreislauf-Stillstand mit Organminderdurchblutung (kardiogener Schock) reichen:
- Das Leitsymptom der akuten Linksherzinsuffizienz ist die Dyspnoe. Tachypnoe, Unruhe, Hustenreiz und Kaltschweißigkeit sind weitere wichtige Symptome. Meist nehmen die Patienten selbständig eine sitzende Haltung ein und tolerieren eine Flachlagerung nicht.
- Zeichen einer akuten Rechtsherzinsuffizienz sind gestaute Halsvenen, Unterschenkelödeme (Knöchel, prätibial) und akuter Harndrang.

Praxistipp
In der Regel ist das Erkennen der Symptome einer Rechtsherzinsuffizienz als Teil einer globalen Herzinsuffizienz wichtig für deren Diagnosestellung (Beteiligung beider Ventrikel), die eigentliche Akutsymptomatik (Dyspnoe) ist aber durch die Linksherzinsuffizienz bedingt.

Diagnostik I Anamnese und körperliche Untersuchung mit Auskultation (feuchte Rasselgeräusche bei Linksherzinsuffizienz) liefern die entscheidenden Hinweise. Das 12-Kanal-EKG kann Hinweise auf auslösende Faktoren geben und sollte vor der Therapie von Herzrhythmusstörungen immer zur Dokumentation des Ausgangsbefundes durchgeführt werden. Mit der Echokardiografie (Abb. 9.18) können regionale oder globale Kontraktionsstörungen erkannt sowie die Funktionsfähigkeit des Klappenapparats und die kardialen Volumenparameter beurteilt werden. Im

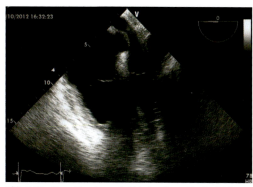

Abb. 9.18 Transösophageale Echokardiografie: Rechtsherzversagen mit Dilatation von rechtem Vorhof und Ventrikel.

Röntgen Thorax kann eine Vergrößerung des Herzens sowie das Vorliegen einer Lungenstauung oder von Pleuraergüssen zu sehen sein. Im weiteren Verlauf kann sich eine **Herzkatheteruntersuchung** anschließen, die Hinweise auf Ursachen der Herzinsuffizienz liefern und gleichzeitig, z. B. bei KHK, Therapieansätze bieten kann.

Erstmaßnahmen | Das Akutvorgehen bei kardiogenem Schock wird im Kapitel Notfallmedizin (S. 210) beschrieben.

> **MERKE**
>
> Die **Erstmaßnahmen** bei Patienten mit akuter Herzinsuffizienz unterscheiden sich nicht von der üblichen Basisversorgung von Notfallpatienten: **Sauerstoffgabe, Monitoring** (EKG, Blutdruck, Pulsoxymetrie) und die **Anlage eines periphervenösen Zugangs** sind Voraussetzungen für die weitere Behandlung.

Medikamentöse Maßnahmen bei akuter Herzinsuffizienz | Die Vorlastsenkung kann durch die Gabe eines **Schleifendiuretikums** (z. B. Furosemid, 20–40 mg i. v.) unterstützt werden. **Nitrate** (z. B. Glyceroltrinitrat, 0,4 mg s. l.) bewirken eine venöse Gefäßweitstellung, was ebenfalls die Vorlast senkt. Zusätzlich verbessern Nitrate die koronare Durchblutung und bewirken auch eine arterielle Vasodilatation, also eine Abnahme des peripheren Gefäßwiderstands (**Nachlastsenkung**). Dies reduziert die Herzarbeit, weil das Herz gegen weniger Widerstand pumpen muss. Um die Symptomatik nicht zu verstärken, sollte den Patienten **möglichst wenig Flüssigkeit** zugeführt werden: Eine Infusion sollte langsam, nur zum Offenhalten des venösen Zugangs, laufen.

Maßnahmen bei kardiogenem Schock | Im kardiogenen Schock mit Blutdruckabfall, Kreislauf- und Multiorganversagen ist eine **Nachlastsenkung nicht sinnvoll**, da diese die **Minderperfusion** der Organe **verstärkt**. Hier muss der Kreislauf durch die Gabe von Katecholaminen (S. 141) stabilisiert werden, nicht zuletzt, um die Durchblutung des Herzens selbst zu gewährleisten. Die adäquate Oxygenierung der Gewebe – v. a. auch des Myokards – wird durch **Intubation** und **Beatmung mit 100 % Sauerstoff** (F_iO_2 1,0) sichergestellt.

Vorgehen bei Myokardinfarkt | Bei einem akuten Myokardinfarkt als Ursache des kardiogenen Schocks ist – neben den in der Notfallmedizin (S. 220) genannten Akutmaßnahmen – die Rekanalisation der Koronargefäße durch eine **Akut-PTCA** vielversprechend.

Therapie bei Vorhofflimmern | Bei Vorliegen einer Herzrhythmusstörung ist **nicht immer sicher** zu differenzieren, **ob** sie **Folge** der Herzinsuffizienz (z. B. ausgelöst durch Myokardischämie) **oder Ursache** des Pumpversagens ist. Daher kann es notwendig sein, die Herzrhythmusstörung nach Befunddokumentation im 12-Kanal-EKG zu behandeln, um eine normale Pumpfunktion des Herzens wieder zu ermöglichen, z. B. durch Kardioversion bei ventrikulärer Tachykardie oder Tachyarrhythmia absoluta.

> **MERKE**
>
> **Therapieziele bei Vorhofflimmern**
> 1. Normalisierung der Kammerfrequenz
> 2. Konversion in einen Sinusrhythmus
> 3. Thromboembolieprophylaxe
> 4. Rezidivprophylaxe

Zur **Normalisierung der Kammerfrequenz** ist die erste therapeutische Maßnahme die Gabe von **Herzglykosiden** (z. B. Digitoxin 0,25 mg langsam i. v.) unter Beachtung des Serum-Kaliums (Hypokaliämie → Empfindlichkeit für Digitoxin ↑ → Gefahr von Sinusbradykardien, AV-Blöcken, Kammertachykardien, -flattern). Zusätzlich wird zur Frequenzkontrolle ein möglichst **kardioselektiver β-Blocker** (z. B. Metoprolol 5 mg langsam i. v.) gegeben.

> **MERKE**
>
> Die **Kombination von β-Blockern und Kalziumantagonisten** ist **kontraindiziert**, da dies zu bradykarden Herzrhythmusstörungen (z. B. AV-Block, Asystolie) führen kann.

Eine **medikamentöse Kardioversion** in einen Sinusrhythmus kann durch die zusätzliche Gabe von **Amiodaron** (initial 300 mg i. v. über 30 min) versucht werden: Die Substanz wirkt nur gering negativ inotrop und beeinträchtigt daher das reduzierte Herzzeitvolumen nur wenig. Aufgrund der sehr langen Halbwertzeit im menschlichen Körper erfolgt eine **Aufsättigung über mehrere Tage** (900 mg über 24 h) durch die kontinuierliche Gabe über einen Perfusor bis zu einer Gesamtdosis von etwa 9 g.

> **MERKE**
>
> Amiodaron besteht zu 37 % aus **Jod** und kann sowohl **hypo-** als auch **hyperthyreote Reaktionen** auslösen.

Ist die **medikamentöse Therapie nicht erfolgreich** oder das **Herzminutenvolumen** durch das Vorhofflimmern **lebensbedrohlich eingeschränkt** (Kreislaufinstabilität, kardiogener Schock), kann eine **EKG-getriggerte Elektrokardioversion** (je nach Gerät z. B. mit 120 J) durchgeführt werden. Ist der Patient wach und bei Bewusstsein, muss zuvor eine **Kurznarkose** (z. B. mit Propofol 50–100 mg, cave: erhöhtes Aspirationsrisiko!) eingeleitet werden.

> **MERKE**
>
> Besteht die absolute **Arrhythmie** schon **> 48 Stunden**, muss vor der elektrischen Kardioversion mittels **transösophagealer Echokardiografie** (TEE) das Vorhandensein von Vorhofthromben ausgeschlossen werden.

Zur Thromboembolieprophylaxe im weiteren Behandlungsverlauf ist unbedingt eine suffiziente Antikoagulation erforderlich, auch wenn die Wahrscheinlichkeit von Thromboembolien in den ersten Stunden nach Beginn des Vorhofflimmerns relativ gering ist. Hierzu eignet sich während der stationären Behandlung niedermolekulares Heparin (NMH) bzw. nach der Entlassung Kumarinderivate (z. B. Phenprocoumon, z. B. Marcumar® p. o.) oder orale Faktor Xa-Inhibitoren wie Rivaroxaban (20 mg/d, z. B. Xarelto®). Zur Überwachung der Antikoagulation werden in regelmäßigen Abständen aPTT (bei Heparin), Anti-Xa (bei NMH) oder der Quick- bzw. INR-Wert (bei Phenprocoumon) bestimmt.

9.15 Akute Pankreatitis

Key Point
- Die häufigsten Ursachen einer akuten Pankreatitis sind Gallenwegskonkremente und chronischer Alkoholismus.
- Die klinische Untersuchung und die Konzentration von Amylase und Lipase im Serum sind wegweisend für die Diagnose.
- Konkremente als Ursache einer Pankreatitis können häufig mittels ERCP beseitigt werden.
- Eine Nahrungskarenz ist therapeutisch nicht erforderlich.

Definition ▎ Diffuse, seltener herdförmige interstitielle Entzündung des Pankreas.

Epidemiologie ▎ Die Inzidenz der akuten Pankreatitis liegt bei **10–40 Erkrankungen/100 000 Einwohner/Jahr** mit einem Häufigkeitsgipfel zwischen dem **20. und 40. Lebensjahr**.

Ätiologie ▎ Die häufigsten Ursachen sind Gallengangserkrankungen (ca. 45 % der Fälle: Hemmung des Abflusses der Pankreassekrete über den Ductus pancreaticus → akute biliäre Pankreatitis) und chronischer Alkoholismus (35 % d. F.). In ca. 15 % der Fälle wird keine Ursache gefunden (idiopathische Pankreatitis). Seltene Ursachen sind Medikamente (z. B. Diuretika, β-Blocker, ACE-Hemmer, Glukokortikoide, Antibiotika), Traumata, Virusinfekte, Duodenaldivertikel und eine Hypertriglyzeridämie. Auch im Rahmen verschiedener intensivmedizinischer Erkrankungen (z. B. Sepsis, Schock, Trauma) kann sich eine akute Pankreatitis entwickeln.

Pathogenese ▎ Als Folge der oben genannten Umstände werden die Enzyme des exokrinen Pankreas (z. B. Trypsin, Elastase, Lipase) bereits im Pankreas aktiviert, was eine Entzündung bis zur Autodigestion des Organs verursacht. Aus den zerstörten Pankreaszellen werden zahlreiche Enzyme und Mediatoren (z. B. Kinine) freigesetzt, so dass sich das klinische Bild der Pankreatitis mit Schmerzen, Vasodilatation bis hin zum Schock entwickelt.

Symptomatik ▎ Häufige und klassische Symptome einer akuten Pankreatitis sind Bauchschmerzen, die typischerweise gürtelförmig im Oberbauch verlaufen, aber auch in den gesamten Bauch- und Thoraxraum ausstrahlen können, sowie Übelkeit, Erbrechen und Meteorismus. Begleitend bestehen oft Peritonismus, Darmparalyse, Aszites und Fieber. Bei Beteiligung des Gallengangssystems können Ikterus und Hautzeichen, das Grey-Turner- (bläuliche Flecken im Flankenbereich) und das Cullen-Zeichen (bläuliche Flecken periumbilikal) auftreten (Abb. 9.19). Schwere Fälle sind gekennzeichnet durch Kreislauf- und respiratorische Insuffizienz sowie Bewusstseinstrübung, Schock und Multiorganversagen.

Labordiagnostik ▎ Die Amylase ist nicht pankreasspezifisch, da sie zu etwa 60 % in der Parotis synthetisiert wird. Spezifischer sind erhöhte Spiegel des ausschließlich im Pankreas synthetisierten Isoenzyms Pankreasisoamylase oder die Enzyme Elastase und Lipase in Serum und Urin. Abhängig vom Schweregrad können zusätzlich CRP, LDH, PAP (Pankreas-assoziiertes Protein) und TAP (Trypsin-aktiviertes Peptid) erhöht sein. Bei einer Obstruktion des Gallengangssystems sind meist Bilirubin, γ-GT und alkalische Phosphatase (AP) erhöht. Häufig sind erhöhte Blutzucker- und Nierenretentionswerte, erniedrigte Kalziumspiegel und eine Leukozytose nachweisbar. In der Intensivmedizin sind bei diesen Patienten Blutgasanalysen im Abstand von ca. 4–6 Stunden indiziert, um den Elektrolytstatus, den Blutzuckerspiegel sowie den Gasaustausch und den Säure-Basen-Haushalt zu überwachen.

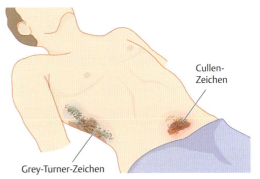

Abb. 9.19 **Hautzeichen bei akuter Pankreatitis** (aus: Arasteh et al., Duale Reihe Innere Medizin, Thieme, 2018).

MERKE

Die **körperliche Untersuchung** und **laborchemische Marker** bilden die Basis der Diagnostik.

Weitere Diagnostik | Zur Verifizierung der Diagnose können die Sonografie und ggf. ein CT Abdomen sowie eine Röntgen Abdomen wertvolle Hinweise geben: Das Pankreas ist als Hinweis auf entzündliche Veränderungen meist ödematös geschwollen. Mikroskopisch kann die Pankreatitis durch eine Feinnadelpunktion und histopathologische Untersuchung (Gramfärbung → Bestätigung einer bakteriellen Infektion von Nekrosen) bestätigt werden. Die Infektion der Nekrosen lässt sich jedoch auch mit der Bestimmung von Procalcitonin (PCT) im Serum nachweisen.

Therapie | Elektrolytverschiebungen werden ggf. korrigiert. Die Patienten haben besonders initial häufig einen ausgeprägten Volumenbedarf, der mit einer Infusionstherapie behandelt werden muss. Zur Stressulkusprophylaxe werden Protonenpumpenhemmer (z. B. Pantoprazol, Esomeprazol) gegeben. Aufgrund der z. T. heftigen Schmerzen ist eine potente Analgesie unerlässlich: Neben Nicht-Opioiden (z. B. Metamizol) können auch Opioide appliziert werden. Aufgrund der im Vergleich zu Morphin geringeren spastischen Wirkung auf den Sphincter Oddi werden Oxycodon oder Piritramid (z. B. Dipidolor® 3,75–7,5 mg) bevorzugt. Bei biliärer Pankreatitis können die Konkremente mittels ERCP (endoskopische retrograde Cholangiopankreatikografie) dargestellt und ggf. beseitigt werden. Abszesse im Bereich des Pankreas können sonografisch oder CT-gesteuert punktiert werden. Bei Cholangitis oder infizierten Nekrosen erfolgt eine erregergerechte antibiotische Therapie (initial z. B. Ciprofloxacin 2 × 400 mg + Metronidazol 2 × 500 mg oder Meropenem 3 × 500 mg).

MERKE

Nahrungskarenz und **parenterale Ernährung** sind – entgegen der landläufigen Meinung – **nicht erforderlich**. Eine **prophylaktische antibiotische Therapie** wird grundsätzlich **nicht empfohlen**, auch nicht bei der nekrotisierenden Pankreatitis.

Prognose | Die Letalität wird durch das Ausmaß, die Anzahl und die Lokalisation der Nekrosen sowie deren bakterielle Besiedlung (Abszess, Sepsis mit Schock, Multiorganversagen) bestimmt. Insgesamt liegt sie bei ca. 15 %.

9.16 Malaria

Key Point
- Bei jedem Fieber mit entsprechender Reiseanamnese ist an eine Malaria zu denken.
- Die Therapie sollte nach Absprache mit einem tropenmedizinischen Institut erfolgen.

Epidemiologie | Die Malaria ist nach der Tuberkulose die weltweit zweithäufigste Infektionskrankheit (ca. 500 Millionen Infizierte) und aufgrund der zum Teil schweren Verläufe auch in Europa intensivmedizinisch relevant: Malaria ist in Deutschland häufiger als allgemein angenommen, jährlich werden etwa 1000 Fälle registriert. Betroffen sind v. a. aus den Tropen heimkehrende Touristen, die sich im Urlaubsland infiziert haben und oft erst nach der Rückkehr symptomatisch werden. Seltenere Übertragungswege sind die „Aircraft"- oder „Airport-Malaria" (Stich durch eine Anophelesmücke außerhalb eines Endemiegebiets) und die Malaria nach Bluttransfusionen.

Pathogenese | Erreger der Malaria sind einzellige Parasiten (Plasmodien), die durch den Stich der weiblichen Anophelesmücke auf den Menschen übertragen werden. In unterschiedlichen Regionen auf der Welt sind unterschiedliche Spezies der Plasmodien beheimatet, die sich bezüglich der Inkubationszeiten, der Fieberrhythmen und der Prognose unterscheiden (**Tab. 9.4**).

Die Sporozoiten der Plasmodien befallen zunächst die Leber, entwickeln sich dort zu Schizonten und weiter zu Merozoiten, induzieren die Lyse der infizierten Hepatozyten und befallen danach als Trophozoiten die menschlichen Erythrozyten und vermehren sich dort (**Abb. 9.20**). Durch Ruptur der Erythrozyten (→ Hämolyse) werden Merozoiten in den Blutkreislauf freigesetzt, was einen Fieberschub auslöst. Die Merozoiten befallen wiederum Erythrozyten und führen erneut zu deren Ruptur. Die Abstände zwischen diesen Entwicklungszyklen sind bei den ein-

Tab. 9.4

Formen der Malaria.

	Erreger	Inkubationszeit	Fieberschübe
Malaria tertiana	Plasmodium ovale und vivax	12–18 Tage	alle 2 Tage
Malaria quartana	Plasmodium malariae	3–6 Wochen	alle 3 Tage
Malaria tropica	Plasmodium falciparum	7–14 Tage	unregelmäßig

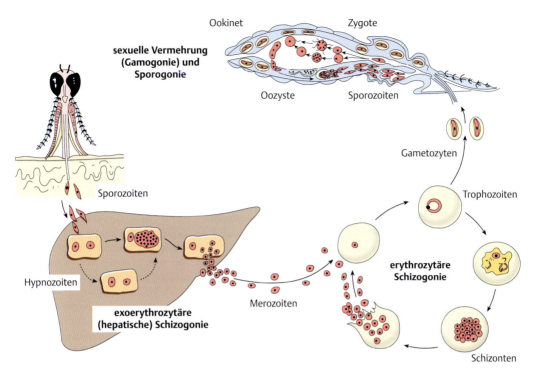

Abb. 9.20 **Lebenszyklus der Plasmodien** (aus: Loscher, Burchhard, Tropenmedizin in Klinik und Praxis, Thieme, 2010).

zelnen Plasmodienspezies unterschiedlich. Bei Plasmodium vivax, ovale und malariae erfolgen die Entwicklungszyklen synchron, woraus regelmäßige Fieberschübe resultieren (benigne Form der Malaria, Tab. 9.4). Bei Plasmodium falciparum sind die Zyklen asynchron, die Fieberschübe sind unregelmäßig (maligne Form der Malaria).

Die Infektion mit Plasmodium falciparum führt zudem zu Veränderungen der befallenen Erythrozyten, sodass diese vermehrt am Endothel heften und aggregieren. Dies kann zu Mikroembolien in ZNS, Leber, Lunge, Nieren und Darm führen. Die Hämolyse kann bei diesem Erreger sehr massiv sein und zu Hämoglobinurie mit Dunkelfärbung des Urins führen („Schwarzwasserfieber").

Klinik I Typische Initialsymptome sind Leistungsminderung sowie Kopf- und Gliederschmerzen. Das Fieber steigt rasch auf bis > 40 °C an, der Fieberanstieg ist von Schüttelfrost begleitet. Nach einigen Stunden entfiebern die Patienten. Weitere mögliche Symptome sind Blässe, Splenomegalie, Diarrhö, Ikterus, Hepatomegalie, Übelkeit und Erbrechen. Warnhinweise auf eine schwere Verlaufsform der Malaria tropica sind eine Dunkelfärbung des Urins, ausgeprägte Kopfschmerzen, Bewusstseinsstörungen, Krampfanfälle, generalisierte Ödeme, petechiale Blutungen und Dyspnoe.

Diagnostik I Bei Fieber unklarer Genese im Zusammenhang mit einem Aufenthalt in einem Endemiegebiet (7 Tage bis 5 Jahre zuvor) in der Anamnese muss an Malaria gedacht werden. Entsprechend ist beim geringsten Hinweis darauf eine gezielte Anamnese und ggf. Diagnostik durchzuführen. Der einfachste und kostengünstigste Nachweis ist die lichtmikroskopische Untersuchung und Identifikation der Erreger auf Blutausstrichen (normaler Blutausstrich = „dünner Tropfen" oder angereicherter „dicker Tropfen"). Darüber hinaus ist auch ein molekularbiologischer (PCR) oder immunologischer Erregernachweis (ELISA) möglich.

> **MERKE**
>
> Denken Sie bei **Fieber unklarer Genese** auch Jahre nach einem Tropenaufenthalt immer auch an eine mögliche **Malaria**!

Therapie I Eine intensivmedizinische Überwachung in den ersten Krankheitstagen ist aufgrund der potenziellen Komplikationen auf jeden Fall dringend anzuraten, da v. a. die Malaria tropica auch letal verlaufen kann. Eine adäquate, zielgerichtete und frühzeitige Therapie verbessert die Prognose, insbesondere bei Malaria tropica. Vor Beginn der Therapie sollte unbedingt ein tropenmedizinisches Institut konsultiert werden (z. B. Berücksichtigung regionaler Resistenzlagen).

Tab. 9.5

Typische Liquorbefunde bei den verschiedenen Formen der Meningitis.

Erreger	Zellen und Zellzahl	Glukose	Proteingehalt
Bakterien	Granulozyten, > 300/mm²	↓ (< 40 % des Blutzuckers)	↑
Viren	Lymphozyten, < 300/mm²	normal	normal bis ↑
Pilze	< 300/mm²	↓	↑
Mykobakterien	Lymphozyten, Monozyten, < 300/mm²	↓	↑

Die **spezifische Therapie** erfolgt mit auf die Resistenzlage abgestimmten Medikamenten (z.B. Chinin, Chloroquin, Mefloquin, Primaquin, Doxycyclin).

Zur supportiven Therapie wird das **Fieber** mit Paracetamol oder Wadenwickeln gesenkt. Der **Wasser- und Elektrolythaushalt** muss überwacht werden, um ein **Lungenödem**, eine **Hyper-** oder **Dehydratation** oder ein **Nierenversagen** frühzeitig erkennen zu können. Sind > 20 % der Erythrozyten infiziert, kann eine **Austauschtransfusion** in Erwägung gezogen werden.

Prognose | Malaria tertiana und quartana können in der Regel gut medikamentös behandelt werden und führen nur selten zum Tod. Die **Malaria tropica** verläuft **in ca. 2–4 % der Fälle tödlich**.

9.17 Meningitis und Enzephalitis

Ätiologie, Klinik und notfallmedizinisches Vorgehen
Siehe Kapitel Notfallmedizin (S. 233).

Diagnostik | In der neurologischen Untersuchung sind die **Meningismus-Zeichen** (Brudzinski-, Lasègue- und Kernig-Zeichen) positiv. Ein **CCT** (zum Ausschluss intrazerebraler Blutungen oder Raumforderungen beinahe obligatorisch) kann eine Meningitis nicht beweisen oder ausschließen. Die Diagnose wird durch eine **Liquorpunktion** mit anschließender Gramfärbung gesichert: Bei bakterieller Meningitis ist der Liquor bereits makroskopisch erkennbar trüb. Die Gramfärbung gibt bei bakterieller Infektion bereits Hinweise auf den Erreger (z. B. gramnegative Diplokokken → Neisseria meningitidis). Der Liquor sollte darüber hinaus auch laborchemisch untersucht werden, was wertvolle Hinweise liefern kann (Tab. 9.5).

Waterhouse-Friederichsen-Syndrom | Eine **Meningokokkeninfektion** kann sich bei bis zu 15 % der Patienten primär auch als (meist fulminant verlaufenden) **Sepsis** präsentieren, dem sog. **Waterhouse-Friederichsen-Syndrom**: Die Endotoxinfreisetzung führt zu einem rasch eintretenden septischen Schock und zur massiven Aktivierung des Gerinnungssystems mit Verbrauchskoagulopathie. Klinisch zeigen sich daher **Petechien** und zudem häufig **Einblutungen in die Nebennieren mit akuter Nebenniereninsuffizienz**.

Therapie | Bei begründetem Verdacht muss sofort eine **kalkulierte Antibiotikatherapie** (Cephalosporin der Gruppe 3a, z. B. Ceftriaxon 1 × 2–4 g i. v., ggf. + Ampicillin 4 × 2 g zur Abdeckung von Listerien) begonnen und nach Erhalt des Resistogramms entsprechend angepasst werden. Eine begleitende Therapie mit **Glukokortikoiden** (z. B. Dexamethason 1 × 40 mg i. v. vor der ersten Antibiotikagabe und für weitere 4 Tage) wird empfohlen (Ausnahme: Infektionen mit Neisseria meningitidis – bei Erregernachweis Glukokortikoide sofort absetzen!). Beim **Waterhouse-Friederichsen-Syndrom** steht neben der sofortigen Antibiotika-Gabe die intensivmedizinische Stabilisierung der Patienten im Vordergrund. Bei **Verdacht auf Herpes-Enzephalitis** sollte sofort mit der **antiviralen Therapie** (z. B. Aciclovir 3° × °10°mg/kg KG für ≥ 3 Wochen) begonnen werden. Da gegen die meisten auslösenden Viren keine antiviralen Medikamente verfügbar sind, können **virale Meningitiden** meist nur **symptomatisch** behandelt werden.

Chemoprophylaxe bei Verdacht auf Meningokokken-Meningitis | Siehe Kapitel Notfallmedizin (S. 233).

Prognose | **Virale Meningitiden** verlaufen **häufig mild** und können ohne bleibende Schäden ausheilen (Restitutio ad integrum). **Virusenzephalitiden und bakterielle Meningitiden** hingegen **verlaufen häufig schwerer**, je nach Alter und Erreger versterben 5–35 % der Patienten trotz adäquater Therapie. Hirnnervenschädigungen (z. B. Schwerhörigkeit), Epilepsie und bleibende schwere kognitive Defizite werden bei ca. 10–20 % der meningitischen bzw. ca. 50 % der enzephalitischen Verläufe beobachtet. Das **Waterhouse-Friederichsen-Syndrom** hat selbst bei sofortigem Therapiebeginn eine **sehr schlechte Prognose**, bis zu 90 % der Patienten versterben.

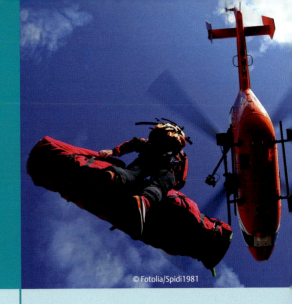

© Fotolia/Spidi1981

Kapitel 10

Allgemeine Notfallmedizin

10.1 Klinischer Fall 182

10.2 Überblick 183

10.3 Notfallmedizinische Untersuchung 190

10.4 Notfallmedizinische Arbeitstechniken 193

10.5 Medikolegale Aspekte 203

10.1 Klinischer Fall

Mit dem NEF durch den Feierabendverkehr

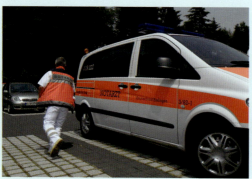

Abb. 10.1

Alarmierung
Es ist kurz nach 18 Uhr, als das Licht im Zimmer von Dr. Schwarz plötzlich angeht. Nur Sekundenbruchteile später erklingen auch der Gong der Wachdurchsage und der Funkmeldeempfänger: „Notarzteinsatz – Verdacht auf Apoplex". Dr. Schwarz springt in seine Sicherheitsstiefel und eilt zum Fahrzeug.

Rendezvous mit dem Rettungswagen
Die Rettungsassistenten des Rettungstransportwagens (RTW) strahlen ihn an – ihre Funkmelder waren stumm geblieben: Der Einsatz führt in einen benachbarten Stadtteil, wo ein anderer RTW eine kürzere Anfahrtszeit hat und zu diesem Einsatz alarmiert wurde – einer der größten Vorteile des „Rendezvous"-Systems.

Entwarnung
Rettungsassistentin Keller steuert das Notarzteinsatzfahrzeug (NEF) an den Kolonnen des Feierabendverkehrs vorbei. Nach 5 Minuten meldet sich die Leitstelle: „NEF 21 für Leitstelle – Sie können den Einsatz abbrechen, der RTW ist vor Ort, der Verdacht hat sich nicht bestätigt". „Verstanden", quittiert Dr. Schwarz den Funkspruch, während Rettungsassistentin Keller das Blaulicht ausschaltet, die Taste für „einsatzbereit" im Funkhörer drückt und vorsichtig wendet.

Schon wieder der nächste Alarm
„Tja, wenn wir nicht abbestellt worden wären, stünden wir jetzt wenigstens nicht im Stau", scherzt Dr. Schwarz noch, als die Funkmelder schon wieder schrillen. „Hatte die Leitstelle also doch ein Einsehen", grinst Rettungsassistentin Keller, „aber worum geht es denn diesmal?" Dr. Schwarz blättert die Details der Einsatzmeldung am Funkmeldeempfänger durch: „Aha, Herzrhythmusstörungen in einer Hausarztpraxis, mit unserem RTW", während die Rettungsassistentin wieder an den Autoschlangen vorbei zieht.

10.2 Überblick

Key Point
- Auf Eigenschutz achten!
- Bei der individualmedizinischen Versorgung wird jeweils nur ein Patient notfallmedizinisch versorgt.
- Vital bedrohte Patienten werden möglichst schnell vital stabilisiert und dem nächsten geeigneten Krankenhaus zur Weiterversorgung zugeführt.
- Bei einem Massenanfall von Verletzten können nicht alle Patienten individualmedizinisch versorgt werden, da aufgrund der großen Patientenzahl die vorhandenen Ressourcen evtl. nicht ausreichen. Hier obliegt dem Leitenden Notarzt die Sichtung und Festlegung der Behandlungsprioritäten.
- Bei der Übergabe eines Notarzt-Patienten ist ein Arzt-Arzt-Gespräch obligat!

10.2.1 Problematik

Die präklinische Notfallmedizin ist eine **besondere Herausforderung in mehrfacher Hinsicht**: Sie werden i. d. R. zu einem Patienten gerufen, über den Sie nichts wissen, bei dem Sie oft keine Anamnese erheben können und der sich in akuter Lebensgefahr befindet. Zudem besteht die besondere Situation, dass nicht der Patient zum Arzt (Krankenhaus, Praxis), sondern der Arzt zum Patienten (z.B. in die Wohnung) kommt: Sie sind in einer **ungewohnten Umgebung** und haben nur sehr **beschränkte materielle** (DIN-Normausstattung von Rettungswagen und Notarzteinsatzfahrzeug und die darin vorgehaltenen Medikamente) **und personelle Ressourcen**.

Das bedeutet im Rettungsdienst: Sie können i. d. R. **niemanden zur Hilfe rufen**, wenn Sie ein spezielles Medikament verabreichen möchten, sich in der Therapie unsicher sind oder die getroffenen Therapiemaßnahmen (z.B. endotracheale Intubation) nicht selbst bewältigen können. **Situative Umstände** (z.B. aufgeregte Angehörige, Dunkelheit, schlechtes Wetter, mögliche Eigengefährdung an der Einsatzstelle) können die Arbeit zusätzlich erschweren. Deshalb ist es besonders wichtig, umfassende Kenntnis über potenziell lebensbedrohliche Krankheitsbilder und deren Therapie zu haben und mit den wichtigsten notfallmedizinischen Medikamenten und Tätigkeiten (Zugänge, Intubation, Drainagen) wirklich vertraut zu sein, um diese auch unter den erschwerten Bedingungen der präklinischen Notfallmedizin sicher praktizieren zu können.

MERKE

Sie müssen alle **notfallmedizinischen Maßnahmen** durch klinische Erfahrung **sicher beherrschen**: Eine Maßnahme, die Sie in einem notfallmedizinischen Einsatz erstmals durchführen, wird mit sehr hoher Wahrscheinlichkeit nicht funktionieren!

10.2.2 Rettungskette

Für die erfolgreiche Abarbeitung eines jeden Notfalls sind **geordnete Strukturen und Verfahren** notwendig. Auch wenn sich die einzelnen Notfälle in Ursache, Hergang, Symptomatik und Therapie unterscheiden, hat die Rettungskette bei jedem Notfall große Bedeutung.

MERKE

Eine **funktionierende Rettungskette** ist eine unabdingbare Voraussetzung für eine optimale Patientenversorgung.

Die Rettungskette (**Abb. 10.2**) ist definiert als eine chronologische Verknüpfung verschiedener Phasen in der Versorgung eines Notfalls:
- **Entdeckung des Notfalls** (häufig zufällig!): Die Zeitdauer bis zum Entdecken des Notfalls kann entscheidend sein (z.B. bei Herz-Kreislauf-Stillstand, Anaphylaxie, hämorrhagischem Schock)!
- **Notruf**, Notfallmeldung an die Rettungsleitstelle Tel. 112 (regionale Unterschiede noch möglich)
  - Beantwortung der „W-Fragen": Wo? Was? Wer? Wie viele? Wann? Wie erreichbar? etc.
- **Disponierung und Alarmierung** über Funkmeldeempfänger (**Abb. 10.3**) eines (nächsten) geeigneten Rettungsmittels (S. 185)
- **Erste Hilfe bzw. Laienhilfe**: alle Maßnahmen, die ohne Hilfsmittel durchgeführt werden können (z.B. Basic Life Support (S. 211), stabile Seitenlagerung (S. 198), Kompression von Blutgefäßen, Mund-zu-Mund-Beatmung)
  - Verpflichtung für alle Bürger, häufig (mit-)entscheidend für den Behandlungserfolg
  - Beginn so rasch wie möglich

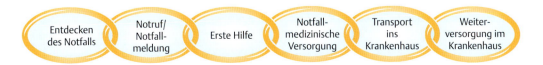

Abb. 10.2 **Rettungskette** (aus: Hinkelbein, Genzwürker, Notfallmedizin kompakt, Thieme, 2011).

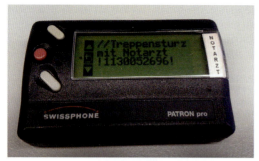

Abb. 10.3 Funkmeldeempfänger.

- **adäquate notfallmedizinische Versorgung des Patienten** durch den Rettungsdienst/Notarzt: Kurzanamnese und kurze körperliche Untersuchung (z. B. Vitalfunktionen, Body-Check) → präklinisches Management des Notfalls, rasche Stabilisierung des Patienten (sofern möglich), ansonsten rascher Transport
  - wichtig: möglichst rascher Beginn, Initiierung gezielter therapeutischer und adjuvanter Maßnahmen, Dokumentation
- **Transport in das nächstgelegene und geeignete Krankenhaus**
  - Indikation: immer, wenn Krankenhausbehandlung und weitere Diagnostik erforderlich oder nicht auszuschließen; Patienten mit Bagatellverletzungen oder -erkrankungen müssen nicht transportiert werden.
  - bei kritisch kranken und vital bedrohten Patienten ggf. telefonische Voranmeldung in der Zielklinik
- **optimale Weiterversorgung im Krankenhaus**
  - Einlieferung meist über Notaufnahme/Ambulanz, Schockraum oder Intensivstation
  - Übergabe des Patienten und der vollständigen Dokumentation an den weiterbehandelnden ärztlichen Kollegen
  - Initiierung der weiteren erforderlichen Behandlungsmaßnahmen

10.2.3 Personal im Rettungsdienst

Notarzt (NA)
- **Definition und Qualifikation**: Voraussetzungen sind die Approbation als Arzt und die Zusatzbezeichnung Notfallmedizin: Letztere ist an fachliche Voraussetzungen gebunden. Die Regelungen unterscheiden sich in den einzelnen Bundesländern, in manchen Bundesländern reicht derzeit noch die Fachkunde „Rettungsdienst". Der NA ist medizinisch und organisatorisch gegenüber den Rettungsdienstkräften weisungsbefugt.
- **Aufgaben:**
  - Behandlung von vital gefährdeten Notfallpatienten
  - medizinische Einsatzleitung

Leitender Notarzt (LNA)
- **Definition und Qualifikation**: Notarzt, der bei einem Großschadensereignis (S. 188) die Tätigkeit von Ärzten koordiniert; der LNA muss die Fachkunde „Leitender Notarzt" besitzen (Zusatzbezeichnung Notfallmedizin + langjährige Tätigkeit als Notarzt + Facharzt[-qualifikation] in einem Fachgebiet mit intensivmedizinischer Tätigkeit + Kenntnisse der [über]regionalen medizinischen Versorgungsstrukturen + 40-stündiges Fortbildungsseminar). Der LNA ist medizinisch und organisatorisch gegenüber allen anderen Ärzten, dem OrgL (organisatorischer Leiter Rettungsdienst) und den Rettungsdienstkräften weisungsbefugt.
- **Aufgaben:**
  - keine aktive Beteiligung an der Patientenversorgung!
  - Sichtung und Dokumentation
  - Beurteilung in Bezug auf Versorgungskapazität und Anzahl der Verletzten, Art der Schädigung usw.
  - Leitung, Koordinierung und Überwachung aller medizinischen und logistischen Maßnahmen
  - Ansprechpartner für die technische Einsatzleitung, z. B. Feuerwehr, Technisches Hilfswerk (THW)

> **MERKE**
>
> Der **leitende Notarzt** sichtet die Patienten und koordiniert die weiteren Maßnahmen, **behandelt selbst** jedoch meist **keine Patienten**.

Notfallsanitäter
- **Definition und Qualifikation**: Unterstützung des NA bei allen Tätigkeiten; Voraussetzung ist eine 3-jährige Berufsausbildung und die kontinuierliche Fortbildung.
- **Aufgaben:**
  - selbstständige Versorgung von Notfallpatienten bis zum Eintreffen des Notarztes
  - Assistenz bei notärztlichen Maßnahmen
  - Durchführung bestimmter notfallmedizinischer Maßnahmen
  - qualifizierte Überwachung und Betreuung von Notfallpatienten während des Transportes.

Rettungsassistent (RA)
- **Definition und Qualifikation**: Unterstützung des NA bei allen Tätigkeiten, selbstständige Durchführung des Transports bei nicht vital bedrohlichen Erkrankungen; Voraussetzung ist eine 2-jährige Berufsausbildung und die kontinuierliche Fortbildung.

– Aufgaben:
  - selbstständige Versorgung von Notfallpatienten bis zum Eintreffen des Notarztes
  - Assistenz bei notärztlichen Maßnahmen
  - Patientenversorgung in minderschweren Fällen
  - qualifizierte Überwachung und Betreuung von Notfallpatienten während des Transports

Rettungssanitäter (RS)
– **Definition und Qualifikation**: Fahrer im RTW bzw. Fahrer und Transportführer im KTW; RS haben nur grundlegende Kenntnisse der Notfallmedizin. Die Ausbildung umfasst ca. 500 Stunden Theorie und Praxis.
– Aufgaben:
  - qualifizierter Krankentransport
  - Mitwirkung an der Notfallrettung

Rettungshelfer (RH)
– **Definition und Qualifikation**: Fahrer und Transportführer im KTW bzw. mancherorts auch Fahrer im Rettungsdienst; RH haben Basiskenntnisse der Notfallmedizin. Die Ausbildung umfasst ca. 300 Stunden Theorie und Praxis.
– Aufgaben:
  - qualifizierter Krankentransport
  - z. T. Mitwirkung an der Notfallrettung

Organisatorischer Leiter Rettungsdienst (OrgL)
– **Definition und Qualifikation**: RA, der bei einem Großschadensereignis (S. 188) gemeinsam mit dem LNA die medizinische Einsatzleitung übernimmt. Die Ausbildung ist gesetzlich nicht genau definiert, i. d. R. handelt es sich jedoch um langjährige, sehr erfahrene RA mit Zusatzausbildung.
– Aufgaben:
  - keine aktive Beteiligung an der Patientenversorgung
  - Festlegung des Standorts und Errichtung von Erstbehandlungseinheit und Transportkapazitäten
  - Beurteilung der Schadenslage aus medizinisch-organisatorischer Sicht, z. B. Versorgungskapazität (Anzahl der Helfer, medizinische Materialien), technische Besonderheiten und mögliche Gefahren
  - Erfassung und Registrierung aller Patienten
  - Koordinierung aller medizinischen und logistischen Maßnahmen
  - zusammen mit dem LNA Ansprechpartner für die Koordination des Einsatzes mit Feuerwehr, THW etc.

Schnell-Einsatz-Gruppe (SEG) Diese Gruppe schnell verfügbarer Helfer (v. a. NA, RA, RS, RH, Sanitätshelfer, Notfallseelsorger) **unterstützt im Falle eines MANV** (S. 188) das **Personal des Rettungsdienstes**. Die Beteiligten leisten ihre Tätigkeit im sofortigen Bedarfsfall während ihrer Freizeit unentgeltlich ab.

10.2.4 Rettungsmittel

Definition Ein **Rettungsmittel** ist ein Land- (z. B. Rettungswagen), Wasser- (z. B. Seenotrettungskreuzer) oder Luftfahrzeug (z. B. Rettungshubschrauber) des Rettungsdienstes, das der Rettung und dem Transport von (Notfall-)Patienten dient. Die materielle Ausstattung der Fahrzeuge ist deutschlandweit genormt und unterliegt der DIN-/EN-Norm (DIN-Norm 13 030 und 13 050).

Praxistipp
> Die personelle Besetzung von Rettungsmitteln ist nicht bundesweit einheitlich geregelt, so dass hier erhebliche regionale Unterschiede bestehen!

Krankentransportwagen (KTW)
– **Besatzung**: meist 1 Rettungssanitäter + 1 Rettungshelfer
– **Möglichkeiten**: Minimalausstattung (z. B. Notfallkoffer, Sauerstoff) und wenig Platz → nur eingeschränkte Versorgungsmöglichkeiten
– **Aufgabe**: Transport von Patienten ohne vitale Bedrohung (z. B. Akutkrankenhaus → Rehabilitationseinrichtung, Pflegeheim oder nach Hause, Dialysefahrten)

Rettungstransportwagen ("Rettungswagen", RTW)
– **Besatzung**: meist 1 Rettungsassistent + 1 Rettungssanitäter/-helfer (**Abb. 10.4**)
– **Möglichkeiten**: meist großer Innenraum, umfangreiche apparative Ausstattung (z. B. Beatmungsgerät) und Medikamentenvorrat → Notfallbehandlung (internistische Notfälle oder Traumata) möglich
– **Aufgaben**: **Rendezvous-Einsatz** mit arztbesetztem Rettungsmittel (NEF, NAW) möglich: Der Notarzt wird mit dem NEF zum RTW und zum Patienten gefahren und begleitet dann diesen in die Klinik. Der mit einem Notarzt besetzte RTW wird definitionsgemäß als NAW bezeichnet.

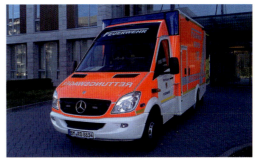
Abb. 10.4 **Rettungswagen** (RTW) bzw. **Notarztwagen** (NAW, sofern mit Notarzt besetzt).

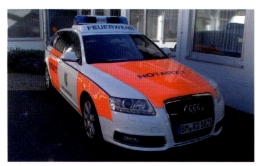

Abb. 10.5 Notarzteinsatzfahrzeug (NEF).

Notarzteinsatzfahrzeug (NEF) ❘
- **Besatzung**: 1 Notarzt + meist 1 Rettungsassistent (**Abb. 10.5**)
- **Möglichkeiten**: Notfallkoffer und -ausstattung vorhanden, aber kein Transport von Patienten möglich
- **Aufgabe**: Alarmierung durch die Rettungsleitstelle bei Notfällen, die eine ärztliche Versorgung erfordern: z.B. Schlaganfall, Myokardinfarkt, Polytrauma, Reanimation („Notarztindikationen") → Transport des Notarztes zum Einsatzort bzw. zum RTW („Rendezvous-System") → ggf. nach Stabilisierung des Patienten Transport des Notarztes zum nächsten Einsatz

Notarztwagen (NAW) ❘
- **Besatzung**: 1 Notarzt + meist 1 Rettungsassistent + 1 Rettungssanitäter
- **Möglichkeiten**: großer Innenraum, Medikamentenvorrat, Notarzt vorhanden → Versorgung von akuten Notfällen mit vitaler Bedrohung
- **Aufgabe**: Transport von Notfallpatienten unter ärztlicher Begleitung in das nächste geeignete Krankenhaus

 Praxistipp

Das „Rendezvous-System" ermöglicht einen flexibleren Einsatz des Notarztes, daher werden in Deutschland zunehmend NAWs durch RTW + NEF ersetzt.

Rettungshubschrauber (RTH) ❘
- **Besatzung**: 1 Pilot + 1 Notarzt + 1 Rettungsassistent (**Abb. 10.6**)
- **Aufgabe**: Transport von Notfallpatienten, die mit dem Rettungshubschrauber schneller zu erreichen sind als mit dem NAW/NEF bzw. wenn ein schneller Transport vom Notfallort in die Klinik (auch über längere Entfernungen) erforderlich ist (z.B. bei Myokardinfarkt, Insult oder Polytrauma); Versorgungsgebiet ca. 50 km (≙ 5–15 Flugminuten) um den Standort

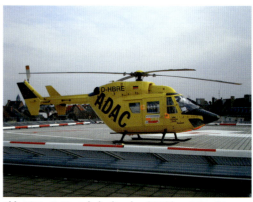

Abb. 10.6 **Rettungshubschrauber** (RTH) bzw. **Intensivtransporthubschrauber** (ITH).

10.2.5 Notrufeingang bei der Rettungsleitstelle

Aufgaben und Organisation der Rettungsleitstelle
Die zentrale Stelle für den Erstkontakt eines Patienten mit der präklinischen Notfallmedizin ist die **Rettungsleitstelle** (**Abb. 10.7**). Sie koordiniert den Einsatzablauf (Alarmierung, telefonische Rücksprache mit Team und Kontakt zum Krankenhaus). Betreiber sind meist Kommunen/Landkreise, Feuerwehr, kassenärztliche Vereinigung oder große Rettungsdienstorganisation (z.B. Berufsfeuerwehr [BF], Deutsches Rotes Kreuz [DRK], Arbeiter-Samariter-Bund [ASB], Johanniter-Unfallhilfe [JUH] oder Malteser Hilfsdienst [MHD]).

Rettungsleitstellen sind **für einen bestimmten** regionalen oder überregionalen **Bereich zuständig**. Besonders qualifizierte **Rettungsassistenten** nehmen Notrufe entgegen (**Abb. 10.8**) und **koordinieren logistisch den Einsatzablauf** (z.B. Alarmierung der geeigneten Rettungsmittel, Informationen über freie Bettenkapazität von geeigneten Kliniken). Nachdem mittels standardisierter Abfragen bzw. Abfrageschemata der Zustand des Patienten geklärt ist, wird vom Leitstellendisponent das nächste geeignete Rettungsmittel alarmiert.

❘ **MERKE**

Streng zu differenzieren von der Rettungsleitstelle ist die **Telefonzentrale des Ärztlichen Bereitschaftsdienstes** (ÄBD), meist Tel. 19 292). Diese koordiniert die kassenärztliche Versorgung nicht akut vital bedrohter Patienten außerhalb der Praxisöffnungszeiten. Aufgaben dieser Ärzte (häufig keine Qualifikation als Notärzte!) sind Hausbesuche, Medikamentenverordnungen, Krankmeldungen oder Klinikeinweisungen.

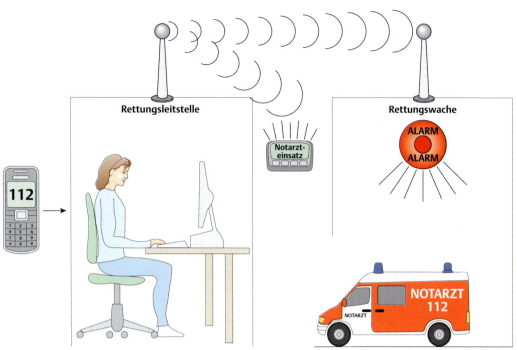

Abb. 10.7 Schematischer Ablauf des Notrufeingangs.

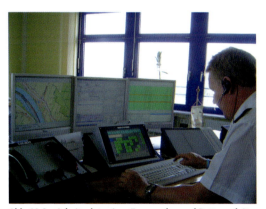

Abb. 10.8 Arbeitsplatz einer Feuerwehr- und Rettungsleitstelle.

Auswahl des geeigneten Rettungsmittels I
- Patienten mit vitaler Gefährdung (immer Versorgung durch Notarzt!): NEF+(RTW) bzw. NAW oder RTH
- Patienten ohne akute/vitale Gefährdung: RTW oder KTW

> **MERKE**
>
> Ein Notfallpatient sollte immer in eine geeignete Klinik transportiert werden, wenn eine weitere Diagnostik und/oder Therapie erforderlich, oder nicht auszuschließen, ist. **Im Zweifelsfall** (z. B. unklare Symptome) sollte der Patient **besser in die Klinik gebracht** werden (bessere diagnostische Möglichkeiten)!

Hilfsfrist I Die Hilfsfrist gibt die Zeitspanne an, innerhalb derer nach einem Telefonanruf das Rettungsteam beim Patienten eingetroffen sein muss. Diese Frist ist in den Rettungsdienstgesetzen der Bundesländer definiert und beträgt meist **maximal 10–15 min**. Sie ist ein wichtiger Indikator für Qualitätsvergleiche und Qualitätsmanagement.

 Praxistipp
Die Hilfsfrist kann unterschiedlich definiert sein: Meist bezieht sie sich auf die Dauer vom Eingang des Notrufs bis zum Eintreffen des Rettungsmittels an der Unfallstelle bzw. an der Wohnung.

10.2.6 Einsatztaktik

Rettungsdienstlicher Notfall

Definition | Nur **einzelne Menschen** sind **vital bedroht**, der Notfall ist in der Regel individuell mit Mitteln des regionalen Rettungsdienstes zu bewältigen. Die meisten Notarzteinsätze betreffen diese Kategorie.

Ablauf | **Notarzt und Rettungsdienst** werden über Melder oder Telefon von der Rettungsleitstelle (RLS) **alarmiert**, begeben sich unverzüglich zum Fahrzeug („**Ausrückzeit**") und fahren zum Notfallort („**Anfahrtsdauer**"). Zur Verkürzung der Anfahrtsdauer werden bei vital bedrohlichen Krankheitsbildern Sonderrechte genutzt (Blaulicht, Martinshorn). Beim Eintreffen am Notfallort wird die Notfallsituation kurz eingeschätzt, auch um potenzielle Gefahren zu erkennen (→ Eigensicherung, z. B. Stromunfall, fließender Verkehr oder Waffen bei Kriminaldelikten). Ist der **Eigenschutz** nicht gewährleistet, muss ggf. noch vor der Behandlung des Patienten Unterstützung durch z. B. Polizei oder Feuerwehr angefordert und abgewartet werden (z. B. bis Autobahn bzw. Fahrstreifen gesperrt ist, Stromleitungen abgeschaltet wurden). Wichtig ist auch, kurz zu überprüfen, ob es evtl. weitere Verletzte gibt – falls ja, muss unmittelbar Verstärkung nachgefordert werden. Das Rettungsteam sollte sich ggf. den **Unfallhergang klar machen** und das vorhandene **Verletzungsmuster grob einschätzen** (z. B. Sturzhöhe, Deformation am Fahrzeug). In der Folge ist **abzuwägen**, ob die eingesetzten **Rettungsmittel ausreichen** oder ob **weitere Unterstützung erforderlich** ist. **Danach** erst beginnt die **individualmedizinische Versorgung** (Anamnese, Basismonitoring, Untersuchung, Therapie).

> **MERKE**
> Der Helfer darf sich **nie** (!) **selbst in Gefahr bringen**.

 Praxistipp
> Wichtige Fragen bei Verkehrsunfällen: Wo war der Aufprall? Wie hoch war die Geschwindigkeit? Welche Kräfte haben mutmaßlich auf die Insassen eingewirkt? Waren die Insassen angeschnallt? Haben Airbags ausgelöst?

Dokumentation | Alle wichtigen patientenbezogenen und rettungstechnischen Daten (z. B. Notfallanamnese, Erstbefunde, Diagnosen, Verlauf, notärztliche Maßnahmen und Übergabezustand) werden **zeitnah im Notarzteinsatzprotokoll dokumentiert**. Die Dokumentation dient der **Information** der weiterbehandelnden Ärzte, aber auch der **juristischen Absicherung** des Notarztes und ist Grundlage zur **Qualitätssicherung** in der Notfallmedizin.

Massenanfall von Verletzten (MANV)

Definitionen | Sind viele Menschen gleichzeitig vital bedroht (z. B. Verkehrsunfall mit vielen Verletzten), spricht man von einem **Großschadensereignis**. In der Regel sind die Patienten dabei vorerst nur eingeschränkt individualmedizinisch und nicht mehr mit Mitteln des regionalen Notfalldienstes zu versorgen. Hier muss auf personelle Reserven (z. B. Einsatzleitung, Schnell-Einsatz-Gruppe) zurückgegriffen werden. Das Vorgehen wird durch den leitenden Notarzt (S. 184) und den Organisatorischen Leiter Rettungsdienst (S. 185) koordiniert.

Sind sehr viele Menschen vital bedroht (z. B. bei Flutkatastrophe oder Erdbeben), sodass sie mit den regionalen, aber auch mit überregionalen Mitteln (z. B. wegen Zerstörung der Infrastruktur) nicht mehr versorgt werden können, handelt es sich um eine **Katastrophe**. Solche Situationen werden durch den **Katastrophenschutz** koordiniert.

Sichtung (Triage) | Bei einem MANV fällt der LNA die **Entscheidung über Prioritäten in der Patientenversorgung**: Die vorhandenen Versorgungskapazitäten werden dem Verletzungsmuster und der Anzahl der Patienten gegenübergestellt. Es muss abgewogen werden, wie einer möglichst großen Anzahl an Verletzten die bestmögliche Hilfe zukommen kann. Die Patienten werden nach definierten Kategorien gesichtet und mit „**Sichtungskarten**" gekennzeichnet:

- **S 1, rot**: akute vitale Bedrohung (z. B. Beckenfraktur, Polytrauma, arterielle Blutung) → Sofortbehandlung unerlässlich
- **S 2, gelb**: schwer verletzt/erkrankt (z. B. Oberschenkelfraktur, Thoraxtrauma) → aufgeschobene Behandlungsdringlichkeit, Überwachung
- **S 3, grün**: leicht oder nicht verletzt/erkrankt (z. B. Extremitätentrauma) → späterer, ggf. ambulante Behandlung
- **S 4, blau**: ohne Überlebenschance → betreuende (abwartende) Behandlung, Sterbebegleitung
- **schwarz**: Verstorbene

Diese Einteilung ist dynamisch und abhängig von Veränderungen des Patientenzustands, aber auch von der Verfügbarkeit von Hilfskräften: Die bei der ersten Sichtung festgelegten Kategorien S 1–S 4 können jederzeit geändert werden.

 Praxistipp
> Der erste am Ort des Geschehens eintreffende Notarzt übernimmt bis zur Ankunft des LNA dessen Funktionen.

10.2.7 Patiententransport

Auswahl einer geeigneten Klinik | Der Notarzt sollte **immer** die **nächstgelegene und geeignete Klinik** auswählen. Hierbei sind v. a. der **Zustand des Patienten**

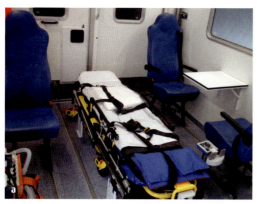 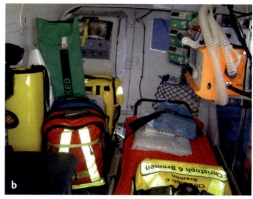

Abb. 10.9 **Platzangebot in Rettungsmitteln: a** Im NAW sind aufgrund des Platzangebots medizinische Maßnahmen meist optimal möglich. **b** Im RTH ist das Platzangebot dagegen meist sehr limitiert.

(je instabiler ein Patient, desto kürzer sollte der Transportweg sein) und die **erforderliche Diagnostik** zu berücksichtigen (z. B. Klinik mit betriebsbereitem CT oder MRT bei vermutlich neurologischem Krankheitsbild, z. B. unklarer Bewusstlosigkeit). Eine wichtige Rolle spielen auch möglicherweise **erforderliche Therapien** (z. B. Klinik mit Möglichkeit zur PTCA bei Herzinfarkt, freie Beatmungsplätze auf Intensivstation für intubierte/beatmete Patienten) sowie u. U. auch **vorangegangene Krankenhausaufenthalte** oder Untersuchungen mit bereits vorhandener medizinischer Dokumentation oder laufender Therapie.
Information des Zielkrankenhauses ▮ Nach suffizienter Stabilisierung des Patienten empfiehlt sich ein **Anruf im Zielkrankenhaus**, um den Patienten anzukündigen. Dies kann (regional unterschiedlich) **durch die Rettungsleitstelle oder den Notarzt** selbst erfolgen. Führt der Notarzt selbst dieses Gespräch, ist auch ein kurzer Kontakt mit dem aufnehmenden Arzt („Arzt-Arzt-Gespräch") empfehlenswert. In jedem Fall muss aber auch die Rettungsleitstelle über den weiteren Ablauf informiert werden. **Instabile** (sowie auf jeden Fall intubierte/beatmete) Patienten oder Patienten mit **zeitkritischen Erkrankungen** (z. B. Insult, Myokardinfarkt) sollten **beim aufnehmenden Krankenhaus angekündigt** werden, damit dieses entsprechende Vorbereitungen treffen kann. Bei stabilen und nicht-intubierten Patienten reicht dagegen meist eine Information an oder über die Rettungsleitstelle aus.
Notarztbegleitung und geeignete Transportmittel Sind während des Transports **notfallmedizinische Maßnahmen erforderlich** oder muss der Patient **kontinuierlich überwacht** werden (z. B. drohende Verschlechterung), begleitet der Notarzt den Patienten ins Krankenhaus. Entsprechend sind bei vitaler Gefährdung des Patienten NAW oder RTH (S. 185) die Transportmittel der Wahl. Zu beachten ist auch das Platzangebot im jeweiligen Transportmittel (**Abb. 10.9**). Der Transport kann je nach Krankheitsbild mit oder ohne Sondersignal durchgeführt werden. Bei **Notfällen ohne vitale Bedrohung** kann der Notarzt den Patienten an das Rettungsdienstpersonal übergeben, das den Patienten dann in einem **RTW oder KTW** ins Krankenhaus begleitet. Bei Bagatellverletzungen besteht die Möglichkeit einer ambulanten Behandlung zu Hause.

> **MERKE**
>
> Ein schneller **Transport** ins Krankenhaus **mit Sonderrechten** kann für den Patienten **auch nachteilig** sein (z. B. Stressreaktion bei Myokardinfarkt, vielfach erhöhtes Unfallrisiko), sodass Nutzen und Risiko eines solchen Transports immer streng gegeneinander abzuwägen sind.

 Praxistipp
Während des Transports sind die optimale Lagerung des Patienten und die Sicherheitsvorschriften (z. B. Anschnallpflicht für Patient und Besatzung) zu beachten. Der Transport sollte schnell, aber schonend erfolgen.

 Praxistipp
Häufig möchten Angehörige den Transport im RTW begleiten. Dies ist jedoch aus versicherungstechnischen Gründen generell nicht gestattet! Einzige Ausnahme sind hier in der Regel Einsätze mit Kindern, bei denen ein Elternteil den Transport begleiten darf.

10.2.8 Patientenübergabe
Übergabe ▮ Die Übergabe des Patienten zur schnellen weiteren Diagnostik und Therapie hängt von seinem Zustand ab: Bei **vitaler Bedrohung** (z. B. starke Blutung, beatmeter Patient) empfiehlt sich die Über-

gabe im Schockraum oder auf der Intensivstation. Alle anderen Patienten werden in die zuständige Notfallambulanz bzw. (falls vorhanden) in die (zentrale) Notaufnahme gebracht, Kinder mit stabilen Vitalfunktionen in die Notaufnahme der Kinderklinik.

Medizinische Dokumentation ▎ Bei der Übergabe werden die vollständige Dokumentation (Notarzteinsatzprotokoll) und wichtige Informationen an den weiterbehandelnden Arzt und das Pflegepersonal weitergegeben. Ggf. werden weitere erforderliche Behandlungsmaßnahmen oder auch z. B. Anfragen an den Hausarzt mit der Bitte um wichtige Informationen (z. B. Medikamente) initiiert. Der Übergabezeitpunkt und die Vitalparameter sind ebenfalls auf dem Protokoll zu dokumentieren.

Übergabe im Schockraum ▎ Die Schockraumversorgung kritisch kranker Patienten ist meist interdisziplinär organisiert, d. h. ärztliche Kollegen (Facharztstandard) und Pflegekräfte verschiedener Abteilungen (meist Allgemeinchirurgie, Anästhesie, Kinderchirurgie/Pädiatrie, Innere Medizin, Neurochirurgie, Radiologie, Unfallchirurgie und ggf. weitere erforderliche Fachabteilungen) arbeiten gemeinsam und koordiniert am Patienten (**Abb. 10.10**). Im Schockraum ist rasches und koordiniertes Handeln unerlässlich. Daher ist das Vorgehen meist standardisiert und folgt etablierten Konzepten (z. B. Advanced Trauma Life Support [ATLS] oder European Trauma Course [ETC] und S 3-Leitlinie zur Polytraumaversorgung). Bei Eintreffen des Patienten mit Notarzt steht im Normalfall das komplette Schockraumteam bereit und nimmt den Patienten entgegen. Da der Patient i. d. R. vom Rettungsdienst mit Notarztbegleitung gebracht wird, informiert dieser vor der Umlagerung des Patienten das Team kurz, zielgerichtet und prägnant über Anamnese/Unfallhergang, Symptome, Therapiemaßnahmen und den aktuellen Zustand.

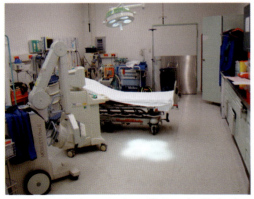

Abb. 10.10 Schockraum in einem Klinikum der Maximalversorgung: Im Vordergrund (links) sind ein Röntgen- und ein Ultraschallgerät zu erkennen. Am Kopf des Patienten steht ein Narkosegerät, im Hintergrund ein Schrank mit Medikamenten und weiterem Material.

> **MERKE**
>
> Beim Arbeiten am Patienten und bei der Umlagerung von Patienten ist immer auf die **Dislokation** von Tuben und Kathetern sowie die **Diskonnektion** von Beatmungsschläuchen, Kabeln und Infusionsleitungen zu achten!

10.3 Notfallmedizinische Untersuchung

Key Point
- Die notfallmedizinischen Basismaßnahmen umfassen Anamnese, Basismonitoring, Befunderhebung/Untersuchung sowie allgemeine und spezifische therapeutische Maßnahmen.
- Basismonitoring ist bei jedem Patienten Standard und umfasst EKG, Pulsoxymetrie und Blutdruckmessung sowie ggf. Blutzuckermessung und Kapnografie.
- Jeder Notfallpatient sollte mit einem venösen Zugang ausgestattet werden.

10.3.1 Anamnese

Im Vordergrund steht die Eigenanamnese, u. a. bezüglich Leitsymptomen, Erkrankungsbeginn und Medikamenteneinnahme. Die Anamnese sollte möglichst kurz und fokussiert, aber dennoch präzise sein (z. B. akute Beschwerden, Dauermedikation, Vorerkrankungen, Allergien), sodass in kurzer Zeit die relevanten Informationen eingeholt werden:

- Wie kam es zu der Notfallsituation?
- Welche Beschwerden sind seit wann vorhanden (z. B. Atemnot, Schmerzen mit Stärke und Lokalisation)?
- Gab es früher (ähnliche) Notfälle?
- Welche relevanten Vorerkrankungen gibt es?
- Welche Medikamente (inkl. Dosierung) werden eingenommen?
- Sind Allergien bekannt (z. B. gegen bestimmte Medikamente)?
- Befindet sich der Patient zurzeit in Behandlung (z. B. Hausarzt)? Krankenhausaufenthalte? Vorbefunde verfügbar?

Ist der Patient zu einer Anamneseerhebung nicht in der Lage, muss eine Fremdanamnese, z. B. durch Angehörige oder Passanten, erhoben werden.

> **MERKE**
>
> **Häufig** können Patienten oder Angehörige **keine genauen Angaben zu Vorerkrankungen** machen (z. B. „Mein Mann hatte schon mal so einen Anfall mit dem Herzen…"). Oft gelingt es aber, anhand der Dauermedikation wertvolle Hinweise zu erhalten (z. B. β-Blocker + Digitalis bei Vorhofflimmern und absoluter Arrhythmie).

10.3.2 Basisdiagnostik

Im Notfall ist es wichtig, die **lebensnotwendigen Systeme** des menschlichen Körpers wie Atmung, Herz-Kreislauf-System, ZNS und Stoffwechsel **schnell beurteilen** und ggf. behandeln zu können. Als sinnvoller Ablauf hat sich daher das folgende ABCD-Schema im Anschluss an die Kontrolle des Bewusstseins (GCS) etabliert:

- **A = Airway/Atemweg**: Insbesondere bewusstlose Patienten sind durch Verlegung der Atemwege gefährdet (z. B. durch Rückfallen des Zungengrundes). In diesen Fällen ist zunächst die Atemwegsverlegung zu beseitigen (z. B. durch Reklinieren des Kopfes, ggf. Intubation).
- **B = Breathing/(Be-)Atmung**: Ist bei freien Atemwegen eine ausreichende Spontanatmung vorhanden?
- **C = Circulation/Kreislauf**: Elektrische Herzaktivität im EKG? Zentrale und periphere Pulse? Sind Blutdruck und Herzfrequenz ausreichend für eine suffiziente Durchblutung der Organe?
- **D = Disability**: Erst zum Ende der Untersuchung widmet man sich weiteren Verletzungen oder Dysfunktionen, z. B. Knochenbrüchen oder weiteren diagnostischen Maßnahmen (z. B. Kontrolle des Blutzuckers).

> **MERKE**
>
> Das alleinige **Vorhandensein von Thoraxbewegungen** ist **nicht mit einer suffizienten Spontanatmung gleichzusetzen**, z. B. kann die Atmung insuffizient sein (Schaukelatmung bei Obstruktion der Atemwege) oder eine CO-Vergiftung vorliegen.

Die Untersuchung erfolgt im ABCD-Schema **immer vom Wichtigen zum Unwichtigen**. A-Probleme müssen vorrangig behandelt werden, gefolgt von B- und C-Problemen. Bei akuter Verschlechterung des Patienten ist umgehend eine erneute Evaluation anhand des ABCD-Schemas erforderlich.

10.3.3 Basismonitoring

EKG

Indikation ❙ **Bei jedem Notfallpatienten** ist eine **kontinuierliche EKG-Ableitung indiziert**, um kardiale Notfälle sofort zu entdecken und Therapiemaßnahmen (z. B. medikamentöse antiarrhythmische Therapie bei Herzrhythmusstörungen) zu überwachen.
Praktisches Vorgehen ❙ Das EKG kann über 2, 3, 4, 5 oder 10 Elektroden abgeleitet werden. **Normalerweise** reicht eine **3-** (Ableitungen I, II und III) **oder 4-Punkt-Ableitung** (Ableitungen I, II, III, aVL, aVR, aVF) aus. Bei Patienten mit **kardialen Beschwerden** sollte jedoch immer ein **12-Kanal-EKG** geschrieben werden (4-Punkt-Ableitung + Brustwandableitungen V_{1-6}).

Die Beurteilung des EKGs ist auf den integrierten Monitoren meist nicht verlässlich möglich. Deshalb ist es empfehlenswert, immer – auch zur Dokumentation und Verlaufsbeurteilung – einen **Papierausdruck** des EKGs zu schreiben.
Bei der **Ableitung über 2 Elektroden** („**Defibrillatorelektroden**") wird die erste der handtellergroßen Elektroden rechts parasternal unterhalb der Klavikula positioniert (Beschriftung meist „Sternum"), die zweite links im 5. ICR in der mittleren Axillarlinie (Beschriftung meist „Apex"). Der größte Vorteil ist die schnelle Einsetzbarkeit im Falle einer notwendigen Defibrillation (S. 212), nachteilig sind allerdings die Kosten (Defibrillator-Klebeelektroden sind sehr teuer), die fehlende Beurteilbarkeit der Erregungsleitung und -rückbildung sowie z. T. die Störanfälligkeit durch Artefakte.

Beurteilungskriterien ❙ Das EKG dient der Beurteilung von:

- **Herzfrequenz**: z. B. Bradykardie (Herzfrequenz < 50/min) oder Tachykardie (HF > 100/min)
- **Herzrhythmus**: z. B. Sinusrhythmus, absolute Arrhythmie, Extrasystolen, Kammertachykardie oder Rhythmusstörungen (Differenzierung supraventrikulär/ventrikulär)
- **Lagetyp**: z. B. Verlagerung nach rechts bei akuter Rechtsherzbelastung (z. B. Lungenembolie)
- **P-Welle**: z. B. sägezahnartige P-Wellen bei Vorhofflattern, P-Wellen ohne Bezug zum QRS-Komplex bei AV-Block III°
- **PQ-Zeit**: z. B. Verlängerung bei AV-Block I° und II°
- **QRS-Komplex**: z. B. Verbreiterung bei Links- oder Rechtsschenkelblock, tiefe Q-Zacken bei abgelaufenem Myokardinfarkt
- **ST-Strecke**: z. B. Hebungen/Senkungen bei Myokardischämie oder Myokardinfarkt
- **T-Welle**: z. B. Überhöhung bei Myokardinfarkt oder Hyperkaliämie, Erniedrigung bei Hypokaliämie
- **QT-Zeit**: z. B. Verlängerung bei Hyperkalzämie, Verkürzung bei Hypokalzämie

Blutdruckmessung

Indikation ❙ Der **Blutdruck** (RR) muss **bei jedem Notfallpatienten regelmäßig und engmaschig kontrolliert** werden. Eine Hypotonie kann zu Ischämien, Bewusstlosigkeit oder reduzierter myokardialer Perfusion führen, eine Hypertonie zu kardialer Dekompensation, Gefäßrupturen oder Einblutungen.
Arterieller Mitteldruck (MAP) ❙ Der MAP hat im Vergleich mit dem systolischen (RR_{syst}) und diastolischen (RR_{dia}) Blutdruck die größte Bedeutung für die Organperfusion. Er liegt in der Regel bei ca. 80 mmHg. Bei Werten < 70 mmHg kann die Perfusion gestört sein. Der MAP ist nicht messbar, sondern wird nach folgender Formel abgeschätzt:

$$MAP = RR_{dia} + 1/3 \times (RR_{syst} - RR_{dia})$$

Problematik in Notfallsituationen ❙ In schwierigen Einsatzsituationen (laufende Motoren, Gerätelärm durch technische Rettung) ist oft nur eine **Messung ohne Stethoskop** (=palpatorisch, nur systolischer Blutdruck) oder die Verwendung **automatischer oszillometrischer Blutdruckmesser** möglich und sinnvoll. Moderne Defibrillatoren mit Patientenmonitor ermöglichen meist eine automatische oszillatorische RR-Messung.

Pulsoxymetrie
Indikation ❙ Auch die **Pulsoxymetrie** sollte **bei Notfallpatienten immer eingesetzt** werden. So lässt sich die **Sauerstoffsättigung** (**SpO$_2$**: Maß für die Oxygenierung) beurteilen und rechtzeitig eine Hypoxämie (SpO$_2$ < 90 %) erkennen sowie ggf. entsprechend behandeln (z. B. durch Sauerstoffgabe oder Beatmung). Eine SpO$_2$ > 98 % entspricht einem p$_a$O$_2$ von > 90 mmHg. Das akustische Signal, das bei jedem Pulsschlag ertönt, gibt zusätzlich Auskunft über die **Herzfrequenz** und ggf. **Herzrhythmusstörungen**.
Normalwerte ❙ Die **normale Sauerstoffsättigung** im arteriellen Blut beträgt beim Menschen **94-99 %**. Sie korreliert dabei meist gut mit dem Sauerstoffpartialdruck des Blutes (p$_a$O$_2$ 90–150 mmHg). Gerade alte Menschen haben im Normalfall einen deutlich niedrigeren p$_a$O$_2$ (etwa 60 mmHg, SpO$_2$ 94–96 %).
Fehlerquellen ❙ Siehe Anästhesie (S. 26).
Integrierte Monitore ❙ Bei **modernen Defibrillatoren** ist die **Pulsoxymetrie** üblicherweise ebenfalls **integriert**, sodass EKG, RR und SpO$_2$ meist an einem Monitor sichtbar sind (**Abb. 10.11**). Für den Rettungsdienst gibt es auch **kleine portable Geräte** und sogar Mini-Messgeräte, die in den Fingersensor integriert sind.

Kapnometrie bzw. Kapnografie
Definition ❙ Die **Kapnometrie** zeigt den **endtidalen Kohlendioxidpartialdruck** (p$_{et}$CO$_2$) als Zahlwert, die **Kapnografie** dessen grafischen Verlauf über die Zeit.
Indikation ❙ Kapnometrie bzw. Kapnografie müssen **bei jedem intubierten Patienten** standardmäßig genutzt werden: Der p$_{et}$CO$_2$ in der Ausatemluft dient dem Nachweis der **korrekten Tubuslage** nach Intubation und der **Steuerung der Ventilation** (z. B. Atemminutenvolumen). Besonders die Kapnografie kann auch als „**Erfolgskontrolle**" **bei der kardiopulmonalen Reanimation** genutzt werden: CO$_2$ kann nur entstehen, wenn die Organe perfundiert sind. Zudem lässt sich mit der Kapnografie auch die **Atemfrequenz bestimmen** (→ wichtige Methode zur Überwachung einer suffizienten Ventilation).
Veränderungen der CO$_2$-Konzentration ❙
- **Hyperkapnie** (p$_{et}$CO$_2$ > 45 mmHg): z. B. bei akuter respiratorischer Insuffizienz, Koma oder zu niedrigem Atemminutenvolumen bei beatmetem Patienten
- **Hypokapnie** (p$_{et}$CO$_2$ < 35 mmHg): z. B. bei schmerzbedingter Hyperventilation, respiratorischer Kompensation einer metabolischen Azidose oder zu hohem Atemminutenvolumen bei beatmeten Patienten

Messverfahren ❙ Siehe Anästhesie (S. 26)

Blutzuckermessung
Indikation ❙ Bei jedem **Notfallpatienten mit Bewusstseinsveränderungen** muss der **Blutzuckerwert** (BZ) bestimmt werden, da Hypo- und Hyperglykämien wichtige und häufige Ursachen für Bewusstseinsveränderungen sind und schnell therapiert werden müssen.
Veränderungen des Blutzuckerspiegels: ❙
- Hyperglykämie (S. 231), > 140 mg/dl bzw. > 7,8 mmol/l: z. B. diabetisches Koma
- Hypoglykämie (S. 231), < 80 mg/dl bzw. < 4,4 mmol/l: z. B. versehentliche Applikation zu hoher Insulindosen

Messung der Körpertemperatur
Indikationen ❙ Insbesondere bei **Bewusstseinsveränderungen** (v. a. bei Kindern) sollte eine Hypothermie (< 36,5 °C) oder Hyperthermie (> 38,5 °C) als Ursache abgeklärt werden. Häufig besteht z. B. auch bei polytraumatisierten Patienten eine Hypothermie.
Vorgehen ❙ Idealerweise wird die Temperatur mit einem digitalen Thermometer **im Ohr** gemessen.

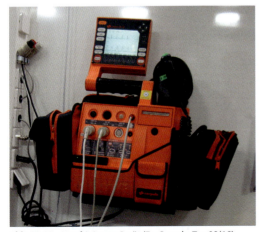

Abb. 10.11 Kombiniertes Gerät (Fa. Corpuls, Typ 08/16).

10.3.4 Körperliche Untersuchung

> **MERKE**
>
> Die **körperliche Untersuchung** besteht immer aus **Inspektion**, **Auskultation**, **Palpation** und **Perkussion**.

Inspektion I
- **Körperhaltung**: z. B. Sitzen bzw. Aufstützen mit den Armen bei Dyspnoe, Schonhaltung bei Schmerzen
- **Hautfarbe**: z. B. Zyanose bei Hypoxämie, Blässe bei Schock
- **Schweiß**: z. B. bei Fieber, Kollaps, Myokardinfarkt
- **kapilläre Reperfusionszeit** (Capillary Refill; CRF): Nagelbett kurz komprimieren → Beobachten, wie schnell es wieder rosig wird; normal < 3 s, verlängert bei Schock
- **Thoraxbewegungen**: z. B. Schaukelbewegungen bei Thoraxtrauma mit Rippenserienfrakturen
- **Verletzungen**: z. B. Fehlstellung und/oder Krepitationen bei Frakturen, Schwellung bei Weichteiltrauma, Blutungen
- **Motorik**: z. B. Hemiparese bei Apoplex
- **Pupillen**: Prüfen von Isokorie und Lichtreaktion; z. B. Anisokorie bei intrakranieller Blutung
- **Sonstiges**, z. B. Dauerkatheter, PEG-Sonden etc. (Hinweise auf Entzündung o. ä.?)

Palpation I Die Palpation des Pulses von A. radialis, A. femoralis oder A. carotis erlaubt die **Beurteilung der Pulsqualität und -stärke** sowie der **Regelmäßigkeit** des Pulsschlages (Schock? Arrhythmien?).

Auskultation I Bei der **Auskultation von Herz** (pathologische Herzgeräusche?) **und Lunge** (Giemen, Brummen, feuchte Rasselgeräusche, fehlendes Atemgeräusch?) können u. U. schwerwiegende Pathologien erkannt werden. Aufgrund der oft lauten Umgebung in der Notfallmedizin ist dies jedoch **häufig nur eingeschränkt möglich**.

Perkussion I Mit der Perkussion kann – insbesondere im Seitenvergleich – ein **abgeschwächtes Atemgeräusch weiter differenziert** werden: Bei Pneumothorax (S. 227) ist ein hypersonorer, bei Hämatothorax oder Pleuraergüssen ein hyposonorer Klopfschall zu erwarten.

Geruch I In manchen Fällen kann der **Geruch** Hinweise auf die ursächliche Erkrankung geben, z. B.:
- Foetor alcoholicus → Alkoholkonsum
- Foetor uraemicus (harnähnlicher Geruch) → Nierenversagen
- Aceton- oder Obstgeruch → ketoazidotisches Koma (S. 231)
- Bittermandelgeruch → Zyanidintoxikation (S. 257)

Neurologische Untersuchung I Bei **Verdacht auf neurologische Krankheitsbilder** ist eine schnelle, orientierende **neurologische Untersuchung** nötig:

- Glasgow Coma Scale (Tab. 11.1)
- Motorik: Seitengleichheit, Gangsicherheit, (Hemi-)Paresen?
- Sensibilität: Seitengleichheit?
- Pupillen: Isokorie, Lichtreagibilität, Blickkonvergenz?

> **MERKE**
>
> Führen Sie **keine unnötigen und zeitaufwändigen Untersuchungen** durch: Besser ist es, zügig die zur Symptomatik gehörenden Befunde zu erheben und entsprechende Therapiemaßnahmen einzuleiten.

Exkurs

Spezialfall Traumapatient
Der sog. **Body Check** dient der **schnellen übersichtlichen und systematischen Untersuchung von verletzten Personen**. Dabei wird der gesamte Körper des Patienten innerhalb kurzer Zeit inspiziert und palpiert. Die Untersuchung ist beschränkt auf das Auffinden potenziell vital bedrohlicher Verletzungen (z. B. Schädel-Hirn-Trauma, Thorax-, Abdominal- oder Beckentrauma). Auf zeitaufwändige weitere Untersuchungen wird hier meist verzichtet.

10.4 Notfallmedizinische Arbeitstechniken

10.4.1 Gefäßzugänge in der Notfallmedizin
Peripher-venöser Zugang

Indikation I Grundsätzlich sollte **bei jedem Notfallpatient** ein i. v.-Zugang gelegt werden, um ggf. sofort Notfallmedikamente verabreichen zu können. Da sich viele Situationen sehr schnell verschlechtern können, die Bedingungen für die Venenpunktion bei schlechten Kreislaufverhältnissen nicht besser werden und dadurch wertvolle Zeit verloren gehen kann, sollte der Zugang **frühzeitig gelegt** werden. Bei **Kleinkindern** kann **im Einzelfall** der **Verzicht** auf einen i. v.-Zugang gerechtfertigt sein, wenn die dadurch verursachte Traumatisierung in keinem Verhältnis zum potenziellen Nutzen steht.

Auswahl des geeigneten Zugangs I Viele „internistische" Notfälle betreffen **ältere und multimorbide Patienten** mit schlechten Venenverhältnissen. Bei diesen Patienten ist in der Regel ein **kleiner Zugang** (z. B. 20G, rosa, vgl. Abb. 2.5 bzw. Tab. 2.1 ausreichend. **Traumapatienten** sollten **≥ 2 großlumige Zugänge** (z. B. 16 G grau oder 14 G orange) erhalten, um eine adäquate Volumenersatztherapie zu gewährleisten. Bei **schwierigen Venenverhältnissen** können oft die kaliberstarke **V. jugularis externa** (ggf. supraklavikulär stauen) oder die **V. saphena magna** vor dem Innenknöchel erfolgreich punktiert werden.

Praktisches Vorgehen I Siehe Anästhesie (S. 28)

Intraossärer Zugang

Indikation | Gelingt die **Anlage eines peripher-venösen Zugangs** bei einem lebensbedrohlichen Notfall **nicht** nach dem 2. bis maximal 3. Versuch (oder nach 60–90 s), sollte ein intraossärer Zugang etabliert werden.

Punktionsorte | Proximale Tibia (2 Querfinger distal und medial der Tuberositas tibiae), distaler Femur, Malleolus medialis oder Humeruskopf.

Praktisches Vorgehen | Für den intraossären Zugang werden **spezielle Kanülen** benötigt, die – nach **Desinfektion** der Punktionsstelle – **senkrecht zur Hautoberfläche** manuell in den Markraum des Knochen eingebohrt, mittels Federkraft in den Knochen „geschossen" (z. B. Bone Injection Gun; B.I.G.) oder mit einem halbautomatischen System in den Knochen eingebracht werden (**Abb. 10.12**). Bei Verwendung dieser Systeme ist bei vital bedrohlichen Notfällen **keine** vorherige **Lokalanästhesie** erforderlich. Sobald der Widerstand nachlässt, ist der Markraum erreicht. Der **Mandrin** wird nun **entfernt** und die **Lage kontrolliert**: Der Zugang liegt korrekt, wenn sich Knochenmark aspirieren lässt und Flüssigkeit mit mäßigem Widerstand injiziert werden kann, ohne dass sich eine Schwellung im Bereich der Einstichstelle bildet. Bei korrekter Lage wird die **Kanüle fixiert** und eine **Infusion angehängt** (**Abb. 10.13**). Im Gegensatz zur meist schmerzlosen Anlage ist die **Infusion und Applikation von Medikamenten** über den intraossären Zugang auch bei korrekter Kanülenlage **oft schmerzhaft**!

> **Praxistipp**
> Infusionen über einen intraossären Zugang laufen nicht immer frei: Häufig wird ein pneumatisches Druckinfusionssystem benötigt, um größere Flüssigkeitsmengen schnell zu infundieren.

Zentralvenöse Zugänge

Indikation | Die Anlage dieser Zugängen dauert in der Regel vergleichsweise lange, ist komplikationsträchtig und außerhalb einer Klinik kaum unter akzeptablen hygienischen Verhältnissen möglich. Es gibt daher in der Notfallmedizin hierfür **so gut wie keine Indikationen**.

Praktisches Vorgehen | Siehe Anästhesie (S. 34)

10.4.2 Volumenersatztherapie

Kristalline Infusionslösungen | **Vollelektrolytlösungen** (z. B. Ionosteril®, Sterofundin®, E153®, Ringer-Lösung®) und **isotone Kochsalzlösung** (NaCl 0,9 %) werden **primär** zum Ausgleich von Flüssigkeitsverlusten und zur Volumengabe bei Hypovolämie und Schockzuständen **eingesetzt**. Aufgrund der Verteilung in alle Flüssigkeitskompartimente des Körpers verbleiben jedoch nur **ca. 30 %** der infundierten Menge **intravasal**.

Kolloidale Infusionslösungen | Diese Lösungen enthalten große Makromoleküle, um einen größeren Volumeneffekt zu erreichen. Ein Beispiel für eine kolloidale Infusionslösung ist modifizierte **Gelatine** (succinylierte Gelatine: Gelafundin 4 %; harnstoffver-

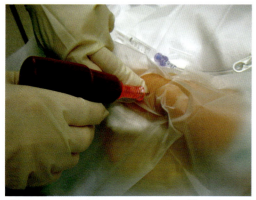

Abb. 10.12 „EZ-IO"®-System mit spezieller Akku-Bohrmaschine zur Anlage intraossärer Zugänge.

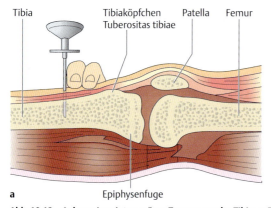

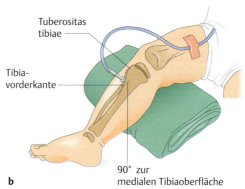

Abb. 10.13 Anlage eines intraossären Zugangs an der Tibia: **a**: **Punktionsstelle**, **b**: **Fixierung** (nach: Kretz, Becke, Anästhesie und Intensivmedizin bei Kindern, Thieme, 2007).

netzte Gelatine: z. B. Haemaccel 35®). Kolloidale Infusionslösungen haben einen stärkeren Effekt auf das intravasale Volumen und können z. B. als **Volumenersatz bei akuten Blutungen** verwendet werden. Für alle kolloidalen Infusionslösungen gibt es **Höchstmengen**, die nicht überschritten werden dürfen. Die **Indikation** ist aufgrund möglicher schwerwiegender Nebenwirkungen für den Patienten **sehr kritisch zu prüfen**!

> **MERKE**
> Aufgrund der potenziell schwerwiegenden Nebenwirkungen (z. B. Nephrotoxizität, allergische Reaktionen), sollten **kolloidale Infusionslösungen nur bei einem therapierefraktären Volumenmangelschock angewendet** werden!

Glukoselösungen ▎ Diese Lösungen (z. B. Glukose 5 %) sind elektrolytfrei und enthalten nach Verstoffwechselung der Glukose ausschließlich „freies Wasser", das nahezu vollständig ins Gewebe diffundiert und dort nachteilige Folgen (z. B. Hirnödem) haben kann. Sie sollten daher **in der Notfallmedizin nicht verwendet** werden.

10.4.3 Atemwegsmanagement in der Notfallmedizin

Bedeutung des Airway Managements ▎ Atemwegsmanagement spielt in der Notfallmedizin eine entscheidende Rolle und hat mitunter wesentlichen **Einfluss auf das Behandlungsergebnis** und manchmal sogar **auf das Überleben** von Notfallpatienten. Die Techniken der Atemwegssicherung sind grundsätzlich die gleichen wie im innerklinischen Betrieb und müssen dort sicher erlernt worden sein.

Endotracheale Intubation
Wertigkeit ▎ Die endotracheale Intubation ist der **Goldstandard für das Atemwegsmanagement in der Notfallmedizin**: Sie ermöglicht eine kontrollierte Beatmung und schützt bewusstseinsgetrübte bzw. -lose Patienten vor einer Verlegung der Atemwege sowie (in begrenztem Ausmaß) vor Aspiration.
Problematik ▎ Die Technik entspricht zwar dem Vorgehen in der Klinik, die **Situation** ist jedoch deutlich **schwieriger und problemträchtiger**:
– Notfallpatienten sind **generell** als **nicht nüchtern** zu betrachten! Die endotracheale Intubation muss daher als sog. Nicht-Nüchtern-Einleitung (S. 62) durchgeführt werden.
– Der Patient liegt meist **nicht auf Augenhöhe** (z. B. auf einem OP-Tisch), die **Lagerung** ist **suboptimal** (**Abb. 10.14**).
– Die Umgebung ist oft zu **hell** (Sonneneinstrahlung) oder zu **dunkel** (in dunklen Zimmern) und/oder sehr **laut**.

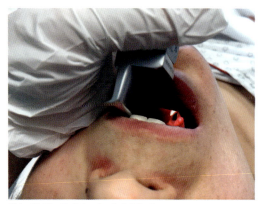

Abb. 10.14 Endotracheale Intubation.

– Es stehen nur **begrenzte** materielle und meist keine personellen **Back-Up-Möglichkeiten** (keine Supervision z. B. durch einen Oberarzt) zur Verfügung.

Aufgrund der schwierigen Situation, ist es daher **essenziell**, die **Indikation** zur Einleitung einer Notfallnarkose (S. 202) bzw. einer endotrachealen Intubation am Notfallort **sehr streng zu stellen**. Wird eine Intubation „semi-elektiv" durchgeführt (d. h. Patient hat noch erhaltene Spontanatmung und Schutzreflexe), sollten die **Intubationsbedingungen vorher** unbedingt **optimiert** werden.

> **Praxistipp**
> Die Intubation auf der Trage im Rettungswagen bietet meist deutlich bessere Bedingungen als am Notfallort.

> **MERKE**
> **Notfallpatienten** gelten generell als **nicht nüchtern**.

> **Praxistipp**
> Ausreichende Sicherheit in der Technik der endotrachealen Intubation ist vor Beginn der notfallmedizinischen Tätigkeit obligat. Studien zeigten, dass die Sicherheit erst nach > 150 erfolgreichen innerklinischen Intubationen ausreichend hoch ist!

Larynxtubus
Anwendung ▎ Der Larynxtubus (**Abb. 10.15**) ist das **meistverwendete supraglottische Atemwegshilfsmittel** in der außerklinischen Notfallmedizin. Die **Anwendung** ist **sehr einfach**: Der Larynxtubus wird **blind** in den geöffneten Mund **eingeführt**, das **verschlossene Ende** des Tubus liegt dann „automatisch" im Ösophagus, das offene Ende im Pharynx (**Abb. 10.16**). Beim Blocken füllen sich 2 Cuffs gleichzeitig – ein kleiner ösophagealer und ein größerer pharyngealer Cuff. Die

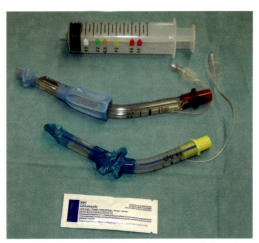

Abb. 10.15 Larynxtuben mit Blockerspritze und Gleitgel.

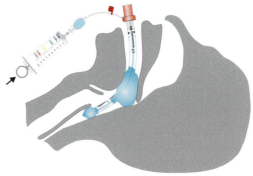

Abb. 10.16 Lage eines korrekt platzierten Larynxtubus (aus: Genzwürker, Hinkelbein, Fallbuch Anästhesie, Intensivmedizin, Notfallmedizin und Schmerztherapie, Thieme, 2014).

Beatmung erfolgt über die Beatmungsöffnungen am distalen Ende des Larynxtubus.

Vorteile ▎ Die **Anwendung** ist recht **einfach zu erlernen**, in sehr kurzer Zeit durchführbar und erfordert **keine weiteren Hilfsmittel** (z. B. Laryngoskop), weshalb der Larynxtubus in vielen Rettungsdiensten z. B. als Alternative zur Beutel-Masken-Beatmung durch die Rettungsassistenten im Rahmen der kardiopulmonalen Reanimation eingesetzt wird.

Nachteile ▎ Bei **Obstruktionen auf Höhe oder unterhalb der Glottis** (Glottisödem, Laryngospasmus, Fremdkörperaspiration) ist meist **keine suffiziente Beatmung** möglich. Der Larynxtubus bietet **keinen vollständigen Aspirationsschutz**.

Larynxmaske (LMA)

Anwendung ▎ Larynxmasken werden in der Notfallmedizin ebenfalls als supraglottische Hilfsmittel bei **Misslingen oder Unmöglichkeit der endotrachealen Intubation** verwendet (**Abb. 10.17**): Bei korrekter Platzierung legt sich die LMA um den Kehlkopf. Die Einschränkungen entsprechen im Wesentlichen denjenigen des Larynxtubus. Das Vorgehen bei der Platzierung wird im Kapitel Anästhesie (S. 46) beschrieben.

Kombitubus

Funktionsprinzip ▎ Der Kombitubus (Combitube) besitzt **2 getrennte Lumina**, wird **blind eingeführt** und platziert sich ösophageal (meistens) oder tracheal (selten). Nach Blocken eines proximalen und eines distalen Cuffs lassen sich die Lungen – abhängig von der Tubuslage – entweder über das proximale oder das distale Lumen beatmen (**Abb. 10.18**). Welches Lumen „zum Erfolg" führt, muss auskultatorisch bestimmt werden.

Wertigkeit ▎ Ein Vorteil gegenüber dem Larynxtubus ist, dass eine Beatmung auch im (sehr unwahrscheinlichen) Fall der trachealen Platzierung möglich ist. Die **Anwendung** ist jedoch **sehr umständlich**, erfordert ein gewisses (kaum zu erlangendes) Training und beinhaltet die große **Gefahr der Fehlanwendung** (Beatmung des ösophagealen Lumens → Hypoxie), sodass sich der Combitube in der präklinischen Routine **nicht durchsetzen** konnte.

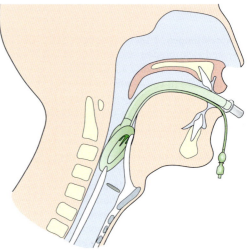

Abb. 10.17 Lage einer korrekt platzierten Larynxmaske (nach: Georgi, Krier, Airway-Management, Thieme, 2001).

> **MERKE**
>
> Auch der **Einsatz der supraglottischen Atemwegshilfsmittel** muss unter **elektiven, kontrollierten Bedingungen** (in der Klinik) entsprechend **trainiert werden**, bevor diese im Notfall verwendet werden!

Koniotomie

Indikation ▎ Die Koniotomie ist in einer „cannot intubate, cannot ventilate"-Situation der **allerletzte Ausweg**, um einen Patienten vor dem Tod durch Hypoxämie zu retten.

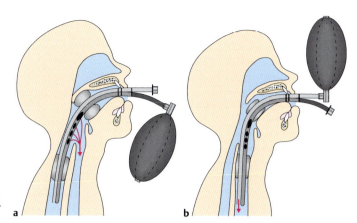

Abb. 10.18 Verschiedene Positionen des Kombitubus: a: Ösophageale Lage, b: tracheale Lage (Entblockung des oropharyngealen Cuffs) (aus: Van Aken et al., Intensivmedizin, Thieme, 2007).

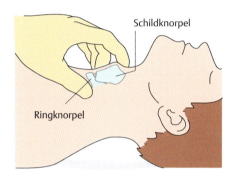
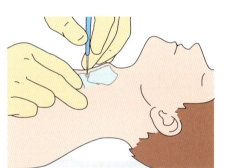
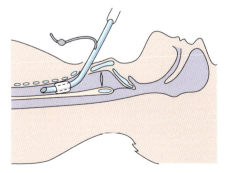

Praktisches Vorgehen I Die **konventionelle** (chirurgische) **Koniotomie** (Abb. 10.19) ist **ohne spezielle Hilfsmittel** möglich:
- möglichst weites Überstrecken des Kopfes
- falls ohne Zeitverlust möglich: großflächige Desinfektion der Inzisionsstelle
- horizontaler Hautschnitt im Bereich der Lücke zwischen Ring- und Schildknorpel, Abb. 2.51
- stumpfe Präparation
- Identifikation des Lig. cricothyroideum
- horizontale Inzision
- Aufspreizen mittels Klemme oder stumpfer Schere
- Insertion eines kleinen Woodbridge-Endotrachealtubus ID 5,5
- Beatmung

In Rettungsmitteln werden dazu oft **Fertig-Sets** vorgehalten, die die Punktion erleichtern sollen: An derselben Stelle wird mit einer Stahlkanüle punktiert und die Plastikkanüle zur Beatmung ähnlich wie eine Venenverweilkanüle eingebracht (Abb. 10.20). Das Vorgehen wird im Kapitel Anästhesie (S. 60) beschrieben. Dabei gibt es blockbare und nicht blockbare Ausführungen.

Abb. 10.19 Durchführung einer Koniotomie: a: Aufsuchen des Spalts zwischen Schild- und Ringknorpel, b: Inzision der Haut und des Lig. conicum, c: Einführen des Tubus (aus: Secchi, Ziegenfuß, Checkliste Notfallmedizin, Thieme, 2009).

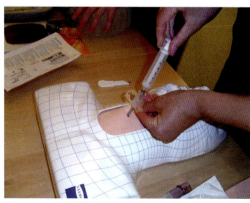

Abb. 10.20 Durchführung einer Koniotomie am Dummy.

Praxistipp
Machen Sie sich im Vorfeld mit dem auf dem NEF befindlichen Set vertraut, da die Sets sich z. T. erheblich unterscheiden!

10.4.4 Rettung, Lagerung und Stabilisierung des Patienten

Lagerung des Patienten
Stabile Seitenlagerung ▎ Die stabile Seitenlagerung ist eine **Methode in der Ersten Hilfe**, um den **Atemweg** bei Patienten mit Bewusstseinsstörungen **frei zu halten**. Es gibt verschiedene Techniken zur Anwendung der stabilen Seitenlage. Eine einfache Variante funktioniert folgendermaßen: Liegt der Patient auf dem Rücken, nimmt der Helfer den ihm zugewandten Arm des Patienten und streckt ihn in einem 90°-Winkel ab. Dann beugt er das ihm ferne Bein des Patienten in der Hüfte und im Knie um 90°, legt den (helferfernen) Arm auf das Knie und dreht den Patienten nun zu sich hin, sodass der Patient auf dem gebeugten Knie zu liegen kommt. Der (initial helferferne) Arm kann nun noch zum Unterpolstern des Gesichtes genutzt werden (**Abb. 10.21**). So gelagerte Patienten werden **vom Rettungsdienst** achsengerecht **auf den Rücken zurückgedreht**, anschließend können weitere Maßnahmen zum Freihalten der Atemwege (bei Persistenz und wenn keine kausale Therapie möglich ist i. d. R. endotracheale Intubation) ergriffen werden.

> **MERKE**
> Patienten sollen **nicht in Seitenlagerung transportiert** werden!

Schocklagerung ▎ Patienten im manifesten (Volumenmangel-)Schock können – wenn eine kausale Therapie des Schocks nicht möglich ist – mit flachem Oberkörper und etwa 30° erhöhten Beinen gelagert werden, um die zerebrale Perfusion zu verbessern.
Oberkörperhochlagerung ▎ Alle Patienten ohne Kontraindikationen (kontraindiziert z. B. bei Verdacht auf Wirbelsäulenverletzung) sollten **mit leicht erhöhtem Oberkörper** transportiert werden. Die meisten Patienten empfinden einen Transport mit etwa 30° erhöhtem Oberkörper auch deutlich angenehmer als eine Flachlagerung. Patienten im **kardiogenen Schock** sollten mit etwa **45° erhöhtem Oberkörper** transportiert werden (Reduktion des venösen Rückflusses zum Herzen, „unblutiger Aderlass"). Zur Erleichterung des Einsatzes der Atemhilfsmuskulatur können Patienten mit **respiratorischen Notfällen** (z. B. Asthma bronchiale, exazerbierte COPD) auch **sitzend** mit bis zu 90° erhöhtem Oberkörper transportiert werden.
Lagerung für Patienten mit akutem Abdomen ▎ Die Schmerzen dieser Patienten lassen sich meist deutlich reduzieren, wenn zum Transport der **Oberkörper 30–45° erhöht** und zusätzlich eine **Rolle** (z. B. zusammengerollte Decke) **unter die Knie gelegt** wird.
Lagerung für schwangere Patientinnen ▎ **Schwangere Patientinnen** sollten zur Prävention eines Vena-cava-Kompressionssyndroms (S. 235) **in leichter Linksseitenlage** transportiert werden: Die Patientinnen wählen dabei meist selbst die komfortablere Seite aus.

Rettung und Stabilisierung des Patienten
Rettung aus einem Fahrzeug ▎ In der Ersten Hilfe wird zur Rettung aus dem Fahrzeug häufig der **Rautek-Handgriff** beschrieben, bei dem der Helfer von hinten unter den Schultern durchfasst und den Patienten, durch einen Griff mit beiden Händen um einen Arm des Patienten, aus dem Fahrzeug hebt. Durch dieses Manöver kann der Patient jedoch zusätzliche Verletzungen davontragen, bei verunfallten Fahrzeuginsassen ist diese Technik daher in jedem Fall **obsolet**! Um Patienten aus einem Fahrzeug zu retten (falls sie dies nicht mehr aus eigener Kraft können) kommen stattdessen eine **Zervikalstütze** (z. B. StifNeck®) zur Immobilisierung der Halswirbelsäule und eine **Schaufeltrage** oder ein **Spineboard** zur Anwendung: Dies erlaubt eine achsengerechte Rettung und verhindert die Entstehung weiterer Verletzungen durch die Rettung!

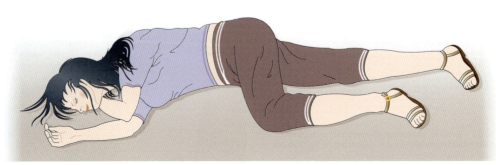
Abb. 10.21 Patientin in stabiler Seitenlagerung (aus: Hinkelbein, Genzwürker, Notfallmedizin kompakt, Thieme, 2011).

Helmabnahme | Die Helmabnahme bei verunfallten Zweiradfahrern sollte – wenn möglich – **durch 2 Helfer** erfolgen (**Abb. 10.22**): Ein Helfer kniet über dem Kopf und zieht den Helm langsam und vorsichtig nach oben weg, während der zweite Helfer von unten die Halswirbelsäule stabilisiert und den Kopf axial so lange auf Zug hält („**Manual In-Line Stabilisation**", **MILS**), bis der andere Helfer sachgerecht eine Zervikalstütze angelegt hat.

Schienung | **Extremitätenfrakturen** können – nach ggf. erforderlicher Reposition – mithilfe von **Luftkammer-** oder biegsamen, anformbaren **Schaumstoffschienen** mit Metallkern (z. B. Sam-Splint®) für den Transport geschient werden. Bei Frakturen an mehreren Extremitäten, Hinweisen auf stammnahe Frakturen oder Verdacht auf ein Wirbelsäulentrauma (jeder Unfallmechanismus mit hoher Aufprallgeschwindigkeit oder starker Krafteinwirkung!), sollte der Patient zur Immobilisation stets auf einer Vakuummatratze oder einem Spineboard (s. u.) gelagert werden.

Vakuummatratze | Die Vakuummatratze (**Abb. 10.23**) ähnelt einer Luftmatratze, funktioniert aber genau nach dem umgekehrten Prinzip: Die Kunststoffhülle ist mit kleinen Plastikkügelchen gefüllt, die sich an den Patienten anmodelieren lassen – sofern sich Luft in der Hülle befindet. Durch Absaugen der Luft wird die Vakuummatratze dann sehr fest, es resultiert eine **Ganzkörper-Immobilisation für den Transport**. Die Vakuummatratze bietet eine gute seitliche Stabilität, wegen der geringen Längsstabilität muss jedoch eine **Schaufeltrage oder** ein **Spineboard** untergelegt werden, sofern der **Patient angehoben** wird.

Schaufeltrage | Die Schaufeltrage besteht aus Aluminium oder Kunststoff. Sie kann **in der Mitte geteilt** und dadurch **von rechts und links unter den Patienten geschoben** werden, wo sie dann arretiert wird. So ist eine schonende Umlagerung eines Traumapatienten auf die Vakuummatratze möglich.

> **MERKE**
>
> Die Schaufeltrage muss **nach der Umlagerung entfernt** werden!

Spineboard | Das Spineboard (**Abb. 10.24**) ähnelt der Schaufeltrage und besteht in der Regel aus Kunststoff, ist aber **nicht teilbar**. Im Gegensatz zur Vakuummatratze ist es **längsstabil**. Es wird **als Ganzes unter den Patienten geschoben**, der Patient wird mit Gurten und Kopf-Immobilisationspolstern darauf festgeschnallt. Es ist eine Alternative zur Vakuummatratze für den Transport ins Krankenhaus.

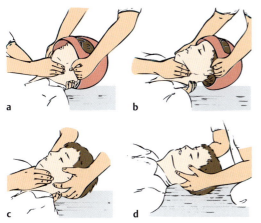

Abb. 10.22 **Helmabnahme bei einem Motoradfahrer** (nach: Bucchardi, Akute Notfälle, Thieme, 1993).

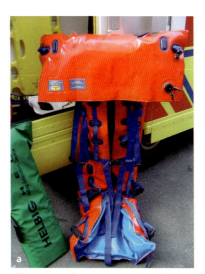
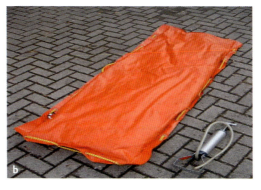

Abb. 10.23 **Vakuummatratzen (a, b)** (b: aus Scholz et al., Notfallmedizin, Thieme, 2012).

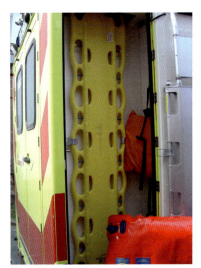

Abb. 10.24 Spine-Board.

Schienung der Halswirbelsäule | Bei jedem Verdacht auf ein HWS-Trauma sollte diese mit einer passenden Zervikalstütze (z. B. StifNeck®) immobilisiert werden.

> **MERKE**
>
> Die HWS-Schiene darf **erst im Krankenhaus** wieder **abgenommen** werden, sobald eine **HWS-Verletzung** (z. B. mittels Röntgen oder CT) **sicher ausgeschlossen** ist.

Ist eine endotracheale Intubation erforderlich, soll die HWS-Schiene hierfür unter manueller Stabilisierung (MILS, „Manual In-Line Stabilisation") gelockert, nicht aber komplett abgenommen werden. Dazu muss ein erfahrener Helfer den Kopf axial stabilisieren und auf Zug halten, bis die HWS-Schiene wieder angelegt ist.

10.4.5 Grundprinzipien der medikamentösen Therapie

Verfügbare Medikamente
Die Auswahl der auf dem Notarzteinsatzfahrzeug verfügbaren Medikamente unterliegt großen regionalen Unterschieden: Sie orientiert sich zwar an DIN-Vorgaben, hängt jedoch auch von regionalen Bedürfnissen ab. Die in Tab. 10.1 gezeigte Auswahl ist beispielhaft und kann in Abhängigkeit von Standort und regionalen Besonderheiten deutlich abweichen! In der Notfallmedizin wichtige Antidote finden Sie in Tab. 11.6.

Analgesie
Zielsetzung | Starke Schmerzen sind einer der Hauptgründe für die Alarmierung des Rettungsdienstes bzw. des Notarztes. Das Erreichen einer adäqua-

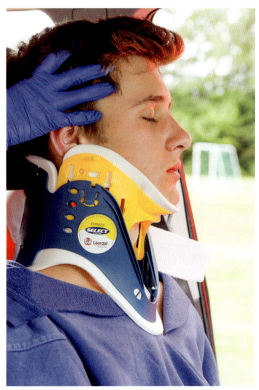

Abb. 10.25 Patient mit angelegter Zervikalstütze (aus: Rettungssanitäter, Thieme, 2017).

ten Analgesie (Reduktion von Schmerzen auf ein erträgliches Maß, im Idealfall völlige Schmerzfreiheit) ist daher eine der wichtigsten notärztlichen Aufgaben.

Praktisches Vorgehen | Informationen zu den verwendeten Substanzen finden Sie im Kapitel Schmerztherapie (S. 266). In der Regel sind immer einige Nicht-Opioid-Analgetika (z. B. Metamizol) und einige unterschiedlich potente Opioide (z. B. Morphin, Piritramid, Fentanyl oder Sufentanil) verfügbar. Beispiele für mögliche Therapieschemata bei unterschiedlich starken Schmerzen:

- **mäßige bis mittelstarke Schmerzen**: Metamizol 1 g i. v. (Kurzinfusion)
- **mittelstarke Schmerzen**: Metamizol 1 g i. v. + Piritramid oder Morphin mg-weise titriert nach Wirkung (cave: Wirkeintritt erst nach einigen Minuten – daher langsam herantasten!)
- **stärkste Schmerzen**: Piritramid oder Morphin in angepasster Dosierung oder Fentanyl 0,5–1 µg/kg KG (cave: Intubationsbereitschaft, Gefahr der Atemdepression); alternativ oder zusätzlich Ketamin 0,5 mg/kgKG
- **nicht zu beherrschende stärkste Schmerzen oder Gefahr der Atemdepression wegen hoher Dosis**: Notfallnarkose erwägen

Tab. 10.1

Beispielhafte Medikamentenausstattung eines Notarzteinsatzfahrzeuges (NEF).

Handelsname (Beispiele)	Wirkstoff	typischer Wirkstoffgehalt einer Ampulle	typische Indikationen
Adrekar®	Adenosin	6 mg	supraventrikuläre Tachykardie
Akrinor®	Theodrenalin/Cafedrin	10 mg/200 mg	Blutdruckabfall
Anexate®	Flumazenil	0,5 mg	Benzodiazepin-Intoxikation
Aspisol®	Acetylsalicylsäure	0,5 g	akutes Koronarsyndrom
Atropin® (inhal.)	Atropinsulfat	0,5 mg	Bradykardien
Atrovent®	Ipratropiumbromid	250 µg	Atemwegsobstruktion
Bayotensin® akut (p. o.)	Nitrendipin	5 mg	hypertensive Entgleisung
Beloc®	Metoprololtartrat	5 mg	hypertensive Entgleisung, Tachykardien
Berotec® (inhal.)	Fenoterolhydrobromid	100 µg	Atemwegsobstruktion
Bronchospasmin®	Reproterol-HCl	0,09 mg	Atemwegsobstruktion
Buscopan®	Butylscopolaminiumbromid	20 mg	Kolikschmerzen
Calciumgluconat 10 %	Calciumgluconat	1 g	Hyperkaliämie
Cordarex®	Amiodaron	150 mg	ventrikuläre Tachykardie, kardiopulmonale Reanimation
Disoprivan® 1 %	Propofol	200 mg	Narkoseeinleitung
Dormicum®	Midazolam	15 mg	Sedierung, Narkoseeinleitung
Ebrantil®	Urapidil	50 mg	hypertensive Entgleisung
Etomidat-Lipuro®	Etomidat	20 mg	Narkoseeinleitung
Euphylong® i. v.	Theophyllin	200 mg	Atemwegsobstruktion
Fenistil®	Dimetindenmaleat	4 mg	allergische Reaktion
Fentanyl®	Fentanyl	0,5 mg	starke Schmerzen
Fortecortin®	Dexamethason	40 mg	allergische Reaktion
Gilurytmal®	Ajmalin	50 mg	WPW-Syndrom, ventrikuläre Tachykardie
Glukose-Lösung 40 %	Glukose	4 g	Hypoglykämie
Haldol®	Haloperidol	5 mg	Delirium tremens, akute psychotische Zustände
InfectoKrupp® (inhal.)	Adrenalin	0,5 mg	Krupp-Syndrom, Epiglottitis
Jonosteril®	Vollelektrolytlösung	500 ml	Volumenersatz
Ketanest® S	Esketamin	50 mg	Narkoseeinleitung
Lasix®	Furosemid	40 mg	Lungenödem
Lidocard®	Lidocain	100 mg	Lokalanästhesie
Liquemin®	Heparin-Natrium	0,5 mg	akutes Koronarsyndrom, Arterienverschluss, Lungenembolie
Lysthenon® siccum	Suxamethoniumchlorid	500 mg	Narkoseeinleitung
Metalyse®	Tenecteplase	50 mg/10 000 U	akutes Koronarsyndrom
MSI®	Morphinsulfat	10 mg	starke Schmerzen
NaBic® 8,4 %	Natriumhydrogencarbonat	100 ml	metabolische Azidose
Narcanti®	Naloxon-HCl	0,4 mg	Opioid-Intoxikation
Nitrolingual® Pumpspray (sublingual)	Glyceroltrinitrat	0,4 mg	hypertensive Entgleisung, akutes Koronarsyndrom
Novalgin®	Metamizol-Natrium	2,5 g	Schmerzen
Paracetamol® supp.	Paracetamol	250 mg	Schmerzen, Fieber bei Kindern
Partusisten®	Fenoterolhydrobromid	0,5 mg	Atemwegsobstruktion
Paspertin®	Metoclopramid	10 mg	Übelkeit
Plavix® (Tabletten)	Clopidogrel	300 mg	akutes Koronarsyndrom
Rectodelt® 100 supp.	Prednison	100 mg	Krupp-Syndrom
Sab Simplex® (p. o.)	Simeticon	2,08 g	Meteorismus
Sultanol® (inhal.)	Salbutamolsulfat	1,5 mg	Atemwegsobstruktion
Suprarenin®	Adrenalin	25 mg	Schock, Reanimation
Syntocinon® 10 I. E.	Oxytocin	10 I. E.	postpartale Blutungen
Valium®	Diazepam	10 mg	Erregungszustände
Volulyte 6 %®	Hydroxyaethylstärke	500 ml	Volumenersatz (strenge Indikationsstellung!)
Vomex A® Injektionslösung	Dimenhydrinat	62 mg	Schwindel, Übelkeit

> **MERKE**
>
> Alle **Opioid-Analgetika** bewirken dosisabhängig eine **Atemdepression**. Grundsätzlich müssen Patienten, die Opioide erhalten haben, **arztbegleitet** transportiert werden und sollten **Sauerstoff** erhalten. Die Gabe von Opioiden setzt grundsätzlich die Möglichkeit der Durchführung einer endotrachealen Intubation und Beatmung voraus!

Sedierung und Anxiolyse

Indikationen | Starke Unruhe, Agitation, Panikattacke (S. 243), starke Angst- oder Stressreaktion.

Praktische Durchführung | Am besten geeignet sind **kurzwirksame Benzodiazepine wie Midazolam**. Sie sollten sehr vorsichtig (mg-weise i. v. titriert bis zur gewünschten Wirkung) gegeben werden. Aufgrund der möglichen Atemdepression sollte **Sauerstoff** über eine Nasensonde oder Maske appliziert werden. Im Falle einer Überdosierung können die Patienten meist durch Ansprache und Schmerzreize erweckt werden, dennoch muss immer die **Möglichkeit der Beatmung** gegeben sein.

> **MERKE**
>
> **Sedierung** ist **keine Analgesie** und darf diese niemals ersetzen!

Notfallnarkose

Indikationen |
- Polytrauma
- Verlust der Schutzreflexe (GCS ≤ 8 Punkte)
- respiratorische Insuffizienz mit Notwendigkeit der invasiven Beatmung
- Fraktur mehrerer Extremitäten
- stärkste Schmerzen

> **MERKE**
>
> Die **Indikation** für eine Notfallnarkose sollte generell **sehr streng gestellt** werden, da das Risiko für Komplikationen deutlich höher ist als in der Klinik (suboptimale Umgebungsbedingungen, nichtnüchterner Notfallpatient, beschränkte materielle Ressourcen, kein personelles Back-up bei Problemen).

Vorbereitung |
- Ist der Patient noch bei Bewusstsein, sollte er über alle geplanten Maßnahmen kurz informiert und sein Einverständnis eingeholt werden.
- Anlage eines sicheren i. v.-Zugangs (besser zwei)
- Präoxygenierung über Sauerstoffmaske mit Reservoir und hohem Fluss (z. B. 10 l/min O₂)
- Prüfen des Laryngoskops auf Funktionsfähigkeit
- Einlegen und Vorformen eines Führungsstabs in einen passenden Endotrachealtubus

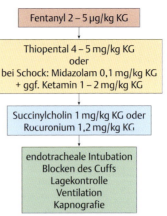

Abb. 10.26 Beispiel für eine Notfallnarkose.

- Bereitstellen, Einschalten und Testen einer Absaugung (mit größtem Absaugkatheter)
- Bereitlegen eines alternativen Atemwegs (z. B. Larynxtubus, Larynxmaske) in richtiger Größe für den Fall der unmöglichen Intubation

Einleitung einer Notfallnarkose | Abb. 10.26 zeigt ein mögliches Schema für eine Rapid-Sequence-Einleitung (S. 62) im notärztlichen Dienst. Nach erfolgreicher endotrachealer Intubation (S. 195) kann das Legen einer **Magensonde** erwogen werden, um Magensekret abzusaugen und somit das sekundäre Aspirationsrisiko zu verringern.

> **MERKE**
>
> Grundsätzlich muss **bei allen Notfallpatienten** eine Rapid-Sequence-Einleitung (S. 62) durchgeführt werden!

Aufrechterhalten einer Notfallnarkose | Nach der Einleitung muss – insbesondere bei Patienten mit Volumenmangel oder manifestem Schock – aufgrund des Wegfalls des Sympathikotonus auf die Gefäßmuskulatur mit einem ausgeprägten, z. T. lebensbedrohlichen **Blutdruckabfall** gerechnet werden. Daher sollte bei hypovolämischen Patienten schnellstmöglich (bereits vor Einleitung der Notfallnarkose) mit der **Volumensubstitution** begonnen werden. Zur schnellen Therapie kurzfristiger Blutdruckabfälle sollte auch ein **Vasopressor** (z. B. Theodrenalin/Cafedrin, Ephedrin, Noradrenalin) bereitgehalten werden. Zur **Narkoseaufrechterhaltung** eignet sich in der Notfallmedizin die repetitive Gabe von **Midazolam** (Dormicum®, z. B. 5 mg alle 15 min oder nach Wirkung).

Beatmung | Notfallrespiratoren bieten unterschiedlichste Beatmungsmöglichkeiten: Einfache Geräte haben nur die Möglichkeit, das Tidal- oder das Atemminutenvolumen sowie die Atemfrequenz einzustellen. Moderne Geräte bieten auch die Möglichkeit hochdifferenzierter Beatmungsformen und einer assistierten Beatmung. Als Faustregel sollte ein **Tidalvolumen** von **6–8 ml/kg KG** gewählt werden, die **Beatmungsfrequenz** sollte so eingestellt werden, dass die Kapnografie (S. 192) **normale p$_{et}$CO$_2$-Werte** erreicht (ca. 35 mmHg).

Praxistipp
Jeder intubierte und beatmete Patient muss telefonisch oder über die Leitstelle im Zielkrankenhaus angekündigt werden.

10.5 Medikolegale Aspekte

10.5.1 Vorgehen bei Auffinden einer toten Person

Todeszeichen ▎ Wird man als Notarzt zu einem Patienten gerufen, bei dem **unsichere Todeszeichen** vorliegen, muss eine kardiopulmonale Reanimation (S. 211) begonnen werden. Bestehen jedoch bereits folgende **sichere Todeszeichen**, wird die weitere Behandlung sofort abgebrochen:
- Leichenflecken (Livores)
- Leichenstarre (Rigor mortis)
- Fäulnis
- „nicht mit dem Leben vereinbare Verletzungen" (z. B. Dekapitation, Zerstückelung, offenes Schädel-Hirn-Trauma mit Zerstörung großer Teile des Gehirns)

Leichenschau und Totenschein ▎ Ländergesetze regeln, **wer** die Leichenschau **durchführen** muss: In einigen Bundesländern ist der Notarzt zur Leichenschau verpflichtet, in anderen Bundesländern stellt der Notarzt nur eine „**vorläufige Todesbescheinigung**" aus, und ein Polizeiarzt übernimmt später die Leichenschau.

Bestehen auch nur geringste **Zweifel über die Todesursache** (diese lässt sich im Rettungsdienst bei unbekannten Patienten nur selten eindeutig feststellen), muss als **Todesursache** „**ungeklärt**" oder „**nicht natürlich**" angegeben und die **Polizei informiert** werden. Finden sich Anhaltspunkte für eine nicht natürliche Todesursache (z. B. Unfall, Tötungsdelikt), ist die Leichenschau unverzüglich abzubrechen, dies zu dokumentieren und sofort die Polizei zu verständigen. Bei ungeklärten und nicht natürlichen Todesursachen sollte das **Eintreffen der Polizei abgewartet** und die Einsatzstelle der Polizei übergeben werden. In diesen Fällen wird die Leiche von der Polizei im Auftrag der Staatsanwaltschaft zunächst beschlagnahmt. Bei **natürlicher Todesursache** können die Angehörigen **unmittelbar** ein **Bestattungsunternehmen** beauftragen.

Praxistipp
Im Totenschein sollte der Zeitpunkt des Todes nur eingetragen werden, wenn dieser zweifelsfrei bekannt ist (z. B. beobachteter Herz-Kreislauf-Stillstand, Einstellen der Reanimationsmaßnahmen) – ansonsten sollte stattdessen nur der Auffindezeitpunkt im entsprechenden Feld des Totenscheins notiert werden.

10.5.2 Rechte des Patienten in der Notfallmedizin

Transportverweigerung ▎ Häufig sind Sie im Rettungsdienst mit Patienten konfrontiert, die die Behandlung und/oder den Transport in ein Krankenhaus verweigern. **Sofern** ein Patient **einwilligungsfähig** ist, muss diese **Entscheidung** auf jeden Fall **beachtet** werden: Der Patient muss **medizinisch belehrt** werden, dass das Unterlassen von Behandlung/Transport negative Auswirkungen auf die Gesundheit haben kann (und u. U. lebensgefährlich sein kann). Entscheidet der Patient sich danach immer noch gegen Behandlung/Transport, ist diesem Willen Folge zu leisten: Zuwiderhandlungen stellen sogar den Straftatbestand der Körperverletzung bzw. Freiheitsberaubung dar. Die Ablehnung von Transport und Behandlung sollte auf einem Vordruck **schriftlich dokumentiert** und vom Patienten und – wenn möglich von unabhängigen – Zeugen unterschrieben werden.

Nicht einwilligungsfähige Patienten ▎ Bei bewusstlosen Patienten muss **dem mutmaßlichen Patientenwillen folgend** gehandelt werden. Dies impliziert auf jeden Fall die **Behandlung von lebensbedrohlichen Krankheitsbildern**. Es gibt jedoch auch weniger eindeutige Fälle: Hat der Notarzt etwa den Eindruck, dass ein Patient **nicht einwilligungsfähig** ist (z. B. wegen Bewusstseinstrübung, Alkohol- oder Drogenkonsum), sollte dies entsprechend **dokumentiert** werden. Auch solche Situationen erfordern meist ein Handeln nach dem mutmaßlichen Patientenwillen, u. U. ist sogar eine „**Zwangsbehandlung**" indiziert. Im **Zweifelsfall** sollte bei solchen Fällen die **Polizei hinzugezogen** werden.

Patientenverfügung ▎ In einer Patientenverfügung haben viele Menschen für den Fall einer irreversiblen zerebralen Schädigung oder einer unheilbaren Krankheit festgelegt, was mit ihnen in diesem Fall passieren darf und welche Behandlungen sie explizit ablehnen. Die gebotene **Eile im Rettungsdienst** macht es jedoch **unmöglich**, die **Rechtsverbindlichkeit** einer solchen Erklärung rechtlich **einwandfrei zu prüfen** (z. B. ob die Erklärung wirklich vom Betroffenen stammt, ob er zum Zeitpunkt der Erklärung einwilligungsfähig war, ob es vielleicht eine neuere und anderslautende Erklärung gibt). Außerdem sollte man die Frage im Auge behalten, warum ein Patient oder dessen Angehörige bei Vorliegen einer Patientenerklärung überhaupt den Rettungsdienst angerufen haben. Die meisten Patientenverfügungen sind zudem so formuliert (z. B. „irreversible Schädigung"), dass sich dies, mit den in der Notfallmedizin zur Verfügung stehenden diagnostischen Methoden, **nicht zweifelsfrei feststellen** lässt. In diesem Zusammenhang sei auch noch erwähnt, dass **Angehörige** – auch langjährige Ehepartner – **keine Entscheidungsvollmacht** besitzen: Sie können höchstens dazu beitragen, den mutmaßlichen Patientenwillen zu eruieren.

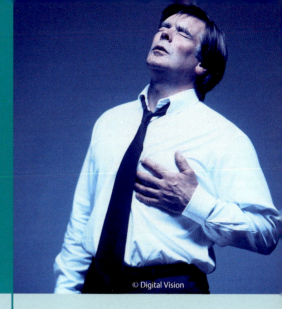

Kapitel 11

Spezielle Notfallmedizin

11.1 Klinischer Fall 206
11.2 Leitsymptome 207
11.3 Kardiovaskuläre Notfälle 216
11.4 Respiratorische Notfälle 225
11.5 Gastrointestinale Notfälle 229
11.6 Stoffwechselentgleisungen 231
11.7 Neurologische Notfälle 233
11.8 Gynäkologisch-geburtshilfliche Notfälle 234
11.9 Pädiatrische Notfälle 237
11.10 Urologische Notfälle 239
11.11 Notfälle aus den Bereichen Augenheilkunde und HNO 240
11.12 Psychiatrische Notfälle 241
11.13 Unfälle 243
11.14 Intoxikationen 256

11.1 Klinischer Fall

Verdacht auf Schlaganfall

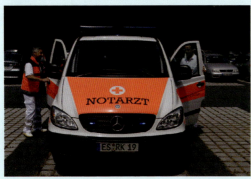

Abb. 11.1

Ein Alarm vor dem Frühstück

Es ist 07:55 Uhr, als der Alarm seines Funkmelders Dr. Schwarz aufschrecken lässt – gedanklich war er schon beim gemeinsamen Frühstück, das in 5 Minuten hätte beginnen sollen. Lautstark beschwert sich auch Rettungsassistent Frank Koch, der heute als Fahrer für das Notarzteinsatzfahrzeug da ist, darüber, dass ein Tag ohne Frühstück ja nichts Gutes bringen könne. „Verdacht auf Apoplex, hat die Leitstelle geschrieben, da müssen wir in die Uniklinik fahren… das heißt, Frühstück nicht vor 10 Uhr", murrt der erfahrene Feuerwehrmann, während er das NEF zügig, aber besonnen, mit Blaulicht und Folgetonhorn, durch den Berufsverkehr steuert. Der Rettungswagen steht bereits vor dem Haus mit der angegebenen Adresse, als die beiden nach nur 5 Minuten Einsatzfahrt ankommen. In der Wohnung finden sie die Patientin am Küchentisch sitzend vor. Während die Rettungsassistenten EKG, Blutdruckmanschette und Pulsoxymetrie an der Patientin anbringen, beginnt Dr. Schwarz mit der Anamneseerhebung: Die Patientin heißt Magdalena Schäfer, ist 64 Jahre alt und Hausfrau. Sie sitzt aufrecht im Küchenstuhl, hat die Augen spontan geöffnet (4), antwortet orientiert (5) und bewegt spontan und auf Aufforderung alle Extremitäten seitengleich und mit normaler Kraft (6; somit GCS 15 Punkte). Die Pupillen sind beidseits mittelweit und reagieren auf Licht. Frau Schäfer berichtet, dass sie etwas Atemnot habe und vor einigen Minuten „Farben und Sterne" gesehen habe, woraufhin sie direkt den Notruf abgesetzt habe. „Der Auskultationsbefund ist grob orientierend unauffällig", sagt Dr. Schwarz. Rettungsassistent Koch hält Dr. Schwarz den Ausdruck des 12-Kanal-EKGs hin: normofrequenter Sinusrhythmus, Linkstyp, keine Erregungsrückbildungsstörungen, keine Extrasystolen, lediglich die Amplitude in den Brustwandableitungen scheint sehr groß zu sein. „Blutdruck 235/140 mmHg, Puls 72/min, Sättigung 97 %", berichtet Koch weiter.

Doch kein Schlaganfall

„Frau Schäfer, ich muss Ihnen noch eine Nadel legen", informiert Dr. Schwarz die Patientin, „und wahrscheinlich haben Sie keinen Schlaganfall, sondern eine Blutdruckentgleisung – wir nennen das einen hypertensiven Notfall."

Eine eigenwillige Patientin

„Oh Je", stöhnt Frau Schäfer, „schon wieder der Blutdruck. Dabei nehme ich seit 3 Tagen dieses eine Blutdruckmedikament nicht mehr ein, dieses Rami... Rami-Irgendwas, weil mir immer schwarz vor Augen wurde." Dr. Schwarz nickt und ist sich nun sehr sicher, dass seine Verdachtsdiagnose zutrifft – ein plötzliches Absetzen von ACE-Hemmern führt sehr häufig zum Entgleisen des Blutdrucks. Er legt eine 18G-Venenverweilkanüle am linken Handrücken an, während Rettungsassistent Koch bereits eine Infusion mit kristalliner Vollelektrolytlösung vorbereitet und ihm fragend eine Ampulle Urapidil zeigt – Dr. Schwarz nickt zustimmend. Der Rettungsassistent zieht das Medikament für ihn auf.

Erfolgreiche Therapie

Dr. Schwarz beginnt mit der Gabe von 10 mg Urapidil und misst nach 1 Minute den Blutdruck nach – immer noch über 200 mmHg, also verabreicht er nochmals 10 mg. Die nachfolgende Messung ergibt einen Wert von 176/95 mmHg. Dr. Schwarz ist zufrieden – die Blutdrucksenkung um nicht ganz 25 % des Ausgangswertes war genau das, was er erreichen wollte. Frau Schäfer wirkt auch sehr erleichtert: „Also wissen Sie, Herr Doktor, mir ist es jetzt irgendwie leichter. Und diese Farben sehe ich jetzt auch nicht mehr. Ich glaube, ich kann auch hier bleiben." Dr. Schwarz überzeugt sie aber schnell vom Gegenteil und macht ihr klar, dass sie wohl auf andere Antihypertensiva eingestellt werden müsse und das Wiederauftreten eines hypertensiven Notfalls bei der kurzen Halbwertszeit von Urapidil sehr wahrscheinlich sei. Er begleitet seine Patientin auf dem Transport in die Klinik, der bei der nunmehr stabilen Patientin ohne Sonderrechte durchgeführt wird – jedoch, sehr zur Begeisterung seines Rettungsassistenten, nicht an die weiter entfernte Uniklinik, sondern in die internistische Notaufnahme des städtischen Klinikums, das beinahe „um die Ecke" liegt. Die Übergabe an die internistische Kollegin ist kurz und prägnant: „Frau Schäfer, 64-jährige Patientin mit bekanntem Hypertonus, hat ACE-Hemmer aufgrund wiederkehrender hypotoner Phasen selbst abgesetzt, alarmierte heute selbst den Rettungsdienst bei hypertensivem Notfall mit einem Blutdruck von 235 zu 140 mmHg, Senkung auf 175 mmHg nach 20 mg Urapidil. Patientin hat einen i. v.-Zugang (18 G) und Sterofundin zum Offenhalten." Die beiden verabschieden sich noch von ihrer Patientin. Wieder im Fahrzeug angekommen, war der Traum vom Frühstück durch lautes Piepen aus der Hosentasche jedoch endgültig ausgeträumt.

11.2 Leitsymptome

Key Point
- In der Notfallmedizin sind Sie mit meist vital bedrohten Notfallpatienten konfrontiert, Anamnese und Untersuchung sind zudem oft nur sehr eingeschränkt möglich.
- Es hat sich bewährt, anhand von Leitsymptomen die häufigsten Krankheiten differenzialdiagnostisch zu bedenken und so eine (Arbeits-)Diagnose zu finden.
- Oft ist am Notfallort keine kausale Therapie möglich – das Ziel ist daher meist die Wiederherstellung und Aufrechterhaltung der Vitalfunktionen und der zügige Transport in eine für das Krankheitsbild geeignete Zielklinik.

11.2.1 Bewusstlosigkeit

Ätiologie |
- Hyperglykämie (S. 231) und Hypoglykämie (S. 231)
- Schlaganfall (S. 233)
- intrakranielle Blutungen (subdural, epidural, subarachnoidal, intrazerebral)
- Herz-Kreislauf-Stillstand
- kardiale Arrhythmien (S. 216)
- Intoxikationen (S. 256)
- Schädel-Hirn-Trauma (S. 245)
- Meningitis/Enzephalitis (S. 233)
- Hirntumor
- urämisches und hepatisches Koma
- septische Enzephalopathie
- Exsikkose (S. 232)

Stadien der quantitativen Bewusstseinsstörungen |
- **Somnolenz**: abnorm schläfriger, aber leicht weckbarer Patient, Ausführung einfacher Aufgaben (z. B. Augenöffnen) möglich
- **Sopor**: tief schlafender und nur durch starke (Schmerz-)Reize kurzfristig weckbarer Patient
- **Koma**: bewusstloser, nicht weckbarer Patient

Glasgow Coma Scale (GCS) | Der Grad der Bewusstseinsstörung wird heute im Allgemeinen mit Hilfe der GCS (Tab. 11.1) beurteilt und in Schweregrade eingeteilt (Tab. 11.2). Dieser Score wurde ursprünglich für Schädel-Hirn-Traumata entwickelt, ist aber auf jede Form der Vigilanzstörung anwendbar. Die er-

Tab. 11.1

Glasgow Coma Scale (GCS) sowie erweiterte und adaptierte Frankfurter GCS (F-GCS) für Kinder.

Punkte	Augen öffnen	beste motorische Reaktion	beste verbale Reaktion (ab dem 24. Lebensmonat)	beste verbale Reaktion (vor dem 24. Lebensmonat)	Augensymptome (bis zum 12. Lebensjahr)
6	-	befolgt Aufforderungen	-	-	-
5	-	gezielte Schmerzabwehr	konversationsfähig, orientiert	fixiert verfolgt, erkennt, lacht	-
4	spontan	ungezielte Schmerzabwehr	konversationsfähig, desorientiert	fixiert, verfolgt inkonstant, erkennt nicht sicher, lacht nicht situationsbedingt	konjugierte Augenbewegungen möglich, Lichtreaktion der Pupillen auslösbar
3	nach Aufforderung	auf Schmerzreiz Beugeabwehr	unzusammenhängende Worte	nur zeitweise erweckbar, trinkt und isst nicht	Puppenaugenphänomen auslösbar, dabei konjugierte Bulbusbewegungen
2	auf Schmerzreiz	auf Schmerzreiz Strecksynergismen	unverständliche Laute	motorisch unruhig, aber nicht erweckbar	Divergenzstellung der Bulbi, v. a. bei Auslösen des Puppenaugenphänomens oder Kaltspülen des äußeren Gehörgangs
1	keine Reaktion	keine Reaktion auf Schmerzreiz	keine verbale Reaktion	kein Kontakt zur Umwelt, keine visuell, akustisch oder sensorisch ausgelöste motorische Reizbeantwortung	keine spontanen Augenbewegungen; weite, lichtstarre Pupillen

Tab. 11.2

Schweregrad der Vigilanzstörung nach GCS bzw. F-GCS.

Grad der Vigilanzstörung	GCS-Punkte	F-GCS-Punkte
leicht	13–15	17–19
mittelschwer	9–12	12–16
schwer	3–8	3–11

weiterte und adaptierte Frankfurter GCS (F-GCS) berücksichtigt als weitere Kategorie okuläre Symptome und hat eine angepasste Punktbewertung für unter 2-Jährige.

Notärztliche Therapie
- Sauerstoffgabe (Ziel-SpO_2 > 96 %), bei respiratorischer Insuffizienz bzw. GCS < 9 Punkte Intubation erwägen
- weitere Maßnahmen je nach Verdachtsdiagnose

11.2.2 Dyspnoe

Atemnot ist ein häufiges Einsatzstichwort für den Rettungsdienst. Störungen der Atmung und des Gasaustausches können sehr schnell lebensbedrohlich werden und werden von den Patienten häufig ebenfalls als sehr bedrohlich und mit Gefühlen der Todesangst erlebt. Daher ist es wichtig, relativ zügig zu einer Diagnose zu kommen und die zugrunde liegende Ursache schnell zu therapieren.

Wichtige Ursachen
- akute Obstruktion bei Asthma bronchiale oder exazerbierter COPD (S. 225)
- Lungenembolie (S. 222)
- Pneumothorax (S. 227)
- Lungenödem (S. 226)
- Fremdkörperaspiration (S. 238)
- Krupp-Syndrom (S. 237)
- Anaphylaxie (S. 209)
- Pneumonie
- psychogen (z. B. Angst, Stress, Hyperventilation)

Notärztliche Diagnostik
- SpO_2, RR, EKG
- Anamnese: Beginn der Symptomatik, mögliche Auslöser, Vorerkrankungen
- weitere Symptome: z. B. Schmerzen? Übelkeit? Juckreiz?
- Inspektion, Auskultation, Palpation und Perkussion des Thorax

Notärztliche Therapie
- Sauerstoffgabe (Ziel: SpO_2 > 96 %), bei respiratorischer Insuffizienz (z. B. SpO_2 < 88 %) Intubation erwägen
- weitere Maßnahmen je nach Verdachtsdiagnose

11.2.3 Thoraxschmerz

Ätiologie Schmerzen im Thoraxbereich lösen bei den Patienten häufig große Angst vor einem „Herzinfarkt" aus, die Ursachen sind jedoch vielfältig:
- akutes Koronarsyndrom (S. 220)
- Lungenembolie (S. 222)
- Pneumothorax (S. 227)
- Aortendissektion (S. 224)
- Perikarditis: stechender, linksthorakaler Schmerz mit Zunahme im Liegen, bei Inspiration und beim Husten
- Interkostalneuralgie oder thorakaler Bandscheibenvorfall: lokaler, nicht belastungsabhängiger Druckschmerz
- Da-Costa-Syndrom (Herzneurose, somatoforme autonome Funktionsstörung des Herzens): attackenartige Schmerzen im Herzbereich ohne organische Ursache, begleitet von Angst und vegetativen Störungen
- Panikattacke: intensive Angst, begleitet von verschiedenen körperlichen Symptomen, z. B. Tachykardie, Thoraxschmerzen, Schwindel, vegetative Symptome
- Pleuritis sicca: atemabhängige Schmerzen
- Herpes zoster bzw. Zoster-Neuralgie: dermatombezogener, brennender Schmerz, Hautveränderungen

Diagnostik
- SpO_2, RR, EKG
- Anamnese: Lokalisation, Qualität, Intensität, Atemabhängigkeit, Ausstrahlung und Beginn der Schmerzen, mögliche Auslöser, Vorerkrankungen
- weitere Symptome: z. B. Dyspnoe? Angst? Schwindel?
- Inspektion, Auskultation, Palpation und Perkussion von Thorax und Epigastrium

Notärztliche Therapie
- Sauerstoffgabe (Ziel-SpO_2 > 96 %)
- bei starken Schmerzen und organischer Ursache evtl. Schmerztherapie, z. B. Morphin 2–5 mg i. v.
- evtl. Sedierung z. B. mit 1–2 mg Midazolam i. v.
- weitere Maßnahmen je nach Verdachtsdiagnose

11.2.4 Akutes Abdomen

Definition Überbegriff für eine ganze Reihe von Erkrankungen, die sich mit akuten Bauchschmerzen und Abwehrspannung manifestieren und z. T. lebensbedrohliche Ursachen haben.

Ätiologie Die Ursachen sind vielfältig, neben lokalen Erkrankungen wie Aortendissektion (S. 224), Mesenterialinfarkt (S. 225) oder Gallenkolik (S. 230) kommen auch systemische Ursachen wie Hyperglykämie oder Erkrankungen anderer Organsysteme in Frage. Abb. 11.2 gibt einen Überblick über häufige Ursachen des akuten Abdomens.

Diagnostik
- Anamnese: Lokalisation, Qualität, Intensität und Beginn der Schmerzen, mögliche Auslöser, Vorerkrankungen
- weitere Symptome: z. B. Übelkeit/Erbrechen? Obstipation?
- Inspektion, Auskultation, Palpation und Perkussion des Abdomens (vorsichtig beginnen wegen Schmerz!)
- SpO_2, RR, EKG

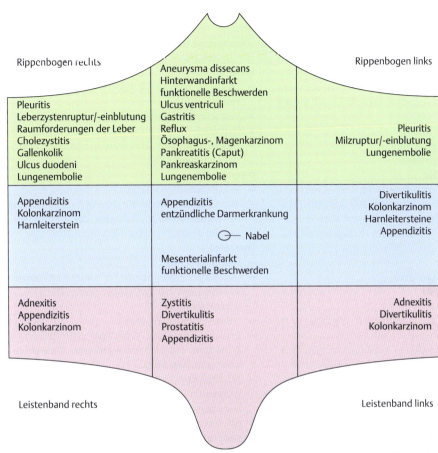

Abb. 11.2 **Schmerzlokalisationen verschiedener Ursachen eines akuten Abdomens** (aus: Baenkler, Kurzlehrbuch Innere Medizin, Thieme, 2010).

Notärztliche Therapie ❘ Möglich sind nur symptomatische Maßnahmen, z. B.:
- Vollelektrolytlösung (Sterofundin® 500 ml)
- Metamizol 1 g als Kurzinfusion
- Butylscopolamin 20 mg i. v. bei kolikartigen Schmerzen
- Morphin 2–10 mg titriert i. v. bei starken Schmerzen
- Dimenhydrinat 62,5 mg i. v. bei Übelkeit und Erbrechen
- Transport in die nächste geeignete chirurgische Klinik

11.2.5 Schock

Anaphylaxie
Ätiologie ❘ In der Notfallmedizin sind anaphylaktische Reaktionen auf Insektengifte (z. B. Mellitin, Phospholipase A und B, Hyaluronidase), Schalentiere, Nüsse und Medikamente häufig.
Klinik und Stadieneinteilung ❘ Siehe Anästhesie (S. 65).
Diagnose ❘ Typische Klinik, eigen- oder fremdanamnestische Angaben zur Art der Allergie.

Therapie ❘
- falls möglich: Allergen entfernen oder Zufuhr stoppen!
- Basismonitoring
- wenn möglich 2 großlumige venöse Zugänge anlegen (oft schwierig!)
- Gabe kristalliner Infusionslösungen (z. B. 1000 ml Sterofundin®)
- H_1- und H_2-Blockade, z. B. 4 mg Dimetinden (Fenistil®) + 50 mg Ranitidin (Ranitic®) i. v.
- bei manifestem Schock: Adrenalin (Suprarenin®) 5–10(–50) µg i. v. nach Wirkung, Weiterführen der Therapie über Perfusor
- falls kein Perfusor vorhanden: 200 µg Adrenalin i. m.
- hochdosiertes Glukokortikoid erwägen, z. B. 40 mg Dexamethason (Fortecortin®) oder 250(–1000) mg Methylprednisolon (Urbason®)
- bei Bronchospastik: β_2-Sympathomimetika inhalativ, z. B. 2–4 Hübe Fenoterol (Berotec®)
- zügiger Transport in geeignete Zielklinik (Intensivstation, Voranmeldung)

Hypovolämischer und hämorrhagischer Schock

Ätiologie | Durch den Verlust großer Mengen an Flüssigkeit (**hypovolämischer Schock**) bzw. Blut (**hämorrhagischer Schock**) nimmt das intravasale Volumen ab. Verluste von 15–20 % werden von jungen, gesunden Menschen zunächst klinisch gut kompensiert, darüber hinaus gehende Verluste führen jedoch ggf. zum Schock.

Klinik |
- blasse, kalte, feuchte Haut
- Tachykardie, Hypotonie
- Oligurie bis Anurie
- verlängerte kapilläre Reperfusionszeit (CRF)

Diagnose | Schocksymptomatik mit klinisch (Blutung) oder anamnestisch (z. B. langanhaltende Diarrhö mit Erbrechen) erkennbarem Flüssigkeitsverlust.

Therapie |
- Basismonitoring
- Blutstillung (falls möglich)
- Beine erhöht lagern (45°) oder Trendelenburg-Lagerung (Abb. 11.3)
- Anlage mehrerer großlumiger Zugänge (z. B. 2 × 16 G)
- Infusion von kristallinen Infusionslösungen (z. B. 1000 ml Sterofundin®) zur Kreislaufstabilisierung
- ggf. titrierte Gabe von Katecholaminen (z. B. ¼ bis ½ Ampulle Theodrenalin/Cafedrin [Akrinor®] oder Noradrenalin 10 µg i. v.)
- zügiger Transport in geeignete Zielklinik (Intensivstation, ggf. Vorankündigung)

Kardiogener Schock

Ätiologie | Durch ein **vermindertes Herzzeitvolumen** wird kein ausreichender Kreislauf erreicht, um die Versorgung der Organe zu sichern. Mögliche Auslöser sind eine **verminderte Kontraktilität des Herzens** (z. B. dekompensierte Herzinsuffizienz, Myokardinfarkt, Myokarditis, Kardiomyopathien), **Rhythmusstörungen** (z. B. Tachyarrhythmia absoluta, ventrikuläre Tachykardie) oder **äußere Ursachen** (z. B. Spannungspneumothorax, Lungenarterienembolie, Herzbeuteltamponade).

Klinik |
- Dyspnoe, kardiales Lungenödem, gestaute Halsvenen
- klinische Symptome der Grunderkrankung
- Hypotonie
- Tachykardie oder Bradykardie und/oder Rhythmusstörungen

Diagnose |
- feuchte Rasselgeräusche
- Anzeichen der Grunderkrankung (z. B. ST-Hebung bei Myokardinfarkt, Nachweis der zugrundeliegenden neuaufgetretenen Rhythmusstörung)

Therapie |
- Basismonitoring
- Oberkörper erhöht lagern (30°) oder Anti-Trendelenburg-Lagerung (möglichst keine Flach- oder Schocklagerung)
- Anlage eines i. v.-Zuganges
- zurückhaltende und vorsichtige (!) Infusion von kristallinen Infusionslösungen (nur zum Offenhalten des Zuganges)
- ggf. titrierte Gabe von Katecholaminen (z. B. ¼ bis ½ Ampulle Theodrenalin/Cafedrin [Akrinor®], ggf. Noradrenalin oder Suprarenin fraktioniert i. v.)
- ggf. Gabe eines Diuretikums, z. B. 40 mg Furosemid (Lasix®)
- ggf. Therapie der Rhythmusstörungen, falls neuaufgetreten und präklinisch möglich
- zügiger Transport in geeignete Zielklinik (Intensivstation, Vorankündigung)

> **Praxistipp**
>
> Meist nehmen die Patienten von selbst eine aufrechte Position ein: Dies entlastet das Herz, da der venöse Rückstrom vermindert und so die Volumenbelastung reduziert wird (Vorlastsenkung). Im Rettungswagen kann dieser Effekt noch verstärkt werden, indem der Patient seine Beine seitlich an der Trage herunterhängen lässt. Beachten Sie beim Transport im Treppenhaus und im Fahrzeug, dass Patienten mit akuter Linksherzinsuffizienz eine Flachlagerung nicht tolerieren!

Septischer Schock

Ätiologie | Zirkulierende bakterielle Endotoxine und/oder Mediatoren der Entzündungskaskade lösen eine systemische Entzündungsantwort (**Systemic Inflammatory Response Syndrome** = SIRS) aus. In der Frühphase (**hyperdyname Form**) ist aufgrund des endogenen Sympathikotonus und des dadurch erhöhten peripheren Widerstands die systemische Blut-

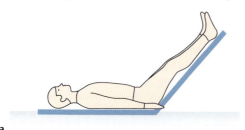
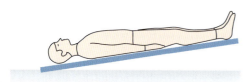

Abb. 11.3 Schocklagerung: a: Hochlagerung der Beine, **b:** Trendelenburg-Lagerung (aus: Secchi, Ziegenfuß, Checkliste Notfallmedizin, Thieme, 2009).

druck zunächst noch normal, in der folgenden Phase (**hypodyname Form**) kommt es jedoch zum Kapillarleck (Capillary Leak) und zum Abfall des systemischen Blutdrucks mit deutlicher Reduktion des Herzzeitvolumens.
Klinik | Meist hohes Fieber, Hypotonie, Tachykardie, feuchte, blasse, kühle Haut, Anurie, schwer kranker, somnolenter bis soporöser Patient. Nähere Informationen zur Sepsis finden Sie im Kapitel Intensivmedizin (S. 157).
Diagnose | Typische Klinik mit Nachweis des Infektfokus (in der präklinischen Notfallmedizin unmöglich).
Therapie |
- Basismonitoring
- Oberkörper flach lagern, ggf. Beine vorsichtig erhöht lagern
- Anlage eines i. v.-Zugangs
- vorsichtige Infusion von kristallinen Infusionslösungen (z. B. 500–1000 ml Sterofundin®)
- ggf. titrierte Gabe von Katecholaminen (z. B. ¼ bis 1 Ampulle Theodrenalin/Cafedrin [Akrinor®])
- falls verfügbar: differenzierte Katecholamintherapie: Noradrenalin 0,05–0,25 µg/kg KG/min über Perfusor
- zügiger Transport in geeignete Zielklinik (Intensivstation, Voranmeldung)

Neurogener Schock
Ätiologie | Nach **Schädel-Hirn-Traumata** oder **Verletzungen des Thorakalmarks** oder höherer Rückenmarksbereiche (S. 248) kann die sympathische Versorgung der Gefäßmuskulatur ausfallen. Dadurch fällt der orthostatische Reflex aus und Lageänderungen führen zum Versacken des Blutes in der Körperperipherie und zum Abfall des systemischen Blutdrucks bis hin zur Bewusstlosigkeit. Der neurogene Schock ist **äußerst selten**.
Klinik und Diagnose | Hypotonie oder Bewusstlosigkeit nach Lageänderung bei entsprechender Anamnese.
Therapie |
- Basismonitoring
- Oberkörper flach und Beine erhöht lagern (30°; cave: Rückenmarksverletzung?) oder Trendelenburg-Lagerung
- Anlage eines i. v.-Zuganges
- ggf. Infusion von kristallinen Infusionslösungen (z. B. 500 ml Sterofundin®)
- ggf. titrierte Gabe von Katecholaminen (z. B. ¼ bis ½ Ampulle Theodrenalin/Cafedrin [Akrinor®])
- Therapie der Grunderkrankung, falls möglich

11.2.6 Herz-Kreislauf-Stillstand
Ätiologie
Unterschieden werden der **primäre** (kardiale Ursache, z. B. Kammerflimmern (VF) oder ventrikuläre Tachykardie (VT); bei Erwachsenen dominierend) und der **sekundäre Herz-Kreislauf-Stillstand** (häufig durch eine Hypoxämie, z. B. im Rahmen einer Atemwegsverlegung oder Intoxikation; bei Kindern dominierend). Nach folgenden, potenziell **reversiblen Ursachen** für einen Herz-Kreislauf-Stillstand sollte im Rahmen der Reanimation unbedingt gesucht und entsprechend therapiert werden („4 H's" und „HITS"):
- **H**ypoxie
- **H**ypovolämie
- **H**ypothermie
- **H**ypo-/Hyperkaliämie
- **H**erzbeuteltamponade
- **I**ntoxikation
- **T**hromboembolie
- **S**pannungspneumothorax

Kardiopulmonale Reanimation (CPR)
Definition | Alle Maßnahmen (Basic Life Support = BLS; Advanced Life Support = ALS) zur Überbrückung eines **Herz-Kreislauf-** und **Atemstillstands**.
Zielsetzung | Aufrechterhaltung einer ausreichenden Gewebeoxygenierung (v. a. des ZNS) durch Herstellen eines überbrückenden Kreislaufs und einer Ventilation, um dauerhafte Schäden und den Tod zu vermeiden.
Leitlinien | Die folgenden Empfehlungen beruhen auf den Leitlinien des European Resuscitation Council (ERC) bzw. des German Resuscitation Council (GRC) aus dem Jahr 2015, abzurufen unter www.grc-org.de

Basic Life Support (BLS)
Definition | Alle **Maßnahmen**, die von Helfern **ohne wesentliche Hilfsmittel** ergriffen werden können, also alle Maßnahmen, die bei einer „Laienreanimation" ergriffen werden sollen, aber auch die Maßnahmen, mit denen professionelle Helfer die Reanimation beginnen, bis weiteres Material vorbereitet ist und eingesetzt werden kann.
Vorgehen | Bei Auffinden einer leblosen Person wird initial das **Bewusstsein überprüft** (Abb. 11.4). Dazu wird die Person laut angesprochen und ggf. ein Schmerzreiz an einer Extremität oder an der Schulter gesetzt. Bei normaler Reaktion können andere Erste-Hilfe-Maßnahmen ergriffen werden; bei fehlender Reaktion wird der Kopf überstreckt, das Kinn angehoben (**HTCL-Manöver** [Head Tilt and Chin Lift]) und für maximal 10 Sekunden **nach Zeichen einer Atmung gesucht** („hören, sehen, fühlen"). Ist die **Atmung normal** (normales Atemgeräusch, Thoraxex-

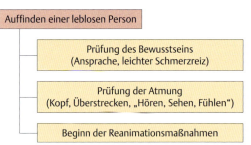

Abb. 11.4 Vorgehen beim Auffinden einer leblosen Person.

kursionen, Atemstrom fühlbar), wird der Patient in **stabile Seitenlage** gebracht und der Rettungsdienst alarmiert. Ist die **Atmung nicht normal**, muss ebenfalls der Rettungsdienst alarmiert und sofort mit **Wiederbelebungsmaßnahmen** (**Cardiopulmonary Resuscitation**, CPR) begonnen werden (**Abb. 11.5**).

Bei **Laienhelfern** wird das **Prüfen der Kreislauftätigkeit nicht empfohlen**. Professionelle Helfer können das Vorhandensein des Karotispulses überprüfen (maximal 10 s). Im Zweifelsfall sollte immer unverzüglich mit Thoraxkompressionen begonnen werden.

Die **Thoraxkompressionen** sollen mit einer Frequenz von **100–120/min** und einer **Drucktiefe von 5–6 cm** durchgeführt werden (Druckpunkt in der Mitte des Sternums auf Höhe der Mamillen). Nach jeder Kompression ist auf eine vollständige Entlastung zu achten. Nach jeweils 30 Kompressionen werden 2 kurze Mund-zu-Mund- oder Mund-zu-Nase-Beatmungen (Dauer je ca. 1 s, insgesamt 5 s) durchgeführt. Bei der Mund-zu-Mund-Beatmung muss die Nase bzw. bei Mund-zu-Nase-Beatmung der Mund des Patienten zugehalten werden. Die Reanimation wird nun im **Verhältnis 30 : 2** (Thoraxkompressionen : Beatmungen) weitergeführt, bis weitere Hilfe eintrifft bzw. mit den erweiterten Maßnahmen begonnen werden kann. Sofern verfügbar, kann, und soll (auch und v. a. von medizinischen Laien!), ein **automatischer externer Defibrillator** (**AED**) verwendet werden.

Advanced Life Support (ALS)
Definition: ▎ Alle **auf dem BLS aufbauenden**, **von professionellen Helfern** (z. B. Notarzt, Rettungsdienst, Reanimationsteam) **durchgeführten Maßnahmen** der Reanimation (**Abb. 11.6**), z. B. Beatmung mittels Beatmungsbeutel, Atemwegssicherung mittels Endotracheal- oder Larynxtubus, EKG-Auswertung, Anwendung eines manuellen Defibrillators, Anlage eines i. v.- oder i. o.-Zuganges, Applikation von Medikamenten (z. B. Adrenalin, Amiodaron) und – sofern möglich – die Therapie von möglichen reversiblen Ursachen des Kreislaufstillstands.

Defibrillation ▎ Die Defibrillation ist zweifellos das **wichtigste Instrument des ALS**, da sie in vielen Fällen **lebensbedrohliche Herzrhythmusstörungen** (VF und VT) **kausal therapieren** kann. Daher sollten so früh wie möglich die Defibrillations-Pads auf den Patienten geklebt werden (**Abb. 11.7**). Nach der Anlage wird in einer möglichst kurzen Phase der Unterbrechung der Herzdruckmassage der Herzrhythmus des Patienten analysiert. Bei **Kammerflimmern** oder **pulsloser ventrikulärer Tachykardie** wird nun **1 Schock** abgegeben (360 J monophasisch bzw. 150–200 J biphasisch). Dies wird alle 2 Minuten wiederholt.

i. v.- oder i. o.-Zugang ▎ Wenn möglich, sollte im Rahmen des ALS ein i. v.-Zugang (S. 193) **gelegt** wer-

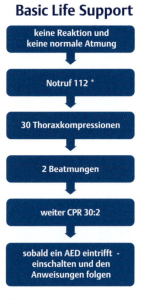
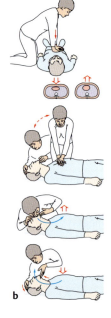

Abb. 11.5 BLS-Maßnahmen bei Erwachsenen: **a**: Algorithmus (aus: Perkins, G., Handley, A., Koster, R. et al., Basismaßnahmen zur Wiederbelebung Erwachsener und Verwendung automatisierter externer Defibrillatoren, Notfall Rettungsmed (2015) 18: 748. © German Resuscitation Council (GRC) und Austrian Resuscitation Council (ARC) 2015), **b**: konkretes Vorgehen (aus: Secchi, Ziegenfuß, Checkliste Notfallmedizin, Thieme, 2009).

a * Österreich/Schweiz 144

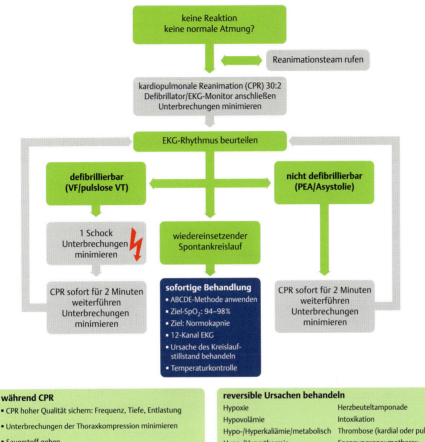

Abb. 11.6 Algorithmus für den Advanced Life Support (aus: Soar, J., Nolan, J., Böttiger, B. et al., Erweiterte Reanimationsmaßnahmen für Erwachsene („adult advanced life support"), Notfall Rettungsmed (2015) 18: 770. © German Resuscitation Council (GRC) und Austrian Resuscitation Council (ARC) 2015).

den. Meist ist eine problemlose Punktion von Hand- oder Armvenen möglich, auch die V. jugularis externa bietet eine meist sichere und schnell erreichbare Zugangsstelle. Konnte nach spätestens 3 Punktionsversuchen oder nach 90 Sekunden kein sicherer intravenöser Zugang etabliert werden, sollte die Anlage eines intraossären Zugangs erfolgen (S. 194). Mögliche Anlagestellen sind die proximale Tibia, der Malleolus medialis und der proximale Humerus.

Atemwegssicherung I Ein geschultes Team (Notarzt oder Anästhesist/Intensivmediziner) sollte im Rahmen des ALS die Atemwege sichern. Die endotracheale Intubation ist nach wie vor Goldstandard zur Beatmung, da sie vor Aspiration schützt und eine unterbrechungsfreie Herzdruckmassage ermöglicht. Intubationsversuche sollten jedoch möglichst ohne Unterbrechung der Herzdruckmassage durchgeführt werden und nicht länger als 10 Sekunden dauern. Ist eine Intubation nicht oder nicht gleich möglich, sollte eine alternative Atemwegssicherung (z. B. mit einem supraglottischen Atemwegshilfsmittel, z. B. Larynxtubus) erfolgen. Die Lage des Tubus bzw. die Ventilation sollte mittels Kapnometrie/Kapnografie kontrolliert werden. Bei einem Herz-Kreislauf-Still-

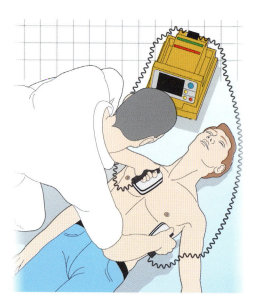

Abb. 11.7 Korrekte Positionierung der Defibrillationspads (nach: Adams et al., Taschenatlas Notfallmedizin, Thieme, 2006).

stand und suffizienter Reanimation sind $p_{et}CO_2$-Werte von 5–20 mmHg zu erwarten.

> **MERKE**
>
> **Defibrillierbare Rhythmen** sind **Kammerflimmern** und **pulslose ventrikuläre Tachykardie**. Asystolie und pulslose elektrische Aktivität werden nicht defibrilliert.

Nach der Defibrillation wird – unabhängig vom danach erreichten Rhythmus – die mechanische **Herzdruckmassage sofort wiederaufgenommen** und **für 2 Minuten** fortgeführt (Ausnahme: der Patient zeigt Lebenszeichen wie Bewegungen oder Spontanatmung), anschließend wird der **Rhythmus erneut analysiert**. Besteht weiterhin ein defibrillierbarer Rhythmus, wird ein weiterer Schock abgegeben (360 J monophasisch bzw. 150–360 J biphasisch; alle 2 Minuten).

Medikamente | **Adrenalin 1 mg i.v.** oder i.o. sollte (unabhängig von der Defibrillierbarkeit des Rhythmus) **alle 3–5 Minuten** appliziert werden (bei VF und VT erst nach der 3. erfolglosen Defibrillation). Zusätzlich werden dann **300 mg Amiodaron** i.v. oder i.o. gegeben (cave: nur mit Glucose 5 % verdünnen! Ebenfalls erst nach der 3. erfolglosen Defibrillation.). Bei **Torsade-de-pointes-Tachykardie** kann **Magnesium** (2 g) gegeben werden. Die generelle und blinde Applikation von Natriumbikarbonat (NaBi) wird nicht mehr empfohlen, kann jedoch im Einzelfall (innerklinische Reanimation mit vorliegender Blutgasanalyse) sinnvoll sein. Eine **Thrombolyse** ist nur bei Verdacht auf eine fulminante **Lungenembolie** indiziert.

Kausale Therapie | Die Therapie der möglichen reversiblen Ursachen des Herz-Kreislauf-Stillstands ist ebenfalls ein entscheidender Bestandteil des ALS:

- Eine **Hypoxämie** wird durch die Intubation und Beatmung behandelt.
- Eine **Hypovolämie** sollte bei entsprechendem Verdacht (Trauma, Blutung, Exsikkose) durch einen i.v.-Flüssigkeitsbolus ausgeglichen werden.
- **Hypo-** und **Hyperkaliämie** sowie **metabolische Entgleisungen** können präklinisch meist weder diagnostiziert noch adäquat therapiert werden, innerklinisch gibt hier die Blutgasanalyse wertvolle Hinweise.
- Eine Hypothermie (S. 255) sollte bei entsprechenden Hinweisen (z. B. Auffinden im Freien, im Wasser) durch die Messung der Körpertemperatur abgeklärt werden. Bei Nachweis einer Hypothermie muss die Reanimationsbehandlung prolongiert fortgeführt und der Patient zum aktiven Wiedererwärmen (ECMO/HLM!), unter Reanimation, in ein entsprechendes Zentrum gebracht werden.
- Eine **Herzbeuteltamponade** lässt sich präklinisch ebenfalls nur selten diagnostizieren, innerklinisch wird unter sonografischer Kontrolle punktiert.
- Bei Intoxikationen (S. 256) sollte mit der nächsten Vergiftungsinformationszentrale Kontakt aufgenommen werden, die Hinweise zur spezifischen Antidottherapie geben kann.
- Bei **Thrombosen**, die zu einer Lungenembolie (S. 222) geführt haben, kann der Patient oft durch die mechanische Fragmentierung des Embolus während der Reanimation stabilisiert werden. Bei hochgradigem Verdacht ist eine Thrombolysebehandlung indiziert, wobei die Reanimation für weitere 60–90 Minuten aufrechterhalten werden sollte.
- Ein Spannungspneumothorax (S. 227) ist am einseitig abgeschwächten Atemgeräusch bei der Beatmung erkennbar und muss sofort mittels Punktion (z. B. 14 G-Kanüle in Monaldi-Position) entlastet werden. Nach dem Entweichen der Luft und der Wiederherstellung eines Kreislaufs kann die Anlage einer Thoraxdrainage erwogen werden.

Vorgehen bei ROSC | Gelingt es, einen **Spontankreislauf wiederherzustellen** (Return of Spontaneous Circulation, ROSC), so ist dieser selten so stabil, dass keine weiteren Maßnahmen erforderlich sind. Meist benötigen Patienten noch **Kreislaufunterstützung**, z. B. mittels kontinuierlicher Noradrenalin-Infusion über einen Perfusor, idealerweise über einen separaten Zugang. Die **kontrollierte Beatmung** sollte an die Kapnometrie/Kapnografie adaptiert werden (Ziel-et-CO_2 um 35 mmHg, Ziel-SpO_2 > 96 %: keine Beatmung mit 100% Sauerstoff ohne Grund!). Atmet der Patient gegen den Ventilator, sollte eine Analgosedierung durchgeführt oder die Narkose vertieft werden. Bereits präklinisch sollte eine **therapeutische Hypothermie** (Zielbereich: 32–34 °C Körperkerntemperatur) begonnen werden (aktive externe Kühlung mit Coolpacks, Applikation gekühlter Infusionslösungen), da dies das neurologische Behandlungsergebnis verbessern kann. Eine invasive **Druckmessung** ist nur zu erwägen, wenn diese am NEF verfügbar und ohne Zeitverlust etablierbar ist. Ansonsten sollte der Blutdruck alle 1–2 Minuten nicht-invasiv gemessen werden. Außerdem sind eine **kontinuierliche EKG-Ableitung** und **SpO₂-Messung**, ein angeschlossener und **betriebsbereiter Defibrillator** und ein **jederzeit für eine neuerlich erforderliche Reanimation bereites Rettungsteam** erforderlich, wenn der Patient in die Klink transportiert wird.

CPR bei Säuglingen und Kindern

Bei Säuglingen und Kindern resultiert ein Herz-Kreislauf-Stillstand in den allermeisten Fällen aus einer **respiratorischen Ursache** und einer daraus folgenden Hypoxämie („respiratorisch induzierter Herz-Kreislauf-Stillstand"). Daher sollte immer **nach Fremdkörpern im Bereich der Atemwege gesucht** werden.

Bei **Neugeborenen** sollte mit Reanimationsmaßnahmen begonnen werden, wenn nach der Geburt keine (ausreichende) Spontanatmung einsetzt oder die Herzfrequenz < 100/min liegt (Auskultation über der Herzspitze oder Tasten des Pulses über der Nabelschnur). Zunächst werden die Atemwege freigemacht und ggf. abgesaugt. Danach wird **5 × beatmet**, wobei der Inspirationsdruck für jeweils 2–3 s aufrechterhalten wird (→ Öffnung der Lungen). Meist steigt darunter die Herzfrequenz zügig an. Bei weiterhin insuffizienter Spontanatmung wird mit einer Frequenz von 30/min weiter beatmet, bei einer Herzfrequenz < 60/min werden Thoraxkompressionen begonnen. Das **Kompressions-Ventilations-Verhältnis** beträgt bei Neugeborenen **3 : 1**, es sollte eine **Kompressionsfrequenz von 120/min** erreicht werden. Dabei platziert der Helfer seine Daumen nebeneinander über dem unteren Drittel des Sternums, direkt unter einer gedachten Linie zwischen den Mamillen, und umgreift mit den Fingern den gesamten Thorax (**Abb. 11.8a**). Das Neugeborene sollte unbedingt durch adäquate Maßnahmen (z.B. Rettungsdecke) vor Wärmeverlust geschützt werden.

Bei **Säuglingen und Kindern** werden **5 initiale Beatmungen** durchgeführt und erst anschließend ggf. mit Thoraxkompressionen begonnen. Bei Säuglingen sind Thoraxkompressionen – falls der Puls getastet wird (Säugling: A. brachialis oder A. femoralis, Kinder: A. carotis oder A. femoralis) – bei einer Herzfrequenz < 60/min indiziert. Das **Kompressions-Venti**

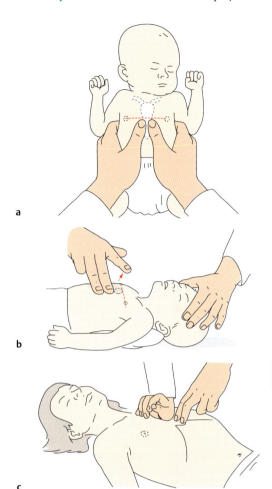

Abb. 11.8 Herzdruckmassage bei Neugeborenen (a), **Säuglingen** (b) und **Kindern** (c) (aus: Secchi, Ziegenfuß, Checkliste Notfallmedizin, Thieme, 2009).

lations-Verhältnis beträgt hier **15 : 2** (2 professionelle Helfer) oder **30 : 2** (Laienhelfer oder nur 1 Helfer), es sollte eine **Kompressionsfrequenz von 100–120/min** erreicht werden. Die Thoraxkompressionen werden in der Mitte des Sternums auf Mamillenhöhe ausgeführt, und zwar bis zum Ende des 1. Lebensjahrs mit 2 Fingern bzw. danach mit dem Handballen (**Abb. 11.8**b und c).

Prognose

Die Prognose **nach einem Herz-Kreislauf-Stillstand** ist auch heute noch **schlecht** (nicht zuletzt weil die Laienreanimationsquote mit 25–30 % in Deutschland sehr niedrig ist): Bei etwa **40 %** der Patienten kann durch die Reanimationsmaßnahmen ein **Spontankreislauf** (ROSC) erzielt werden, nur etwa 7–14 % der Patienten leben 1 Jahr nach dem Ereignis noch. Wesentliche **Faktoren**, die das Überleben beeinflussen:
– Wurde der Kollaps bzw. der Kreislaufstillstand beobachtet?

- Zeitpunkt des Beginns der Reanimation (Laienreanimation verbessert das Behandlungsergebnis deutlich!)
- Qualität der durchgeführten Maßnahmen
- initialer Herzrhythmus (Kammerflimmern und ventrikuläre Tachykardie besser als Asystolie und pulslose elektrische Aktivität)
- Ursache des Herz-Kreislauf-Stillstands
- Alter des Patienten (jung besser als alt)
- Begleiterkrankungen

MERKE

Jede Minute nach Eintritt des Herz-Kreislauf-Stillstands, die bis zum Beginn der Reanimationsmaßnahmen vergeht, **senkt** die **Überlebenschance** des Patienten um 7–10 %! Daher ist die Laienreanimation von besonderer Bedeutung!

Abbruch einer Reanimation | Wie lange eine Reanimationsbehandlung präklinisch fortgeführt wird, lässt sich nicht generell beantworten und ist **immer** eine **Einzelfallentscheidung**, die von vielen Faktoren beeinflusst wird. Bei **jungen Patienten** oder **potenziell reversiblen Ursachen** kann eine **prolongierte Reanimation** und sogar der Transport unter Reanimationsbedingungen in die nächste Klinik gerechtfertigt sein. Schwere Begleiterkrankungen (z. B. erfährt das Team während der Reanimation von einem unheilbaren Tumorleiden im Endstadium) bei infauster Prognose rechtfertigen dagegen einen schnelleren Abbruch der Reanimationsmaßnahmen. Der **Abbruch der Reanimationsmaßnahmen** ist jedoch eine **endgültige Entscheidung** und muss daher wirklich wohl überlegt sein – von dieser Entscheidung gibt es kein Zurück mehr! Die Entscheidung sollte im Konsens mit dem Team getroffen werden.

11.3 Kardiovaskuläre Notfälle

Key Point
- Herzrhythmusstörungen sollten präklinisch nur bei hämodynamischer Relevanz behandelt werden (keine EKG-Kosmetik)!
- Ziel bei Patienten mit Myokardinfarkt ist die kardiopulmonale Stabilisierung und der schnellstmögliche Transport zu einem Linksherz-Katheterplatz (PTA) nach telefonischer Voranmeldung! (Ziel: „Door-to-Balloon-Time" < 90 min).
- Bei hypertensivem Notfall sollte der Blutdruck nur um 25 % des Ausgangswerts gesenkt werden.
- Weitere wichtige kardiovaskuläre Notfälle sind der Verschluss einer Extremitätenarterie, Lungenembolien, venöse Thrombosen, Aortendissektionen und Mesenterialinfarkte.

11.3.1 Herzrhythmusstörungen

Herzrhythmusstörungen sind bei bis zu 30 % aller Notarzteinsätze die Ursache für die Alarmierung. Folgende zentrale Fragen sind zu klären:
- Ist die Arrhythmie **neu aufgetreten oder vorbestehend**? (nicht immer eindeutig zu klären)
- Ist die Arrhythmie **hämodynamisch relevant**?
- Besteht die Gefahr des Übergangs in eine **lebensbedrohliche Rhythmusstörung**?

Bradykarde Rhythmusstörungen
Sinusbradykardie
Definition | Regelrechter Sinusrhythmus mit Frequenz < 50/min (**Abb. 11.9**).
Ätiologie | Die häufigste Ursache ist ein **Vagusreiz** (z. B. Schmerz, Erbrechen), in Frage kommen auch

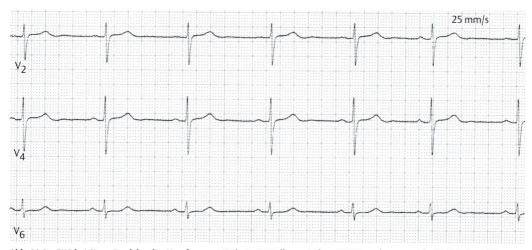

Abb. 11.9 EKG bei Sinus-Bradykardie: Herzfrequenz 50/min, P-Welle vor jedem QRS-Komplex, normale PQ-Zeit (aus: Klinge, Das Elektrokardiogramm, Thieme, 2011).

ein Sick-Sinus-Syndrom und eine Überdosierung von β-Blockern oder Opioiden.
Symptome | Evtl. **Hypotension** mit Schwindel und Synkope, bei Frequenzen > 40/min selten lebensbedrohlich.
Therapie | Bei bedrohlicher Bradykardie **Atropin** 0,01 mg/kg KG i. v., bei Persistenz 10–100 µg **Adrenalin** i. v.

AV-Block
Definition | Verzögerung oder Unterbrechung der Überleitung von den Vorhöfen auf die Kammern.
Ätiologie | Zum Beispiel hoher Vagotonus, strukturelle Herzerkrankungen, Hyperkaliämie, Digitalisintoxikation.
Grade |
- **AV-Block I°**: verlängertes PQ-Intervall (harmlos und nicht therapiebedürftig)
- **AV-Block II° mit Wenckebach-Periodik** (Mobitz I): Das PQ-Intervall wird von Erregung zu Erregung immer länger, bis schließlich eine Kammerkontraktion ausfällt.
- **AV-Block II° mit Mobitz-Periodik** (Mobitz II, **Abb. 11.10**): In regelmäßigen Abständen bleiben einzelne Kammeraktionen aus, z. B. wird nur jede zweite (2 : 1-Periodik) oder jede dritte P-Welle (3 : 1-Periodik) von einer Kammeraktion gefolgt.
- **AV-Block III°**: Die Vorhof- und Kammererregungen sind völlig dissoziiert, die Kammeraktionen werden von einem unabhängigen, sekundären Schrittmacher übernommen.

Symptome | Eventuell **Hypotonie**, **Schwindel** und **Kollaps**, bei AV-Block II° mit Mobitz-Periodik und AV-Block III° Asystoliegefahr (**Adam-Stokes-Anfall**).
Therapie |
- **AV-Block I° und II°-Wenckebach**: Normalerweise ist keine notfallmedizinische Therapie erforderlich, weitere Abklärung im Krankenhaus. Eine adäquate Überwachung mittels Basismonitoring sollte aber sichergestellt sein.
- **AV-Block II°-Mobitz und III°**:
  - Atropin 0,01 mg/kg KG
  - Adrenalin über Perfusor (beginnend mit 0,03 µg/kg KG/min)
  - lebensbedrohliche Bradykardie mit Bewusstseinsverlust: evtl. externer Schrittmacher (erfordert Intubation + Notfallnarkose)
- **Asystolie**: CPR (S. 211)

Tachykarde Herzrhythmusstörungen mit schmal konfigurierten QRS-Komplexen
Sinustachykardie
Definition | Regelrechter Sinusrhythmus mit Frequenz > 100/min (**Abb. 11.11**).
Ätiologie | Häufige Ursachen einer Sinustachykardie in der Notfallmedizin:
- Flüssigkeitsmangel (z. B. Dehydratation, Schock)
- Schmerzen
- Aufregung, Stress
- symptomatische Tachykardie im Rahmen eines anderen, schweren Krankheitsbildes

Symptome | Als **kritische Grenze** bei Gesunden gilt eine Herzfrequenz von 220 − Alter des Patienten in Jahren (z. B. 170/min bei einem 50-Jährigen), mögli-

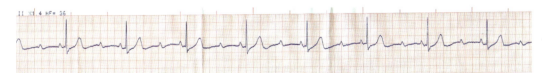
Abb. 11.10 AV-Block II mit Mobitz-Periodik.

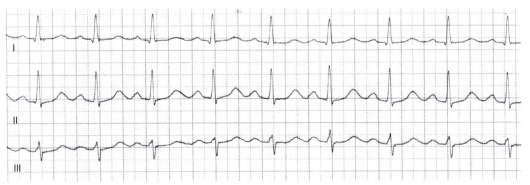
Abb. 11.11 Regelmäßige Sinustachykardie: Herzfrequenz 120/min, jeder P-Welle folgt ein QRS-Komplex; Papierlaufgeschwindigkeit 50 mm/s (aus: Klinge, Das Elektrokardiogramm, Thieme, 2011).

che Symptome sind „Herzklopfen", Dyspnoe, Schwindel, Benommenheit.
Therapie | Die Therapie sollte sich **stets nach der Ursache** richten, z. B. vorsichtige Volumengabe bei Dehydratation, Ausgleich des Volumenmangels bei Schock, adäquate Analgesie bei Schmerzen. Liegt keine dieser Ursachen vor, kann vorsichtig und titriert ein β-Blocker i. v. (z. B. Metoprolol 1–5 mg) gegeben werden.

Supraventrikuläre Tachykardie (SVT)
Definition | Tachykardie (Frequenz > 100/min) mit regelmäßigen, schmal konfigurierten QRS-Komplexen (< 0,12 ms; **Abb. 11.12**), die von einem Zentrum oberhalb der Ventrikel ausgeht.
Ätiologie | Meist angeborene Störungen (→ typisch: junge, herzgesunde Patienten), z. B. Präexzitationssyndrome wie das Wolff-Parkinson-White-Syndrom, AV-Knoten-Tachykardien, AV-junktionale Tachykardien und Reentry-Tachykardien.
Symptome | Plötzlich auftretendes „Herzrasen", evtl. Schwindel, Hypotonie, Synkope.
Therapie |
- **Vagusstimulation**: Valsalva-Pressversuch, (einseitige!) Massage des Karotissinus
- bei hämodynamischer Relevanz **Adenosin** 6 mg **schnell i. v.**, bei Erfolglosigkeit Wiederholung mit 9 mg, bei Erfolglosigkeit Wiederholung mit 12 mg. **Cave**: Adenosin kann eine totale AV-Blockierung und damit eine kurzzeitige Asystolie (einige Sekunden) auslösen, die i. A. aber nicht therapiert werden muss.
- bei unzureichendem Effekt **β-Blocker** (z. B. Metoprolol oder Esmolol) oder **Kalziumantagonisten** (Diltiazem oder Verapamil) langsam titriert i. v.
- bei bekanntem **WPW-Syndrom** kein Adenosin, sondern **Ajmalin** (0,5–1 mg/kg KG langsam i. v.)
- Eine **Kardioversion** (z. B. beginnend mit 30 J biphasisch, R-Zacken-synchronisiert) ist **ausschließlich bei ausgeprägter hämodynamischer Relevanz** präklinisch indiziert und erfordert in der Regel eine Analgosedierung (z. B. mit Propofol, ggf. Morphin).

Tachyarrhythmia absoluta (TAA)
Definition | Vorhofflimmern (keine P-Wellen im EKG abgrenzbar) mit schneller Überleitung auf die Kammern → Schmalkomplextachykardie mit völlig unregelmäßigen Aktionen und Frequenz > 100/min (**Abb. 11.13**).

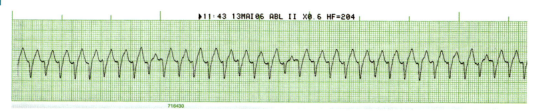

Abb. 11.12 Supraventrikuläre Tachykardie.

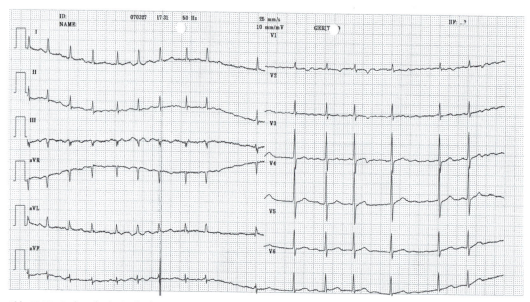

Abb. 11.13 Tachyarrhythmia absoluta.

Symptome | Bei Vorhofflimmern fällt die geordnete Vorhofkontraktion vor der Ventrikelkontraktion weg, weshalb das Schlagvolumen um ca. 30 % geringer ist als bei Sinusrhythmus. Die Patienten bemerken das in der Regel nicht. Steigt die Herzfrequenz jedoch an (Tachyarrhythmie), nehmen die Ventrikelfüllung und damit auch das Schlagvolumen drastisch ab. Die Patienten klagen über einen plötzlichen **Leistungsknick**, **Müdigkeit**, **Palpitationen** und „**Herzrasen**".

Therapie | Am wichtigsten ist die Frequenzkontrolle: Zur Erhöhung der Vorlast kann vorsichtig Volumen gegeben werden. Ist ein Vorhofflimmern bereits bekannt, nehmen die Patienten meist bereits Medikamente sowohl zur Frequenzkontrolle (z. B. Digitoxin, Bisoprolol) als auch zur Antikoagulation (z. B. Phenprocoumon) ein. Ist dies nicht der Fall, kann versucht werden, die Frequenz mit einem **β-Blocker** (z. B. Metoprolol 1–5 mg langsam titriert i. v.) oder **Verapamil** (5 mg) zu reduzieren. Digitoxin sollte präklinisch nicht angewandt werden, bei hämodynamischer Relevanz kann **Amiodaron** als Kurzinfusion (300 mg über 30 min in Glukose 5 %) gegeben werden. Ist das Vorhofflimmern nachweislich innerhalb der vergangenen 24 Stunden neu aufgetreten, kann eine **elektrische Kardioversion** (synchronisiert, z. B. 120 J biphasisch) unter Kurznarkose (z. B. 50 mg Propofol) versucht werden. Diese sollte präklinisch jedoch nur bei instabilen Patienten angewendet werden, ansonsten besser unter kontrollierten Bedingungen in der Klinik.

Tachykarde Herzrhythmusstörungen mit breit konfigurierten QRS-Komplexen

Definition | Tachykardie (Frequenz > 100/min) mit regelmäßigen, breit konfigurierten QRS-Komplexen (≥ 0,12 ms; **Abb. 11.14**), die am häufigsten von einem ventrikulären Zentrum ausgeht (**ventrikuläre Tachykardie, VT**). Eine Sonderform ist die **Torsade-de-Pointes-Tachykardie**, eine spindelförmige Kammertachykardie mit einer Frequenz > 150/min (**Abb. 11.15**).

Ätiologie | Am häufigsten KHK, Myokardinfarkt, Intoxikation mit Antiarrhythmika oder Herzglykosiden, Long-QT-Syndrom, Brugada-Syndrom.

Symptome | Herzrasen, Angina pectoris, Synkope, kardiogener Schock.

Therapie | Die VT ist eine **lebensbedrohliche Rhythmusstörung** mit Gefahr des Übergangs in ein Kammerflimmern und muss daher sofort therapiert werden:
- stabile Hämodynamik, keine Herzinsuffizienz: **Ajmalin** 50 mg i. v. über 5 min
- stabile Hämodynamik bei Herzinsuffizienz: **Amiodaron** 300 mg i. v. über 5 min, gefolgt von 900 mg über 24 h

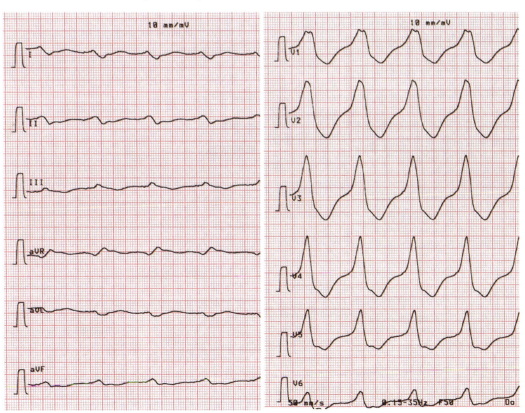

Abb. 11.14 Ventrikuläre Tachykardie.

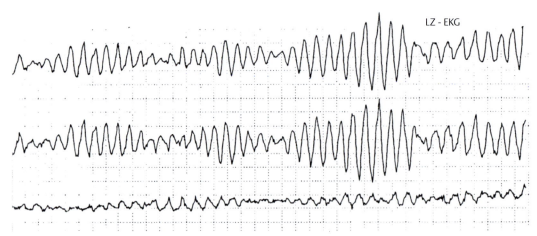

Abb. 11.15 **Torsade-de-Pointes-Tachykardie** (aus: Klinge, Das Elektrokardiogramm, Thieme, 2011).

- Torsade-de-Pointes-Tachykardie: **Magnesium** 2 g i. v. über 5 min
- hämodynamische Instabilität oder Versagen der medikamentösen Therapie: **Analgosedierung + elektrische Kardioversion**, beginnend mit 150 J biphasisch
- Pulslosigkeit: **CPR** und Defibrillation

> **MERKE**
>
> Bis zum Beweis des Gegenteils wird jede Tachykardie mit breit konfigurierten QRS-Komplexen wie eine ventrikuläre Tachykardie behandelt.

11.3.2 Hypertensive Entgleisung

Definition ❘ Die **hypertensive Krise** bezeichnet eine Entgleisung des systemischen Blutdrucks mit Werten > 230/130 mmHg. Bei Zeichen einer vitalen Bedrohung durch Organschäden (z. B. Hochdruckenzephalopathie, akutes Koronarsyndrom, intrakranielle Blutungen, Lungenödem) spricht man von einem **hypertensiven Notfall**.

Ätiologie ❘ Häufige Ursache sind **mangelnde Compliance** bei der Einnahme von Antihypertensiva und **psychische Veränderungen** (z. B. akute Erregung, Angst-/Panikzustände). Eine spezielle Situation ist die hypertensive Entgleisung im Rahmen einer Spätgestose (S. 235).

Symptome ❘ Viele Patienten sind asymptomatisch. Häufig wird über **neurologische Symptome** (Schwindel, Flimmerskotome, Kopfschmerzen, neurologische Ausfälle), **Angst** und **Unruhe** geklagt. Auch **Dyspnoe**, **Nasenbluten** und **thorakale Schmerzen** sind häufig. Typisch ist auch ein deutlich hyperämisches, rotes Hautkolorit im Kopfbereich.

Therapie ❘ Das Ziel ist die langsame, vorsichtige **Senkung** des Blutdrucks **um maximal 25 % des Ausgangswerts**! Folgende Substanzen werden derzeit empfohlen:

- **Urapidil** (z. B. Ebrantil®) vorsichtig i. v (10 mg-weise titriert bis zur gewünschten Wirkung – im Rettungsdienst ideal, da sehr gut steuerbar)
- **Glyceroltrinitat** (z. B. Nitrolingual®) 0,8–1,2 mg sublingual (≙ 2–3 Hübe des Pumpsprays): v. a. bei Lungenödem (Cave: Nitro-Kopfschmerz!)
- **Clonidin** (z. B. Catapresan®) 1 µg/kg KG langsam i. v.
- **Metoprolol** (z. B. Beloc®) 1–5 mg langsam i. v.: v. a. bei begleitender Tachykardie und akutem Koronarsyndrom
- **Nitrendipin** (z. B. Bayotensin akut®) 5 mg sublingual: kontraindiziert bei akutem Koronarsyndrom
- **bei Lungenödem**: begleitend Furosemid (z. B. Lasix®) 20–40 mg i. v.

> **MERKE**
>
> Insbesondere bei mehrfach antihypertensiv behandelten Patienten sind höhere Dosierungen erforderlich. Nach einiger Zeit kann bei diesen Patienten die Wirkung aber schlagartig einsetzen. Daher sollte immer **vorsichtig** weiter **titriert** werden, bis die gewünschte Wirkung einsetzt!

11.3.3 Akutes Koronarsyndrom (ACS)

Definition ❘ Das ACS fasst die **Angina pectoris** (kein Anstieg von Troponin T/I), den **Nicht-ST-Hebungs-Infarkt** (NSTEMI: Anstieg von Troponin T/I, keine ST-Streckenhebungen im EKG) und **den ST-Strecken-Hebungs-Infarkt** (STEMI: Anstieg von Troponin T/I + typische ST-Streckenhebungen im EKG) zusammen. Die Angina pectoris und der NSTEMI sind ohne Bestimmung des Troponin-Spiegels in der Notfallmedizin nicht zu unterscheiden.

Symptome | Akut einsetzende, andauernde Brustschmerzen, thorakales Engegefühl („wie ein Gürtel um die Brust"), oft mit Ausstrahlung in den linken Arm oder aber auch in den Unterkiefer oder Oberbauch, Schwächegefühl, Todesangst, vegetative Symptome, Rhythmusstörungen, Dyspnoe.
Cave: Insbesondere bei Diabetikern und älteren Patienten sind auch „stumme" Infarkte ohne die typische Schmerzsymptomatik möglich!
Diagnostik | Anamneseerhebung, SpO_2, RR, 12-Kanal-EKG (Abb. 11.16), kontinuierliche und lückenlose Überwachung, ggf. Troponin-Schnelltest!
Therapie |
- Der Patient sollte nicht mehr aufstehen oder gehen, damit er nicht weiter körperlich belastet wird!
- Oberkörper-Hochlagerung (30°) → Senkung der Vorlast
- venösen Zugang legen
- ggf. zurückhaltende O_2-Gabe (Ziel-SpO_2 > 94–96%) nur bei bestehendem SpO_2-Abfall (Cave: keine prophylaktische, hochdosierte Sauerstoffgabe!)
- Nitroglycerin-Spray (1–2 Hübe à 0,4 mg sublingual: nicht bei systolischem Blutdruck < 90 mmHg)
- Acetylsalicylsäure (ASS) 250–500 mg i. v.
- ggf. Thrombozytenaggregationshemmer p. o.: Clopidogrel (z. B. Plavix®) 600 mg, Prasugrel (Efient®) 60 mg oder Ticagrelor (Brilique®) 180 mg (→ „duale Plättchenhemmung")
- Heparin (Liquemin®) 70 I.E./kg KG (max. 5000 I.E.) oder niedermolekulares Heparin (z. B. Enoxaparin 1 mg/kg KG s. c.)
- Morphin (z. B. MSI®) 3–5 mg fraktioniert i. v., bis Schmerzfreiheit
- bei Tachykardie (> 80/min): β-Blocker wie Metoprolol (z. B. Beloc®) 1–5 mg langsam i. v.
- bei Übelkeit Antiemetika, z. B. Metoclopramid (Paspertin®) 10 mg i. v.
- bei kardiogenem Schock und persistierender Hypotonie < 90 mmHg systolisch: Katecholamintherapie mit Noradrenalin (Arterenol®) initiieren
- zügiger Transport mit Vorankündigung in ein Krankenhaus mit Koronarangiografie und kardiologischer Intensivstation (Chest Pain Unit [CPU] oder Coronary Care Unit [CCU])

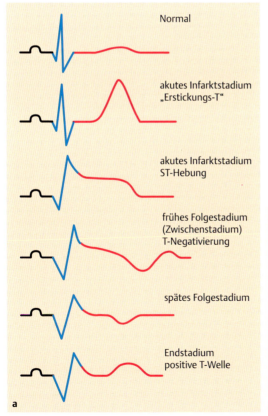
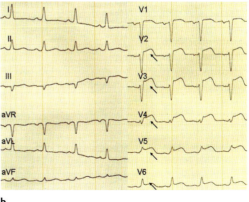

Abb. 11.16 EKG-Befunde bei akutem Myokardinfarkt: a: Schematische Darstellung, b: Akuter Vorderwandinfarkt mit ST-Hebung ≥ 2 mV in den Ableitungen V2–V6 (a: aus Schuster, Trappe, EKG für Isabel, Thieme, 2013, b: aus Baenkler et al., Kurzlehrbuch Innere Medizin, Thieme, 2010).

- Ist bei STEMI innerhalb von 2 Stunden nach Symptombeginn keine Koronarangiografie möglich: **Thrombolyse** mit Alteplase (rt-PA: Actilyse®), Reteplase (r-PA: Rapilysin®) oder Tenecteplase (TNK: Metalyse®)
- Ab Diagnose bis zur Übergabe muss ständig ein **Defibrillator** unmittelbar verfügbar sein!
- ggf. Therapie von Herzrhythmusstörungen bzw. CPR

Praxistipp
Verabreichen Sie keine Medikamente i. m., da danach eine Thrombolyse kontraindiziert ist!

11.3.4 Verschluss einer Extremitätenarterie
Die betroffene Arterie sollte innerhalb weniger Stunden operativ desobliteriert werden, da die Extremitätenarterien im Regelfall keine ausreichenden Kollateralen haben und die betroffene Extremität (> 80 % der Fälle untere Extremität) somit akut bedroht ist.
Ätiologie | Am häufigsten arterielle Embolie (meist aus dem Herzen) oder Thrombosierung im Rahmen einer pAVK, seltener Traumata (z. B. Versuch der arteriellen Kanülierung) oder Koagulopathien (Thrombophilie, HIT).
Symptome („6 P" nach Pratt) |
- starke Schmerzen (**P**ain)
- fehlende periphere Pulse (**P**ulselessness)
- Extremität kühl und blass (**P**aleness and **P**alor)
- **P**arästhesien (**P**araethesia)
- **P**aralyse (**P**aralysis)
- Schock (**P**rostration)

Diagnostik |
- Palpation der Pulse im Seitenvergleich
- in der Klinik Duplex-Sonografie → Nachweis des Gefäßverschlusses

Therapie |
- Basismonitoring
- Anlage eines periphervenösen Zugangs
- Extremität flach (ggf. tief) lagern, vorsichtig mit Watte abpolstern
- Analgesie (NSAID, ggf. Morphin)
- Heparin 5 000–10 000 I.E.
- Transport in Klinik mit gefäßchirurgischer Abteilung

Praxistipp
Aufgrund des sehr unangenehmen Kältegefühls, fordern die Patienten häufig ein Anwärmen des Beins. Dies erhöht jedoch den O_2-Bedarf und ist daher unbedingt zu unterlassen!

11.3.5 Lungenembolie
Definition | Thromboembolische Verlegung einer Pulmonalarterie (bzw. eines Astes), meist als Folge einer tiefen Beinvenenthrombose.

MERKE

Die **Lungenembolie** ist das „**Chamäleon**" der **Medizin**, da sie keinerlei spezifische Symptome hat und auch durch kein diagnostisches Kriterium sicher identifiziert werden kann. Daher wird sie oft sehr spät, oder überhaupt nicht, erkannt.

Risikofaktoren | Siehe TVT (S. 223).
Symptome |
- **Dyspnoe und Tachypnoe** (85 % d. F.), neu aufgetretene atemabhängige **Thoraxschmerzen** (85 % d. F.), Tachykardie, Angst und Beklemmungsgefühle (je 60 % d. F.), Husten oder Hämoptysen (Bluthusten, ca. 50 % d. F.), Synkope, Zyanose, obere Einflussstauung, Schock, Herz-Kreislauf-Stillstand
- **Symptome einer tiefen Beinvenenthrombose**: Schmerzen, Schwellung, Überwärmung, Druckempfindlichkeit im Unterschenkelbereich

Diagnostik |
- SpO_2 (oftmals „unerklärlich schlechte" Sättigung")
- RR (Hypotonie)
- EKG (Rechtsbelastungszeichen, $S_I Q_{III}$-Typ (**Abb. 11.17**), T-Negativierung, neu aufgetretener Rechtsschenkelblock, Tachykardie)
- klinische Untersuchung: Halsvenenstauung? (Rechtsherzbelastungszeichen)

Therapie | Das Risiko wird anhand der kardiozirkulatorischen Situation stratifiziert: Bei einem systolischen Blutdruck < 100 mmHg besteht ein hohes Risiko, der Patient sollte unter Reanimationsbereitschaft in ein geeignetes Klinikum mit CT und Intensivstation gebracht werden.
- **O_2-Gabe** (4–8 l/min), ggf. endotracheale Intubation und Beatmung bei respiratorischer Insuffizienz
- **Oberkörperhochlagerung**
- Antikoagulation, z. B. mit **Heparin** 80 I.E./kg KG (max. 5 000 I.E.)
- ggf. Analgesie mit **Morphin** 5–10 mg i. v. (vorsichtig!)
- ggf. **Katecholamintherapie** mit Noradrenalin initiieren
- zügiger, sehr vorsichtiger (Gefahr, dass sich weitere Emboli ablösen!) **Transport** in geeignete Klinik
- bei Schock oder Hypotension systemische **Thrombolyse** mit Streptokinase (Streptase®), Urokinase (Actosolv®) oder Alteplase (rt-PA; Actilyse®) gewichtsadaptiert erwägen; bei Kreislaufstillstand

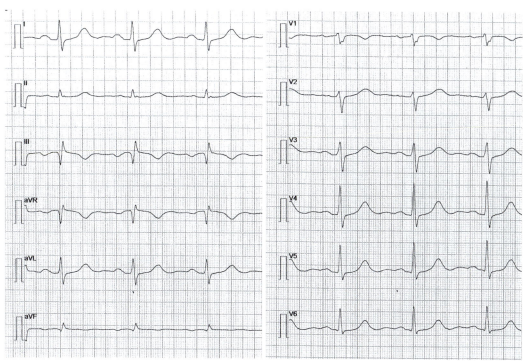

Abb. 11.17 EKG bei Lungenembolie: $S_I Q_{III}$-Typ als Zeichen der Rechtsherzbelastung: Gleichzeitiges Vorliegen einer S-Zacke in Ableitung I und einer Q-Zacke in Ableitung III mit begleitender T-Negativierung.

Einsatz eines Thrombolytikums während der CPR unbedingt erwägen!

Informationen zur innerklinischen Therapie finden Sie im Kapitel Intensivmedizin (S. 164).

 Praxistipp

Verabreichen Sie keine Medikamente i. m., da danach eine Thrombolyse kontraindiziert ist!

11.3.6 Venöse Thrombose (tiefe Beinvenenthrombose, TVT)

Pathogenese I Entscheidend für die Entstehung einer TVT ist die **Virchow-Trias** (verlangsamte Blutströmung, Veränderung der Viskosität des Blutes, Endothelalterationen).

Risikofaktoren I Längere Immobilisation (Trauma, postoperativ), Einnahme von oralen Kontrazeptiva, Z. n. Thromboembolien, genetische Prädisposition (z. B. Protein-C- oder Protein-S-Mangel), Nikotinkonsum, Schwangerschaft, BMI > 30 kg/m², Malignome, Thromobozytosen, chronische Herzinsuffizienz, chronisch-venöse Insuffizienz.

Symptome I
- Schwellung im Knöchel- und Unterschenkelbereich
- Spannungsgefühl und Druckdolenz im Unterschenkel- und Kniekehlenbereich
- Umfangsdifferenz im Vergleich zur kontralateralen Extremität
- Rötung, Überwärmung, ggf. livide Verfärbung der Extremität (**Abb. 11.18**)

Diagnostik I
- Umfangsmessung der Unterschenkel
- Prüfung der klinischen Zeichen einer TVT: Homann- (Dorsalextension des Fußes → Wadenschmerz) und Payr-Zeichen (Druck auf die Fußsohle → Schmerzen in Fuß und Unterschenkel), Pratt-Warnvenen (erweiterte Venen an der Tibiavorderkante)
- in der Klinik: Duplex-Sonografie der Bein- und Beckenvenen

Therapie I
- Basismonitoring
- Anlage eines periphervenösen Zugangs
- Extremität ggf. **hochlagern** (schmerzlindernd)
- **Analgesie** (NSAID, evtl. Morphin)
- **Antikoagulation** mit niedermolekularem Heparin, z. B. Enoxaparin (z. B. Clexane®) 1 mg/kg KG s. c., oder Fondaparinux (Arixtra®) 7,5 mg s. c. oder mit unfraktioniertem Heparin 80 I.E./kg KG
- auf **Zeichen einer resultierenden Lungenembolie achten** (z. B: EKG-Veränderungen, Verschlechterung des Allgemeinzustandes, Tachykardie)
- **arztbegleiteter Transport** in Klinik

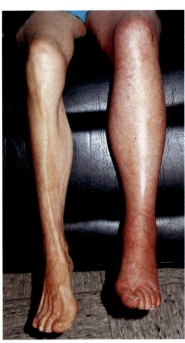

Abb. 11.18 Klinischer Befund bei tiefer Beinvenenthrombose (aus: Ludwig, Rieger, Ruppert, Gefäßmedizin in Klinik und Praxis, Thieme, 2010).

TVT werden **meist konservativ behandelt** und erfordern wegen des hohen Risikos einer Lungenembolie eine **Antikoagulation** (initial Heparin, später meist Phenprocoumon oder neue orale Antikoagulanzien) für ½ Jahr bis zu lebenslang (für individuelle Empfehlungen siehe die aktuellen Leitlinien).

11.3.7 Aortendissektion

Synonyme I Rupturiertes Aortenaneurysma, Aneurysma dissecans

Pathogenese I Die Ursache ist ein Einriss der Tunica intima der Aorta, in den meisten Fällen im Bereich eines vorbestehenden Aneurysmas. Durch den Einriss entsteht ein „falsches Lumen" in der Tunica media, in dem der Blutstrom nun verläuft und das sich nach distal oder proximal ausdehnen kann. Die Ausdehnung kann von wenigen Zentimetern bis hin zur gesamten Länge der Aorta betragen. Die im Bereich der Dissektion befindlichen Arterien bzw. die von ihnen versorgten Organe werden häufig nicht mehr perfundiert, bei **inkompletter Ruptur** dominieren diese Organausfälle die Klinik. Bei **kompletter Ruptur** (Einriss auch der Tunica adventitia) verbluten die Patienten meist innerhalb weniger Minuten.

Risikofaktoren I kardiovaskuläre Risikofaktoren, genetisch bedingte Bindegewebsschwäche (z. B. Ehlers-Danlos- oder Marfan-Syndrom).

Klassifikationen I Die Aortendissektion wird nach **DeBakey** (Typ I: Aorta ascendens bis abdominelle Aorta; Typ II: nur Aorta ascendens; Typ III: nur Aorta descendens) und **Stanford** (Stanford A: Beginn an der Aorta ascendens, Stanford B: Beginn in der Aorta descendens) eingeteilt (Abb. 11.19). Die Prognose bei Stanford A-Dissektionen ist deutlich schlechter.

Symptome I
- plötzlich einsetzende, heftigste Schmerzen thorakal oder im Rücken
- Schmerzbeginn oft „wie wenn man einen Schalter umlegt"
- neuaufgetretenes diastolisches Herzgeräusch
- bei Herzbeuteltamponade Tachykardie, Hypotonie, Pulsus paradoxus
- je nach betroffenem Gebiet z. B. fokal-neurologisches Defizit, ACS, Flankenschmerzen
- ggf. Schock, Zentralisierung

> **MERKE**
>
> Denken Sie **bei jedem** akut eingetretenen Ereignis **mit stärkster Schmerzsymptomatik** an eine **Aortendissektion**!

Diagnostik I Zur Differenzierung von einem ACS wird ein **EKG** angelegt. Die Aortendissektion ist (prä-)

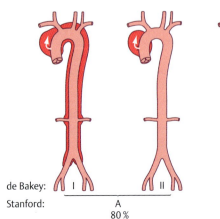
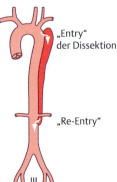

Abb. 11.19 Einteilung des Aneurysma dissecans nach DeBakey und Stanford-Klassifikation (aus: Reiser, Kuhn, Debus, Duale Reihe Radiologie, Thieme, 2011).

klinisch kaum sicher zu diagnostizieren, bei entsprechendem Verdacht sollten die Patienten zur Diagnoseklärung möglichst rasch in eine Klinik mit CT (oder notfalls TEE) transportiert (Voranmeldung → Vermeidung von Wartezeiten) und ggf. sekundär in ein kardiochirurgisches Zentrum weiterverlegt werden.

Therapie I
- Anlage großlumiger Zugänge
- O$_2$-Gabe bei SpO$_2$-Abfall (Ziel: SpO$_2$ > 96 %)
- Blutdrucksenkung auf 100–110 mmHg systolisch (Urapidil, Nitroprussid-Natrium, ggf. β-Blocker) bei hypertensiver Kreislaufsituation, um vollständige Ruptur zu vermeiden
- Analgesie (Morphin 3–10 mg i.v.) und Anxiolyse (z.B. Midazolam 2–5 mg i.v.)
- Keine „prophylaktische" Narkoseeinleitung!
- zügiger Transport in Klinik mit CT oder TEE-Möglichkeit bzw. bei gesicherter Diagnose schnellstmöglicher Transport in ein kardiochirurgisches Zentrum (Voranmeldung, ggf. direkte Übergabe an den OP)
- bei Intensivverlegung Anlage eines erweiterten hämodynamischen Monitorings (arterielle Blutdruckmessung) erwägen (wenn ohne Zeitverzug durchführbar und apparative Ausstattung am Rettungsmittel vorhanden)

11.3.8 Mesenterialinfarkt

Definition I Ischämischer Infarkt durch arterielle Thrombose oder Embolie (in 85 % d. F. A. mesenterica superior, seltener A. mesenterica inferior oder Truncus coeliacus) oder seltener hämorrhagischer Infarkt durch eine Thrombose im Bereich der abführenden Venen.

Risikofaktoren I Kardiovaskuläre Risikofaktoren, Vorhofflimmern.

Symptome I Typisch ist ein Verlauf in folgenden Phasen:
- Initialstadium: heftige Bauchschmerzen, (hämorrhagische) Diarrhö, verstärkte Peristaltik, akutes Abdomen, rapide Verschlechterung des Allgemeinzustandes
- „fauler Friede" (nach ca. 2–6 Stunden): Nachlassen der Schmerzen, Abnahme der Darmperistaltik
- Stadium der Peritonitis (nach 6–12 Stunden): Entwicklung eines paralytischen Ileus, extrem rascher Verfall des Patienten, Somnolenz bis Sopor, Hypotonie, Tachykardie, hochseptischer Verlauf durch Durchwanderungsperitonitis mit Entwicklung eines septischen Schocks bis hin zum Tod

> **MERKE**
> Der **Mesenterialinfarkt** ist ein **lebensbedrohliches Krankheitsbild** mit, insbesondere bei verzögertem Therapiebeginn, sehr hoher Letalität (bis zu 90 %)!

Diagnostik I Präklinisch ist eine **Differenzierung** zum akuten Abdomen aus anderen Ursachen in der Regel **nicht möglich**. Innerklinisch imponiert eine sich fulminant entwickelnde Sepsis mit Laktatazidose, die Diagnose kann mittels Farbduplexsonografie des Abdomens oder Kontrastmittel-CT gesichert werden.

Praxistipp
Denken Sie bei jedem älteren Patienten mit kardialen Vorerkrankungen und akutem Abdomen an einen Mesenterialinfarkt!

Therapie I
- Basismonitoring
- Anlage großlumiger Venenzugänge
- Schocktherapie, primär Gabe von Vollelektrolytlösung
- bei manifestem Schock Beginn der Vasopressortherapie (z. B. Noradrenalin-Perfusor)
- Analgesie (z. B. Morphin i. v.)
- zügiger Transport in eine geeignete Zielklinik (Vorankündigung!) zur Diagnosesicherung

11.4 Respiratorische Notfälle

Key Point
Wichtige respiratorische Notfälle sind Asthmaanfälle, akute Exazerbationen einer COPD, Lungenödeme verschiedener Ursachen, Pneumothoraces und das Hyperventilationssyndrom.

11.4.1 Akute Atemwegsobstruktion: Asthma bronchiale und akut exazerbierte COPD

Definitionen I Asthma bronchiale beschreibt eine Hyperreagibilität der Bronchialschleimhaut, häufig durch eine allergische Komponente. Die **chronisch-obstruktive Lungenerkrankung** (COPD) ist gekennzeichnet durch eine Hypertrophie der Bronchialschleimhaut mit vermehrter Schleimproduktion, oftmals nach langjährigem Nikotinabusus. Beiden Krankheitsbildern gemeinsam ist, dass durch die Schwellung der Bronchialschleimhaut die Exspiration („Airtrapping") behindert wird.

Pathogenese I Bei **Asthma bronchiale** können akute Anfälle durch eine Exposition gegenüber Allergenen (extrinsisches, allergisches Asthma), aber auch z.B. durch kalte Luft, körperliche Anstrengung, inhalative Reizstoffe oder Atemwegsinfekte (intrinsisches Asthma) ausgelöst werden. Akute Exazerbationen bei

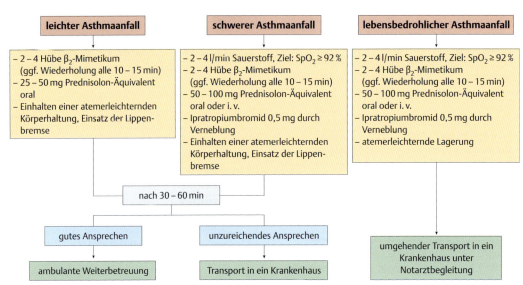

Abb. 11.20 **Präklinische Versorgung eines akuten Asthmaanfalls bei Erwachsenen** (nach der Nationalen VersorgungsLeitlinie Asthma bronchiale, 2011).

COPD sind meist infektgetriggert (vermehrte Schleimbildung → Zunahme der Obstruktion).
Symptome ❘ Dyspnoe bis Orthopnoe, Zyanose, Angst, Tachykardie, Tachypnoe, verlängerte, angestrengte Ausatmung, exspiratorisches Giemen und Brummen, bei lebensbedrohlichem Anfall kein Atemgeräusch auskultierbar („stille Lunge"), Zyanose, Bradykardie, Erschöpfung.
Diagnostik ❘ SpO_2, RR, EKG, Auskultation: trockene Rasselgeräusche (Giemen, Brummen)
Therapie ❘
- sitzende Lagerung
- O_2 über Gesichtsmaske (Ziel-SpO_2 in schweren Fällen ≥ 92 %)
- Anlage eines periphervenösen Zugangs
- falls noch effektiv möglich: $β_2$-Sympathomimetika inhalativ, z. B. 2–4 Hübe Fenoterol (Berotec®)
- Vernebelung von **$β_2$-Mimetika** (z. B. Salbutamol [Sultanol®]) und **Parasympatholytika** (Ipratropiumbromid, z. B. Atrovent®) über Gesichtsmaske: wichtigste Sofortmaßnahme, da Dosieraerosole nicht mehr „ankommen"
- ggf. $β_2$-Sympathomimetika i. v., z. B. Reproterol (Bronchospasmin®) 90 µg i. v. oder Terbutalin (Bricanyl®) 0,5 mg s. c.
- evtl. bei COPD: **Theophyllin** (Euphylong®) 200 mg i. v. (cave: nicht, wenn Theophyllin als Dauermedikation genommen wird!)
- **Prednisolon** 250 mg i. v.
- bei allergischer Komponente: H_1 + H_2-Blocker, z. B. Dimetinden (Fenistil®) 4 mg i. v. und Ranitidin (Ranitic®) 50 mg i. v.
- bei Erfolglosigkeit: 2 g **Magnesiumsulfat** 10 % als Kurzinfusion über 5–10 min
- gegebenenfalls **nicht-invasive Beatmung** (NIV; z. B. CPAP über Maske)
- bei respiratorischer Globalinsuffizienz und Versagen aller Maßnahmen: Einleitung einer **Notfallnarkose** (möglichst mit Ketamin; wirkt bronchodilatatorisch), endotracheale Intubation und Beatmung (cave: kein Thiopental verwenden, da dieses aufgrund einer Histaminliberation schwere Bronchospasmen auslösen kann!)

Praxistipp
Geben Sie bei einem Asthmaanfall keine Sedativa! Die meisten Todesfälle bei Asthmaanfällen traten nach der Gabe von Sedativa auf.

11.4.2 Lungenödem
Definition ❘ Austreten von Flüssigkeit aus den Kapillargefäßen in das Interstitium (**interstitielles Lungenödem**) und im weiteren Verlauf in die Alveolen der Lunge (**alveoläres Lungenödem**).
Pathogenese ❘ Die Flüssigkeitseinlagerung bedingt eine Verlängerung der Diffusionsstrecke und damit eine Gasaustauschstörung. Füllen sich die Alveolen mit Flüssigkeit, nimmt die Vitalkapazität ab.
Ätiologie ❘ Am häufigsten ist das **kardiogene Lungenödem** bei Linksherzinsuffizienz, es kommen aber auch nichtkardiale Ursachen in Frage, z. B. **Rauchgasinhalation** (toxisches Lungenödem), verminderter onkotischer Druck bei **Niereninsuffizienz**, zu schnelles Ablassen eines Pleuraergusses (**Postexpansionsödem**), Aufenthalt in großer Höhe (**Höhenlungenödem**, HAPE) und **anaphylaktische Reaktionen**.
Symptome ❘ Dyspnoe bis Orthopnoe, Hustenreiz („Asthma cardiale"), Tachypnoe bei interstitiellem

Lungenödem; bei alveolärem Lungenödem zusätzlich schaumiges, evtl. blutiges Sputum, Zyanose.

Diagnostik ▮
- SpO_2, RR, EKG (Hinweise auf auslösende Ursache?)
- klinische Untersuchung: Zeichen der Rechts- (gestaute Halsvenen) oder Linksherzbelastung (Ödeme, Nykturie), Anzeichen sonstiger Erkrankungen
- Auskultation: evtl. Giemen bei interstitiellem Ödem, feuchte Rasselgeräusche bei alveolärem Ödem

Therapie ▮
- O_2-Gabe (Ziel-SpO_2 > 94%)
- Anlage eines periphervenösen Zugangs
- Lagerung mit erhöhtem Oberkörper
- ggf. nicht-invasive Beatmung (NIV) mit PEEP 5–10 mmHg
- bei kardialem Lungenödem zusätzlich:
  - ggf. Senkung eines erhöhten Blutdrucks (β-Blocker, Urapidil oder Nitrate)
  - Furosemid 40 mg i. v.
  - Opioid (z. B. Morphin 3–10 mg titriert i. v.)
  - zurückhaltende Volumentherapie (Infusion nur zum Offenhalten des Zugangs)!

11.4.3 (Spontan-)Pneumothorax

Ätiologie ▮ Ein **primärer Spontanpneumothorax** ohne erkennbare Ursache oder z. B. nach einer Hustenattacke wird am häufigsten bei schlanken, jungen Männern beobachtet. **Sekundäre Spontanpneumothoraces** sind die Folgen von strukturellen Lungenerkrankungen (z. B. Bullae, Lungenemphysem im Rahmen eines $α_1$-Antitrypsinmangels). Ein **traumatischer Pneumothorax** ist bei jedem Thoraxtrauma oder auch bei Tauchunfällen (S. 252) möglich, wobei zwischen einem offenen (Verbindung zwischen Pleuraraum und Außenluft) und einem geschlossenen Pneumothorax (keine Verbindung zur Außenluft) unterschieden wird. Der **iatrogene Pneumothorax** ist die Folge ärztlicher Maßnahmen, z. B. einer Fehlpunktion bei Anlage eines zentralen Venenkatheters.

Pathophysiologie ▮ Bei einem Pneumothorax gelangt **Luft in den Pleuraspalt**, in dem sich normalerweise nur wenige Milliliter einer serösen Flüssigkeit befinden, die das Aneinandergleiten der Pleurablätter reibungsfrei ermöglichen. Der negative Druck im Pleuraraum gewährleistet, dass die Lunge entgegen ihrer Eigenelastizität entfaltet bleibt. Dringt Luft in den Pleuraspalt ein, so fehlt diese Kraft – die **Lunge auf der betroffenen Seite kollabiert** und steht für den Gasaustausch nicht mehr zur Verfügung (**Abb. 11.21**). Funktionell einem Pneumothorax gleichzusetzen sind der **Hämatothorax** (Blut im Pleuraraum) sowie (in der Notfallmedizin selten) der Pleuraerguss (seröse Flüssigkeit), das Thoraxempyem (Eiter) und der Chylothorax (Lymphflüssigkeit).

Beim Sonderfall des **Spannungspneumothorax** ermöglicht ein **Ventilmechanismus** das Eindringen weiterer Luft in den Pleuraspalt, verhindert jedoch das Entweichen der Luft. Die Luftmenge im Pleuraspalt wird dadurch immer mehr und komprimiert

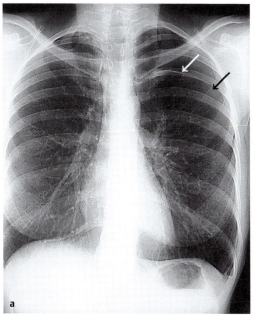
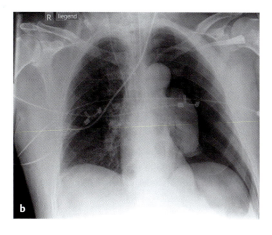

Abb. 11.21 Pneumothorax: a: Aufnahme in Inspiration bei linksseitigem Pneumothorax: Die Pleura visceralis ist als feine Haarlinie erkennbar (Pfeile); **b:** linksseitiger Spannungspneumothorax (a aus: Reiser, Kuhn, Debus, Duale Reihe Radiologie, Thieme, 2011).

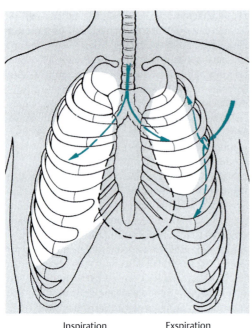

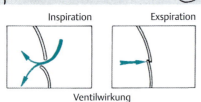

Ventilwirkung

Abb. 11.22 Pathomechanismus bei Spannungspneumothorax (nach: Schuster, Notfallmedizin, Enke, 1996).

die betroffene Lunge immer weiter. Im Verlauf kann das Mediastinum zur gesunden Seite verlagert und dadurch die V. cava und die Aorta komprimiert werden bzw. abknicken, was innerhalb kürzester Zeit zu einem ausgeprägten **Blutdruckabfall mit Tachykardie** und **Schocksymptomatik** führen kann (**Abb. 11.22**). Ein Spannungspneumothorax tritt in der Regel allerdings nur bei Überdruckbeatmung auf.

 Praxistipp
Häufiger tritt ein Spannungspneumothorax während einer Überdruckbeatmung nach endotrachealer Intubation bei schwerem Thoraxtrauma oder im Rahmen einer Trachealruptur auf.

Symptome | Plötzliche, zunehmende **Dyspnoe**, **Tachypnoe**, atemabhängige **Schmerzen** im Brustkorb, die ausstrahlen können; bei iatrogenem oder traumatischem Pneumothorax evtl. **Hautemphysem**, „**Knistern**"; bei Spannungspneumothorax **Zyanose**, **Einflussstauung** und **Kreislaufinsuffizienz** mit unmittelbarer Lebensgefahr.
Diagnostik |

- **SpO$_2$** (schneller Abfall bei Spannungspneumothorax), **RR** (Tachykardie und Hypotonie bei Spannungspneumothorax), EKG (Rhythmusstörungen?)
- **klinische Untersuchung**: einseitig abgeschwächtes Atemgeräusch, hypersonorer Klopfschall, bei Spannungspneumothorax gestaute Halsvenen

Therapie | Kleine Pneumothoraces bilden sich in der Regel von selbst **ohne Therapie** zurück. Bei **größeren Pneumothoraces** ist eine **Punktion mittels Kanüle** oder das Legen einer **Thoraxdrainage** auf der betroffenen Seite erforderlich. Bei einem **Spannungspneumothorax** mit Schocksymptomatik ist eine sofortige **notfallmäßige Entlastung** erforderlich, z. B. mit einer großlumigen Venenverweilkanüle (z. B. 14G), die im 2. oder 3. ICR in Medioklavikularlinie (Monaldi-Position) am Oberrand der Rippe eingestochen wird. Nach Zurückziehen der Punktionskanüle hört man das Austreten von Luft (zischendes Geräusch), die Kreislaufsituation bessert sich in der Regel sehr schnell wieder. Vor längeren Transporten (v. a. bei Hubschraubertransport) oder bei beatmeten Patienten sollte man jedoch die Anlage einer Thoraxdrainage erwägen.

 Praxistipp
Entfernen Sie den „Stöpsel" am Ende des Mandrins vor der Punktion, damit die Luft auch entweichen kann!

Anlage einer Thoraxdrainage in Mini-Thorakotomie-Technik | Präklinisch nur bei lebensbedrohlichem Spannungspneumothorax!
- Lagerung des ipsilateralen Arms möglichst über den Kopf
- Punktionsort (4. ICR in der vorderen Axillarlinie: Bülau-Position) identifizieren und markieren (**Abb. 11.23**)
- ausreichende Lokalanästhesie (bei nicht narkotisierten Patienten)
- Desinfektion der Haut
- Aufkleben eines sterilen Lochtuchs
- Anlegen von sterilen Handschuhen und sterilem Kittel
- Hautschnitt (ca. 4 cm)
- stumpfes Präparieren bis zur Rippe
- stumpfes Durchtrennen der Interkostalmuskulatur **am Oberrand der Rippe** (cave: Interkostalarterie am Unterrand der Rippe → stärkste Blutung bei Verletzung!)
- stumpfes Eröffnen der Pleura, Austasten des Pleuraraums zur sicheren Identifikation
- Einlage der Thoraxdrainage ohne Mandrin nach oben (Pneumothorax) oder unten (Hämatothorax)
- sicheres Annähen der Thoraxdrainage

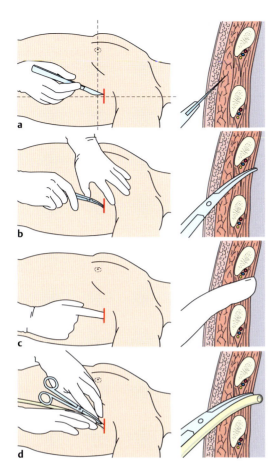

Abb. 11.23 **Anlage einer Thoraxdrainage in Bülau-Position**: **a**: Inzision am Oberrand der Rippe, **b**: Präparation durch die Interkostalmuskulatur und die Pleura parietalis mit stumpfer Klemme, **c**: digitale Sondierung des Pleuraraums, **d**: Einlage der Drainage (aus: Secchi, Ziegenfuß, Checkliste Notfallmedizin, Thieme, 2009).

- Hautnaht
- falls vorhanden Anschluss an einen Thoraxdrainage-Kasten (Sog ca. 10–15 cm H_2O), alternativ Heimlich-Ventil (aufsteckbares Ventil, das ein Eindringen von Luft in den Brustkorb über die Drainage verhindert, Luft und Flüssigkeit jedoch entweichen lässt) benutzen
- Thoraxdrainage niemals abklemmen!

11.4.4 Hyperventilation

Definition I Atemstörung meist aufgrund psychischer Ursache (z. B. Angst- bzw. Panikstörung, Erregung, Affekte) oder aber auch durch Schmerzen oder als physiologische Reaktion auf eine metabolische Azidose.

Pathophysiologie I Durch die über den physiologischen Bedarf hinaus gesteigerte Atmung wird vermehrt CO_2 abgeatmet. Dadurch fällt der Kohlendioxidpartialdruck (pCO_2) ab und es resultiert eine respiratorische Alkalose. Diese wiederum führt dazu, dass im Plasma freies Kalzium (Ca^{2+}) vermehrt an negative geladene Plasmaproteine gebunden wird, die Folge ist eine relative Hypokalzämie mit erhöhter Empfindlichkeit der Muskulatur. Zudem führt der geringere pCO_2 über eine Konstriktion der Arteriolen zu einer Abnahme der zerebralen Perfusion.

Symptome I
- meist ängstlicher Patient mit sehr schneller Atmung und z. T. vertieften Atemzügen
- subjektive Atemnot
- hypokalzämische Tetanie: Kribbelparästhesien (v. a. in den Extremitäten), evtl. typische Handhaltung („Pfötchenstellung") und Mundstellung („Karpfenmaul"), schmerzhafte Muskelkrämpfe
- in schweren Fällen Bewusstlosigkeit

Diagnostik I SpO_2, EKG, klinische Untersuchung zum Ausschluss organischer Ursachen.

> **MERKE**
>
> Die **Abgrenzung** einer „klassischen" Hyperventilation **gegenüber organischen Ursachen** von Dyspnoe (z. B. Pneumothorax) ist präklinisch oft **schwierig**!

Therapie I
- Beruhigung des Patienten, Krisenintervention („Talk down")
- Rückatmung von CO_2 (z. B. in eine Tüte atmen lassen!)
- nur in schweren Fällen: zurückhaltend und vorsichtig Sedativa, z. B. Lorazepam (Tavor expidet® 1 mg p. o.)

> **Praxistipp**
>
> Die Patienten haben nur eine relative Hypokalzämie und dürfen kein Kalzium erhalten!

11.5 Gastrointestinale Notfälle

Key Point
- Gastrointestinale Blutungen sind präklinisch meist nicht therapierbar und erfordern neben der Schocktherapie einen zügigen Transport in eine Klinik mit Endoskopiebereitschaft (vorher telefonisch abklären).
- Koliken sind zwar selten lebensbedrohlich, bedeuten für den Betroffenen jedoch stärkste Schmerzzustände, die eine adäquate Analgesie erfordern.

11.5.1 Gastrointestinale Blutung

Definitionen I
- obere gastrointestinale Blutung (oGIB, 80–90 % aller gastrointestinalen Blutungen): Blutungs-

quelle proximal des Treitzschen Bandes (distales Duodenum)
- **untere gastrointestinale Blutung** (uGIB): Blutungsquelle distal des Treitz'schen Bandes

Ätiologie |
- **oGIB**: Ulcus ventriculi/duodeni, Ösophagusvarizen bei portaler Hypertension, Mallory-Weiss- bzw. Boerhaave-Syndrom (longitudinale Schleimhautrisse bzw. Ösophagusruptur als Folge von massivem Erbrechen, v. a. bei chronischem Alkoholismus), Blutungen von Tumoren im Magen- und Ösophagusbereich
- **uGIB**: Hämorrhoiden, Analfissuren, Polypen oder Tumoren des Kolons, Sigmas oder Rektums, chronisch-entzündliche Darmerkrankungen, bestimmte Enteritiserreger (z. B. Amöben, Clostridien, EHEC), Divertikulitis

Symptome |
- **Hämatemesis**: Die emetogene Wirkung von Blut führt häufig zu Erbrechen. Durch den Kontakt mit dem Magensaft (HCl) entsteht aus Hämoglobin **Hämatin**, das dem Erbrochenen ein charakteristisches, schwarz-punktförmiges, „**kaffeesatzartiges" Aussehen** verleiht. Wird **frisches Blut** erbrochen, so ist die Kontaktzeit von Blut und Magensaft zu kurz, dass Hämatin entstehen kann: Die Ursache ist in der Regel eine **massive Blutung** aus Ösophagus oder Magen mit akuter Lebensgefahr.
- **Meläna** (**Teerstuhl**), i. A. hinweisend auf eine oGIB: Wird Hämatin nicht erbrochen, verändert es seine Konsistenz im Laufe der Darmpassage und verleiht dem Stuhl eine klebrige Konsistenz mit unverwechselbarem, süßlich-übelriechendem Geruch.
- **Hämatochezie**, i. A. hinweisend auf eine uGIB: Absetzen von frischen Blutbeimengungen auf dem Stuhl
- akutes Abdomen
- Schockzeichen bei massiver akuter Blutung
- Anämiezeichen bei chronischer Blutung

Diagnostik |
- Anamnese inkl. Medikamenten- (NSAR, Glukokortikoide, nicht-selektive und selektive Serotonin-Wiederaufnahmehemmer [Serotoningehalt in den Thrombozyten ↓]) und Alkoholabusus
- Inspektion auf Zeichen der portalen Hypertension
- Inspektion von Erbrochenem und ggf. Stuhl
- ggf. Hämoccult-Test
- Basismonitoring

Therapie |
- O_2-Gabe (Ziel-SpO_2 ≥ 97 %)
- bei akuter Blutung: Anlage von ≥ 2 möglichst **großlumigen Zugängen**
- 500–1000 ml **kristalline Infusionslösungen**, bei therapierefraktärem hämorrhagischem Schock ggf. auch Kolloide
- **zügiger Transport** in eine Klinik mit Endoskopiemöglichkeit (bei akuter Blutung unbedingt Voranmeldung → Endoskopiebereitschaft herstellen lassen)
- **Ösophagusvarizenblutungen**:
  • Anlage einer **Sengstaken-Blakemore-** (Abb. 11.24) **oder Linton-Nachlas-Sonde** (→ intraluminale Kompression der Varizen): Prinzipiell möglich, die Sonden sind aber nur selten auf den Rettungsmitteln verfügbar und sollten nur bei ausreichender Erfahrung verwendet werden. Veraltetes Verfahren.
  • falls vorhanden: **Terlipressin** (0,85–1,7 mg) oder **Somatostatin** (3,5 µg/kg KG/h) i. v.

11.5.2 Gallenkolik
Ätiologie | Meistens akute Obliteration der Gallengänge durch einen Steinabgang aus der Gallenblase, selten Stenosen durch Tumoren.
Risikofaktoren für Cholelithiasis | Schwangerschaft, familiäre Disposition (Mutation des ABCG8-Gens),

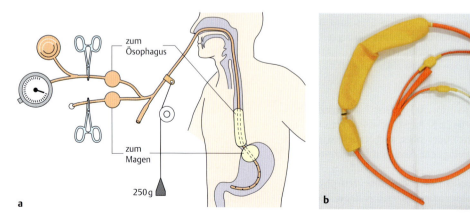

Abb. 11.24 Sengstaken-Blakemore-Sonde: **a**: **Aufbau und korrekte Lage**, **b**: **Foto einer Sonde** (a: aus: Secchi, Ziegenfuß, Checkliste Notfallmedizin, Thieme, 2009; b: aus Jünger, Nikendei, OSCE Prüfungsvorbereitung Notfallmedizin, Thieme, 2012).

weibliches Geschlecht, Alter > 40 Jahre, Adipositas, Hypercholesterinämie.

> **MERKE**
>
> **Merkspruch: 6F: F**emale, **F**orty, **F**at, **F**amily, **F**ertile (fruchtbar), **F**air (blond und hellhäutig).

Symptome | Starke, bewegungsunabhängige, „wehenartige" (d.h. in Wellen kommende) Schmerzen mit Maximum meist unter dem rechten Rippenbogen und Ausstrahlung oft in die rechte Schulter (Head'sche Zone); Schmerzbeginn oft postprandial; häufig Übelkeit/Erbrechen.
Differenzialdiagnosen | Akute Pankreatitis, Cholezystitis.
Diagnostik |
- Basismonitoring
- Anamnese: erstmalige Kolik? Schmerzbeginn? Steatorrhö?
- orientierende körperliche Untersuchung: Druckschmerz betont im rechten Oberbauch? Ikterus?

Therapie |
- Anlage eines periphervenösen Zugangs
- kristalline Infusionslösung (z. B. 500 ml Sterofundin®)
- 1 g Metamizol + 20 mg Butylscopolamin (Buscopan®) als Kurzinfusion
- Transport mit Knierolle und erhöhtem Oberkörper

11.6 Stoffwechselentgleisungen

Key Point
- Die Hypoglykämie ist eine sehr häufige Ursache für eine Bewusstlosigkeit – eine BZ-Kontrolle sollte daher bei jedem bewusstseinsbeeinträchtigen Notfallpatienten erfolgen!
- Bei Hyperglykämien sollte der Blutzucker präklinisch nicht aggressiv gesenkt werden, da mitunter bedrohliche Elektrolytverschiebungen zu erwarten sind.
- Bedrohliche Exsikkosen sind v. a. bei älteren Patienten häufig.

11.6.1 Hypoglykämie
Ätiologie | Am häufigsten akzidentelle, suizidale oder homizidale Überdosierung von Insulin oder oralen Antidiabetika bei Diabetikern (Typ I > Typ II), seltener Alkoholexzess mit Nahrungskarenz, starke körperliche Anstrengung, Insulinom.
Symptome | Bei Absinken des Blutzuckers < 70 mg/dl bzw. 3,9 mmol/l entwickeln sich adrenerge Symptome (physiologische Gegenregulation) wie Heißhunger, Hyperhidrosis, Tachykardie, Tremor und Blässe sowie neuroglykopene Symptome (Unterversorgung des ZNS mit Glukose) wie Konzentrationsstörungen, Kopfschmerzen, Schwäche, Erregung, Verwirrtheit und schließlich Somnolenz bis Sopor (meist bei Blutzucker < 40 mg/dl bzw. 2,2 mmol/l), im Extremfall Koma.
Diagnostik |
- Anamnese: Diabetes bekannt? letzte Nahrungsaufnahme? letzte Medikation?
- SpO₂, RR, EKG
- i. v.-Zugang
- Blutzuckerbestimmung

Therapie |
- leichte Fälle mit erhaltenen Schutzreflexen: **Dextrose** p. o.
- **Glukose** (z. B. G40 %) 0,1 g/kg KG i. v. (Cave: streng intravasale Applikation, Infusionslösung während der Injektion schnell laufen lassen, um die venenreizende Glukoselösung zu verdünnen!)
- Nach der Blutzuckernormalisierung sollte sich die neurologische Symptomatik vollständig zurückbilden.

> **MERKE**
>
> Patienten **nach einer schweren Hypoglykämie** sollten **ins Krankenhaus** gebracht werden, weil der weitere Blutzuckerverlauf nicht zuverlässig eingeschätzt werden kann. Wenn zu Hause eine lückenlose Überwachung z. B. durch erwachsene Familienangehörige gewährleistet ist und regelmäßig der Blutzucker kontrolliert werden kann, ist es möglich, den orientierten (!) Patienten auf eigenen Wunsch zu Hause zu belassen.

11.6.2 Hyperglykämie
Definition | Das hyperosmolare Koma ist die Folge eines relativen Insulinmangels, v. a. bei Typ 2-Diabetikern. Das ketoazidotische Koma ist die Folge eines absoluten Insulinmangels, v. a. bei Typ 1-Diabetikern.
Ätiologie | Betroffen sind praktisch nur Diabetiker. Häufige Ursachen einer Hyperglykämie sind eine schlechte Compliance des Patienten (fehlende Insulingabe, unregelmäßige Tabletteneinnahme), eine akzidentelle Unterdosierung von Insulin oder ein erhöhter Insulinbedarf, z. B. bei Infekten, Schwangerschaft oder schweren Allgemeinerkrankungen. Auch ein bislang unentdeckter Diabetes mellitus kann sich mit einer schweren Hyperglykämie bis hin zum diabetischen Koma manifestieren (v. a. Typ 1-Diabetiker).
Pathogenese | Bei absolutem Insulinmangel kann Glukose aus dem Blut nicht in die Zellen aufgenommen werden, die Folge ist eine massive Lipolyse mit Freisetzung von Ketonkörpern und konsekutiver metabolischer Azidose (Ketoazidose), Ketonurie, Übelkeit und Erbrechen sowie Kußmaul-Atmung. Gleichzeitig steigt der Glukosespiegel im Blut massiv an,

was zu **osmotischer Diurese mit Exsikkose und Hypovolämie** bis hin zum Schock sowie zu einer **intrazellulären Dehydratation** (→ zentralnervöse Störungen) führt. Die metabolische Azidose führt zudem zu einer Verschiebung von Kalium nach extrazellulär und damit zu einer **relativen Hyperkaliämie**: Bei Azidose werden vermehrt K^+-Ionen im Austausch gegen H^+-Ionen nach extrazellulär transportiert (K^+/H^+-Antiporter).

Bei **relativem Insulinmangel** verhindert die geringe Restmenge von Insulin im Plasma die Lipolyse, es entwickelt sich daher **keine metabolische Azidose**, sondern „nur" eine massive Hyperosmolarität mit den oben geschilderten Folgen (**hyperosmolares Koma**).

Symptome | Das hyperosmolare Koma entwickelt sich eher schleichend, das ketoazidotische Koma eher akut. Typische Folgen der Hyperosmolarität sind **Polyurie**, **Polydipsie**, **Exsikkose** mit stehenden Hautfalten sowie allgemeine **Schwäche**, **Verwirrtheitszustände**, **Sehstörungen** und letztlich ein **Bewusstseinsverlust** (**Coma diabeticum**). Die **Ketoazidose** führt zu vertieften Atemzügen bei normaler oder erhöhter Atemfrequenz (**Kußmaul-Atmung** als Versuch einer respiratorischen Kompensation der metabolischen Azidose), einem **Azetongeruch** in der Ausatemluft und einem **Pseudoperitonismus** (gespanntes, schmerzhaftes Abdomen).

Diagnostik | **Basismonitoring**, Messung des **Blutzuckerspiegels** (bei hyperosmolarem Koma oft 600 bis über 1000 mg/dl, bei Ketoazidose ca. 300–600 mg/dl).

Therapie |
- Anlage eines venösen Zugangs
- **Infusion von 500–1000 ml Vollelektrolytlösung** zum Ausgleich der Dehydratation
- bei Hinweisen auf eine **bedrohliche Hyperkaliämie** im EKG (P-Verlust, Verbreiterung des QRS-Komplexes, überhöhtes und spitzes T) 1–2 g **Kalzium-Gluconat** sehr langsam i. v. oder als Kurzinfusion
- Transport in die nächste geeignete Klinik, je nach Ausprägung auf Überwachungs- oder Intensivstation

> **MERKE**
> Eine zu schnelle Senkung des Blutzuckerspiegels kann zu einem Hirnödem und einem massiven Abfall des Kaliumspiegels mit bedrohlicher Hypokaliämie führen. Daher soll **präklinisch kein Insulin** gegeben werden (ist meist auch nicht im NEF verfügbar). Der pH-Wert normalisiert sich meistens nach der Insulinsubstitution, die **Azidose** sollte daher nur bei starker Ausprägung und **nicht präklinisch korrigiert**, werden (mit Bikarbonat).

11.6.3 Exsikkose

Definition | Durch Dehydratation verursachter Zustand des Flüssigkeits- bzw. Wassermangels im Körper.

Ätiologie | Zu den Ursachen zählen **Hyperglykämien** bei Diabetes mellitus, **Durchfallerkrankungen**, **Nierenerkrankungen**, **Verbrennungen** und eine **diuretische Therapie**. Sehr häufig betroffen sind auch v. a. ältere Patienten mit **mangelndem Durstgefühl** oder Patienten, die aufgrund einer **Demenz** nicht in der Lage sind, ausreichend zu trinken. Daher ist Exsikkose ein häufiges Einsatzstichwort, insbesondere in den heißen Sommermonaten.

Symptome | Typisch sind „**stehende**" **Hautfalten**, eine **trockene**, **tief gefurchte Zunge**, **Oligurie** und letztlich **Bewusstseinsstörungen** bis hin zu zerebralen Krampfanfällen und Koma.

Diagnostik | Die **Inspektion** (Hautfalten-Test, Zunge) ist diagnostisch wegweisend. Neben dem **Basismonitoring** sollte die **Körpertemperatur** und der **Blutzuckerspiegel** gemessen werden.

Therapie |
- Anlage eines venösen Zugangs
- langsame, vorsichtige Rehydratation, beginnend mit **500 ml kristalliner Infusionslösung** (z. B. Jonosteril® oder Sterofundin®)
- in der Regel **Klinikeinweisung**, da wiederholte Elektrolytkontrollen nötig sind

11.6.4 Addison-Krise

Definition | Akute Dekompensation einer Nebennierenrindeninsuffizienz (Morbus Addison) mit akutem Glukokortikoidmangel.

Ätiologie | Typische Auslöser sind **Belastungssituationen** wie operative Eingriffe oder schwere Infektionen bei Patienten mit bekanntem Morbus Addison.

Symptome | Typische Symptome sind **Schwäche**, **Gewichtsverlust**, **Inappetenz**, **Hypotonie**, **Kollapsneigung**, **Exsikkose**, **Bauchschmerzen** (Pseudoperitonitis) und letztlich eine **Bewusstseinstrübung** bis zum Koma. Als Zeichen des Morbus Addison sind **Haut und Schleimhäute** der Patienten typischerweise **hyperpigmentiert**.

Diagnostik |
- Basismonitoring
- Blutzucker-Messung (Hypoglykämie?)
- Diagnosesicherung erst durch Messung des Kortisolspiegels in der Klinik möglich

Therapie |
- Anlage eines venösen Zugangs
- Applikation einer kristallinen Infusionslösung, z. B. 500–1000 ml Sterofundin®
- Transport in die nächste Klinik mit Intensivkapazität

> **Praxistipp**
> Zur Vermeidung von Addison-Krisen sollte die Dosis von Hydrokortison, das bei Morbus Addison zur Substitution der fehlenden endogenen Glukokortikoide gegeben wird, vor Operationen oder bei schweren Infektionen erhöht werden.

11.7 Neurologische Notfälle

Key Point
- Bei Verdacht auf Meningitis ist die frühestmögliche Einleitung einer antibiotischen Therapie entscheidend.
- Patienten mit Schlaganfall sollten schnellstmöglich einer Klinik mit neurologischer Fachabteilung und CT zugeführt werden. Optimal ist ein Krankenhaus mit sog. Stroke-Unit!

11.7.1 Meningitis/Enzephalitis

Definition Eine Meningitis ist eine Entzündung der Hirnhäute durch Bakterien, Viren, Pilze oder Protozoen. Betrifft die Entzündung auch das Gehirn (erkennbar an der Bewusstseinstrübung), spricht man von einer Meningoenzephalitis.

Ätiologie Häufige Erreger sind Neisseria meningitidis (Meningokokken), Streptococcus pneumoniae (Pneumokokken), Haemophilus influenzae Typ B, Listeria monocytogenes, Mycobacterium tuberculosis, Enteroviren, Coxsackie-Viren, Herpes-Simplex-Viren (HSV-Enzephalitis), FSME-Virus, Japanische Enzephalitis, Aspergillus neoformans, Cryptococcus neoformans, Candida albicans oder Candida parapsilosis. Die Pathogenität der Erreger hängt auch vom Immunstatus des Patienten ab: Virulente Erreger wie Meningokokken können auch bei Gesunden Epidemien auslösen, andere Erreger (z. B. Pilze, Kryptosporidien) verursachen dagegen fast nur bei immunsupprimierten Patienten Entzündungen.

Symptome Die Patienten sind schwer krank mit stärksten Kopfschmerzen, Übelkeit/Erbrechen, hohem Fieber, Lichtempfindlichkeit und Nackensteife. Zunehmende Bewusstseinsstörungen bis hin zum Koma deuten auf eine Beteiligung des Kortex (Meningoenzephalitis) hin.

Diagnostik
- Basismonitoring
- Messung von Blutzucker und Körpertemperatur
- neurologische Untersuchung bezüglich Meningismus-Zeichen (Brudzinski-, Lasègue- und Kernig-Zeichen positiv?)
- Inspektion, v. a. Suche nach Purpura (Hinweis auf Meningokokkensepsis!)

Therapie
- Anlage eines venösen Zugangs und Offenhalten mit kristalliner Infusionslösung (z. B. 500 ml Jonosteril®)
- bei geringstem Verdacht auf Meningokokken-Meningitis (Gefahr eines Waterhouse-Friedrichsen-Syndroms!): frühestmöglich (falls vorhanden, bereits präklinisch!) Antibiotika i. v., z. B. 2 g Ceftriaxon (Rocephin®);
- Voranmeldung, Transport in nächste Klinik mit neurologischer Fachabteilung, je nach Ausprägung des Krankheitsbildes auf die nächstgelegene neurologische Intensivstation
- Information an die zuständige Gesundheitsbehörde
- bei Verdacht auf Meningokokken-Meningitis: Enge Kontaktpersonen sollten möglichst bald eine Chemoprophylaxe erhalten. Das Medikament der Wahl ist Rifampicin 2 × 600 mg p. o für 2 Tage, bei Allergien alternativ einmalig 500 mg Ciprofloxacin p. o. Schwangere erhalten einmalig 250 mg Ceftriaxon i. m.

Informationen zur innerklinischen Diagnostik und Therapie finden Sie im Kapitel Intensivmedizin (S. 180).

> **Praxistipp**
> Als enge Kontaktpersonen, für die eine Chemoprophylaxe indiziert ist, gelten:
> - alle Personen, die im gleichen Haushalt (oder Internat, Kaserne) wohnen
> - Kontaktpersonen in Kindereinrichtungen mit Kindern unter 6 Jahren
> - Personen, die in Kontakt mit Nasen- oder Rachensekret gekommen sind (medizinisches Personal z. B. nach Mund-zu-Mund-Beatmung, Intubation, Absaugen ohne geeigneten Mundschutz, Intimpartner, enge Freunde)

11.7.2 Schlaganfall

Definition Ein Schlaganfall (Stroke, Apoplex, cerebrovascular Accident [CVA], „Insult") bezeichnet eine kritische Störung der zerebralen Blutversorgung.

Ätiologie Etwa 90 % aller Schlaganfälle sind ischämisch durch einen Gefäßverschluss bedingt, etwa 10 % hämorrhagisch durch eine Hirnblutung (intrazerebrale oder Subarachnoidalblutung). Präklinisch, ohne Bildgebung, können die beiden Pathomechanismen nicht unterschieden werden.

Diagnostik
- Anamneseerhebung inkl. Vormedikation, Symptombeginn erfragen und notieren (Lysefenster!), falls möglich
- RR, SpO₂, EKG
- neurologische Untersuchung (Befunde zeitnah dokumentieren!): Die Symptome hängen sehr da-

von ab, welche Gehirnareale betroffen sind: Typisch für die sehr häufigen Cerebri-media-Infarkte ist eine Hemiparese der kontralateralen Körperhälfte.
- Messung von Blutzucker (!) und Körpertemperatur

Therapie | Entscheidend ist die **Sicherung der Vitalfunktionen**, die **Aufrechterhaltung eines ausreichenden zerebralen Perfusionsdrucks** (RR nicht < 160 mmHg systolisch senken), die genaue **Dokumentation des Neurostatus** und ein **zügiger Transport** in eine geeignete Klinik mit CT und Stroke-Unit. Die Patienten erhalten einen venösen Zugang, Sauerstoff wird (möglichst über Gesichtsmaske) appliziert. Blutdruck und Blutzucker müssen im Verlauf kontrolliert werden. Eine Lysetherapie ist – bei fehlenden Kontraindikationen und nach Sicherung der Diagnose mit CT – bis zu 4½ Stunden nach Einsetzen der Symptome möglich (erst in der Klinik nach CT-Kontrolle!). Patienten werden im Optimalfall in ein **Krankenhaus mit Stroke-Unit und interventioneller Radiologie** transportiert.

11.7.3 Krampfanfall

Definition | Ein zerebraler Krampfanfall ist charakterisiert durch **abnorme und exzessive Entladungen von Neuronenverbänden im Gehirn**. Dabei wird zwischen **generalisierten**, meist tonisch-klonischen **Krampfanfällen mit Bewusstseinsverlust** und **fokalen Krampfanfällen** (meist ohne Bewusstseinsverlust) differenziert. Dauert der Krampfanfall länger als 5 Minuten, lässt sich medikamentös nicht durchbrechen oder tritt ein erneuter Krampf in der postiktalen Phase auf, liegt ein **Status epilepticus** vor.

Ätiologie |
- **zerebral:** Hirntumoren, zerebrale Narben (z. B. nach Schädel-Hirn-Trauma, Schlaganfall), hereditäre/idiopathische Epilepsie, zerebrovaskuläre Erkrankungen (z. B. Schlaganfall, Vaskulitis), Meningitis bzw. Enzephalitis (S. 233), frisches Schädel-Hirn-Trauma (S. 245) mit epiduralem oder subduralem Hämatom
- **extrazerebral:** Hypoglykämie (S. 231), Entzugssyndrome (z. B. Alkohol), Fieber (S. 238) – v. a. bei Kindern, Drogenintoxikationen (z. B. Ecstasy, Amphetamine), zentrales anticholinerges Syndrom, Eklampsie (S. 235)

Klinik | Am häufigsten in der Notfallmedizin sind **generalisierte tonisch-klonische Krampfanfälle** mit Bewusstseinsverlust, Sturz und klonischen Zuckungen des gesamten Körpers („Grand-Mal-Anfall"). Diese Anfälle sind in der Regel innerhalb einiger Minuten selbstlimitierend und typischerweise gefolgt von einer **postiktalen „Nachschlafphase"** mit Somnolenz.

Diagnostik |
- (Fremd)Anamnese: erstmaliger Krampfanfall? Auslöser eruierbar? bekannte Epilepsie?
- SpO_2, RR, EKG
- neurologischer Status: Paresen? sensible Störungen? Meningismus?
- allgemeine körperliche Untersuchung bezüglich Krampffolgen: Harn-/Stuhlabgang? Zungenbiss? Verletzungen durch den Sturz?

Therapie | Wichtig ist die frühe Durchbrechung des Anfalls: Da das Gehirn während des Krampfanfalls sehr viel Sauerstoff verbraucht, ist in der Folge eine zerebrale Ischämie möglich:
- **i. v.-Zugang legen** (wenn möglich!)
- **Lorazepam** (Tavor®) 2–4 mg langsam i. v. oder **Diazepam** (z. B. Valium®) 0,1–0,25 mg/kg KG oder Midazolam langsam i. v. bis zum Durchbrechen des Krampfanfalls
- bei Unmöglichkeit, einen i. v.-Zugang zu legen: **Diazepam als Rektiole** 10–20 mg oder **Midazolam** (z. B. Dormicum®) 0,2 mg/kg KG **mittels nasalem Zerstäuber** (MAD®)
- bei Erfolglosigkeit: **Thiopental** 1 mg/kg KG i. v.
- falls weiterhin erfolglos (selten erforderlich!): Einleitung einer **Notfallnarkose** mit Thiopental (z. B. Trapanal®) 4–7 mg/kg KG i. v., anschließend endotracheale Intubation und Beatmung
- ggf. O_2-**Gabe**, Sicherung der **Vitalfunktionen**
- Transport in eine neurologische Klinik

Patienten, bei denen der Anfall beim Eintreffen bereits sistiert hat und die sich **im postiktalen Dämmerzustand** befinden, sollten **nicht prophylaktisch antikonvulsiv behandelt** werden – die Anlage eines i. v.-Zugangs (sicheres Festkleben für den Fall eines erneuten Krampfanfalls) sowie des Basismonitorings sind ausreichend. Der **Transport in eine neurologische Abteilung** zur weiteren Abklärung ist jedoch **obligat**.

Praxistipp
Lichtblitze wirken epileptogen: Es sollte darauf geachtet werden, dass nicht ggf. vom Blaulicht (nachfahrendes NEF) oder durch direkte Sonneneinstrahlung (Dachfenster!) ein weiterer Anfall getriggert wird.

11.8 Gynäkologisch-geburtshilfliche Notfälle

Key Point
- Denken Sie bei hypertensiven Notfällen in der Schwangerschaft an eine Gestose!
- Schwangere sind nicht in Rückenlage, sondern in moderater Linksseitenlage zu transportieren (V. cava-Kompressionssyndrom).
- In den meisten Fällen ist bei beginnender Wehentätigkeit ausreichend Zeit, die Schwangere ohne überhastete Eile in die geplante geburtshilfliche Abteilung zu transportieren.

11.8.1 Vaginale Blutungen
Ätiologie |
- **bei Nicht-Schwangeren**: verstärkte Menstruationsblutung (meist schmerzhaft), Verletzungen (akzidentell oder Sexualdelikt), Malignome von Vagina, Zervix oder Endometrium (schmerzlos), Myom
- **in der Frühschwangerschaft**: Abort (oft schmerzhaft), Extrauteringravidität (schmerzhaft), Blasenmole (meist schmerzlos)
- **in der Spätschwangerschaft**: Placenta praevia (schmerzlos), vorzeitige Plazentalösung (schmerzhaft), Zeichnungsblutung bei beginnender Geburt (beginnende Wehen)

Symptome | Vaginaler Blutabgang ± Schmerzen (s. o.), bei starker Blutung Zeichen des hämorrhagischen Schocks.

Diagnostik | Vaginale Blutungen können **präklinisch meist nicht weiter abgeklärt** werden und bedürfen der Vorstellung in einer gynäkologischen bzw. bei Schwangeren einer geburtshilflichen Abteilung.

Therapie |
- Anlage eines venösen Zugangs, Infusion einer kristallinen Infusionslösung (z. B. 500 ml Jonosteril®)
- ggf. Schocklagerung: Beckenhochlagerung mit überschlagenen Beinen → leichte Kompression des kleinen Beckens
- ggf. Analgetika, z. B. 1 g Metamizol (Novalgin®) i. v.
- Transport in eine gynäkologische bzw. geburtshilfliche Klinik

11.8.2 (Prä-)Eklampsie
Synonyme | Spät- oder EPH-Gestose, hypertensive Schwangerschaftserkrankungen.

Definitionen | Als **schwangerschaftsinduzierte Hypertonie** (Gestationshypertonie) wird eine Blutdruckerhöhung ≥ 135/85 mmHg nach der 20. Schwangerschaftswoche bezeichnet. Bei zusätzlicher Proteinurie > 0,3 g/24 Stunden, häufig begleitet von Ödemen, wird von einer **Präeklampsie** gesprochen. Entwickeln diese Patientinnen einen zerebralen Krampfanfall, spricht man von **Eklampsie** (eklamptischer Anfall). Im Rahmen einer Präeklampsie kann sich auch ein **HELLP-Syndrom** (Hemolysis, Elevated Liver Enzymes, Low Platelets) mit Hämolyse, einem Anstieg der Leberwerte und einem massiven Abfall der Thrombozytenzahlen entwickeln.

Symptome | Die Schwangere und das Kind sind durch **hypertensive Entgleisungen** (S. 220), **eklamptische Krämpfe**, eine **disseminierte intravasale Gerinnung** (DIC) und **Organversagen** gefährdet. Die **kindliche Mortalität** ist insbesondere bei Krampfanfällen hoch und kann bis zu 30 % betragen. Die Ödeme bei Präeklampsie sind v. a. prätibial lokalisiert. Starke, **rechtsseitige Oberbauchschmerzen** in der Spätschwangerschaft sind ein Hinweiszeichen auf ein HELLP-Syndrom. **Warnhinweise auf einen bevorstehenden Krampfanfall** sind neurologische Symptome wie Flimmerskotom, Schwindel, Kopfschmerzen, Doppelbilder oder manchmal fokale motorische Defizite.

Diagnostik |
- Basisdiagnostik inkl. wiederholter Blutdruckmessungen
- falls vorhanden: U-Stix (Proteinnachweis im Urin)

Therapie |
- Anlage eines venösen Zugangs
- Infusion einer kristallinen Infusionslösung (z. B. 500 ml Jonosteril®)
- bei **hypertensiver Entgleisung** (cave: vorsichtige Blutdrucksenkung, um die uterine Durchblutung nicht einzuschränken): **Urapidil** (z. B. Ebrantil®) vorsichtig i. v (10 mg-weise titriert) oder **Dihydralazin** (Nepresol®) 6,25–12,5 mg i. v.
- bei **eklamptischem Anfall**: **Magnesiumsulfat** (z. B. Magnesium 10 %®) 2–4 g über 5–10 min i. v., alternativ (allerdings schlechtere Wirksamkeit!) **Diazepam** 5–10 mg langsam i. v.
- Transport in die nächste Klinik mit geburtshilflicher Abteilung: In vielen Fällen ist eine **notfallmäßige Sectio** erforderlich.

11.8.3 Vena-cava-Kompressionssyndrom
Pathophysiologie | In der Spätschwangerschaft kann der vergrößerte und schwere Uterus insbesondere in Rücken- und Rechtsseitenlage die V. cava inferior komprimieren.

Symptome | Blutdruckabfall bis hin zu Schock und Bewusstseinsstörungen.

Therapie bzw. Prophylaxe | Lagerung der Schwangeren auf die linke Seite.

11.8.4 Wehentätigkeit, Geburt und Neugeborenenversorgung
Vorgehen in der Eröffnungsphase | Häufig wird der Rettungsdienst zu Beginn der Wehentätigkeit gerufen: Von den typischen **Eröffnungswehen** (Dauer: ca. 30–60 s, **Abstand ca. 5–10 min**, evtl. Blasensprung mit Abgang von Fruchtwasser) bis zur Geburt vergehen insbesondere bei Erstgebärenden in der Regel aber mehrere Stunden, sodass eine Geburt im Rettungsdienst ein nicht sehr häufiges, aber sehr eindrückliches Ereignis ist. In dieser Situation kann die werdende Mutter meist **ohne überhastete Eile in die geplante geburtshilfliche Abteilung transportiert** werden. Außer der Anlage eines venösen Zugangs, der Infusion kristalliner Infusionslösung zum Offen-

halten des Zugangs und dem Basismonitoring, sind meist keine weiteren Maßnahmen erforderlich.

Vorgehen in der Austreibungsphase | Der Abstand zwischen den Wehen nimmt auf ca. 2 min ab, die Schwangere presst instinktiv mit. Spätestens jetzt erfolgt meist der Blasensprung mit Abgang des Fruchtwassers. In dieser Situation sollte die Patientin – bei entsprechender Fachkenntnis – geburtshilflich untersucht werden (Leopold-Handgriffe, vaginale Tastuntersuchung mit sterilen Handschuhen), um die Kindslage zu ermitteln.

„Normale" Geburt | Bei Schädellage des Kindes (in der vaginalen Tastuntersuchung nur der Kopf tastbar) und keinen Hinweisen auf sonstige Komplikationen, ist eine Geburt im Rettungswagen möglich: Der Notarzt unterstützt auf dem Höhepunkt der Wehe das Pressen verbal. Sobald der Kopf des Kindes sichtbar wird, wird mit einer Hand der Damm geschützt und mit der anderen Hand der Kopf des Kindes geführt (Abb. 11.25). Sobald der Kopf durchgetreten ist, wird zunächst die obere und anschließend die untere Schulter entwickelt (Abb. 11.26). Nach der Geburt des Kindes wird die Mutter auf den Rücken mit überschlagenen Beinen gelagert (→ Kompression des kleinen Beckens). Die Plazenta wird in situ belassen.

Postpartale Blutungen | Bei starker Nachblutung werden 3 I.E. Oxytocin i. v. zur Tonisierung des Uterus gegeben und ggf. eine Schocktherapie durchgeführt. Bei Verdacht auf atone Nachblutung können bis zu 10 I.E. Oxytocin langsam i. v. gegeben werden.

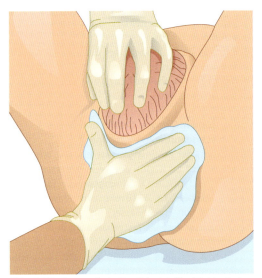

Abb. 11.25 Dammschutz: Der Geburtshelfer drückt mit einer Hand und abgespreiztem Daumen gegen der Damm, während die andere Hand den kindlichen Kopf führt und ggf. abbremst, um dem Gewebe Zeit zur Dehnung zu gewähren (aus: Breckwoldt, Kaufmann, Pfleiderer, Gynäkologie und Geburtshilfe, Thieme, 2007).

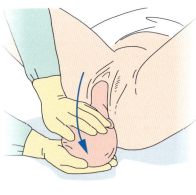

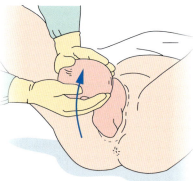

Abb. 11.26 Entwicklung der Schultern: **a**: obere (vordere) Schulter, **b**: untere (hintere) Schulter (nach: Secchi, Ziegenfuß, Checkliste Notfallmedizin, Thieme, 2009).

Der Uterus kann durch die Bauchdecke hindurch komprimiert werden (Credé-Handgriff).

> **MERKE**
>
> Auf ein möglichst steriles Vorgehen ist zu achten!

Pathologische Geburt | Bei jedem Hinweis auf eine schwierige Geburt (z. B. Lageanomalien, Arm- oder Nabelschnurvorfall, anamnestische Hinweise auf Probleme), erfolgt eine medikamentöse Tokolyse mit β_2-Mimetika (z. B. Fenoterol 2–5 Hübe inhalativ alle 5–10 min) unter EKG-Kontrolle (cave: Herzrhythmusstörungen) und ein schnellstmöglicher Transport in die nächstgelegene geburtshilfliche Abteilung. Bei einem Nabelschnurvorfall wird die Nabelschnur im Geburtskanal abgeklemmt und die Sauerstoffversorgung des Kindes dadurch komplett unterbrochen. Bei entsprechendem Verdacht (pulsierende Nabelschnur vor dem führenden Kindsteil tastbar), muss der Untersucher die Hand in der Vagina belassen und das führende Kindsteil so weit wie möglich hochschieben – und zwar solange, bis in der Klinik eine Notsectio durchgeführt wird!

Versorgung des Neugeborenen | Sehr wichtig ist die Vermeidung von Wärmeverlust, z. B. durch Vorheizen des RTW. Das Neugeborene wird mit sauberen,

Tab. 11.3

Apgar-Score.

	0	1	2
Hautkolorit	blau oder weiß	Stamm rosig, Extremitäten blau	rosig
Herzfrequenz	keine	<100/min	>100/min
Atmung	keine	unregelmäßig oder Schnappatmung	regelmäßig
Verhalten beim Absaugen	keine Reaktion	Grimassieren, Verziehen des Gesichts	Husten, Niesen, kräftiges Schreien
Muskeltonus/Spontanbewegungen	keine	träge Flexionsbewegungen, niedriger Tonus	guter Tonus, normale Spontanbewegungen

Bewertung: 8–10 Punkte: „lebensfrisches" Kind; 4–7 Punkte: mittelgradige Depression; 0–3 Punkte: schwere Depression

trockenen Tüchern abgetrocknet und abgewischt und in neue trockene, warme Tücher eingewickelt. Der Apgar-Score wird 1, 5 und 10 Minuten nach der Geburt erhoben und dokumentiert (Tab. 11.3). Falls erforderlich, wird die Atmung des Kindes stimuliert (Füße massieren, Beinchen bewegen), ggf. wird Sauerstoff gegeben oder eine kardiopulmonale Reanimation (S. 215) begonnen. Nach Ende der Pulsation wird die Nabelschnur zweimal abgeklemmt und mit einer sterilen Schere ca.10 cm vom Nabel entfernt durchtrennt.

11.9 Pädiatrische Notfälle

Key Point
- Die wichtigsten Maßnahmen beim Krupp-Syndrom sind das Beruhigen von Kind und Eltern sowie die Frischluftzufuhr (Fenster öffnen).
- Die Epiglottitis ist mit Einführung der 6-fach-Impfung selten geworden – dennoch ist bei geringstem Verdacht auf jegliche Manipulation im Mund-Rachen-Raum zu verzichten.
- Ein Fieberkrampf ist für die Eltern sehr belastend, jedoch selten lebensbedrohlich für das Kind. Der Krampf sistiert fast immer bis zum Eintreffen des Rettungsdienstes, die Gabe von Antipyretika (z. B. Paracetamol-Zäpfchen) und ein schonender Transport in die Kinderklinik sind meist ausreichend. Komplizierte Fieberkrämpfe (wiederholtes Krampfen, Status epilepticus, Anfälle bei Kindern ohne akuten Infekt) erfordern immer eine umfassende stationäre Abklärung.

11.9.1 Krupp-Syndrom
Synonym | Veraltet: Pseudokrupp.
Ätiologie | Meist Adenoviren, (heute) selten Diphtheriebakterien (Corynebactrium diphtheriae).

Pathogenese | Am häufigsten sind Kinder bis zum 6. Lebensjahr betroffen. Die Entzündung im Bereich der Glottis und der Subglottis führt zu einer Schleimhautschwellung und damit zu einer kritischen Einengung des Atemwegs im Bereich des Ringknorpels (engste Stelle des Atemwegs bei kleinen Kindern).
Symptome | Typisch sind ein bellender Husten mit inspiratorischem Stridor bei meist nur mäßig hohem Fieber und kaum beeinträchtigten Allgemeinbefinden. Die Kinder sind ängstlich, die Eltern oft panisch.
Therapie | Das Krupp-Syndrom ist – im Gegensatz zur Epiglottitis – nur selten lebensbedrohlich.
- Fenster öffnen, Frischluftzufuhr
- Beruhigen von Kind und Eltern
- Sauerstoffgabe nur bei Sättigungsabfall < 94 % (Angst des Kindes vor dieser Maßnahme ist meist größer als der Benefit)
- Gabe von Prednison (z. B. Rectodelt®) 100 mg rektal
- Adrenalin-Verneblung (InfectoKrupp®, 2–4 Sprühstöße)

Praxistipp
Auf die Anlage eines i. v.-Zuganges kann, bei sich rasch bessernder Situation, in der Regel verzichtet werden.

11.9.2 Epiglottitis
Definition | Akute Laryngopharyngitis durch Haemophilus influenzae mit massiver Schwellung der Epiglottis.
Epidemiologie | Seit der Einführung der 6-Fach-Impfung im Kindesalter, die auch gegen Haemophilus influenzae immunisiert, ist die Infektion extrem selten geworden.
Symptome | Im Gegensatz zum Krupp-Syndrom manifestiert sich die Epiglottitis typischerweise akut bei Kindern, die noch wenige Stunden zuvor gesund waren. Typisch sind deutliches Krankheitsgefühl, eine heisere, „kloßige" Sprache, Speichelfluss aus

dem Mund durch Schluckstörungen, **inspiratorischer Stridor** und meist **hohes Fieber**.
Diagnostik | Bei Verdacht auf Epiglottitis muss **auf alle Maßnahmen**, die **Stress** beim Kind **verursachen** können, **verzichtet** werden.

> **MERKE**
> Die **Mundhöhle** darf wegen der hohen Gefahr einer weiteren Anschwellung **nicht inspiziert** werden!

Therapie | Eine spezifische Therapie ist präklinisch nicht möglich, das Kind muss wegen **akuter Lebensgefahr** zügig in eine Kinderklinik transportiert werden (Voranmeldung!).
– **Beruhigen** von Kind und Eltern
– bei Zyanose **Sauerstoffgabe** (2–4 l/min über Maske), evtl. Intubation (wegen der Schwellung der Epiglottis oft schwierig, meist nur ein Versuch möglich, daher nur durch in der Kinderanästhesie erfahrene Notärzte!), im Notfall Koniotomie
– Oft hilft passager die Vernebelung von **Adrenalin** (InfectoKrupp®, 2–4 Sprühstöße, oder Suprarenin® über eine Sauerstoffmaske mit Verneblerfunktion).

11.9.3 Fieberkrampf
Epidemiologie | Krampfanfälle im Rahmen eines fieberhaften Infekts werden bei **bis zu 5 % aller Kinder zwischen 6 Monaten und 6 Jahren** beobachtet.
Symptome | Generalisierter, **tonisch-klonischer Krampfanfall** bei einem Kind mit fieberhaftem Infekt.
Diagnostik | Bis zum Eintreffen des Rettungsdienstes ist der Fieberkrampf in den allermeisten Fällen bereits vorbei – die typische Anamnese ist hier richtungsweisend.

Praxistipp
Krampft das Kind beim Eintreffen des Rettungsdienstes immer noch, sollten Sie unbedingt an andere Ursachen eines Krampfanfalls (S. 234) denken!

Therapie | Ein kindlicher Fieberkrampf ist für die Eltern sehr belastend – jedoch selten lebensbedrohlich für das Kind. Jeder erstmalige Fieberkrampf sollte in einer Kinderklinik **näher abgeklärt** werden (schonender Transport ohne Sondersignal). Zur Prophylaxe weiterer Krämpfe ist meist eine **antipyretische Therapie** (z. B. Paracetamol (Benuron®) Suppositorium, 10–15 mg/kg KG) ausreichend. Komplizierte Fieberkrämpfe (wiederholtes Krampfen, Status epilepticus, Anfälle bei Kindern ohne akuten Infekt) erfordern immer eine umfassende stationäre Abklärung. Bei einem erneuten Krampf ist die **rektale Gabe eines Benzodiazepins** (z. B. Diazepam 5 mg Rektiole) die Therapie der Wahl.

11.9.4 Fremdkörperaspiration
Ursachen | Typische Fremdkörper, die aspiriert werden, sind kleine Spielsachen oder Nüsse.
Symptome | Plötzliches Husten, Atemnot, inspiratorischer Stridor, evtl. Würgen.
Diagnostik | Anamnese und Klinik sind meist richtungsweisend.
Therapie | Das Kind wird mit dem Oberkörper nach vorne gebeugt und mit den Händen/Armen in Bauchlage unterstützend gehalten. Der Helfer verabreicht **hustensynchrone Schläge zwischen die Schulterblätter** (**keine Durchführung des Heimlich-Handgriffs**!). Falls die Entfernung so nicht gelingt, wird das Kind in eine Klinik mit HNO-Abteilung transportiert und der Fremdkörper dort bronchoskopisch entfernt. Große Fremdkörper (Bolusgeschehen) können ggf. mithilfe der **Magill-Zange** entfernt werden. Bei vitaler Bedrohung (Atem-Kreislauf-Stillstand) wird eine kardiopulmonale Reanimation durchgeführt.

11.9.5 SIDS und ALTE
Definitionen | **SIDS** (Sudden Infant Death Syndrome, plötzlicher Kindstod) bezeichnet das unerwartete, nicht erklärliche Versterben eines Säuglings oder Kleinkindes, meist innerhalb des 1. Lebensjahres. Als **ALTE** (Apparent Life-Threatening Event) wird ein lebensbedrohliches Ereignis bezeichnet, bei dem ein primärer Atemstillstand zu Hypoxämie und in der Folge zu einer Bradykardie führt.
Ätiologie | Die genaue Ursache ist **unbekannt**. Die Ereignisse treten meist **während des Schlafs** auf. Risikofaktoren sind Z. n. SIDS in der Familie, Z. n. ALTE, Frühgeburtlichkeit (< 33. SSW), Passivrauchen, Drogenkonsum der Mutter, Überwärmung, Schlafen in Bauchlage und Verzicht auf Stillen.

Praxistipp
Meist wird das Ereignis selbst nicht bemerkt und das Kind später leblos vorgefunden, daher bestehen beim Eintreffen des Notarztes leider bereits oft sichere Todeszeichen.

Symptome |
– **ALTE**: bewusstloses Kind mit Apnoe, Zyanose und Bradykardie
– **SIDS**: lebloses Kind ohne Atmung und Puls, beim Eintreffen des Rettungsdienstes oft schon sichere Todeszeichen

Diagnostik | Überprüfen der Vitalparameter bzw. der Todeszeichen.
Therapie | Säuglinge mit ALTE können meist durch **Stimulation** wieder zum Atmen bewegt werden –

falls nicht, muss mit der **kardiopulmonalen Reanimation** (S. 215) begonnen werden. Alle Maßnahmen sollten den Eltern erklärt werden, nach Möglichkeit sollte ein Helfer für die **Unterstützung der Eltern** abgestellt werden. Bei SIDS kann auf Wunsch der Eltern die Notfallseelsorge alarmiert werden.

> **MERKE**
>
> Im Zweifel wird **immer** eine **kardiopulmonale Reanimation** begonnen!

> **MERKE**
>
> SIDS ist immer eine **unklare bzw. nicht-natürliche Todesursache**: Die Kriminalpolizei ist daher zu benachrichtigen und die Einsatzstelle der Polizei zu übergeben!

11.10 Urologische Notfälle

Key Point
- Nierenkoliken sind sehr schmerzhaft – eine adäquate Analgesie ist hier unerlässlich.
- Ein akuter Harnverhalt erfordert eine Einmalkatheterisierung unter möglichst sterilen Bedingungen.

11.10.1 Nierenkolik

Ätiologie | Nierenkoliken entstehen, wenn **Nierensteine** aus dem Nierenbecken freigesetzt werden und **in den ableitenden Harnwegen steckenbleiben** (typischerweise an einer der 3 physiologischen Engstellen Nierenbeckenabgang, Kreuzung des Ureters mit der A. iliaca communis, Eintritt in die Harnblase). Die Folge ist ein **Harnstau mit Dehnung des Nierenbeckens** und typischen, kolikartigen Schmerzen.

Symptome | Typisch sind **wellenförmige** („wehenartige") **Schmerzen in der Flanke**, oft mit **Ausstrahlung in den Rücken** oder in die Leiste und begleitet von **vegetativen Symptomen** (Übelkeit, Erbrechen). Auch eine **Hämaturie** ist häufig.

Diagnostik |
- Basismonitoring
- Anamnese: erstmalige Kolik? Schmerzbeginn? Hämaturie? Schmerzausstrahlung?
- orientierende körperliche Untersuchung, Palpation (ausgeprägter Klopfschmerz an der Flanke!)

Therapie |
- Anlage eines venösen Zugangs und Infusion einer kristallinen Infusionslösung (z. B. 500 ml Sterofundin®)
- Analgesie mit spasmolytisch wirksamen Substanzen: 20 mg **Butylscopolamin** (Buscopan®) + 1 g **Metamizol** (Novalgin®) als Kurzinfusion
- Transport in die nächste urologische Abteilung

Praxistipp

Opioide sind aufgrund ihrer spasmogenen Eigenschaften als primäres Analgetikum zu vermeiden. Bei stärksten Schmerzen, die mit Metamizol und Butylscopolamin nicht adäquat zu kontrollieren sind, können und sollen sie jedoch natürlich trotzdem gegeben werden.

11.10.2 Akuter Harnverhalt

Definition | Die gefüllte Harnblase kann nicht entleert werden.

Ätiologie | Die häufigsten Ursachen sind die **benigne Prostatahyperplasie, Steine oder Fremdkörper in der Harnröhre, Blasentumoren,** Nebenwirkungen von **Medikamenten** (Anticholinergika, Diazepam) sowie **neurologische** (z. B. multiple Sklerose, Bandscheibenvorfall, Spinal- oder Periduralanästhesie!) **psychische Ursachen**.

Symptome | Die **Miktion** ist **nicht möglich**, die **Harnblase** ist meist **schmerzhaft prall gefüllt**.

Diagnostik | Die Schmerzsymptomatik ist typisch. Die prall gefüllte Harnblase ist durch die Bauchdecke palpierbar, die Palpation verstärkt die Schmerzen.

Therapie | Bei längerem Bestehen kann der Harnstau zu einem postrenalen Nierenversagen führen, weshalb eine rasche Behandlung indiziert ist.
- Basismonitoring
- Anlage eines venösen Zugangs
- falls Material vorhanden: sterile **Einmalkatheterisierung** der Harnblase (notfalls auch Verwendung eines sterilen Absaugkatheters mit atraumatischer Spitze, sofern zumindest steriles Gel und sterile Handschuhe vorhanden sind; allerdings Entfernung direkt nach Entleerung der Harnblase)
- falls nicht möglich: Analgesie mit spasmolytisch wirksamen Substanzen: 20 mg **Butylscopolamin** (Buscopan®) + 1 g **Metamizol** (Novalgin®) als Kurzinfusion
- Transport in die nächste urologische Abteilung

Praxistipp

Opioide sind aufgrund ihrer spasmogenen Eigenschaften als primäres Analgetikum nicht gut geeignet.

11.10.3 Akutes Skrotum

Definition | Plötzlich einsetzender oder sich langsam steigernder, starker Schmerz im Hodenbereich.

Ätiologie | Wichtige Ursachen sind **Hodentorsion** (Torsion des Samenstrangs → Ischämie des Hodens), **Epididymitis** (bakterielle Entzündung des Nebenhodens), **Hydatidentorsion** (Torsion von Hoden- bzw. Nebenhodenanhangsgebilden), inkarzerierte **Skrotalhernie** und **Verletzungen**.

Symptome und Diagnostik | Typisch sind **starke Schmerzen** im Skrotalbereich, häufig begleitet von **vegetativen Symptomen** (Schwitzen, Übelkeit, Erbrechen). Die Inspektion zeigt eine **Rötung**, eine **Schwellung** und evtl. einen **Hochstand** des betroffenen Hodens. Die weitere Differentialdiagnostik kann und sollte dem Urologen überlassen werden.

Therapie | Alle genannten Erkrankungen müssen rasch urologisch abgeklärt und therapiert werden, um Folgeschäden zu vermeiden:
- Basismonitoring
- Anlage eines venösen Zugangs und Infusion einer Vollelektrolytlösung (z. B. Sterofundin® oder Jonosteril®)
- Analgesie, z. B. mit 1 g **Metamizol** (Novalgin®) und langsam titriertem **Morphin** (MSI®)
- Transport in die nächste urologische Abteilung (Voranmeldung!)

11.11 Notfälle aus den Bereichen Augenheilkunde und HNO

Key Point
- Bei einem akuten Glaukomanfall kann die gastrointestinale Symptomatik im Vordergrund stehen.
- Nasenbluten ist häufig harmlos, kann aber (v. a. bei Gerinnungsstörungen) auch zu einem bedrohlichem Blutverlust führen. Patienten mit massivem Nasenbluten sollten in einer Fachabteilung für Hals-, Nasen- und Ohrenheilkunde vorgestellt werden.
- Schwindel kann Ausdruck einer schwerwiegenden kardialen oder zerebrovaskulären Erkrankung sein und sollte stets umfassend abgeklärt werden.

11.11.1 Akuter Glaukomanfall

Definition | Akute Verlegung des Kammerwinkels, wodurch das Kammerwasser nicht mehr abfließen kann und der intraokuläre Druck kritisch ansteigt (oft > 70 mmHg).
Die Symptome treten dabei meist plötzlich auf. Ein akuter Glaukomanfall ist ein ophthalmologischer Notfall.

Symptome | Die Patienten berichten über **plötzlich beginnende Schmerzen** in einem Auge bei gleichzeitigem **Visusabfall**. Typischerweise war die **Pupille vorher erweitert** (z. B. Dunkelheit, psychische Erregung, Anwendung von Mydriatika), häufig haben die Patienten vorher Farbringe (**Halos**) um Lichtquellen gesehen. Eine begleitende **vegetative Symptomatik** (Palpitationen, Übelkeit und Erbrechen) ist häufig.

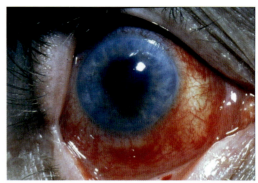

Abb. 11.27 **Akuter Glaukomanfall**: Stark gerötetes Auge, matte Kornea, verschwommene Iriszeichnung (aus: Hahn, Kurzlehrbuch Augenheilkunde, Thieme, 2012).

Praxistipp
Die vegetative Symptomatik kann soweit im Vordergrund stehen, dass die Patienten als „gastroenterologische Notfälle" verkannt und daher verzögert augenärztlich behandelt werden!

Diagnostik | Das betroffene **Auge** ist **hochrot**, die **Pupille** ist **übermittelweit**, die **Lichtreaktion** kann **träge** sein oder fehlen, die **Hornhaut** ist **trüb** (**Abb. 11.27**). Der Bulbus ist **palpatorisch steinhart**. Das andere Auge ist meist unauffällig.

Therapie |
- Basismonitoring
- falls vorhanden: **Pilocarpin-Augentropfen** (Normoglaucon®)
- Anlage eines **venösen Zugangs** und Infusion einer Vollelektrolytlösung (z. B. Sterofundin® oder Jonosteril®)
- **Antiemetika**, z. B. 10 mg Metoclopramid (Paspertin®) (cave: kein Dimenhydrinat!)
- **Analgetika**, z. B. 1 g Metamizol (Novalgin®) als Kurzinfusion
- Transport in nächste ophthalmologische Fachklinik

Praxistipp
Alle anticholinerg wirkenden Medikamente (z. B. Dimenhydrinat) sind kontraindiziert, weil sie die Pupille tendenziell erweitern!

11.11.2 Verletzungen des Auges
Siehe Kapitel Unfälle (S. 253).

11.11.3 Epistaxis (Nasenbluten)
Ätiologie | Die häufigste Blutungsquelle ist der **Locus Kiesselbachii**, der häufigste Auslöser sind unmittelbar zuvor erfolgte **manuelle Manipulationen**, hypertensive Entgleisungen oder Niesen. Auch **Traumata**

oder **nasaler Drogenkonsum** (Kokain) lösen häufig Nasenbluten aus. Epistaxis kann auf eine **hypertensive Entgleisung** oder **Gerinnungsstörungen** sowie auf seltenere, schwerwiegende Erkrankungen wie Osler-Rendu-Weber-Krankheit, Wegener-Granulomatose oder Purpura Schönlein-Henoch hinweisen.
Symptome I Häufig ist Nasenbluten harmlos, in seltenen Fällen ist es jedoch kaum stillbar und kann zu bedrohlichen Blutverlusten führen.
Diagnostik I Wichtig ist die **Überwachung des Blutdrucks** (Basismonitoring) sowie das Erheben der Anamnese inkl. **Gerinnungsanamnese**.
Therapie I
- Patienten hinsetzen und **Kopf nach vorne neigen** lassen (ansonsten wird das Blut verschluckt → Erbrechen mit Aspirationsgefahr)
- **Druck auf die Nasenflügel** (→ Kompression der Blutung)
- falls vorhanden, **kalte feuchte Kompressen in den Nacken** legen (hilft meist nicht, ist aber einen Versuch wert)
- bei bedrohlicher Blutung:
  - Anlage mindestens eines großlumigen venösen Zugangs und Infusion einer kristallinen Infusionslösung, z. B. 500–1000 ml Sterofundin®
  - ggf. Senkung eines erhöhten Blutdrucks (S. 220)
  - bei bekannter Gerinnungsstörung Vorankündigung in der Zielklinik (ggf. Notfallausweis des Patienten beachten)
  - Einweisung in Klinik mit Fachabteilung für HNO

Praxistipp
Lebensbedrohliche, sonst unstillbare Blutungen können manchmal mit einer „Behelfs-Bellocq-Tamponade" gestillt werden. Hierzu wird ein (Urin-)Dauerkatheter vorsichtig etwa 8–10 cm in das betroffene Nasenloch eingeführt, mit 5–10 ml Aqua geblockt und ganz vorsichtig zurückgezogen, bis ein leichter Widerstand zu spüren ist. So können Blutungen aus den hinteren Nasenabschnitten ggf. tamponiert werden. Der Katheter wird dann mit einer Klemme so fixiert, dass ein leichter Zug erhalten bleibt und der Katheter nicht mehr verrutschen kann. Anschließend kann der Patient in die nächste HNO-Klinik transportiert werden (Voranmeldung!).

11.11.4 Schwindel (Vertigo)
Definition I Empfindung eines Drehgefühls, oft einhergehend mit dem Gefühl einer drohenden Bewusstlosigkeit.
Ätiologie I Häufige Ursachen aus dem HNO-Bereich sind der vestibuläre Drehschwindel (benigner paroxysmaler Lagerungsschwindel), Morbus Menière und Erkrankungen des Innenohrs. Schwindel kann jedoch auch z. B. als Symptom einer Intoxikation, einer bradykarden Herzrhythmusstörung, einer hochgradigen Aortenklappen- oder Karotisstenose oder einer Hypotonie auftreten.
Symptome I Die Patienten klagen über ein **Schwindelgefühl mit Gangunsicherheit und Schwanken**. Häufig bestehen begleitend **Übelkeit und Erbrechen**.
Diagnostik I
- Basismonitoring
- 12-Kanal-EKG, ggf. Rhythmusstreifen über mehrere Minuten
- Blutzucker-Messung
- orientierende neurologische Untersuchung
- Auskultation von Herz und Karotiden

Therapie I
- Anlage eines großlumigen **venösen Zugangs** und **Infusion** einer kristallinen Infusionslösung, z. B. 500 ml Sterofundin®
- symptomatisch: **Antiemetika** i. v., z. B. 50 mg Alizaprid (Vergentan®) und/oder **H_1-Antihistaminika**, z. B. 62,5 mg Dimenhydrinat (Vomex A®)
- falls möglich: **kausale Therapie** der zugrundeliegenden Ursache
- Transport in ein Krankenhaus → Abklärung der Ursache

Praxistipp
Bei neu aufgetretenem Schwindel müssen immer schwerwiegende kardiovaskuläre oder zerebrale Erkrankungen ausgeschlossen werden.

11.12 Psychiatrische Notfälle

Key Point
- Ein Delirium tremens bedarf einer intensivmedizinischen Behandlung.
- Akute psychotische Zustände ereignen sich meist bei Patienten mit bekannten psychiatrischen Erkrankungen. Es empfiehlt sich, frühzeitig die Polizei hinzuzuziehen, um ggf. eine Einweisung nach PsychKG durchführen zu lassen.
- Akute Belastungsreaktionen und Panikattacken sollten nicht primär medikamentös therapiert werden.
- Suizidalität – und jede Ankündigung oder Äußerung suizidaler Gedanken – muss ernst genommen werden. Eine Einweisung in eine psychiatrische Fachklinik – im Zweifel nach PsychKG – ist in jedem Fall erforderlich.

11.12.1 Delirium tremens
Definition I Hirnorganisches Psychosyndrom durch **akuten Alkoholentzug** bei meist jahrelanger, schwerer Alkoholabhängigkeit.

> **MERKE**
>
> Das **Delirium tremens** ist ein **lebensbedrohliches Krankheitsbild** mit unbehandelt bis zu 25 % Letalität. Komplizierende Komorbiditäten sind häufig, was in der Regel eine intensivmedizinische Behandlung erforderlich macht.

Symptome
- epileptogene Anfälle in > 50 % der Fälle
- fehlende Orientierung zu Ort, Zeit und Situation
- optische Halluzinationen (häufig kleine, bewegte Objekte: „weiße Mäuse")
- erhöhte Suggestibilität
- fein- oder grobschlägiger Tremor, oft „Nestelbewegungen"
- Unruhe, Schwitzen, Hypertonie, Tachykardie
- Vigilanzminderung bis hin zum Koma

Diagnostik
- Basismonitoring
- (Fremd)Anamnese
- Ausschluss anderer Ursachen für ein Delir (z. B. Infektionen, Fieber, Drogen- oder Medikamentenintoxikation)

Therapie
- Anlage einer venösen Zugangs
- **Benzodiazepine**, z. B. Lorazepam (Tavor®), beginnend mit 1–2 mg i. v. oder Diazepam
- **Neuroleptika**, z. B. Haloperidol (Haldol®) 2,5–5 mg i. v.
- Transport in ein Krankenhaus, in der Regel auf eine Intensivstation

11.12.2 Akute psychotische Zustände

Definition | Akuter, evtl. zeitweiliger Verlust des Realitätsbezuges.

Ätiologie | Organische Erkrankungen (Schädel-Hirn-Trauma, Demenz, neurodegenerative Erkrankungen), akute psychische Dekompensation z. B. bei Schizophrenie, Intoxikation mit Alkohol, Drogen oder Medikamenten.

Symptome | Die **Beurteilung der Realität** und häufig die **Orientierung** zu Ort, Zeit und Situation sind **gestört**. Typischerweise bestehen **Wahnvorstellungen** (z. B. wahnhaftes Verkennen von Situationen oder Personen) und optische und/oder akustische **Halluzinationen**.

Diagnostik
- Anamnese: bekannte Psychose? Medikamenteneinnahme? Substanzabusus?
- orientierende neurologisch-psychiatrische Untersuchung

Therapie
- auf Eigenschutz achten!
- bei Eigen- und/oder Fremdgefährdung Hinzuziehen von Polizei und ggf. **Einweisung** nach PsychKG (Landesgesetze über „Schutz" und „Hilfen" für psychisch kranke Menschen)
- wenn gefahrlos möglich und vom Patienten nicht abgelehnt: Anlage eines venösen Zugangs und Infusion von **Neuroleptika**, z. B. 5–10 mg Haloperidol (Haldol®), und/oder **Benzodiazepinen**, z. B. 2–5 mg Midazolam (Dormicum®)
- bei Unmöglichkeit der i. v.-Medikamentenapplikation: **Midazolam über nasalen Zerstäuber** (z. B. MAD® Mucosal Application Device)
- **keine Anwendung von Gewalt! Ggf. Polizei hinzuziehen!**

> **Praxistipp**
>
> Wie eine Unterbringung („Zwangseinweisung", z. B. nach PsychKG) genau abläuft, ist durch Ländergesetze geregelt und unterscheidet sich im Detail von Bundesland zu Bundesland. Das ausführende Organ ist die Ordnungsbehörde, vertreten durch die Polizei, die hierzu hinzugezogen werden muss. Es wird weiterhin oft ein Gutachten eines „entsprechend qualifizierten Arztes" benötigt – dies kann je nach Region der Notarzt oder ein Polizeiarzt sein. Keinesfalls darf das Rettungsdienstpersonal Gewalt anwenden, dies darf ggf. ausschließlich die Polizei. Die Gabe von Medikamenten gegen den Willen des Patienten ist ebenfalls eine Körperverletzung und allenfalls in Ausnahmesituationen zu rechtfertigen.

11.12.3 Akute Belastungsreaktion

Definition | Im Anschluss an eine psychische Ausnahmebelastung (z. B. Unfall, Katastrophe) auftretende psychische Reaktion.

Symptome
- Einengung des Bewusstseins (Fixierung auf dieses eine Geschehen), Orientierungsstörungen, Rückzug aus der Situation oder Überaktivität mit Fluchttendenz
- häufig depressive oder gereizte Stimmung
- vegetative Symptome wie Tachykardie, Schwitzen und Erröten
- häufig Amnesie für die akute Periode
- nach Stunden bis Tagen Rückbildung der Symptome

Therapie
- mit dem Patienten sprechen und mögliche Auswege aus der Situation aufzeigen
- Kontakt zu Notfallseelsorge anbieten, wenn gewünscht

– wenn nicht ausreichend: Tranquilizer, z. B. 1 mg Lorazepam (Tavor® Expidet®) p. o.

Praxistipp
Die medikamentöse Therapie ist in diesen Fällen niemals kausal und sollte weitestgehend vermieden werden, was allerdings nicht immer möglich ist. Die Gabe von Benzodiazepinen ist nur zu rechtfertigen, wenn sichergestellt ist, dass der Patient danach nicht alleine ist und eine erwachsene Bezugsperson ihn beaufsichtigen kann!

11.12.4 Panikattacke
Definition I Plötzliche, intensive Angst, die ohne erkennbare Auslöser auftritt und von bedrohlichen Gedanken und körperlichen Beschwerden begleitet wird.
Symptome I Die Patienten haben z. B. Angst, zu kollabieren, die Kontrolle zu verlieren oder zu sterben und leiden unter unterschiedlichsten, z. B. kardiovaskulären (z. B. Tachykardie, Brustschmerzen [DD: Herzinfarkt]), neurologischen (z. B. Zittern, Schwindel, Ohnmachtsgefühl), abdominellen (z. B. Übelkeit, Durchfall, Magenschmerzen), respiratorischen (z. B. Dyspnoe) oder vegetativen Symptomen (z. B. Hitzewallungen, Schweißausbruch). Die Attacke dauert meist einige Minuten.

Praxistipp
Die Patienten rufen häufig den Notarzt aus Angst, einen Herzanfall erlitten zu haben.

Diagnostik I Ausschluss bedrohlicher organischer Erkrankungen (z. B. akutes Koronarsyndrom), daher Basismonitoring u. a. mit EKG und Blutdruckmessung.
Therapie I
– beruhigendes Zureden
– wenn nicht ausreichend: Tranquilizer, z. B. 1 mg Lorazepam (Tavor® Expidet®) p. o.
– Transport in ein Krankenhaus zur Abklärung bzw. zum Ausschluss organischer Ursachen

11.12.5 Suizidalität
Definition I Alle Versuche, durch das Ausführen oder auch Unterlassen (z. B. Nichteinnahme lebenswichtiger Medikamente) bestimmter Maßnahmen das eigene Leben zu beenden.
Häufige Methoden I Erhängen, Sprung aus großer Höhe oder vor einen Zug, „Aufschneiden der Pulsadern", Erschießen, Ertränken, Intoxikationen mit Medikamenten oder toxischen Stoffen.
Symptome I Die Patienten zeigen meist eine **depressive Grundstimmung**, Agitiertheit, Erregung, Eigen- und Fremdaggressivität oder Wahnvorstellungen sind möglich.
Diagnostik I Psychiatrische und – je nach Situation – körperliche Untersuchung.
Therapie I
– auf Eigenschutz achten!
– Versuch, **verständnisvoll** auf den Patienten einzugehen, einen fixen Ansprechpartner bieten, Aufzeigen von Optionen („Situation ist nicht ausweglos")
– ggf. Sedierung mit **Benzodiazepinen**, z. B. 2,5– 5 mg Midazolam (Dormicum®) oder 2 mg Lorazepam (Tavor®)
– **psychiatrische Unterbringung**: Einweisung in eine geschützte psychiatrische Station, bei fehlender Einwilligung ggf. Information von Polizei und Einweisung nach PsychKG
– bei durchgeführtem Suizidversuch und Verletzungen bzw. Intoxikationserscheinungen entsprechende Notfalltherapie und Transport in das nächste Krankenhaus, psychiatrische Einweisung im Verlauf von dort aus

> **MERKE**
> Die meisten Suizide werden **im Vorfeld angekündigt**: Alle Ankündigungen dieser Art müssen ernst genommen werden!

11.13 Unfälle

Key Point
– Schwere Traumata, Polytraumata und Patienten, die einen Unfallmechanismus mit großer Gewalteinwirkung (z. B. Hochgeschwindigkeitsunfall, Sturz aus > 3 m Höhe) erlitten haben, sollen nach Stabilisierung der Vitalparameter schnellstmöglich in ein spezialisiertes Traumazentrum (meist große Kliniken wie Uniklinik oder BG-Unfallklinik) gebracht werden. Bei langen Transportstrecken ist so früh wie möglich an die Alarmierung eines RTHs zum schnellen Transport zu denken!
– Schädel-Hirn-Traumata sollen primär in ein Zentrum mit neurochirurgischer Fachabteilung transportiert werden. Beim schweren SHT liegen sehr oft schwere Begleitverletzungen vor.
– „Golden Hour of Shock": Ziel ist es, den Patienten für den Transport soweit zu stabilisieren, dass spätestens 60 min nach dem Unfall der Schockraum eines Traumazentrums erreicht wird.
– Bei Stromunfällen ist es als Helfer lebenswichtig, auf den Eigenschutz zu achten.

- Die Symptome bei Tauchunfällen können sich mit zeitlicher Latenz entwickeln.
- Bei Verätzungen des Auges ist es entscheidend, das Auge möglichst intensiv mit einer neutralen Flüssigkeit zu spülen.
- Bei Verbrennungen ist eine adäquate Flüssigkeitssubstitution essenziell.
- Unterkühlte Patienten sollen wegen der Gefahr eines Bergungstodes möglichst wenig bewegt werden.

Definition I Als Trauma werden Verletzungen bezeichnet, die durch äußere Gewalteinwirkung entstehen und zu Funktionsbeeinträchtigungen einer Körperregion, eines Organs oder des gesamten Organismus führen. Folgende Arten von Trauma werden dabei unterschieden:
- mechanisches Trauma: stumpfes, penetrierendes und kombiniertes Trauma (z. B. Tierbiss: Kombination aus penetrierendem und stumpfem Trauma)
- thermisches Trauma
- chemisches Trauma
- Barotrauma (Verletzungen durch Druckveränderungen, z. B. beim Tauchen)
- Trauma durch elektrischen Strom
- Trauma durch ionisierende Strahlung

11.13.1 Extremitätentrauma

Verletzungsarten I Typische Folgen einer mechanischen Schädigung der Extremitäten sind offene (Durchspießung der Haut an der Frakturstelle) und geschlossene Frakturen, Luxationen (Verschiebung zweier durch ein Gelenk verbundener Knochen), Amputationen sowie Weichteil- (Haut, Subkutis, Muskeln, Bänder, Sehnen, Nerven) und Gefäßverletzungen. Traumatische Amputationen ereignen sich häufig bei Arbeitsunfällen in Maschinen, mit Sägen, hydraulischen Arbeitsgeräten, bei Verkehrsunfällen oder beim Umgang mit Sprengstoff.

Diagnostik I
- Anamnese
- klinische Untersuchung („Body-Check": Auskultation, Inspektion, Palpation, Perkussion, Ausschluss weiterer Verletzungen; bei inkompletter Amputation: periphere Pulse noch tastbar?): Wichtig ist die Überprüfung und Dokumentation von Durchblutung, Motorik und Sensibilität (DMS) distal der Verletzung. Am Notfallort kann oft nicht sicher unterschieden werden, ob eine Fraktur vorliegt oder nicht.
  - sichere Frakturzeichen: Fehlstellung, abnormale Beweglichkeit, Krepitation
  - unsichere Frakturzeichen: Schmerzen, Schwellung, Funktionseinschränkung, begleitende Hämatome
  - sichere Zeichen einer Luxation: tastbar leere Gelenkpfanne, tastbarer Gelenkkopf außerhalb der Gelenkpfanne

Vorgehen bei Frakturen, Luxationen und Weichteilverletzungen I
- Basismonitoring
- Anlage eines peripher-venösen Zuganges (je nach Art der Verletzung ggf. großlumiger Volumenzugang)
- steriles Abdecken von offenen Wunden
- Volumentherapie primär mit kristallinen Vollelektrolytlösungen beginnen, abhängig von Klinik und Blutverlust ggf. auch kolloidale Infusionslösungen erwägen
- Analgesie (z. B. Ketamin 0,5 mg/kg KG i. v. + Midazolam 1–2 mg → Reizabschirmung und Vermeidung von Albträumen); falls bei schwersten Verletzungen unzureichend: Analgesie mit sehr starken Opioiden (z. B. Fentanyl) in Intubationsbereitschaft, Einleitung einer Notfallnarkose erwägen
- Ruhigstellung und Schienung der Extremität (je nach Art der Verletzung Luftkammerschiene, Vakuumschiene oder Vakuummatratze)
- bei Störungen von DMS: sofortige Reposition der Fraktur (gelingt nur unter suffizienter Analgesie!)
- bei Schock: primär forcierte Volumentherapie, falls nicht möglich: Katecholamintherapie (z. B. Noradrenalin-Perfusor) erwägen
- Transport in geeignete Klinik

Vorgehen bei Gefäßverletzungen I Wird im Rahmen eines Extremitätentraumas eine große Arterie oder Vene verletzt (häufig bei penetrierenden Traumen und (Sub-)Amputationen), muss die Blutung unbedingt durch Kompression von außen gestoppt werden. Dies kann manuell (nicht optimal für den Transport), durch einen Druckverband oder im Notfall durch Abbinden erfolgen: Für das Abbinden sollte nach Möglichkeit eine ausreichend breite pneumatische Druckmanschette (z. B. Blutdruckmanschette oder spezielles Tourniquet) verwendet werden. Die Manschette wird dabei auf Druckwerte ca. 50 mmHg oberhalb des systolischen Blutdrucks aufgepumpt. Der Abbindezeitpunkt muss notiert werden. Ist keine ausreichend große Manschette für das Abbinden des Oberschenkels vorhanden, können auch 2 Manschetten zusammen benutzt werden.

> **MERKE**
>
> Das Abbinden einer Extremität sollte immer als letzte Alternative gewählt werden, bei (drohend) hohem Blutverlust muss die Entscheidung jedoch möglichst frühzeitig gefällt werden.

11 Spezielle Notfallmedizin Unfälle

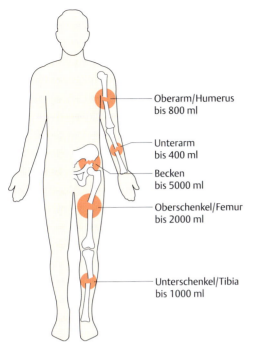

Abb. 11.28 Anhaltswerte für den Blutverlust bei geschlossenen Knochenbrüchen (aus: Secchi, Ziegenfuß, Checkliste Notfallmedizin, Thieme, 2009).

- Oberarm/Humerus bis 800 ml
- Unterarm bis 400 ml
- Becken bis 5000 ml
- Oberschenkel/Femur bis 2000 ml
- Unterschenkel/Tibia bis 1000 ml

> **MERKE**
>
> **Auch bei geschlossenen Frakturen** kann der **Blutverlust** erheblich sein (Abb. 11.28)!

Vorgehen bei traumatischer Amputation I
- Anlage mehrerer, möglichst großlumiger Zugänge; ggf. intraossärer Zugang
- Infusion von kristallinen Infusionslösungen (z. B. Sterofundin®) zur Stabilisierung des Kreislaufs
- frühzeitig (!) Anforderung eines RTH erwägen! (Transportstrecke ins nächste Traumazentrum?)
- Blutstillung mittels Kompression, Tourniquet, Abbinden, Pulver (z. B. Cellox) oder blutstillender Gaze
- **bei stammnaher Amputation**: nach Möglichkeit Identifizierung der versorgenden Arterie → ggf. Gefäßklemme auf spritzende arterielle Blutung und große venöse Sickerblutung setzen; wenn nicht möglich: sterile Kompressen, manuelle Kompression (Faust!) oder ggf. Tourniquet
- **bei stammferner Amputation**: sterile Wundauflagen, Abbinden der Extremität vorbereiten (Blutdruckmanschette um den Stumpf legen, Tourniquet), aber noch nicht aufpumpen: Bei jüngeren Patienten entwickelt sich oft primär ein Vasospasmus, der sich aber im Verlauf lösen und eine lebensbedrohliche arterielle Blutung auslösen kann. Sobald die Blutung beginnt, wird die Blutdruckmanschette etwa 50 mmHg über den systo-

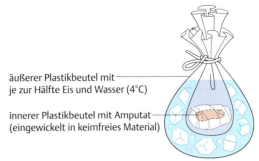

- äußerer Plastikbeutel mit je zur Hälfte Eis und Wasser (4°C)
- innerer Plastikbeutel mit Amputat (eingewickelt in keimfreies Material)

Abb. 11.29 Sachgerechte Amputatkühlung zum Transport (aus: Bühren, Keel, Marzi, Checkliste Traumatologie, Thieme, 2012).

lischen Wert aufgepumpt (cave: Abbindezeit und -dauer notieren!).
- Amputat in **sterilen Kunststoffbeutel** geben (meist spezielle Sets verfügbar, z. B. Replant®-Sets, Abb. 11.29), sterilen Kunststoffbeutel in zweiten Kunststoffbeutel geben und diesen nach Möglichkeit mit Eiswasser füllen
- **Analgesie**, z. B. 0,25 mg/kg KG Esketamin (Ketanest-S®) + 0,05 mg/kg KG Midazolam (z. B. Dormicum®)
- bei weiteren Begleitverletzungen (Polytrauma) Einleiten einer Notfallnarkose und endotracheale Intubation erwägen
- **Anmeldung** im nächsten Schwerpunktklinikum (Schockraum, Voranmeldung Amputationsverletzung bzw. Polytrauma!) bzw. bei isolierten Amputationen von Finger oder Zehen ohne unmittelbare vitale Bedrohung Krankenhaus mit Schwerpunkt Hand- und Fußchirurgie erwägen

11.13.2 Schädel-Hirn-Trauma (SHT)

Definition I Ein Schädel-Hirn-Trauma ist eine Verletzung des Schädels mit Hirn- sowie möglicherweise Knochen- und Weichteilbeteiligung. Unterschieden wird zwischen einem **geschlossenen** („gedeckten", d. h. Dura mater intakt) und einem **offenen SHT** (Verletzung von Kopfhaut, knöcherner Kalotte und Dura mater → frei liegendes Gehirn).

Epidemiologie I Das SHT zählt in den westlichen Industrienationen zu den häufigsten Ursachen für Tod und für bleibende schwere Behinderungen bei jungen Erwachsenen. In Deutschland ereignen sich ca. **350 SHT pro 100 000 Einwohner/Jahr**, betroffen sind daher ca. 200 000 Patienten/Jahr.

Ätiologie und Begleitverletzungen I Häufige Ursachen für SHT sind das **Einwirken von stumpfer** (Sturz, Schlag; Aufprall bei Verkehrsunfall) **oder spitzer Gewalt gegen den Schädel** (Schlag mit spitzem Gegenstand, Schussverletzung, Sturz oder Aufprall auf einen spitzen Gegenstand). In > 50 % der Fälle bestehen

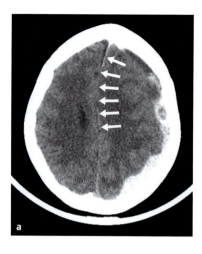 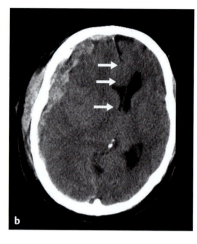

Abb. 11.30 Akutes subdurales Hämatom links (a) bzw. rechts (b) nach schwerem Schädel-Hirn-Trauma. Gut sichtbar ist eine Mittellinienverlagerung (→) jeweils zur Gegenseite mit Kompression des Ventrikelsystems und beginnender Einklemmung.

weitere Verletzungen, auf die hin der Patient gründlich untersucht werden muss.

> **MERKE**
> Bei Patienten mit Mehrfachverletzungen ist ein begleitendes SHT sehr häufig (> 60 %).

Schweregradeinteilung I Frühere Klassifikationen wie Commotio und Contusio cerebri oder die Einteilung in SHT I–III, die sich an der Rückbildung der Symptome und den Langzeitfolgen orientierte, sind zu ungenau und sollten nicht mehr verwendet werden. Die Bewusstseinsstörung nach SHT wird heute nach der **Glasgow-Coma-Scale** (GCS, Tab. 11.1 und Tab. 11.2) eingeteilt. Aufgrund der prognostischen und therapeutischen Relevanz, ist das Erheben und Dokumentieren des initialen GCS-Werts von großer Bedeutung.

Symptome I
- Kopfschmerzen
- Übelkeit, Erbrechen
- Schwindel, Gleichgewichtsstörungen
- neurologische Ausfälle, Pupillendifferenz
- Amnesie (antero- und/oder retrograd)
- primäre und/oder sekundäre Bewusstseinsstörung (Somnolenz, Sopor, Koma), evtl. progredient
- Krampfanfälle
- pathologische Atemmuster bis hin zu Apnoe
- sichtbare Verletzung
- Blutungen aus Mund, Nase oder Ohr
- Monokel- oder Brillenhämatome
- Liquoraustritt aus Nase und/oder Ohr

> **MERKE**
> **Rhinorrhö** oder **Otorrhö** sind hochverdächtig auf eine Schädelbasisfraktur mit begleitender **Duraverletzung**.

Praxistipp
Tritt aus der Nase (oder dem Ohr) klare Flüssigkeit aus, kann mittels einer Zucker-Bestimmung schnell Klarheit geschaffen werden: Liquor enthält ca. 66 % des Blutzuckerwerts (also z. B. ca. 60 mg/dl bei einem BZ von 90 mg/dl), während Nasensekret in der Regel nicht nennenswert Glukose enthält.

Diagnostik I
- Anamnese (Unfallmechanismus, Begleitverletzungen)
- körperliche Untersuchung mit Fokus auf neurologische Befunde (Inspektion, Palpation, Body-Check, Erhebung des GCS, Pupillenstatus, Reflexe) und zeitnaher Dokumentation
- SpO$_2$, RR, EKG
- immer Messung des Blutzuckerspiegels → Ausschluss einer Hypoglykämie-bedingten Bewusstseinsstörung!

Praxistipp
Das genaue Ausmaß der Hirnschädigung bzw. das Vorliegen einer epi- oder subduralen Blutung kann erst innerklinisch mithilfe einer zerebralen Bildgebung (CT) evaluiert werden.

Therapie I
- Anlage **peripher-venöser Zugänge** (ab mittelschwerem SHT großlumige Zugänge!)
- bei kreislaufstabilen Patienten: **Oberkörperhochlagerung** um ca. 30° (→ Hirndruck ↓)
- Kreislaufstabilisierung: idealerweise **mittleren arteriellen Druck > 65–70 mmHg** bzw. zumindest **systolischen Druck > 90 mmHg** halten (→ ausreichender zerebraler Perfusionsdruck!), ggf. Infusionen (kristalline und ggf. kolloidale Infusionslösungen) und Katecholamintherapie (z. B. Akri-

nor®, bei unzureichender Wirkung Noradrenalin über Perfusor)
- wegen häufiger Begleitverletzungen der Halswirbelsäule immer **Immobilisierung der HWS** (z. B. mit StifNeck®)
- O_2-Gabe bei $SpO_2 < 96\%$
- bei schwerem SHT mit GCS ≤ 8 Punkte: Einleitung einer **Notfallnarkose** (**RSI**, ideales Einleitungshypnotikum bei SHT-Patienten: **Thiopental**, da es den ICP effektiv senkt, in Kombination mit Fentanyl) mit **endotrachealer Intubation** und anschließender moderater Hypoventilation (Ziel-$p_{et}CO_2$: 35 mmHg)
- **Analgesie**, falls nötig, mit NSAR und Opioiden; Ketamin bei spontanatmenden SHT-Patienten vermeiden (führt zur Erhöhung des ICP!); bei kontrollierter Beatmung mit $p_{et}CO_2$-Messung kann Ketamin aber problemlos zur Narkose verwendet werden.
- offene Wunden **steril abdecken**, keinen Druck auf verletzten Schädel ausüben
- umgehender, **schonender Transport** in eine geeignete Zielklinik mit CT und neurochirurgischer Fachabteilung

11.13.3 Thoraxtrauma

Ätiologie | Verletzungen des Thorax werden oft im Rahmen eines Polytraumas, bei Sturz aus großer Höhe, Einklemmung oder Verschüttung, beobachtet. Isolierte Thoraxtraumata können z. B. die Folge von Stich- oder Schussverletzungen sein.

Symptomatik bei typischen Verletzungen |
- Herzkontusion: Rhythmusstörungen, Herzinsuffizienz
- Lungenkontusion: akut meist keine Symptome, im Verlauf aber häufig Oxygenierungsstörung und Pneumonien
- Perikardtamponade: Tachykardie, Hypotension bis hin zum Herz-Kreislauf-Stillstand
- Pneumothorax (S. 227)
- Frakturen der Rippen oder des Sternums: stärkste, atemabhängige Schmerzen, Schaukelatmung, Krepitationsgeräusch
- Verletzung der Aorta: häufig letal
- Ruptur der Trachea oder eines Hauptbronchus: letal

Diagnostik |
- Anamnese
- körperliche Untersuchung und Body-Check: Inspektion (Prellmarken? paradoxe Atmung?), Palpation (Thorax stabil?), Auskultation (Atemgeräusch seitengleich oder abgeschwächt?)
- Basismonitoring: EKG, RR, SpO_2

Therapie |
- Anlage von 1–2 großlumigen venösen Zugängen
- O_2-Gabe (Ziel: $SpO_2 \geq 97\%$)
- **Analgesie** (z. B. Ketamin 0,5 mg/kg KG + Midazolam 1–2 mg i. v.)
- bei Notwendigkeit invasiver Maßnahmen oder respiratorischer Insuffizienz: **Notfallnarkose** einleiten (z. B. Fentanyl 2–3 µg/kg KG + Midazolam 0,2 mg/kg KG + Rocuronium 1,2 mg/kg KG)
- bei Verdacht auf Spannungspneumothorax (S. 227): sofortige Entlastung
- bei Verdacht auf **Herzbeuteltamponade**: Perikardpunktion (ultima Ratio!)
- **zügiger Transport** mit Voranmeldung in ein geeignetes Krankenhaus (Schwerpunktkrankenhaus mit CT, ggf. Traumazentrum)

11.13.4 Abdominaltrauma

Ätiologie | Ein Abdominaltrauma muss begleitend bei jedem **Polytrauma** in Betracht gezogen werden. Isoliert kommt es häufig z. B. bei **Stürzen von Zweiradfahrern** vor (Lenkstange!). Unterschieden werden das **stumpfe** (Bauchdecke nicht eröffnet) und das **offene Bauchtrauma** (v. a. Penetrations- und Pfählungsverletzungen).

Symptomatik und typische Verletzungen |
- **akutes Abdomen**: praller, gespannter Bauch, Druckschmerz, Abwehrspannung
- **Schocksymptomatik**
- **Milz- und Leberruptur**: ggf. abdominelle Schmerzen, rasche Entwicklung eines hämorrhagischen Schocks
- traumatische **Zwerchfellhernie**: paradoxe Atmung

Diagnostik |
- Anamnese
- körperliche Untersuchung und Body-Check: Inspektion (Prellmarken?), Palpation (Schmerzen?)
- Basismonitoring: EKG, RR, SpO_2

Präklinisch ist keine weiterführende Diagnostik möglich, es sei denn mit einem kleinen, portablen Ultraschallgerät.

Therapie |
- Anlage von ≥ 2 großlumigen Zugängen
- ggf. Infusionstherapie zur Aufrechterhaltung eines RR ≥ 80 mmHg systolisch
- Analgesie (z. B. Metamizol, Morphin oder Ketamin)
- Sauerstoffgabe (Ziel: $SpO_2 \geq 96\%$)
- Lagerung (i. d. R. aufgrund zu erwartender Begleitverletzungen auf Vakuummatratze)
- steriles Abdecken von offenen Wunden
- zügiger Transport mit Voranmeldung zum Schockraum in die nächste Klinik, um mit bildgebenden Verfahren (Sonografie Abdomen, CT) eine diagnostische Klärung und ggf. eine sofortige Therapie (Operation) einleiten zu können

11.13.5 Wirbelsäulenverletzung

Ätiologie | Die Ursache ist meist ein Unfall mit **großer Gewalteinwirkung** auf den Körper (z. B. Verkehrsunfall, Sturz aus großer Höhe, Sportunfälle). Am häufigsten ist die **Halswirbelsäule** betroffen.

Symptomatik |
- **Schmerzen** und **Instabilität** im Bereich der betroffenen Wirbel
- bei Schädigung von Nerven und/oder Rückenmark: **motorische und/oder sensible Ausfälle** je nach Lokalisation des Traumas
- bei Schädigung des Rückenmarks im thorakalen Bereich oder höher: evtl. neurogener Schock (S. 211)
- bei Querschnittsläsion oberhalb von C 4: **Atemlähmung** durch Ausfall des N. phrenicus

Diagnostik |
- Anamnese (Unfallgeschehen mit großer Gewalteinwirkung)
- körperliche (inkl. orientierende neurologische) Untersuchung
- Basismonitoring: EKG, RR, SpO_2

Therapie | Das oberste Ziel ist das **Verhindern einer bleibenden Rückenmarkschädigung**. Daher muss bei jedem Verdacht auf eine Wirbelsäulenverletzung gehandelt werden, als läge diese sicher vor:
- **schonende Rettung** (Schaufeltrage oder Spineboard)
- **Immobilisation** (Zervikalschiene + Vakuummatratze oder Spineboard, idealerweise mit Headblocks)
- Anlage von großlumigen Zugängen
- **ggf. Sauerstoffgabe**
- **Analgesie** (z. B. mit NSAR, Opioiden oder Ketamin)
- bei Zeichen eines neurogenen Schocks: **Volumentherapie** (z. B. 1000 ml Vollelektrolyt-Lösung) + vorsichtige **Katecholamingabe** (z. B. ¼ bis ½ Ampulle Theodrenalin/Cafedrin [Akrinor®])
- Vorsicht bei respiratorischer Insuffizienz: Ist eine **Intubation** erforderlich, muss ein Helfer die HWS stabilisieren (MILS: Manual In-Line Stabilisation; Kopf möglichst wenig überstrecken!), unmittelbar nach der Intubation muss die Zervikalschiene wieder angelegt werden.
- **zügiger** und v. a. **schonender Transport** in ein Traumazentrum (Schockraum): RTW mit gefedertem Tragetisch oder RTH

> **MERKE**
>
> Beim geringsten **Verdacht** auf ein Wirbelsäulentrauma muss die **HWS immobilisiert** werden!

11.13.6 Polytrauma

Definition | Schweres Trauma mehrerer Körperregionen, bei denen mindestens eine Verletzung bzw. deren Kombination lebensbedrohlich ist.

> **MERKE**
>
> Vom Polytrauma abzugrenzen sind **Mehrfachverletzungen ohne vitale Gefährdung.**

Epidemiologie | Etwa 40 000 Verletzungen pro Jahr in Deutschland erfüllen die Kriterien eines Polytraumas.

Ätiologie | Die häufigsten Ursachen sind **Verkehrsunfälle** (PKW-Insassen, Zweiradfahrer, von Auto oder Zug erfasste Fußgänger) oder ein **Sturz** aus großer Höhe, nicht selten in suizidaler Absicht. Auch Stich- und Schussverletzungen führen häufig zu einer Polytraumatisierung.

Verletzungsmuster | Am häufigsten werden im Rahmen eines Polytraumas **Schädel-Hirn-Traumata** und **Frakturen des Gesichtsschädels** (ca. 70–90 % der Fälle) sowie **Frakturen der Beine und des Beckens** (ca. 70 % d. F.) beobachtet, gefolgt von Verletzungen des Thorax (ca. 20–60 % d. F.) und Abdomens (ca. 10–40 % d. F.), der Arme (ca. 30 % d. F.) und der Wirbelsäule (ca. 5–10 % d. F.). Die wichtigsten **Todesursachen** sind Folgen eines Schädel-Hirn-Traumas, hämorrhagischer Schock und Multiorganversagen.

Symptome |
- Symptome der jeweiligen Einzelverletzungen und deren Kombination
- zusätzlich meist **Bewusstlosigkeit**
- oft **hämorrhagischer Schock** und/oder **respiratorische Insuffizienz**

Diagnostik |
- **strukturierte Vorgehensweise**, z. B. mittels European Trauma Course (ETC) oder Advanced Trauma Life Support (ATLS) bzw. Prehospital Trauma Life Support (PHTLS)
- **Basismonitoring**: EKG, RR, SpO_2
- orientierende Ganzkörperuntersuchung („**Body Check**") inkl. Auskultation (Atemgeräusche beidseits vorhanden?) und orientierender neurologischer Untersuchung
- Erheben und Dokumentieren der **GCS** (Tab. 11.1) und ggf. weiterer Trauma-Scores (Injury Severity Score [ISS], Trauma Injury Severity Score [TRISS])
- Erheben und Dokumentieren des **Pupillenstatus**

Therapie | Bereits beim Eintreffen am Notfallort bzw. nach der ersten Sichtung sollte über **mögliche Zielkrankenhäuser** (Traumazentrum mit Schockraum!) nachgedacht werden. Entsteht ein relevanter Zeitvorteil durch Lufttransport, sollte bereits sehr frühzeitig ein **RTH** angefordert werden. Ist eine technische Rettung erforderlich, muss sofort die **Feuer-**

wehr nachgefordert werden. Auch die Alarmierung der Polizei darf bei Verkehrsunfällen nicht vergessen werden!
- schnellstmögliches Stillen bedrohlicher Blutungen (S. 244) möglichst umgehende Anlage von ≥ 2 großlumigen Zugängen
- Volumentherapie in Abhängigkeit von der Kreislaufsituation (Zielblutdruck: 80–90 mmHg systolisch) mit kristalliner (Vollelektrolytlösung) und im Schock ggf. kolloidaler Infusionslösung (Gelatine); Gabe von Katecholaminen
- adäquate Analgesie (Fentanyl 1–2 µg/kg KG, Ketamin 0,5–1 mg/kg KG + Midazolam 0,02–0,05 mg/kg KG)
- falls Notfallnarkose erforderlich: wegen der Gefahr lebensbedrohlicher Blutdruckabfälle Fentanyl + Ketamin + Midazolam bevorzugen.
- Immobilisation: Zervikalschiene, Spineboard bzw. Vakuummatratze
- ggf. endotracheale Intubation, kontrollierte Beatmung (moderate Hypoventilation!, wegen oft begleitendem SHT)
- ggf. Anlage von Thoraxdrainagen
- zügiger Transport (Voranmeldung!) in ein geeignetes Zielkrankenhaus (Traumazentrum mit Schockraum)

Praxistipp
Das Ziel ist es, innerhalb von 60 Minuten nach dem Unfall im Schockraum der Zielklinik einzutreffen („Golden Hour of Shock"): Daher sind nur wirklich unverzichtbare Maßnahmen am Notfallort durchführen!

11.13.7 Crush-Syndrom
Ätiologie | Ein Crush-Syndrom kann die Folge sein von allen Situationen, bei denen große Muskelmassen zerstört werden (Rhabdomyolyse), also z. B. bei Verbrennungen oder massiven Quetschungen (typisch: Verschüttung), seltener auch bei nicht-traumatischen Rhabdomyolysen (z. B. Therapie mit Statinen, maligne Hyperthermie, Tiergifte).
Pathogenese | Beim Untergang von Skelettmuskulatur werden große Mengen Myoglobin, Kalium, Stoffwechselprodukte und Mediatoren der Entzündungskaskade frei. Gemeinsam mit einer Adrenalin-vermittelten Kompensationsreaktion führt dies zu Einschränkungen der Nierenfunktion bis hin zum akuten Nierenversagen. Die Patienten sind zudem durch Elektrolytstörungen (Hyperkaliämie, Hypokalzämie) gefährdet.
Symptome |
- Unfallmechanismus mit zu erwartender großflächiger Quetschung oder Verbrennung
- klinische Anzeichen multipler Muskelschädigungen (Schwellungen, Unterblutungen, Verhärtungen)
- häufig hämorrhagischer Schock und/oder respiratorische Insuffizienz

Diagnostik |
- Anamnese (Unfallmechanismus?)
- körperliche (inkl. orientierende neurologische) Untersuchung
- Basismonitoring: EKG, RR, SpO$_2$

Therapie |
- Anlage eines möglichst großlumigen venösen Zugangs
- Volumentherapie mit kristalliner Infusionslösung, z. B. 1000 ml Sterofundin®
- adäquate Therapie von Begleitverletzungen
- Transport in ein Krankenhaus mit Intensivkapazität
- intensivmedizinische Therapie: forcierte Diurese mit Bilanzierung, ggf. Ausgleich von Elektrolytstörungen, ggf. Gabe von Mannitol und Furosemid, bei akutem Nierenversagen Hämodialyse

11.13.8 Hitzeschäden
Definition | Schäden durch das Einwirken von hoher Umgebungstemperatur über einen längeren Zeitraum.

Insolation (Sonnenstich)
Pathogenese | Das längere Einwirken von langwelliger Wärmestrahlung des Sonnenlichts auf Kopf und Nacken führt zu einer meningealen Reizung, in schweren Fällen auch zu einem Hirnödem. Glatze, kurze Haare oder fehlende Kopfbedeckung erhöhen das Risiko.

Symptome |
- Sonnenbrand (Verbrennungen Grad I-IIa) am Kopf
- Kopfschmerzen mit positiven Meningismuszeichen
- Übelkeit, Erbrechen
- Tachykardie
- häufig begleitend Exsikkose
- selten Bewusstseinsstörungen bis Bewusstlosigkeit, zerebrale Krampfanfälle

Diagnostik |
- Anamnese
- Basismonitoring: EKG, RR, SpO$_2$
- neurologische Untersuchung (Meningismuszeichen?)

Therapie |
- Patienten in eine kühle, schattige Umgebung bringen und den Kopf extern kühlen (z. B. mit nassen Tüchern)
- Lagerung mit erhöhtem Oberkörper (bei stabilem Kreislauf) bzw. Flachlagerung (bei Hypotension)

- Anlage eines venösen Zugangs und Infusion einer kristallinen Infusionslösung (z. B. 500 ml Sterofundin®)
- Analgesie z. B. mit 1 g Metamizol oder NSAR (z. B. 600 mg Ibuprofen)
- ggf. Durchbrechung von Krampfanfällen (S. 234)
- in schweren Fällen Klinikeinweisung

Hitzschlag

Pathogenese | Übersteigt die **Wärmezufuhr** (Hitzeeinstrahlung) und/oder die **Wärmeproduktion** (z. B. Sport bei feucht-heißem Klima) die Wärmeabgabekapazität des Körpers (z. B. bei zu stark wärmeisolierender Kleidung), **steigt** die **Körperkerntemperatur** an und eine **metabolische Azidose** sowie ein **Hirnödem** entwickeln sich. Betroffen sind v. a. **ältere Menschen** und **Kleinkinder**.

Symptome |
- Überwärmung des gesamten Körpers: trockene, warme, anfangs gerötete, im Verlauf blass-graue Haut, Körperkerntemperatur > 40 °C
- Kopfschmerzen, Bewusstseinstrübung
- Übelkeit und Erbrechen
- zerebrale Krämpfe
- häufig begleitend Exsikkose
- Hypotension (evtl. initial Hypertension) bis hin zum Schock

Diagnostik |
- Anamnese
- Basismonitoring: EKG, RR, SpO$_2$
- Temperaturmessung
- neurologische Untersuchung

Therapie |
- Anlage eines venösen Zugangs und Infusion von kalter kristalliner Infusionslösung, z. B. 500–1000 ml Sterofundin®
- Patienten in eine kühle, schattige Umgebung bringen, entkleiden und extern kühlen (z. B. kalte Umschläge)
- Lagerung mit erhöhtem Oberkörper (bei stabilem Kreislauf) bzw. Flachlagerung (bei Hypotension)
- ggf. Benzodiazepine bei Krampfanfällen, z. B. 2 mg Lorazepam (Tavor®) i. v.
- ggf. O$_2$-Gabe
- immer Transport in eine Klinik mit freier Intensivkapazität

> **MERKE**
> Der Hitzschlag ist ein Krankheitsbild mit **hoher Letalität**!

11.13.9 Beinahe-Ertrinken bzw. Ertrinken

Epidemiologie | Am häufigsten betroffen sind **Kleinkinder**.

Pathomechanismus |
- **Ertrinken in Süßwasser**: Die hypotone Flüssigkeit zerstört das Surfactant in den Alveolen, wodurch diese kollabieren. Die Gasaustauschfläche ist vermindert, es resultiert eine Hypoxie.
- **Ertrinken in Salzwasser**: Die hypertone Flüssigkeit führt zum Einstrom von interstitieller und intrazellulärer Flüssigkeit in die Alveolen und damit zu einem alveolären Lungenödem (→ Hypoxie).

Praxistipp
Dieser unterschiedliche Pathomechanismus ist präklinisch nicht relevant, die Rettung von Ertrinkenden in Süß- und Salzwasser unterscheidet sich in der prähospitalen Phase nicht.

Symptome |
- Rettung aus dem Wasser
- Husten, Dyspnoe, Zyanose bis hin zu Kreislaufstillstand
- v. a. im Winter, jedoch auch im Sommer möglich: Hypothermie mit kalter, blasser Haut
- v. a. nach Kopfsprüngen in flaches Wasser Verletzungen der Halswirbelsäule mit entsprechender Symptomatik

Diagnostik |
- Überprüfung der Vitalparameter
- Basismonitoring: EKG, RR, SpO$_2$
- klinische Untersuchung inkl. Auskultation (Rasselgeräusche? Lungenödem?)
- Temperaturmessung

Therapie |
- ggf. **CPR** (S. 211): bei Hypothermie unbedingt Fortführung bis in die Klinik und **bis Erreichen der Normothermie!**
- Anlage eines venösen Zugangs und **Infusion** von kristalliner Infusionslösung, z. B. 500 ml Sterofundin®
- **ggf. O$_2$-Gabe**
- **bei respiratorischer Insuffizienz**: Einleitung einer Notfallnarkose (z. B. mit Fentanyl + Thiopental + Succinylcholin), endotracheale Intubation und Beatmung mit PEEP (5–10 cmH$_2$O), ggf. Anlage einer Magensonde
- **bei geringstem Verdacht auf Wirbelsäulenverletzung**: Immobilisierung der HWS (z. B. bei Badeunfällen, beobachteter Sprung ins Wasser)
- ggf. **Wärmezufuhr** (warme Decken, vorgewärmte Infusionslösungen, beheizter RTW)
- **Transport** in die nächste Klinik mit freier Intensivkapazität

Praxistipp
Verlieren Sie keine Zeit mit Versuchen, Wasser aus der Lunge abzusaugen: Dies ist ineffektiv, da Wasser nach kurzer Zeit resorbiert wird.

MERKE
Auch wenn sich die Kinder schnell erholen, sollten sie **in eine Klinik transportiert** und **für mindestens 24 Stunden überwacht** werden, da sich in diesem Zeitraum ein Lungenödem („sekundäres Ertrinken") und/oder ein Hirnödem entwickeln kann.

11.13.10 Stromunfall

Definition |
- Niederspannungsunfälle mit Haushaltsstrom (230 V oder 380 V Wechselspannung 50 Hz)
- Hochspannungsunfälle (meist > 1000 V Wechselstrom), z. B. bei Kontakt mit Hochspannungsleitungen oder Oberleitungen der Bahn
- Blitzschlag: sehr kurzes (0,02–100 ms) Einwirken sehr hoher Spannungen (0,3–2,2 × 10^6 V Gleichstrom)

Epidemiologie | Pro Jahr sind in Deutschland ca. 200 Todesfälle durch Elektrounfälle zu beklagen, wobei jeweils ca. 50 % auf Nieder- und Hochspannungsunfälle zurückzuführen sind. Hochspannungsunfälle sind deutlich seltener, enden aber weitaus häufiger tödlich.

Pathogenese | Die Einwirkung von Haushaltsstrom auf den Körper führt zu Muskelkontraktion (meist Beuger > Strecker → das Loslassen der spannungsführenden Leitung ist oft nicht mehr möglich!) und zu Reizwirkungen auf das Herz (→ Rhythmusstörungen bis hin zu Kammerflimmern). Der Hauptschädigungsmechanismus bei Hochspannungsunfällen sind schwere Verbrennungen. Entscheidende Faktoren sind der Widerstand des Körpers (z. B. Isolation durch Gummisohle), der Weg und die Dauer des Stromflusses durch den Körper. Das Hinstürzen des Patienten kann zu verschiedenen mechanischen Verletzungen führen. Direkte Blitzeinschläge sind fast immer sofort tödlich. Indirekte Blitzeinschläge (z. B. durch seitliche Nebenentladungen, Schrittspannung, Kontakt mit Metallgegenständen, Telefonhörern) betreffen oft mehrere Personen, oft im Rahmen von Outdoor-Aktivitäten, und sind nur in etwa 10 % der Fälle tödlich.

Symptome |
- typische Strommarken an Ein- und Austrittsstelle: rundliche Einsenkungen der Haut mit blassem, porzellanähnlichem Wall (Abb. 11.31a)
- Begleitverletzungen (z. B. Schädel-Hirn-Trauma, Frakturen) mit entsprechender Symptomatik
- kardiale Arrhythmien bis hin zu Kammerflimmern mit Bewusstlosigkeit
- bei Hochspannungsunfällen: Verbrennungen und Verkohlungen, Verschmelzen der Kleidung, farnkrautartige, sog. Lichtenberg'sche Blitzfiguren auf der Haut (Abb. 11.31b)

Diagnostik |
- typische Auffindesituation bzw. Anamnese
- auf Eigenschutz achten und immer sicherstellen, dass der Strom abgestellt ist
- bei Hochspannungsunfällen: keine Annäherung auf < 10 m zur Unfallstelle (Schrittspannung mit Spannungstrichter auf dem Boden um das Hochspannungskabel; Spannungsbögen!), immer warten bis das Elektrizitätswerk die Abschaltung bestätigt hat
- Basismonitoring (EKG, RR, SpO_2), kontinuierliches EKG

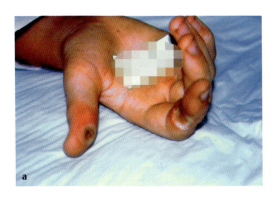
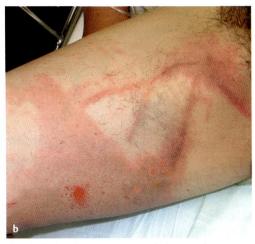

Abb. 11.31 Hautveränderungen bei Stromeinwirkung: a Strommarken, b Blitzfigur (a: aus Lippert; Wundatlas, 2006; b aus Zimmer, Prüfungsvorbereitung Rechtsmedizin, Thieme, 2009).

> **MERKE**
>
> Bei Stromunfällen ist es **lebenswichtig**, auf den **Eigenschutz** zu achten: Gehen Sie bei Hochspannungsunfällen nicht näher als 10 m zum Patienten und warten Sie immer auf die Abschaltung des Stroms!

Therapie ▎
- ggf. CPR und Defibrillation (S. 211)
- steriles Abdecken von Brandwunden
- Anlage eines venösen bzw. bei großflächigen Verbrennungen intraossären Zugangs und Infusion von kristallinen Infusionslösungen: abschätzende Mengenberechnung z. B. nach Parkland-Formel (S. 253)
- immer Transport in ein Krankenhaus mit Überwachungsstation (Monitorbett, Notwendigkeit der Ableitung eines Langzeit-EKGs) oder Intensivstation bzw. bei Hochspannungsunfällen mit Traumazentrum (Schockraum)

Praxistipp
Auch völlig asymptomatische Patienten nach Haushaltsstromunfällen sollten wegen der Gefahr von Herzrhythmusstörungen für 24 Stunden am Monitor überwacht werden!

11.13.11 Tauchunfälle
Dekompressionskrankheit
Synonym ▎ Caisson-Krankheit
Pathogenese ▎ Beim Tauchen in größeren Tiefen (typisch: > 20 m) ist der Partialdruck erhöht und Stickstoff diffundiert vermehrt in Blut und Gewebe. Kehrt der Taucher langsam an die Oberfläche zurück, diffundiert der Stickstoff langsam wieder zurück. Bei zu schnellem Auftauchen (z. B. bei Panik oder einem Unfall) sind Blut und Gewebe mit Stickstoff übersättigt und kleine Gasblasen perlen im Gewebe und in den Venen aus mit der Folge von lokalen Funktionsstörungen, Zirkulations- und Perfusionsproblemen sowie ggf. einer klinisch relevanten Luftembolie.
Symptome ▎
- typische Anamnese
- „Taucherflöhe": Jucken und Kribbeln im Körper, Rötung, Schwellung und Marmorierung der Haut
- starke Schmerzen in den Knochen und Gelenken („Bends")
- tastbares Emphysem im Gewebe
- Müdigkeit, Apathie bis hin zu Bewusstseinstrübungen
- Schwindel, Übelkeit/Erbrechen
- Hör-, Seh- und Sprachstörungen, Paresen
- Störungen der Muskelkoordination („Staggers")
- bei offenem Foramen ovale: Übertritt der Gasbläschen in das arterielle System → arterielle Gasembolien (v. a. zerebral)

> **MERKE**
>
> Die Symptome können sich mit **zeitlicher Latenz** entwickeln und auch **progredient** sein!

Diagnostik ▎
- Basismonitoring: EKG, RR, SpO_2
- Auskultation (Pneumothorax? Barotrauma?)
- Anamnese: Tauchtiefe, Auftauchgeschwindigkeit, welches Atemgasgemisch, Tauchpartner, Tauchcomputer?

Therapie ▎
- Anlage eines venösen Zugangs und Infusion einer kristallinen Infusionslösung, z. B. 500 ml Sterofundin®, ggf. Katecholamine zur Kreislaufstabilisierung
- frühzeitiges Alarmieren eines RTHs (wenn weite Transportstrecke in die nächste Druckkammer zu erwarten)
- O_2-Gabe über Maske mit Reservoir (6–12 l)
- bei fortbestehender respiratorischer Insuffizienz: Notfallnarkoseeinleitung, endotracheale Intubation, Beatmung mit FiO_2 1,0 und PEEP (10 cmH_2O)
- Abklärung der Verfügbarkeit der nächsten Druckkammer über die Rettungsleitstelle
- Transport in Krankenhaus mit Intensivstation (Beatmungsbett) und Möglichkeit der Druckkammerbehandlung

Praxistipp
Bei einem Transport im RTH ist auf eine niedrige Flughöhe zu achten, da sich die Symptomatik sonst verschlechtern kann!

Barotrauma der Lunge
Pathomechanismus ▎ Bei schnellem Auftauchen bei angehaltenem Atem („Air Trapping") ist durch die extreme Ausdehnung des Gasgemisches in der Lunge (Boyle-Mariotte-Gesetz) die Ruptur von Lungenarealen und die Entwicklung eines Pneumothorax, eines Mediastinalemphysems und arterieller Gasembolien möglich.
Symptome ▎
- Pneumothorax (S. 227)
- ggf. Mediastinalemphysem: knisternde Schwellung und Schmerzen im Schulter- und Halsbereich
- neurologische Ausfälle (z. B. Bewusstseinsstörungen, Halbseitensymptomatik, Krampfanfälle) bei zerebraler Gasembolie
- akutes Koronarsyndrom bei koronarer Embolie

Diagnostik ▎
- Basismonitoring: EKG, RR, SpO_2
- Auskultation (Pneumothorax?)
- Anamnese: Tauchtiefe, Auftauchgeschwindigkeit, welches Atemgasgemisch, Tauchcomputer, Fremdanamnese?

Therapie I
- ggf. notfallmäßige Entlastung eines Spannungspneumothorax mit einer Kanüle (S. 227)
- Anlage eines **venösen Zugangs** und **Infusion** einer kristallinen Infusionslösung, z. B. 500 ml Sterofundin®
- **O$_2$-Gabe** über Maske mit Reservoir
- bei fortbestehender respiratorischer Insuffizienz: **Notfallnarkoseeinleitung**, endotracheale **Intubation**, **Beatmung** (cave: Entwicklung eines **Spannungspneumothorax** möglich!)
- bei intubierten, beatmeten Patienten ist oftmals die Anlage einer **Thoraxdrainage** notwendig
- Transport in Krankenhaus mit Intensivstation (Beatmungsbett)

MERKE

Durch den positiven Druck in den Atemwegen entwickelt sich ein **Spannungspneumothorax** sehr häufig nach endotrachealer Intubation mit anschließender Beatmung! Denken Sie daher bei Sättigungsabfall, Tachykardie und Hypotonie immer an die Möglichkeit des Spannungspneumothorax!

11.13.12 Verletzungen des Auges
Ätiologie I Die wichtigsten Verletzungsmechanismen sind Verätzungen durch Säuren oder Laugen (häufig in Laboratorien oder chemischen Betrieben, aber auch im Haushalt) und das Eindringen von Fremdkörpern in das Auge.

 Praxistipp

Erfragen Sie nach Möglichkeit das auslösende Agens, informieren Sie sich bereits telefonisch bei der Giftinformationszentrale oder der nächsten ophthalmologischen Klinik über geeignete Erstmaßnahmen!

Symptome I Rötung, Tränenfluss (Epiphora), Schmerzen, Blepharospasmus, bei **Hornhautbeteiligung** Visusreduktion.
Diagnostik I Basisdiagnostik, Anamnese, Inspektion.
Therapie I

- bei **Verätzungen**: Offenhalten (notfalls gewaltsam!) und ausgedehntes Spülen des Auges mit steriler Spülflüssigkeit oder – falls nicht vorhanden – kristalliner Infusionslösung
- bei **penetrierenden Verletzungen**: Fremdkörper nicht entfernen!
- sterile **Abdeckung beider Augen** (→ Vermeidung von Mitbewegungen des verletzten Auges)
- Anlage eines venösen Zugangs, evtl. prophylaktisch Antiemetika (Patient sieht während des Transports nichts!)
- Gabe von Analgetika, z. B. 1 g Metamizol i. v. (Novalgin®)
- Transport in die nächste Klinik mit Augenheilkunde (Voranmeldung!)

 Praxistipp

Bei der Verwendung von kristalliner Infusionslösung zum Spülen des Auges erleichtert das Abschneiden des Infusionsschlauches die Handhabung.

11.13.13 Verbrennung
Definition I Als Verbrennung wird die **thermische Schädigung** von Geweben bezeichnet.
Ätiologie I Verbrennungen können durch **direkten Kontakt** mit Feuer/Flammen entstehen, aber auch durch **Konvektion** (Nähe zu einer Hitzequelle), **heiße Flüssigkeiten** (Verbrühung), **elektrischen Strom** oder **Reibung**. Die Hautschäden durch **UV-Licht** nach übermäßiger Sonnenexposition (Sonnenbrand) entsprechen ebenfalls Verbrennungsschäden. **Erfrierungen** sind eine Sonderform der thermischen Schädigung: Sie entstehen zwar durch Kälte, verursachen aber vergleichbare Gewebsschädigungen wie Hitzeschäden.
Schweregrade und Symptomatik I Tab. 11.4 zeigt die Einteilung nach der Eindringtiefe und dem daraus resultierenden Gewebeschaden. Verbrennungen I. und v. a. II. Grades sind sehr **schmerzhaft**, tiefere Verbrennungen jedoch nicht, da die sensiblen Nervenendigungen in der Haut ebenfalls zerstört sind.

Tab. 11.4

Einteilung von Verbrennungsverletzungen nach dem Schweregrad.

Schweregrad	beteiligte Hautschichten	Symptomatik	Abheilung
I (Rötung)	Epidermis	Rötung, Schwellung, Schmerzen	Restitutio ad integrum
IIa (Blasenbildung)	+ oberflächliche Dermis	Rötung, Blasenbildung, starke Schmerzen, feuchter Wundgrund	
IIb (Blasenbildung)	+ tiefe Dermis	Blasenbildung, Sensibilitätsverlust, trockener Wundgrund	Narbenbildung
III (Nekrosen)	+ Subkutis	grau-weiße Verfärbung des Areals, koagulierte Gefäße, Sensibilitätsausfall	
IV (Verkohlung)	alle Hautschichten, Faszien, Knochen	Verkohlung des Gewebes	

Bei großflächigen Verbrennungen entwickelt sich im Verlauf die **Verbrennungskrankheit**, eine systemische Reaktion mit ausgedehntem Kapillarleck, großem Flüssigkeitsverlust in das Interstitium und systemischer Immunreaktion (**SIRS**) mit der Gefahr von Multiorganversagen und DIC.

Abschätzung des Ausmaßes der verbrannten Körperoberfläche (KOF) I Hilfreich ist hier z. B. die **Neuner-Regel nach Wallace** (Abb. 11.33): Arme, Ober- und Unterschenkel (jeweils Vor- und Rückseite) sowie Kopf entsprechen jeweils ca. 9 % der KOF, Thorax und Abdomen je Vorder- bzw. Rückseite 18 %, die Genitalien 1 %. Insbesondere bei kleineren Verbrennungen hilft es, sich vorzustellen, dass die **Handfläche des Patienten** (inkl. Finger) etwa 1 % der Körperoberfläche entspricht. Für **Kinder** gelten – je nach Alter – andere Verhältnisse.

Therapie I
- **sterile Abdeckung** der Brandwunden (→ Infektionsgefahr ↓)
- möglichst früh Anlage **großlumiger venöser Zugänge**
- insbesondere bei großflächigen Verbrennungen **großzügige Volumentherapie mit kristalloiden Infusionslösungen**, um den hohen Volumenbedarf zu decken;
- suffiziente **Analgesie**, ggf. mit Opioiden; bei großflächigen Verbrennungen großzügige Indikationsstellung für eine **Narkoseeinleitung** bereits am Notfallort

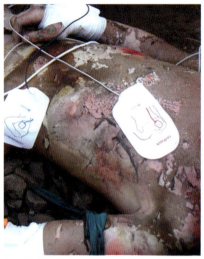

Abb. 11.32 Verbrennungen I.-III. Grades.

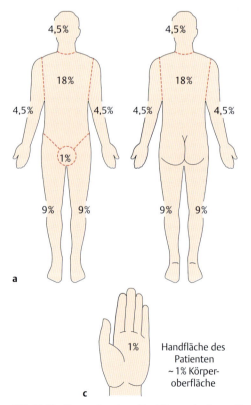

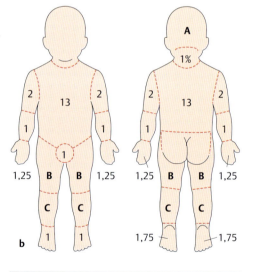

Alter (Jahre)	A (50% des Kopfes)	B (50% eines Oberschenkels)	C (50% eines Unterschenkels)
0	9,5%	2,75%	2,5%
1	8,5%	3,25%	2,5%
5	6,5%	4%	2,75%

Abb. 11.33 Neuner-Regel zur Abschätzung des Ausmaßes der verbrannten Körperoberfläche: **a**: bei Erwachsenen, **b**: bei Kindern, **c**: Handflächenregel (aus: Secchi, Ziegenfuß, Checkliste Notfallmedizin, Thieme, 2009).

- Transport in eine geeignete Zielklinik: ab einer Ausdehnung von 15 % (Erwachsene) bzw. 10 % verbrannter KOF (Kinder) nach der Erstversorgung Verlegung in ein spezielles Zentrum für Schwerstbrandverletzte; bei begleitendem Inhalationstrauma schon bei 7,5 % bzw. 5 % verbrannter KOF

Der **Flüssigkeitsbedarf** kann mithilfe der **Parkland-Formel** abgeschätzt werden: Pro Prozent verbrannter Körperoberfläche (KOF) sollten in den ersten 24 Stunden nach der Verbrennung 4 ml pro kg Körpergewicht infundiert werden (4 ml × kg KG × vKOF), die Hälfte davon in den ersten 8 Stunden sowie je 1/4 in den nächsten 8 und den folgenden 8 Stunden.

Die Betten für Schwerbrandverletzte werden in Deutschland bundesweit von einer **zentralen Koordinationsstelle** (040/42 851–3 998) vergeben, die das jeweils nächste freie, geeignete Bett zuteilt.

> **MERKE**
>
> **Kolloidale Volumenersatzmittel** sind aufgrund des Kapillarlecks **nicht geeignet**!

> **MERKE**
>
> Die früher gültige Empfehlung, die thermisch geschädigten Körperstellen **mit Wasser** o. ä. zu **kühlen**, wurde **inzwischen verlassen**: Der thermische Schaden der Haut ist bereits wenige Sekunden nach der Hitzeeinwirkung irreversibel.

11.13.14 Hypothermie

Ätiologie | Die Unterkühlung des menschlichen Körpers tritt sehr häufig bei **Unfällen im alpinen Bereich** oder in (kalten) **Gewässern** auf, kann jedoch bei entsprechender Witterung überall auftreten. Wie schnell der menschliche Körper auskühlt, hängt sehr von der Konstitution, den Witterungsbedingungen (Niederschlag, Wind) und der Ausrüstung (Funktions- vs. durchnässte Außenbekleidung) ab.

Pathophysiologie | Im Rahmen der Hypothermie wird durch eine periphere Vasokonstriktion der **Kreislauf zentralisiert**, d. h. im Körperkern wird eine noch mit dem Leben vereinbare Temperatur eingehalten, das Blut in den Extremitäten ist jedoch viel kälter. Wird die Peripherie durch **Bewegung im Rahmen der Rettung** oder durch ein **zu frühes aktives Erwärmen** vermehrt durchblutet, strömt das deutlich kältere Blut in den Körperkern: Dadurch kann die Körperkerntemperatur abfallen („**After Drop**"), was im schlimmsten Fall zum sog. **Bergungstod** führt.

Symptome | Bis zu einer Körpertemperatur von **35 °C** bleibt die Auskühlung ohne schwerwiegende Folgen, ab dann spricht man von einer **systemischen Hypothermie**. Die Symptomatik ist abhängig von der Körperkerntemperatur (Tab. 11.5). Die Abnahme der Atemfrequenz ab mittelgradiger Hypothermie bewirkt eine **respiratorische Azidose** mit begleitender **Hyperkaliämie** (→ erhöhtes Risiko für kardiale Arrhythmien).

> **MERKE**
>
> Ab einer **mittelgradigen Unterkühlung** können sich die Patienten **nicht mehr selbst retten**, weil die **psychischen Veränderungen zu stark** ausgeprägt sind: Die Patienten in diesem Stadium glauben z. B. häufig, ihnen sei zu heiß, und sie entledigen sich ihrer gesamten Kleidung.

Therapie |
- **vorsichtige Rettung** des Patienten (z. B. auf Spineboard), möglichst wenig bewegen
- Patient an einen **windstillen**, **warmen Ort** (z. B. vorgeheizter RTW) bringen, ggf. Entfernen durchnässter Bekleidung
- nach Möglichkeit **Anlage eines venösen Zugangs** (ansonsten Alternativen erwägen)
- Schutz des Patienten vor weiterem Auskühlen mit **Wolldecken** und darüber **Alu-Rettungsdecken**; ggf. auch warme Infusionen verwenden
- ggf. **CPR** (relativ günstige Prognose!): oft lange Reanimation mit aktiver Wiedererwärmung erforderlich
- **schonender Transport in geeignete Klinik**: Schwer unterkühlte Patienten sollten in ein Zentrum mit Kardiochirurgie transportiert werden, um an der Herz-Lungen-Maschine, ggf. auch mithilfe eines Dialysegeräts, aktiv wiedererwärmt zu werden.

Tab. 11.5

Schweregrad der Hypothermie.

Stadium	Körperkerntemperatur	Symptome
mild	32–35 °C	Muskelzittern, Zentralisation, Tachykardie, Tachypnoe, Apathie, Ataxie, Minderung des Urteilsvermögens
mittelgradig	28–32 °C	Somnolenz, Bradykardie, Bradypnoe, Hypotonie, Mydriasis, Wahnvorstellungen („Kälteidiotie")
schwer	< 28 °C	Bewusstlosigkeit, lichtstarre Pupillen, Herzrhythmusstörungen, Kreislauf- und Atemstillstand

> **MERKE**
> - Unterkühlte Patienten sollten **so wenig wie möglich bewegt** werden!
> - Herzrhythmusstörungen sprechen bei Hypothermie fast nicht auf Medikamente an, **Katecholamine** und **Defibrillationen** sind bei einer Körperkerntemperatur **< 32 °C oftmals wirkungslos**.
> - Die **CPR** bei unterkühlten Patienten darf **präklinisch niemals eingestellt** werden: „Nobody is dead until he is warm and dead." Für den Transport unter Reanimationsbedingungen können evtl., sofern schnell verfügbar, mechanische Reanimationshilfen (z. B. LUCAS®, AutoPulse®) verwendet werden.

11.14 Intoxikationen

Key Point
- Die Therapie von Intoxikationen erfordert Expertenwissen und soll daher immer nur nach Rücksprache mit einem Toxikologen einer Giftinformationszentrale erfolgen.
- Bei allen Intoxikationen muss auf Eigenschutz geachtet werden (ggf. Rücksprache mit der Feuerwehr)!

11.14.1 Allgemeines

Intoxikationen – sei es akzidentell (z. B. von Kindern verschluckte Pflanzenteile oder Tabletten, Unfall in chemischen Betrieben) oder bewusst („Trip", Suizidversuch) – sind im Notarztdienst nicht selten. Daher wird auf allen arztbesetzten Rettungsmitteln ein Kit mit den gängigsten Antidoten („Tox-Box", Tab. 11.6) bereitgehalten.

> **MERKE**
> Bei jeder Intoxikation ist unbedingt auf **Eigenschutz** zu achten, da viele Giftstoffe auch inhalativ (Mund-zu-Mund-Beatmung) oder transdermal (Maßnahmen am Patienten ohne adäquate, chemikaliendichte Schutzhandschuhe) aufgenommen werden können.

Diagnostik I Die klinische **Symptomatik** (Tab. 11.7), die **Anamnese** sowie häufig die **Auffinde-Umstände** des Patienten (z. B. Pflanzenteile, leere Tablettenschachteln, Drogenbesteck → unbedingt Asservierung!) liefern wichtige Hinweise auf die Art des Giftes.

Therapie I Die weitere Therapie richtet sich sehr nach der Symptomatik und **sollte immer in Absprache mit einer Giftinformationszentrale** (GIZ) erfolgen – die Auskunft des Toxikologen wird immer die zu erwartenden möglichen Komplikationen sowie ausführlichste spezifische Therapiemöglichkeiten und Anforderungen an das Zielkrankenhaus enthalten. Völlig asymptomatische Patienten können oftmals ohne weitere Therapie am Notfallort ins Krankenhaus begleitet werden.

Oberste Priorität hat die **Aufrechterhaltung und Stabilisierung der Vitalfunktionen** (Legen eines i. v.-Zugangs, falls erforderlich endotracheale Intubation und Beatmung). Zu den Basismaßnahmen bei Intoxikationen zählt nach Rücksprache mit einer GiZ die orale Gabe von **Aktivkohle** (1 g/kg KG), entweder

Tab. 11.6

Übersicht über wichtige Antidote.	
Medikament	**Indikation**
4-DMAP (4-Dimenthylaminophenol)	Zyanid-Intoxikation (in Kombination mit Natriumthiosulfat; cave: kontraindiziert bei Rauchgasintoxikation!)
Atropin (100 mg)	Intoxikationen mit Alkylphosphaten, Organophosphaten (z. B. Insektizide wie E605), Muscarin, Nikotin
Calcium-Glukonat 10 %	Flusssäure-Verätzungen
Digitalis-Antitoxin (Fab-Antikörperfragmente)	Intoxikation mit Herzglykosiden
Ethanol (z. B. Alkohol-Konzentrat 95 % Braun®)	Methanol-Intoxikation
Flumazenil (Anexate®)	Benzodiazepin-Intoxikation
Fomepizol	Ethylenglykol-Intoxikation
Hydroxycobolamin (Cyanokit®)	Zyanid-Intoxikation (Rauchgasinhalation)
Kohle (Carbo medicinalis)	bei vielen Intoxikationen Adsorption des Gifts → Hemmung der weiteren Resorption
Methylenblau	Intoxikation mit Methämoglobin-Bildnern (Nitrite, 4-DMAP)
Naloxon (Narcanti®)	Opioid-Intoxikation
Natriumthiosulfat 10 %	Zyanid-Intoxikation
N-Acetylcystein (ACC®)	Paracetamol-Intoxikation
Obidoximchlorid (Toxogonin®)	Intoxikationen mit Alkyl- oder Organophosphaten (gemeinsam mit Atropin)
Physostigmin (Anticholium®)	Intoxikation mit anticholinergen Substanzen
Toloniumchlorid (Toluidinblau®)	Intoxikation mit Methämoglobin-Bildnern (Nitrite, 4-DMAP)
Phytomenadion (Konakion®, Vitamin K_1)	Kumarin-Intoxikation

Tab. 11.7

Häufige Intoxikationen.

zugeführtes Gift	Klinik	Antidot/Therapie
Alkylphosphate (z. B. Pflanzenschutzmittel)	Miosis, Tachykardie, erhöhter Speichelfluss, Dyspnoe, Somnolenz bis Sopor, Koma, Krampfanfälle, Bradykardie, Hypotension	Atropin, Obidoximchlorid
Amphetamine, „Ecstasy"	Euphorie, Halluzinationen, Erregungszustände, Tachykardie, Hypertonie, Mydriasis, Hyperthermie	Volumensubstitution bei Dehydratation, Sedierung bei Erregungszuständen
anticholinerge Substanzen: Atropin, Scopolamin, trizyklische Antidepressiva, Antihistaminika	Mydriasis, trockener Mund, Hyperthermie ohne Schwitzen, Tachyarrhythmien, Halluzinationen	Physostigmin
Barbiturate	Hypotension, Somnolenz bis Sopor, Hypothermie	kein spezifisches Antidot verfügbar!
Benzodiazepine	Somnolenz bis Sopor, Atemdepression bis Apnoe	Flumazenil
β-Blocker	Bradyarrhythmien, Müdigkeit bis Somnolenz, kalte, blasse Haut, Miosis, Übelkeit/Erbrechen, Diarrhö	Dobutamin, Adrenalin, Orciprenalin ggf. symptomatischer Therapieversuch mit Atropin; ultima Ratio: externer Schrittmacher
Kumarine (Phenprocuomon, Warfarin)	Blutungsneigung ↑, Quick-Wert ↓	Vitamin K_1 (Phytomenadion, z. B. Konakion®), PPSB (Gerinnungsfaktoren II, VII, IX, X) bei aktiver Blutung
Herzglykoside	kardiale Arrhythmien, Delir, Kopfschmerzen, Übelkeit/Erbrechen, Farbsehen	Digitalis-Antitoxin
Kalziumkanalblocker	Müdigkeit, Verwirrtheit, Übelkeit/Erbrechen, Diarrhö, Bradykardie, Hypotension	Calciumchlorid, Atropin
Kokain	Mydriasis, Hypertension, Agitation, Ruhelosigkeit	Intensivtherapie
Methämoglobinbildner (Nitrite, 4-DMAP)	Tachykardie, Zyanose, Dyspnoe, Bewusstseinsstörungen	Toloniumchlorid, Methylenblau, Ascorbinsäure
Methanol	Sehstörungen, metabolische Azidose	Ethanol
Opioide	Miosis, Hypoxie, seltene tiefe Atemzüge („Opiatatmung") Bradykardie, Somnolenz	Naloxon (z. B. Narcanti®)
Paracetamol	Schwindel, Bauchschmerzen, Erbrechen	N-Acetylcystein (ACC®)
Zyanide (Blausäure)	Erregungszustände, Zyanose, Krämpfe, bittermandelartiger Geruch der Atemluft, Übelkeit/Erbrechen, Tachypnoe, Sehstörungen, kardiale Arrhythmien	4-DMAP, Natriumthiosulfat, Hydroxycobalamin

zum Trinken oder über eine Magensonde bei intubierten Patienten. Das **Auslösen von Erbrechen** ist **keinesfalls indiziert**! Eine **Magenspülung** sollte nur dann durchgeführt werden, wenn die Ingestion kürzer als 60 Minuten zurückliegt und eine sicher letale Dosis eingenommen wurde.

Nach Rücksprache mit einer GIZ kann mit der **spezifischen Therapie** (wenn vorhanden, spezifisches Antidot; ggf. Maßnahmen zur primären und sekundären Giftelimination, forcierte Diurese) bereits am Notfallort begonnen werden. Die **Gabe von Antidoten** ist in den letzten Jahren **deutlich in den Hintergrund getreten** und sollte nur nach Rücksprache mit einer GIZ bei der Ingestion letaler Dosen durchgeführt werden.

Ist nichts über die Art der Intoxikation bekannt, muss rein **symptomatisch therapiert** werden und ein ehestmöglicher Transport in eine geeignete Klinik mit Intensivstation erfolgen.

Für viele Intoxikationen stehen spezifische **Antidote** zur Verfügung (**Tab. 11.6**). Da diese z. T. selbst jedoch sehr schwere Nebenwirkungen haben, ist vor der Gabe unbedingt Rücksprache mit einer GIZ zu halten, z. B.:

— Berlin: + 49-30-19 240
— Göttingen: + 49-551-19 240
— München: + 49-89-19 240
— Wien: + 43-1-4 064 343
— Zürich: + 41-44-2 515 151

Die **Beratung in den Giftnotrufzentralen ist kostenlos** und kann dem Notarzt sehr wertvolle Hilfestellungen geben!

11.14.2 Rauchgas- und Kohlenmonoxid-Vergiftung

Ätiologie ▮ Eine Vergiftung mit Inhaltsstoffen von Brandrauch kann **prinzipiell bei allen offenen Verbrennungen** entstehen. Besonders gefährlich sind Rauchgase von verbrennenden Kunststoffen oder Chemikalien, die **Zyanid** (HCN, Blausäure) enthalten, sowie Rauchgase von unvollständiger Verbrennung (Luftabschluss in geschlossenen Räumen), die **Kohlenmonoxid** (CO) enthalten: Bei Verbrennungen in geschlossenen Räumen wird – im Gegensatz zu Verbrennungen im Freien – der verfügbare Sauerstoff allmählich verbraucht, dem Feuer steht zu wenig Sauerstoff zur Verfügung („unvollständige Verbrennung") und das Rauchgas enthält einen hohen Anteil an CO.

Praxistipp
Messtrupps der Feuerwehr verfügen über Geräte, die den Gehalt an gefährlichen Inhaltsstoffen im Brandrauch im Regelfall relativ schnell detektieren können.

Pathophysiologie der CO-Vergiftung ❘ CO ist ein **farbloses, geruch- und geschmackloses Gas** und entsteht in minimaler Menge (Promille-Bereich) als Nebenprodukt bei allen Verbrennungen. Nach dem Einatmen verbindet es sich mit dem zentralen Eisenatom des Hämoglobins und es entsteht Kohlenmonoxid-Hämoglobin (COHb). Die Bindung von CO an Hb ist über 300-fach stärker die Bindung von Sauerstoff, das Hämoglobin steht für den Sauerstofftransport nicht mehr zur Verfügung („**innere Erstickung**"). Erhöhte COHb-Werte bewirken zudem eine **Linksverschiebung der Sauerstoffbindungskurve** und damit eine schlechtere Abgabe des verbliebenen Sauerstoffs im Gewebe. Die Gewebehypoxie bedingt einen Anstieg der anaeroben Glykolyse und damit eine vermehrte Laktatbildung mit sekundärer **Laktatazidose**.

Praxistipp
Raucher haben im Vergleich zu Nicht-Rauchern einen deutlich höheren Anteil von COHb im Blut (ca. 2–10 % vs. 0,5 %).

Pathophysiologie der Zyanid-Vergiftung ❘ Zyanide blockieren durch Komplexbildung das 3-wertige Eisen in der Cytochromoxidase der mitochondrialen Atmungskette („innere Erstickung"), die Folge ist eine Laktatazidose trotz ausreichender Sauerstoffzufuhr (O_2 kann nicht genutzt werden) mit Hyperpnoe, Erregung, Krämpfen und anfangs rosiger Hautfarbe (Arterialisierung des venösen Blutes).

Allgemeine Symptomatik ❘
— Kopfschmerzen
— Übelkeit, Erbrechen
— Dyspnoe, Hustenreiz
— Zyanose (nicht bei CO!)
— Somnolenz bis Bewusstlosigkeit
— zerebrale Krampfanfälle
— letztlich Atem- und Herz-Kreislauf-Stillstand

Symptomatik bei CO-Intoxikation ❘ Anfängliche Symptome sind Kopfschmerzen, Schwindel und Reizbarkeit, bei höheren COHb-Konzentrationen fällt eine pathognomonische, kirschrote Hautfarbe auf. Es folgen Somnolenz, Sopor, Krämpfe, Koma und in hohen Konzentrationen der Tod.

Praxistipp
COHb ist heller als vollständig oxygeniertes Hämoglobin. Patienten mit CO-Intoxikation haben daher oft eine rosige Hautfärbung, die die tatsächlich sehr schlechte Sauerstoffversorgung klinisch nicht erkennen lässt. Die in vielen Lehrbüchern beschriebene typisch „kirschrote" Verfärbung kann man in der Realität nur ganz selten erkennen.

Symptomatik bei Zyanid-Intoxikation ❘ Siehe **Tab. 11.7**.

Diagnostik ❘ Bei der Messung der Sauerstoffsättigung ist zu beachten, dass **herkömmliche SpO_2-Detektoren** durch COHb und MetHb **falsch hohe Werte** zeigen. Es gibt jedoch neue, spezielle **Mehrwellen-Pulsoxymeter** (z. B. Masimo Rainbow®), die COHb und MetHb detektieren können. Steht ein solches Gerät präklinisch nicht zur Verfügung, sollten alle Patienten, die Brandrauch eingeatmet haben, zur Abklärung in ein Krankenhaus gebracht werden. Dort kann z. B. mittels einer Blutgasanalyse die COHb-Beladung eindeutig bestimmt werden.

> **MERKE**
> Die **Messung der SpO_2** mit einem (alten) konventionellen Gerät ist bei Rauchgasvergiftungen **nicht zuverlässig und ergibt meist falsch hohe Werte!**

Therapie: ❘
— **Eigenschutz beachten**: Die Rettung aus dem Gefahrenbereich erfolgt durch die Feuerwehr mit Atemschutz!
— Anlage eines i. v.-Zugangs und Infusion von kristalliner Infusionslösung
— bei Atemnot oder Verdacht auf CO- oder Zyanid-Intoxikation Gabe von O_2 (4–6 l über Maske)
— bei Bronchospastik **β₂-Mimetikum** inhalativ (z. B. 2 Hübe Fenoterol [Berotec®])
— bei Bewusstlosigkeit **Narkoseeinleitung** und endotracheale **Intubation**, danach Beatmung mit 100 % O_2 und PEEP.
— bei Krämpfen **Benzodiazepine** i. v. (z. B. Midazolam oder Diazepam), bis der Krampf durchbrochen ist, danach ggf. Intubation und Beatmung
— bei Verdacht auf Zyanid-Vergiftung: Gabe von Antidoten (**Tab. 11.7**)
— ggf. CPR
— Transport in geeignete Klinik

Praxistipp
Die prophylaktische Gabe von Glukokortikoiden wird nicht mehr empfohlen.

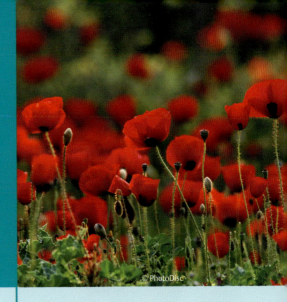

Kapitel 12

Grundlagen der Schmerztherapie

12.1 **Klinischer Fall** 260

12.2 **Quantifizierung von Schmerzen** 261

12.3 **Schmerzentstehung** 262

12.4 **Allgemeines zur Schmerztherapie** 264

12.5 **Medikamentöse Schmerztherapie** 264

12.6 **Nicht-medikamentöse Schmerztherapie** 272

12.1 Klinischer Fall

Kopfschmerzen

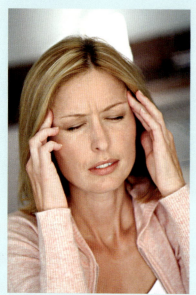

Abb. 12.1 (Quelle: ONOKY/F1online)

Termin bei der Verwaltung

Dr. Freiberg reicht seine Dokumente über den Schreibtisch – so reizvoll die neue Stelle für ihn ist, den Termin bei der Verwaltung möchte er möglichst schnell über die Bühne bringen. Auch wenn Frau Schmidt sehr nett ist – die damit verbundene Bürokratie macht ihm keine große Freude. Frau Schmidt kopiert sich alle Unterlagen und sieht dann fasziniert auf die Urkunde der Zusatzbezeichnung „Spezielle Schmerztherapie". „Herr Dr. Freiberg, Sie sind ein Schmerz-Spezialist? Das ist ja toll…". Sie zögert und fragt schließlich: „Das ist mir jetzt etwas unangenehm, aber ich habe da mal eine Frage: Manchmal habe ich so starke Kopfschmerzen und mir helfen keine Tabletten. Dabei habe ich mir sogar schon diejenigen gekauft, die in der Werbung gegen alle Arten von Kopfschmerzen wirken. Wenn ich das habe, dann ist immer der ganze Tag gelaufen, da muss ich mich hinlegen, so schlimm ist das! Manchmal muss ich mich sogar übergeben. Haben Sie da nicht eine Idee, was mir vielleicht helfen könnte?"

Kopfschmerzen, Flimmern vor den Augen und Übelkeit

„Der Verwaltungstermin wird doch noch interessant", denkt Dr. Freiberg. Er beginnt, eine ausführliche Schmerzanamnese zu erheben. Frau Schmidt ist 24 Jahre jung, hat keinerlei Vorerkrankungen und nimmt keine Dauermedikation ein. Sie berichtet, dass sie die Kopfschmerzen etwa alle 2–3 Wochen habe. Es sei ein hämmernder Schmerz, der immer hinter dem Auge beginne und sich an Intensität steigere. „Komisch ist auch, dass mir immer nur der halbe Kopf weh tut… Und ich habe dann auch so ein Flimmern vor den Augen. Manchmal kommt das Flimmern auch schon, bevor die Kopfschmerzen losgehen. Und dann wird mir auch immer übel und ich muss mich hinlegen und am besten alles dunkel machen. Haben Sie denn eine Ahnung, was das sein könnte?"

Frustrane Therapieversuche

„Was Sie beschreiben, klingt ziemlich eindeutig nach Migräne mit Aura", sagt Dr. Freiberg. „Welche Tabletten haben Sie denn immer genommen?" Frau Schmidt erzählt, sie nehme 500 mg Aspirin ein, wenn die Schmerzen nicht mehr zu ertragen seien. Manchmal auch mehrmals hintereinander. Das Medikament aus der Werbung stellt sich als Kombinationspräparat von ASS, Paracetamol und Koffein heraus, das sie allerdings gleich wieder erbrochen habe. „Das habe ich dann gleich weggeworfen."

Ein neuer Therapievorschlag

Dr. Freiberg empfiehlt Frau Schmidt, es zunächst mit 1 g Paracetamol und 10 mg Domperidon bei Symptombeginn zu versuchen. Sollte das nicht helfen, würde man im nächsten Schritt auf ein Triptan (z. B. Sumatriptan) wechseln. „Wie, ich soll gleich 2 Tabletten und noch Tropfen dazu nehmen, wenn ich noch gar keine so starken Kopfschmerzen habe?" Dr. Freiberg erklärt kurz den Hintergrund und trägt Frau Schmidt außerdem noch auf, über ihre Kopfschmerzen genau Buch zu führen – wann diese auftreten und ob sich auslösende oder schmerzverstärkende Faktoren identifizieren lassen.

Dank für die Hilfe

4 Wochen später hat Dr. Freiberg Dienst im Aufwachraum, als Besuch für ihn angekündigt wird. Frau Schmidt steht mit einer Flasche Sekt in der Tür. „Ich wollte mich ganz herzlich bei Ihnen bedanken. Ich hatte zweimal das Flimmern vor den Augen, diese Aura, und da habe ich dann immer gleich genommen, was Sie mir empfohlen haben. Und wissen Sie was? Nach nicht mal ½ Stunde waren die Kopfschmerzen vollständig weg."

12.2 Quantifizierung von Schmerzen

Key Point
Schmerz ist eine subjektive Empfindung, die interindividuell sehr stark variiert. Eine gute Möglichkeit, Schmerzen zu quantifizieren, sind Schmerzskalen. Die wichtigsten Punkte der Schmerzanamnese sind Vorerkrankungen, Befunde, Schmerzcharakter, -lokalisation und -intensität, schmerzverstärkende bzw. -lindernde Faktoren und die aktuelle Medikation.

Schmerzwahrnehmung | Schmerzen sind eine komplexe Sinneswahrnehmung und ein wichtiges Symptom akuter oder chronischer Prozesse: Sie sind grundsätzlich ein Hinweis darauf, dass „etwas nicht in Ordnung" ist. Die Intensität der Schmerzempfindung reicht dabei von gerade wahrnehmbar über unangenehm bis hin zu unerträglich. Schmerz ist eine **subjektive Empfindung**, die die Patienten meist sehr einschränkt, und das führende Symptom, aufgrund dessen sie einen Arzt aufsuchen. Die Reaktion auf Schmerzen, das **Schmerzempfinden**, ist **sehr individuell** und abhängig von Situation, Begleitumständen und soziokulturellen Einflüssen. Jemand, der gerade erfahren hat, dass er im Lotto gewonnen hat, empfindet denselben Schmerzreiz wahrscheinlich geringer als jemand, der gerade vom langjährigen Partner verlassen wurde („**Schmerzmodulation**"): Eine negative Grundstimmung führt dazu, dass Schmerzen deutlich negativer bewertet, also stärker empfunden werden. In manchen **Kulturen** wird Schmerz eher still ertragen („Ein Indianer kennt keinen Schmerz."), in anderen Gesellschaften hingegen ist lautes Leidklagen üblich. Die Stärke des Schmerzes ist daher nicht objektiv messbar.

MERKE
Schmerz ist ein **subjektives Empfinden** und variiert interindividuell sehr stark!

Schmerzanamnese | Am Beginn jeder Untersuchung von Patienten mit länger dauernden Schmerzen steht die Schmerzanamnese, um eine korrekte Schmerzdiagnose stellen und den Verlauf beurteilen zu können. Hierzu gibt es z. B. von den Schmerzgesellschaften herausgegebene, standardisierte Fragebögen, die gemeinsam mit dem Patienten ausgefüllt werden. Wichtige Punkte, die bei jedem Patienten mit länger andauernden Schmerzen abgefragt werden müssen, sind:
- Schmerzlokalisation („Wo genau haben Sie Schmerzen?")
- Schmerzbeschreibung, d. h. Schmerzcharakter (z. B. brennend, stechend, einschießend) und -empfindung (z. B. beängstigend, quälend, lähmend)
- Schmerzstärke (objektive Schmerzquantifizierung, s. u.)
- Dauer der Schmerzen (kontinuierlich/intermittierend, wann erstmals aufgetreten, Abhängigkeit von der Tageszeit oder anderen Faktoren)
- vegetative und psychosoziale Folgen
- schmerzauslösende bzw. -verstärkende sowie schmerzlindernde Faktoren
- vollständige Schmerzmedikation

Schmerzskalen | Ein sehr wertvolles und etabliertes Hilfsmittel zur Quantifizierung von Schmerzen sind Schmerzskalen wie die **numerische Rating-** (NRS) und die **visuelle Analogskala** (VAS). Bei der NRS wird gefragt, wie stark der aktuell empfundene Schmerz auf einer Skala von 0–10 ist (0: „kein Schmerz", 10: „stärkster vorstellbarer Schmerz"). Patienten, die Probleme mit dieser Skala haben, können ihre Schmerzen oft besser mithilfe der VAS zeigen, die wie ein Prozentbalken funktioniert (**Abb. 12.2**). Für **Kinder im Vorschulalter** existieren darüber hinaus Schmerzskalen, die eine Skala von Gesichtsausdrücken (von lachend bis weinend) in eine NRS übersetzen (**Abb. 12.3**).

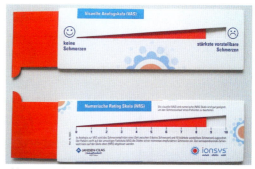
Abb. 12.2 Schmerzskalen zur Selbstevaluation durch den Patienten. Die meisten dieser handlichen Skalen für die Kitteltasche haben auf einer Seite eine VAS und auf der anderen eine NRS, wodurch der NRS-Wert des vom Patienten eingestellten VAS-Niveaus ablesbar ist.

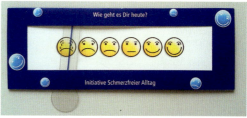
Abb. 12.3 Schmerzskala mit lachenden und weinenden Gesichtern für Kinder. Auf der Rückseite kann der korrespondierende NRS-Wert abgelesen werden.

MERKE

Die **subjektive Schmerzstärke** muss vor der Behandlung möglichst „**objektiviert**" werden.

Praxistipp

Gibt ein Patient starke Schmerzen an, sollten Sie dies respektieren und ihn entsprechend behandeln, auch wenn die angegebene Schmerzintensität manchmal nur sehr schwer nachvollziehbar ist. Aussagen wie „Der Patient kann eigentlich keine Schmerzen haben, er nimmt ja schon Medikament XY." zeigen, dass man wesentliche Grundsätze der Schmerztherapie nicht kennt bzw. respektiert!

12.3 Schmerzentstehung

Key Point

Schmerz ist eine komplexe Sinneswahrnehmung. Nach der Art der Entstehung und der Weiterleitung werden der epikritische (somatische), der protopathische (viszerale), der neuralgische und der Deafferenzierungsschmerz unterschieden.

12.3.1 Nozizeptorschmerz

Somatischer und viszeraler Schmerz I Epikritischer (somatischer) **Schmerz** wird über Rezeptoren in der Haut (**oberflächlicher Schmerz**) oder in Muskeln und Gelenken (**tiefer Schmerz**) detektiert und führt zu einer Reizantwort, die über schnell leitende, myelinisierte Aδ-Fasern (1. Neuron) zum Hinterhorn des Rückenmarks geleitet werden. **Protopathischer** (visze-

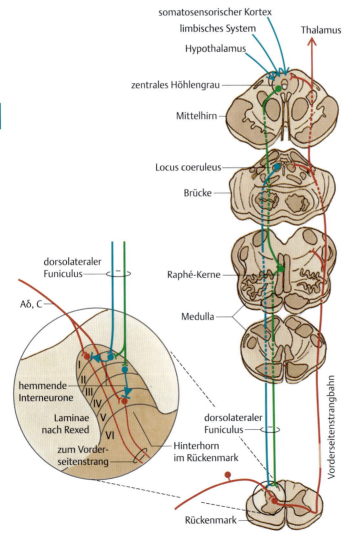

Abb. 12.4 Absteigende antinozizeptive Bahnsysteme und ihre spinale Verschaltung im Hinterhorn. Die aufsteigenden Bahnen der nozi- und thermozeptiven Afferenzen (Aδ, C) sind rot dargestellt. Die vom zentralen Höhlengrau aus absteigende serotonerge Bahn (grün) und die vom Locus coeruleus ausgehende noradrenerge Bahn (blau) werden von subkortikalen und kortikalen Arealen aktiviert. Diese absteigenden Bahnen hemmen über opioiderge Interneurone und prä- und postsynaptische Mechanismen die sekundären nozizeptiven Neuronen im Hinterhorn (Einsatzbild) (aus: Klinke, Pape, Silbernagel, Physiologie, Thieme, 2005).

raler) **Schmerz** erregt Schmerzrezeptoren in inneren Organen und wird über unmyelinisierte, langsam leitende C-Fasern ebenfalls an das Hinterhorn des Rückenmarks geleitet.

Schmerzleitung I Die Erregung wird im Hinterhorn auf das 2. Neuron umgeschaltet, das hier auf die Gegenseite kreuzt, und über den Tractus spinothalamicus zum Thalamus weitergeleitet. Hier erfolgen eine erste Bewertung und die Umschaltung auf das 3. Neuron. Der **epikritische Schmerz** wird hauptsächlich zum Gyrus postcentralis des Parietallappens weitergeleitet, wo sich der primäre somatosensorische Kortex (sensibler Homunkulus) befindet. Dieser Schmerz wird als scharf und stechend empfunden und ist daher sehr **gut lokalisierbar**. Der **protopathische Schmerz** wird dagegen an verschiedene Hirnareale (u. a. limbisches System) weitergeleitet, was den dumpfen, **schlecht lokalisierbaren** Charakter und die affektive Beeinflussung durch viszerale Schmerzen erklärt. Insgesamt werden Schmerzen an verschiedenste Hirnareale weitergeleitet, was für viele ihrer Begleiterscheinungen verantwortlich ist (z. B. Arousal durch Aktivierung der Formatio reticularis, vegetative Begleiterscheinungen). Verschiedene **efferente Systeme** (Abb. 12.4) beeinflussen die Weiterleitung und somit auch das Empfinden der Schmerzen. Wichtig ist z. B. der Einfluss von Endorphinen auf die Schmerzbeurteilung im Thalamus (Angriffspunkt der Opioide!).

Head'sche Zonen I Da Schmerzen im Bereich innerer Organe relativ selten sind, gibt es im somatosensorischen Kortex keine Regionen, die ihnen zugeordnet sind. Daher kommt es zum Phänomen der **übertragenen** (projizierten) **Schmerzen**: Der Schmerz wird den Dermatomen oder Myotomen des dem Organ entsprechenden Spinalnerven zugeordnet. Diese **Head'schen Zonen** (Abb. 12.5) stimmen nicht immer mit der tatsächlichen Lokalisation der inneren Organe überein (z. B. Schmerzen bei Myokardinfarkt in der Brust mit Ausstrahlung in den Arm oder auch eher im Epigastrium oder im Kiefer; Schmerzen bei Affektionen der Gallenblase in der rechten Schulter).

12.3.2 Weitere Schmerzformen

Neuralgische Schmerzen I Diese Schmerzen entstehen durch die **Schädigung eines peripheren Nervs**, z. B. durch Druck (z. B. Kompression eines Nervs bei Bandscheibenvorfall), Ischämie (z. B. bei diabetischer Mikroangiopathie) oder Entzündung (z. B. Herpes zoster). Sie breiten sich stets entlang des anatomischen Verlaufs und somit des Versorgungsgebiets des betroffenen Nervs aus. Typisch ist ein sehr intensiver, von den Patienten meist als „einschießend" und „brennend" beschriebener Schmerz.

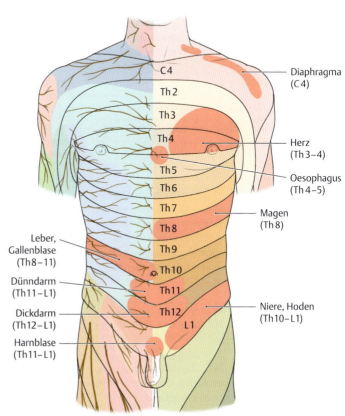

Abb. 12.5 Head'sche Zonen (aus: Schünke, Schulte, Schumacher, PROMETHEUS LernAtlas der Anatomie, Kopf, Hals und Neuroanatomie, Thieme, 2015, Grafiker: Karl Wesker).

Deafferenzierungsschmerz I Aufgrund einer axonalen Schädigung werden aus dem Gebiet des betroffenen Nervs keine Signale mehr an das ZNS geleitet. Dieses Fehlen von Impulsen erhöht im ZNS die Empfindlichkeit, sodass kleine Berührungen oder Spontandepolarisationen der verbliebenen Nervenfasern zu stärkstem Schmerzempfinden führen. Diese Schmerzform tritt v. a. nach chirurgischen oder traumatischen Amputationen auf und wird als „Phantomschmerz (S. 293)" bezeichnet, da der Schmerz sich so anfühlt, als wäre er in der (nicht mehr vorhandenen) Gliedmaße lokalisiert.

12.4 Allgemeines zur Schmerztherapie

Key Point
Jeder Arzt sollte Grundkenntnisse über die Schmerztherapie besitzen. Schmerzen können auf unterschiedlichen Ebenen gehemmt werden (z. B. Entstehung, Weiterleitung und Bewertung der Schmerzen).

Schmerzen sind ein großes medizinisch-menschliches, aber auch ein volkswirtschaftliches Problem: Die Kosten für medizinische Behandlung und Arbeitsausfälle sind immens hoch. Aus diesen Gründen sollte jeder Arzt eine effiziente Schmerztherapie insbesondere akuter Schmerzen durchführen können. Auch wenn die Therapie chronischer Schmerzsyndrome meist Spezialisten überlassen werden sollte, sollte jeder Arzt über Kenntnisse zur Therapie und Möglichkeiten der Eskalation bei sich verschlechternden Schmerzzuständen verfügen.

> **MERKE**
> Akute und chronische **Schmerzen** müssen immer **qualifiziert behandelt** werden.

Praxistipp
Schmerztherapie ist nichts, was nur von Experten angewendet werden kann und soll – wer die grundlegenden Prinzipien kennt und beherzigt, kann die meisten Schmerzzustände mit der Kombination weniger Medikamente bzw. Maßnahmen einfach und erfolgreich therapieren.

Möglichkeiten der Schmerzhemmung I Grundsätzlich können Schmerzen auf folgenden Ebenen gehemmt werden:
- **Schmerzentstehung**: Beseitigung der Ursache (z. B. Nukleotomie bei Bandscheibenvorfall), nicht-steroidale Antirheumatika, Glukokortikoide, physikalische Maßnahmen (z. B. Kühlung).
- **Schmerzrezeptoren**: Infiltration mit Lokalanästhetika führt zu einer Unerregbarkeit der Rezeptoren, nichtsteroidale Antirheumatika verringern die Sensibilität der Schmerzrezeptoren.
- **Weiterleitung der Schmerzimpulse im peripheren Nerv**: Leitungs- und Plexusanästhesie
- **Weiterleitung der Schmerzimpulse zum Hinterhorn**: Peridural- und Spinalanästhesie
- **Weiterleitung der Schmerzimpulse in Rückenmark und Thalamus**: Opioide
- **zentrale Beurteilung und Verarbeitung der Schmerzen**: Sedativa (z. B. Benzodiazepine), Clonidin, Ketamin, Antidepressiva, Psychotherapie

12.5 Medikamentöse Schmerztherapie

Key Point
Die wichtigsten Substanzen zur Schmerztherapie sind die sauren und nicht-sauren Nicht-Opioid-Analgetika und die Opioide. Insbesondere bei chronischen Schmerzen können und sollen auch Adjuvanzien (z. B. Laxanzien) und Ko-Analgetika (z. B. Antidepressiva, Antikonvulsiva) eingesetzt werden. Die Verschreibung der meisten Opioide unterliegt dem Betäubungsmittelgesetz (BtMG) bzw. der Betäubungsmittel-Verschreibungsverordnung (BtMVV).

12.5.1 Einleitung

Schmerzen sind die häufigste Ursache, dass Patienten einen Arzt aufsuchen. Daher ist es nicht verwunderlich, dass es eine unüberschaubar große Anzahl von schmerzstillenden Medikamenten in allen möglichen Darreichungsformen gibt, angesichts derer der Überblick leicht verloren gehen kann. Aber es gibt auch eine gute Nachricht: Eine Handvoll Medikamente reicht eigentlich aus, um bei den meisten Patienten eine vernünftige und effektive Schmerztherapie durchzuführen. Allerdings sollten Sie diese Medikamente wirklich gut beherrschen, d. h. die Indikationen, die gewichtsabhängigen Dosierungen, die Neben- und Wechselwirkungen und die Kontraindikationen kennen.
Der folgende Abschnitt gibt einen Überblick über die am weitesten verbreiteten und am häufigsten verwendeten Analgetika. Die Aufzählung von Kontraindikationen sowie Neben- und Wechselwirkungen ist nicht vollständig und beschränkt sich auf die häufigsten, wichtigsten und prüfungsrelevantesten Inhalte. Die Dosisempfehlungen beziehen sich generell auf Erwachsene und dürfen nicht für Kinder übernommen werden. Die Anwendung und Dosierung von Analgetika bei Kindern sollte stets durch einen Facharzt überprüft werden. Vor der praktischen An-

wendung müssen Sie immer die vollständige Fachinformation des jeweiligen Medikaments studieren!

> **MERKE**
>
> Aufgrund der Vielzahl der zu berücksichtigenden Faktoren (z. B. Komorbiditäten, Wechselwirkungen, Kontraindikationen, Allergien, Preis des Medikaments, persönliche Erfahrung) lässt sich **kein allgemeines**, **für jeden Patienten gültiges**, **Schema** erstellen.

WHO-Stufenschema I Obwohl es eigentlich für die Therapie von Tumorschmerzen entwickelt wurde, ist dieses Schema generell für die Schmerztherapie nützlich (**Abb. 12.6**). Die 3 Stufen zeigen jeweils sinnvolle Kombinationen für **schwache** (Stufe 1: Nicht-Opioide), **mittelstarke** (Stufe 2: zusätzlich schwache Opioide) und **starke Schmerzen** (Stufe 3: Nicht-Opioide + starke Opioide). Schwache Schmerzen sollten also niemals mit einem starken Opioid behandelt werden, sondern primär mit einem Nicht-Opioid. Ändert sich die Schmerzintensität, kann immer eskaliert bzw. deeskaliert werden: Sind z. B. Schmerzen durch Medikamente der Stufe 1 in ausreichender Dosierung nicht in den Griff zu bekommen, wird auf Stufe 2 gewechselt und zusätzlich ein schwaches Opioid gegeben.

> **MERKE**
>
> Mehrere Substanzen aus einer Wirkstoffgruppe (z. B. 2 starke Opioide) sollten **niemals kombiniert** werden. Die Analgesie wird dadurch nicht verbessert, die Nebenwirkungen nehmen jedoch zu. Eine wichtige Ausnahme ist die Kombination von nicht-sauren und sauren Nicht-Opioid-Analgetika (s. u.).

Einnahmeempfehlungen I Eine **bedarfsgesteuerte Analgetikaeinnahme** ist als **suboptimal** zu bewerten: Die Schmerzen werden durch die Einnahme zwar gelindert, kommen jedoch bei Fortbestehen des Schmerzreizes nach Ende der Wirkdauer des Medikaments zurück. Insbesondere bei einer Kombination verschiedener Analgetika wechseln sich daher Zeiten von starkem Schmerz mit Perioden der ausreichenden Analgesie ab. Sind Opioide Teil der Schmerztherapie, überwiegen bei ausreichender Analgesie die Nebenwirkungen (Sedierung, Schläfrigkeit).

Zu bevorzugen ist daher eine **Einnahme nach einem** vorher festgelegten, **fixen zeitlichen Schema**, das von der Wirkdauer der Medikamente abhängt: Das Analgetikum sollte so eingenommen werden, dass die vorhergehende Dosis gerade noch ausreichend wirkt. Im Optimalfall ermöglicht dies ein über den ganzen Tag ausreichendes Analgesieniveau und beugt Schmerzspitzen vor, ohne übermäßige Nebenwirkungen hervorzurufen. Bei starken Nebenwirkungen empfiehlt sich eine Deeskalation, d. h. ein „Stufenwechsel nach unten" im WHO-Schema.

Ein weiteres Prinzip wird im Krankenhausalltag gerne vergessen: **Analgetika sollten**, wenn irgendwie möglich, **oral verabreicht werden**. Zum einen kann der Patient so seine **Therapie** zu jeder Zeit **eigenständig durchführen** und bekommt Schmerzmittel nicht nur, wenn der Arzt gerade Zeit hat und auch der i. v.-Zugang noch funktioniert. Zum anderen ist die **Pharmakokinetik** bei oralen Präparaten, insbesondere bei starken Opioiden, günstiger als bei i. v.-Präparaten: Die Galenik ist meist so eingestellt, dass der Wirkstoff verzögert über einen längeren Zeitraum abgegeben wird (**Retardpräparate**). Dies ermöglicht eine seltenere Einnahme (z. B. nur 2 × /d) bei durchgehend guter Analgesie und ohne übermäßige Sedierung. Zudem fluten Retardpräparate langsam an, wodurch die maximalen Plasmaspiegel erst relativ spät nach der Einnahme erreicht werden. Je schneller ein Präparat anflutet, desto höher ist sein Suchtpotenzial (Beispiele für sehr schnell anflutende Suchtmittel: Heroin und Crack). Somit können Schmerzpatienten sehr stark wirksame Medikamente erhalten, ohne Gefahr zu laufen, psychisch abhängig zu werden.

> **MERKE**
>
> Analgetika sollten vorzugsweise **oral**, nach einem **zeitlich fixen Einnahmeschema** und **stufenadaptiert** verabreicht werden („by the Mouth, by the Clock, by the Ladder").

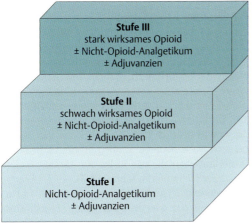

Abb. 12.6 WHO-Stufenschema zur Schmerztherapie (Nicht-Opioide: Metamizol, Paracetamol, NSAR, Coxibe; schwache Opioide: z. B. Tramadol, Tilidin, Codein; starke Opioide: z. B. Fentanyl, Morphin, Oxycodon) (nach: Luippold, Mündliche Prüfung Pharmakologie, Thieme, 2010).

12.5.2 Nicht-Opioid-Analgetika

Allgemeines

Bei den Nicht-Opioid-Analgetika werden **nicht-saure** (Metamizol, Paracetamol) und **saure Analgetika** (NSAR, Coxibe) unterschieden. Saure Nicht-Opioid-Analgetika wirken fast ausschließlich peripher, nicht-saure Analgetika besitzen auch zentrale Wirkkomponenten, deren Wirkmechanismus bis heute allerdings nicht vollständig geklärt ist.

> **MERKE**
>
> Aufgrund der **unterschiedlichen Wirkmechanismen** ergänzen sich **saure und nicht-saure Nicht-Opioide** in ihrer Wirkung und lassen sich **gut und effektiv kombinieren** (z. B. Metamizol + Diclofenac). Die Kombination von mehreren Wirkstoffen der sauren Nicht-Opioid-Analgetika ist hingegen nicht sinnvoll und sollte unterlassen werden! Die analgetische Wirkung wird nicht verstärkt, sehr wohl aber die Nebenwirkungen. Die Kombination von NSAR mit Coxiben erhöht das Risiko für kardiovaskuläre Ereignisse deutlich.

Die **einzelnen Medikamente** wirken auf **verschiedenartige Schmerzen unterschiedlich** gut (z. B. Metamizol: spasmolytische Wirkung → besonders gut bei viszeralen Schmerzen; Diclofenac: besonders gut bei Knochen- oder Muskelschmerzen). Einige Patienten sprechen auf manche Medikamente kaum an („Das kenne ich schon, das hat bei mir noch nie geholfen!"), auf andere jedoch sehr gut („Immer wenn ich Schmerzen habe, nehme ich eine Tablette XY, das hilft mir gut."). Dies lässt sich häufig durch die verschiedenen, z. T. hoch komplexen enzymatischen Abbauwege der Substanzen und die **interindividuellen Unterschiede in der Enzymausstattung** erklären: Manche Patienten verstoffwechseln ein Medikament u. U. sehr schnell und stellen dadurch nur geringe Wirkungen fest.

Praxistipp

Da die meisten Menschen bereits Erfahrungen mit Nicht-Opioid-Analgetika haben, ist es sinnvoll, bei Ineffektivität einer Therapie zu fragen, welche Medikamente die Patienten selbst z. B. bei Kopfschmerzen nehmen. Sofern nichts dagegen spricht, kann der Patient dann „sein" Analgetikum erhalten.

Nicht-saure Nicht-Opioid-Analgetika

Metamizol | Metamizol (Novaminsulfon, z. B. Novalgin®) ist ein Pyrazolderivat und eines der stärksten Nicht-Opioid-Analgetika. Es kann oral (Tabletten und Tropfen), rektal oder i. v. angewendet werden. Metamizol wirkt **stark analgetisch und antipyretisch**, jedoch **nur gering antiphlogistisch**. Wegen seiner **spasmolytischen Wirkung** ist es besonders gut bei Nieren- und Gallenkoliken geeignet. Aufgrund potenziell schwerer Nebenwirkungen, ist es nur zur Behandlung starker Schmerzen (postoperative Wundschmerzen, Koliken, Tumorschmerzen), die auf andere Maßnahmen nicht ansprechen, zugelassen.
- **Dosierung** bei Kolikschmerzen und zur postoperativen Schmerztherapie: 1 g p. o. oder (falls oral nicht möglich) i. v. (Tageshöchstdosis 4 g)
- **Nebenwirkungen**: Metamizol bewirkt eine periphere Vasodilatation und kann – v. a. bei schneller i. v. Gabe – einen ausgeprägten **Blutdruckabfall** auslösen. Es sollte daher nur als Kurzinfusion (≥ 100 ml über ≥ 15 min) verabreicht werden. Möglich sind auch **schwere anaphylaktische Reaktionen** und selten (v. a. bei Langzeitanwendung) eine **Knochenmarksschädigung** mit Leukopenie bis hin zur **Agranulozytose**, weshalb Metamizol in einigen europäischen Ländern nicht mehr zugelassen ist. Bei Langzeitanwendung sollte das Blutbild regelmäßig kontrolliert werden.
- **Kontraindikationen**: arterielle Hypotonie, Analgetika-Asthma, Störungen der Knochenmarksfunktion, Glukose-6-Phosphat-Dehydrogenase-Mangel, Porphyrie, 1. und 3. Trimenon der Schwangerschaft, Stillzeit

> **MERKE**
>
> Aufgrund der potenziell schwerwiegenden Nebenwirkungen sollte Metamizol **nur bei strenger Indikationsstellung** (d. h. bei unzureichender Wirkung anderer Analgetika) eingesetzt werden. Die i. v.-Anwendung ist nur indiziert, wenn eine orale Gabe nicht möglich ist. Im Bereich der Anästhesie ist Metamizol – auch weil es so häufig gegeben wird – einer der wichtigsten **Auslöser von anaphylaktischen Reaktionen**.

Paracetamol | Paracetamol (Acetaminophen, z. B. Perfalgan®, ben-u-ron®) kann i. v. (möglichst schnelle Umstellung auf orale Therapie), oral oder rektal gegeben werden und ist zur **Kurzzeitbehandlung von mäßig starken Schmerzzuständen und Fieber** zugelassen. Paracetamol wirkt analgetisch und antipyretisch. Es ist sehr gut verträglich und nebenwirkungsarm (Analgetikum der Wahl bei Schwangeren), jedoch meist deutlich schwächer wirksam als z. B. Metamizol. Nach neueren Studien erhöht es in hoher Dosierung ebenfalls das Risiko für kardiovaskuläre Ereignisse (Herzinfarkt, Schlaganfall).
- **Dosierung**: 15 mg/kg KG, d. h. in der Regel 1 g Paracetamol p. o. oder als Kurzinfusion (Tageshöchstdosis 4 g); Die Kurzinfusion sollte innerhalb von 15 min appliziert werden, um eine ausreichende Wirkung zu erzielen.

- **Nebenwirkungen**: Unwohlsein, Hypotonie, Anstieg der Transaminasen, selten Anaphylaxie, Thrombo- oder Leukopenie
- **Kontraindikationen**: Leber- und hochgradige Niereninsuffizienz (GFR < 30 ml/min)
- **Wechselwirkungen**: Paracetamol schwächt bei gleichzeitiger Gabe die antiemetische Wirkung von 5-HT$_3$-Antagonisten (z. B. Ondansetron) ab (→ ggf. Applikation in einem Abstand ≥ 30 min).

> **MERKE**
>
> **Überdosierungen** von Paracetamol, die v. a. bei Kindern leider relativ häufig sind, führen zu schwersten irreversiblen **Leberschädigungen**! Die maximale Tagesdosis darf 40–60 mg/kg KG (bzw. 4 g bei Erwachsenen) auf keinen Fall überschreiten! Errechnen Sie daher – nicht nur bei Kindern – immer die maximale Tageshöchstdosis und dokumentieren Sie diese auch schriftlich, wenn Sie Paracetamol als postoperatives Analgetikum verordnen. Das **Antidot** bei Überdosierungen ist **N-Acetylcystein**.

Nicht-steroidale Antirheumatika (NSAR)

Synonyme I Saure Nicht-Opioid-Analgetika, Nonsteroidal anti-inflammatory Drugs (NSAIDs), nichtsteroidale Antiphlogistika (NSAP)

Wirkmechanismus I Die Gemeinsamkeit dieser chemisch unterschiedlichen Substanzen ist eine **unselektive Hemmung der Cyclooxygenase**, wodurch sie **analgetisch, antipyretisch und antiphlogistisch wirken**. Die Cyclooxygenasen (COX) sind Schlüsselenzyme der Prostaglandinsynthese aus Arachidonsäure. Die beiden Isoformen COX-1 und -2 liegen auf unterschiedlichen Genorten, kommen in unterschiedlichen Zelltypen vor und werden unterschiedlich reguliert bzw. durch Medikamente beeinflusst: Die **COX-1** ist essenziell für die Produktion von **Prostaglandin E$_2$** (PGE$_2$), das Entzündungsreaktionen vermittelt und die Magensäureproduktion hemmt, und von **Thromboxan A$_2$** (TXA$_2$), einem wichtigen Aktivator der Thrombozytenaggregation. **COX-2** kommt nur in wenigen Geweben physiologisch vor, die Bildung wird durch Entzündungen, Verletzungen oder unter dem Einfluss von Zytokinen induziert. Es ist somit ein **Schlüsselenzym für den Entzündungsprozess**.

Substanzen I Wie der Name schon verrät, werden NSAR nicht nur zur Schmerztherapie, sondern auch bei rheumatischen Erkrankungen eingesetzt. Zu den NSAR zählt eine Vielzahl von Wirkstoffen aus verschiedenen chemischen Substanzklassen. Die wichtigsten davon sind **Arylessigsäurederivate** (z. B. Diclofenac), **Indolessigsäurederivate** (Indometacin), **Anthralinsäurederivate** (Mefenaminsäure), **Arylpropionsäurederivate** (Ibuprofen, Ketoprofen, Naproxen), **Oxicame** (Piroxicam, Meloxicam) und **Acetylsalicylsäure** (ASS). Für die Anwendung in Anästhesie, Intensivmedizin und Schmerztherapie reicht es jedoch, einige wenige Vertreter dieser Gruppen zu kennen. In der **Notfallmedizin** sollten NSAR zur Schmerztherapie mit ganz wenigen Ausnahmen **nicht angewendet** werden.

> **MERKE**
>
> NSAR erhöhen das Risiko für **gastrointestinale Ulzera und Blutungen** schon bei relativ kurzfristigem Gebrauch deutlich. Eine fixe Kombination mit einem **Protonenpumpenhemmer** (z. B. Omeprazol) oder einem **H$_2$-Antagonisten** (z. B. Ranitidin) ist daher sinnvoll und sollte jede Verordnung von NSAR begleiten.

> **MERKE**
>
> NSAR sind **bei schweren Nierenfunktionsstörungen kontraindiziert**! Metamizol und Paracetamol können hier i. d. R. angewendet werden, allerdings ist u. U. eine Dosisanpassung erforderlich.

Acetylsalicylsäure I Acetylsalicylsäure (ASS, z. B. Aspirin®), ein Derivat der in Weidenrinde vorkommenden Salicylsäure, ist das älteste und bekannteste NSAR. In niedriger Dosierung (100 mg/d) **hemmt** es v. a. die **Thrombozytenfunktion**, in höherer Dosierung wirkt es auch **antipyretisch** und **analgetisch**, erst **in sehr hoher Dosierung** zudem **antiphlogistisch**. ASS kann als Tabletten oder i. v. verabreicht werden. Aufgrund der irreversiblen Hemmung der Thrombozytenfunktion und des dadurch erhöhten Blutungsrisikos sollte es in der postoperativen Schmerztherapie nur nach strenger Nutzen-Risiko-Abwägung angewendet werden (Kontraindikationen s. u.).
- **Dosierung** bei starken Schmerzen: 500–1000 mg p. o. oder. i. v. (Tageshöchstdosis 5 g)
- **Nebenwirkungen**: Hemmung der Thrombozytenfunktion mit erhöhtem Blutungsrisiko, Übelkeit, Erbrechen, gastrointestinale Blutungen und Ulzera
- **Kontraindikationen**: Kinder < 12 Jahren (Gefahr des Reye-Syndroms), Z. n. großen chirurgischen Eingriffen, Z. n. Eingriffen mit hohem Nachblutungsrisiko, Analgetika-Asthma, gastrointestinale Ulzera, hämorrhagische Diathese, Behandlung mit Methotrexat, eingeschränkte Nierenfunktion
- **Wechselwirkungen**:
  - Antikoagulanzien (u. a. Phenprocoumon, Ticlopidin, Clopidogrel): Erhöhung des Blutungsrisikos
  - Glukokortikoide, Sulfonylharnstoffe, Digoxin, Diuretika, ACE-Hemmer: gegenseitige Beeinflussung der Plasmaspiegel

> **MERKE**
>
> Patienten, die **ASS** zur Thrombozytenaggregationshemmung **nach koronarer Stenteinlage** einnehmen, dürfen diese **perioperativ nicht pausieren** (einzige Ausnahmen: intrakranielle Eingriffe, Tonsillektomie, Eingriffe an der Prostata). Generell sollten alle Patienten mit koronarer Herzkrankheit, die ASS einnehmen, diese perioperativ weiter bekommen.

Diclofenac | Diclofenac (z. B. Voltaren®) ist besonders **gut bei Frakturen und posttraumatischen Weichteilschmerzen** analgetisch wirksam. Es kann oral, rektal (z. B. auch vor Narkoseausleitung als postoperative Schmerztherapie), transdermal (jedoch nicht auf Wunden) oder einmalig i. m. verabreicht werden. Eine i. v.-Applikationsform ist voraussichtlich in Kürze verfügbar.
- **Dosierung**: 50 mg bis zu 3 ×/d oder 75 mg bis zu 2 ×/d (Tageshöchstdosis 150 mg)
- **Nebenwirkungen**: Übelkeit, Erbrechen, gastrointestinale Ulzera und Blutungen, Blutbildungsstörungen, Ödeme, Thromboembolien, allergische Reaktionen bis zur Anaphylaxie, Lyell- bzw. Stevens-Johnson-Syndrom
- **Kontraindikationen**: Allergie gegen den Wirkstoff, Analgetika-Asthma, Z. n. gastrointestinalen Blutungen oder Ulzera, Blutbildungsstörungen, intrakranielle Blutungen, stark eingeschränkte Leber- oder Nierenfunktion, 3. Trimenon der Schwangerschaft
- **Wechselwirkungen**: andere NSAR und Coxibe (erhöhtes Risiko für kardiovaskuläre Ereignisse), Antihypertensiva (Abschwächung der Wirkung), Digoxin, Phenytoin, Methotrexat und Lithium (Erhöhung der Wirkspiegel), Glukokortikoide (hohes Risiko für gastrointestinale Blutungen), Ciclosporin (Erhöhung der Nierentoxizität), Antikoagulanzien (Erhöhung des Blutungsrisikos), Alkohol (Verstärkung zentralnervöser Nebenwirkungen)

> **MERKE**
>
> Bei längerer Anwendung muss die **Nierenfunktion kontrolliert** werden (Gefahr eines Analgetika-bedingten chronischen Nierenversagens).

Ibuprofen | Ibuprofen (z. B. Dolormin®) ist gut analgetisch wirksam und meist **gut verträglich**. Es steht als Tablette, Saft und Suppositorium zur Verfügung.
- **Dosierung**: 400–600 mg p. o. bis zu 4 ×/d (Tageshöchstdosis 2400 mg)
- **Nebenwirkungen**: Übelkeit, Erbrechen, gastrointestinale Ulzera und Blutungen, Ödeme, Verschlechterung einer Herzinsuffizienz, Allergien
- **Kontraindikationen**: siehe Diclofenac
- **Wechselwirkungen**: siehe Diclofenac; zusätzlich Tacrolimus (erhöhtes Risiko für Nephrotoxizität), Aufhebung der Wirkung niedrig dosierter ASS

Coxibe

Coxibe **hemmen selektiv** die **COX-2** (s. o.). Sie sind stark wirksame Schmerzmittel, die v. a. in entzündetem Gewebe wirken und nahezu keine gastrointestinalen Nebenwirkungen haben. Die Hoffnung, mit Coxiben nebenwirkungsfreie Schmerzmittel gefunden zu haben, hat sich jedoch leider nicht bestätigt: Einige Substanzen wurden aufgrund der **erhöhten Rate an kardiovaskulären Ereignissen** wieder vom Markt genommen. Dennoch sind Coxibe bei korrekter Indikationsstellung (junge Patienten ohne wesentliche Komorbiditäten und ohne kardiovaskuläres Risikoprofil) sehr effektive Schmerzmittel. In Deutschland sind derzeit Celecoxib (z. B. Celebrex®), Etoricoxib (z. B. Arcoxia®) und Parecoxib (z. B. Dynastat®) verfügbar.

Parecoxib | Parecoxib (z. B. Dynastat®) wurde als erste Substanz zugelassen und steht derzeit als einziges Coxib zur **i. v.- und i. m.**-Anwendung zur Verfügung. Es ist zur **kurzzeitigen postoperativen Schmerztherapie** zugelassen (individuelle Abwägung des Patientenrisikos für kardiovaskuläre Ereignisse, Zunahme des Risikos mit der Anwendungsdauer). Aufgrund der relativ langen Halbwertzeit (8 h) muss Parecoxib **nur 1–2 ×/d** verabreicht werden. Da das aufgelöste Medikament instabil ist, sollte es zügig benutzt und langsam **direkt i. v.** (nicht als Zusatz zu einer Infusionslösung) verabreicht werden.
- **Dosierung**: 40 mg i. v. oder i. m., Wiederholung nach 12 h möglich (Tageshöchstdosis 80 mg). Halbierung der Initial- und Tageshöchstdosis bei Patienten > 65 Jahren, < 50 kg KG und bei schweren Leber- oder Nierenfunktionsstörungen
- **Nebenwirkungen**: u. a. schwere kardiovaskuläre Ereignisse (Myokardinfarkt, Apoplex), postoperative Anämie, gastrointestinale Ulzera, periphere Ödeme, Hypokaliämie, Erhöhung des Serumkreatinins, Stevens-Johnson-Syndrom, toxische epidermale Nekrolyse
- **Kontraindikationen**: Überempfindlichkeit gegen Sulfonamide, Z. n. schweren Arzneimittelreaktionen, Analgetika-Asthma, Patienten < 18 Jahren, gastrointestinale Ulzera oder Blutungen, Herzinsuffizienz, KHK, pAVK, Z. n. kardiovaskulären Ereignissen
- **Wechselwirkungen**: Antikoagulanzien (deutlich erhöhtes Blutungsrisiko), Diuretika und ACE-Hemmer (Risiko einer akuten Niereninsuffizienz), Ciclosporin und Tacrolimus (Erhöhung der Nephrotoxizität); wegen des erhöhten Risikos für kardiovaskuläre Ereignisse keine Kombination mit NSAR

> **MERKE**
>
> **Parecoxib** ist von seiner Molekülstruktur her ein **Sulfonamid** mit entsprechenden Nebenwirkungen (s. o.). Aufgrund der potenziell gefährlichen Nebenwirkungen ist die **Indikation streng zu stellen**.

12.5.3 Opioide

Schwache Opioide

Schwache Opioide vermitteln ihre Wirkung hauptsächlich über µ-Rezeptoren. Sie sind reine Agonisten am µ- (manche Substanzen auch am δ- und κ-) Rezeptor. Sie unterscheiden sich von stark wirksamen Opioiden durch ihre deutlich geringere Affinität zu diesen Rezeptoren. Typisch ist, dass ab einer gewissen Dosis nur mehr die Nebenwirkungen, nicht aber die analgetische Wirkung weiter zunimmt. Bei einigen Substanzen müssen aufgrund entstehender Metabolite Tageshöchstdosierungen beachtet werden. Ist mit schwachen Opioiden in dieser Dosierung keine ausreichende analgetische Wirkung zu erzielen, sollte auf starke Opioide gewechselt werden. Das entspricht Stufe III des WHO-Schemas (S. 265).

> **MERKE**
>
> **Schwache Opioide vermindern** durch kompetitiven Agonismus die **Wirkung von starken Opioiden** und sollten daher nicht mit ihnen kombiniert werden – insbesondere nicht bei unzureichender Wirkung von starken Opioiden!

Exkurs

Tramadol + starke Opioide

Experimentelle Studien untersuchen derzeit die **Kombination von Tramadol mit starken Opioiden** bei chronischen Schmerzpatienten mit extrem hohem Bedarf an starken Opioiden – solange dies jedoch nicht evidenzbasiert belegt ist, sollte diese Kombination nicht gegeben werden.

Tramadol | Tramadol (z. B. Tramal®) ist etwa 0,06- bis 0,1-fach so potent wie Morphin. Es ist als retardierte und unretardierte Tabletten, als Tropfen und als Injektionslösung zur s. c.-, i. m.- oder i. v.-Anwendung erhältlich. Tramadol unterliegt nur der Rezeptpflicht, nicht den Bestimmungen des Betäubungsmittelgesetzes; abgekürzt BtMG (S. 272).
- **Dosierung**: 50–150 mg 2 × /d als Basistherapie, 50 mg als Bedarfsmedikation (Tageshöchstdosis 400 mg)
- **Nebenwirkungen**: starke Übelkeit und Erbrechen (v. a. bei Patienten, die bislang keine Erfahrung mit Opioiden hatten), Obstipation, Benommenheit, Müdigkeit
- **Kontraindikationen**: Einnahme von MAO-Hemmern in den letzten 14 Tagen, Epilepsie, Opioidsubstitution (Auslösung von Entzugserscheinungen!), akute Intoxikationen
- **Wechselwirkungen**: Ondansetron (Verringerung der analgetischen Wirkung von Tramadol)

> **MERKE**
>
> **Abruptes Absetzen** nach längerer Anwendung kann auch bei Tramadol **Entzugssymptome** auslösen.

Tilidin | Tilidin (relative Wirkstärke ca. 0,1 im Vergleich zu Morphin) ist **nur in fester Kombination mit** dem Opioidantagonisten Naloxon (Valoron N®) als retardierte und unretardierte Tabletten sowie als Tropfen erhältlich. Die fixe Kombination mit Naloxon soll einen Missbrauch (insbesondere die i. v.-Anwendung) verhindern: Bei oraler Aufnahme unterliegt Naloxon einem nahezu 100 %igen hepatischen First-Pass-Effekt, sodass es die Wirkung von Tilidin nicht abschwächt. Bei i. v.-Anwendung antagonisiert Naloxon die Wirkung von Tilidin bzw. kann bei Opioidabhängigen ein Entzugssyndrom auslösen. Tilidin-Tropfen unterliegen den Bestimmungen des BtMG.
- **Dosierung**: 50–200 mg 2 × /d als Basistherapie, 50 mg als Bedarfsmedikation (Tageshöchstdosis 600 mg)
- **Nebenwirkungen**: Übelkeit und Erbrechen (etwas geringer als bei Tramadol), Obstipation, Sedierung, Benommenheit, Müdigkeit
- **Kontraindikationen**: Drogenabhängigkeit, akute Intoxikationen
- **Wechselwirkungen**: Alkohol, Sedativa (Wirkverstärkung der sedierenden Wirkung bis zu Bewusstlosigkeit und Apnoe), andere Opioide (nicht abschätzbare Änderung der Wirkung), Phenprocoumon (Wirkverstärkung)

> **MERKE**
>
> Auch bei Tilidin kann **abruptes Absetzen** nach längerer Anwendung **Entzugssymptome auslösen**. Aufgrund des relativ hohen Missbrauchs- und Abhängigkeitspotentials sollte Tilidin zurückhaltend verschrieben werden.

Starke Opioide

Starke Opioide sind die **stärksten und wirkungsvollsten Analgetika**. Sie wirken ebenfalls agonistisch auf den µ-Rezeptor, haben dabei aber eine höhere Affinität zum Rezeptor als schwache Opioide. Aufgrund ihres Abhängigkeitspotentials unterstehen sie ausnahmslos dem Betäubungsmittelgesetz (S. 272).
Eine gemeinsame Nebenwirkung aller starken Opioide ist die **Atemdepression** bei Überdosierung. Sie dürfen daher insbesondere **i. v. nur sehr langsam**

und titriert gegeben werden. Ein vollständiges, lückenloses Monitoring, um Komplikationen schnell erkennen zu können, und ein Notfallset mit Beatmungs- und Intubationsmöglichkeit sind dabei obligat.

Der Opioidbedarf von chronischen Schmerzpatienten ist oft sehr hoch. Die Ursache ist eine Down-Regulation der Opioidrezeptoren bei längerfristiger Einnahme, die zu Gewöhnung und Toleranzentwicklung führt: Diese Patienten brauchen wesentlich mehr Wirkstoff, um eine ausreichende Analgesie zu erzielen. Dasselbe gilt für Patienten mit (i.v.-)Opioidabusus.

Die Dosierung der starken Opioide richtet sich nach dem Bedarf des Patienten, der sich aus dem Opioidverbrauch des letzten Tages errechnen lässt. Hierzu werden Basis- und Bedarfsmedikation addiert bzw. der Verbrauch der PCIA-Pumpe (S. 278) ermittelt. Eine allgemein gültige Dosierung ist daher kaum anzugeben. Bei Bedarf muss die Dosis angepasst werden. Für die intraoperative Verwendung von Opioiden siehe Anästhesie (S. 41).

Morphin | Morphin (z. B. MST®) ist eines der am meisten verwendeten starken Schmerzmittel aus der Gruppe der Opioide. Es dient als Referenzsubstanz zur Wirkstärkenangabe der anderen Opioide. Erhältlich sind retardierte und unretardierte Tabletten sowie Ampullen zur s.c.-, i.v.-, i.m.-, intrathekalen und epiduralen Gabe.

- Nebenwirkungen: Übelkeit und Erbrechen, Obstipation, Sedierung, Benommenheit, Müdigkeit, Erhöhung des Tonus am Sphincter oddi, Histaminliberation (→ Erytheme, Exanthem, Pruritus, anaphylaktoide Reaktionen), Harnverhalt, Atemdepression, arterielle Hypotension, Miosis
- Kontraindikationen: Ileus, Atemdepression, akutes Abdomen, Intoxikationen, fortgeschrittene Niereninsuffizienz (Kumulation von Morphin und seinem Metaboliten Morphin-6-Glucuronid)
- Wechselwirkungen: zentral dämpfende Pharmaka (Wirkverstärkung, erhöhtes Risiko für Atemdepression), MAO-Hemmer (schwere Nebenwirkungen auf ZNS sowie Atem- und Kreislauffunktionen möglich)

Piritramid | Piritramid (z. B. Dipidolor®) ist ein insbesondere in Deutschland in der postoperativen Analgesie und in der Notfallmedizin weit verbreitetes Opioid mit einer dem Morphin sehr ähnlichen analgetischen Potenz. Es steht nur in Ampullenform zur i.v.-, i.m.- oder s.c.-Anwendung zur Verfügung. Nebenwirkungen (geringere Histaminliberation), Wechselwirkungen und Kontraindikationen entsprechen im Wesentlichen jenen von Morphin. Im Gegensatz zu Morphin kann es auch bei Niereninsuffizienz eingesetzt werden, da es weitgehend unabhängig von der Nierenfunktion eliminiert wird.

Pethidin | Pethidin (z. B. Dolantin®) spielt heute als Schmerzmittel in der Akutschmerztherapie kaum eine Rolle. Hauptindikation ist das postoperative Shivering (S. 103) im Aufwachraum.

Oxycodon | Oxycodon (z. B. Oxygesic®) hat eine relative Wirkstärke von 2 im Vergleich zu Morphin. Es ist als retardierte und unretardierte Tabletten und als Injektionslösung zur i.v.- und s.c.-Applikation verfügbar. Auch eine Kombination mit Naloxon (z. B. Targin®) ist erhältlich, die einerseits den i.v.-Abusus verhindern soll und andererseits die Opioid-bedingte Obstipation abmildern soll, ohne die analgetische Wirkung zu verringern. Die Nebenwirkungen entsprechen im Wesentlichen jenen von Morphin, sollen aber etwas schwächer ausgeprägt sein, weshalb die Substanz z. B. in den USA sehr häufig verwendet wird.

Hydromorphon | Hydromorphon (z. B. Palladon®) ist ein aktiver Metabolit von Morphin mit einer relativen Wirkstärke von etwa 7,5 zu Morphin. Verfügbar sind retardierte und unretardierte Tabletten sowie Injektionslösungen zur i.v.- und s.c.-Applikation. Aufgrund der hohen analgetischen Potenz sollte es nur bei starken und sehr starken Schmerzen und nie als erstes starkes Opioid eingesetzt werden: Eine Umstellung auf Hydromorphon bietet sich an, wenn weniger potente starke Opioide in sehr hoher Dosis gegeben werden müssen. Die Substanz hat ein sehr

Tab. 12.1

Umrechnungstabelle der schwachen Opioide (Morphin ist ein starkes Opioid und dient hier nur als Referenzsubstanz).

Wirkstoff	Handelsname	Darreichungsform	Potenz	Dosierungen		
Tilidin + Naloxon	Valoron N®	p. o. (retard)	0,06	50 mg	100 mg	200 mg
	Tilidin comp.®	p. o. (unretardiert)	0,06	50 mg (20 Tropfen)	100 mg (40 Tropfen)	
Tramadol	Tramal® long	p. o. (retard)	0,06	50 mg	100 mg	200 mg
	Tramal®	p. o. (unretardiert)	0,06	50 mg (20 Tropfen)	100 mg (40 Tropfen)	
	Tramal®	i. v.	0,1	50 mg	100 mg	200 mg
Morphin	MST®	p. o.	1	5 mg	10 mg	20 mg

Tab. 12.2

Umrechnungstabelle der starken Opioide. Als Referenzsubstanz wurde Morphin gewählt. Sind in einer Spalte keine Werte angegeben, ist das Präparat nicht in dieser Dosierung erhältlich.

Wirkstoff	Handelsname	Darreichungsform	Potenz	Dosierungen		
Pethidin	Dolantin®	i. v.	0,1	100 mg	200 mg	-
Piritramid	Dipidolor®	i. v.	0,7(–1)	7,5 mg	15 mg	45 mg
Morphin	**MST®**	**p. o. (retard)**	**1**	**10 mg**	**20 mg**	**60 mg**
	Sevredol®	p. o. (unretardiert)	1	10 mg	20 mg	-
	MSI®	i. v.	2	5 mg	10 mg	30 mg
Oxycodon	Oxygesic®	p. o. (retard)	2	5 mg	10 mg	30 mg
Oxycodon + Naloxon	Targin®	p. o. (retard)	2	-	10 mg/5 mg	-
Hydromorphon	Palladon® retard, Jurnista®	p. o. (retard)	7,5	-	-	8 mg
	Palladon®	p. o. (unretardiert)		1,3 mg	2,6 mg	-
Buprenorphin	Transtec Pro®	transdermal (3 d)	50	-	-	52,5 µg/h
	Norspan®	transdermal (7 d)		10 µg/h	20 µg/h	-
	Temgesic®	sublingual (unretardiert)		0,2 mg	0,4 mg	1,2 mg
Fentanyl	Durogesic®	transdermal (3 d)	100	-	-	25 µg/h
	Fentanyl®	i. v.		0,1 mg	0,2 mg	0,3 mg
Sufentanil	Sufenta®	i. v.	700–1000	0,01 mg	0,02 mg	0,03 mg

hohes Abhängigkeitspotenzial. Im Vergleich zu Morphin wirkt Hydromorphon weniger sedierend, was v. a. bei nicht-palliativen Patienten sehr vorteilhaft sein kann.

Buprenorphin ▎ Buprenorphin (z. B. Temgesic®) ist ein Opioid-Partialagonist: Es bindet mit sehr hoher Affinität an den µ-Rezeptor und aktiviert diesen, während es am κ-Rezeptor hauptsächlich antagonistisch wirkt. Bei Buprenorphin ist ein Ceiling-Effekt zu beobachten, d. h. ab einer gewissen Dosis nehmen bei Dosissteigerung nicht mehr die analgetischen Effekte, sondern nur noch die Nebenwirkungen zu. Die relative Wirkstärke im Vergleich zu Morphin beträgt etwa 50, was es zu einem sehr potenten Analgetikum für stärkste Schmerzen macht. Buprenorphin ist als transdermales System („Schmerzpflaster") für die Basismedikation sowie als Injektionslösung zur i. v.- und i. m.-Applikation und als Sublingual- bzw. Schmelztabletten als Bedarfsmedikation für Schmerzspitzen erhältlich. Die Nebenwirkungen sind allgemein geringer ausgeprägt als bei anderen Opioiden, insbesondere die Atemdepression tritt sehr viel seltener und erst bei viel höheren Dosierungen auf, was insbesondere bei älteren Patienten vorteilhaft ist.

> **MERKE**
>
> **Buprenorphin** ist **bei Therapie mit MAO-Hemmern** aufgrund der möglichen schweren Nebenwirkungen (v. a. Atemdepression) **kontraindiziert**.

Da Buprenorphin durch die Cytochrom-P450-Oxidase CYP3A4 abgebaut wird, sind zahlreiche Wechselwirkungen zu bedenken, u. a. mit Antimykotika, Virustatika und Grapefruitsaft. Eine Enzyminduktion durch Antikonvulsiva oder Tuberkulostatika kann den Abbau von Buprenorphin beschleunigen.

Buprenorphin wird zudem in der Substitutionstherapie von Opioidabhängigen verwendet: Dabei ist zu beachten, dass es eine deutlich längere Halbwertszeit hat als Naloxon, weshalb Naloxon bei Buprenorphin-Intoxikationen als kontinuierliche Infusion gegeben werden muss. Außerdem werden, aufgrund der sehr hohen Affinität von Buprenorphin zum µ-Rezeptor, deutlich höhere Naloxon-Dosierungen benötigt.

Fentanyl ▎ Fentanyl (z. B. Fentanyl®) ist eines der potentesten Opioide mit einer relativen Wirkstärke von 100 im Vergleich zu Morphin. Ampullen zur i. v.-Injektion sind für die Verwendung zur Narkoseeinleitung (S. 41) erhältlich. Bei chronischen Schmerzen können transdermale Matrixpflaster eingesetzt werden, die alle 3 Tage gewechselt werden müssen und in dieser Zeit eine konstante Menge Fentanyl an den Patienten abgeben. Zur Behandlung von Durchbruchschmerzen bei Tumorpatienten, sind Nasensprays und spezielle Fentanyl-„Lollys" (Actiq®) erhältlich. Zusätzlich zu den opioidtypischen Nebenwirkungen treten häufig Pruritus, Hautrötungen und Bradykardien auf. Die Atemdepression kann auch nach Entfernung des Pflasters noch anhalten. Die Kontraindikationen und Wechselwirkungen entsprechen denen der anderen Opioide.

12.5.4 Ko-Analgetika und Adjuvanzien

Ko-Analgetika und Adjuvanzien haben insbesondere in der Therapie von chronischen Schmerzen einen sehr hohen Stellenwert. Sie können helfen, die Dosierungen „klassischer" Analgetika zu verringern und Nebenwirkungen zu lindern.

Adjuvanzien ❙ Diese Substanzen sollen die Nebenwirkungen der Schmerzmedikamente minimieren, um die Akzeptanz der Medikamente zu erhöhen. Dazu gehört z. B. die unumgängliche Verordnung eines Protonenpumpeninhibitors als „Magenschutz" (z. B. Pantoprazol, Omeprazol) bei Einnahme von NSAR und die Verordnung von Laxanzien (z. B. Macrogol, Laktulose), um die durch die Einnahme der Opioide unweigerlich entstehende Obstipation zu vermeiden.

Antiemetika ❙ Bei Opioidtherapie treten v. a. initial oder nach einer Dosissteigerung Übelkeit und Erbrechen auf. Antiemetika aus der Gruppe der Dopamin D$_2$-Antagonisten (z. B. Domperidon), Antihistaminika (Dimenhydrinat) oder 5HT$_3$-Antagonisten (Ondansetron, Granisetron) können diese Nebenwirkung gut und effektiv unterdrücken.

Antiepileptika ❙ Bei neuropathischen Schmerzen (z. B. Phantomschmerzen nach Amputation, Nerveninfiltration durch Tumorwachstum) haben sich Antiepileptika (z. B. Carbamazepin, Pregabalin) in niedriger Dosierung sehr bewährt. Sie sollten immer einschleichend dosiert und niemals schlagartig abgesetzt werden.

Bisphosphonate ❙ Diese Wirkstoffe (z. B. Clodronat, Zoledronat) können bei schmerzhaften Knochenmetastasen und bei tumorbedingter Hyperkalzämie eingesetzt werden.

Antidepressiva ❙ Diese Substanzen (insbesondere Trizyklika wie Amitryptilin, Clomipramin und Imipramin) führen einerseits zu einer Stimmungsaufhellung, die wiederum die Schmerzwahrnehmung und -beurteilung sehr positiv beeinflusst, andererseits haben sie selbst v. a. bei neuropathischen Schmerzen einen analgetischen Effekt, der bereits in einer deutlich geringeren als der für eine antidepressive Wirkung notwendigen Dosis eintritt. Da Trizyklika häufig müde machen und schlafanstoßend wirken, kann die abendliche Gabe sehr gut zur Therapie von Schlafstörungen genutzt werden, die bei chronischen Schmerzzuständen fast immer begleitend vorliegen. Ein Suchtpotenzial (wie z. B. bei Benzodiazepinen) besteht dabei nicht.

> **MERKE**
>
> **Antidepressiva** spielen eine **zentrale Rolle** in der Therapie von chronischen Schmerzen.

12.5.5 Betäubungsmittelgesetz (BtMG)

Gesetzliche Grundlagen ❙ Die Verschreibung und Abgabe von Medikamenten, die in Anlage III („verkehrsfähige und verschreibungsfähige Betäubungsmittel") des BtMG aufgeführt sind, unterliegt strengen gesetzlichen Bestimmungen (Betäubungsmittel-Verschreibungsverordnung [BtMVV]). Stoffe, die unter diese Regelung fallen, sind v. a. starke Schmerzmittel aus der Gruppe der Opioide (z. B. Morphin, Piritramid, Fentanyl, Sufentanil), aber auch andere Medikamente mit hohem Missbrauchs- und Abhängigkeitspotenzial (z. B. Benzodiazepine wie Flunitrazepam [Rohypnol®] oder das Amphetaminderivat Methylphenidat [Ritalin®]).

BtM-Rezept ❙ Stoffe, die der BtMVV unterliegen, müssen über ein spezielles, 3-seitiges BtM-Rezept verordnet bzw. bestellt werden. Diese Formblätter werden nur von der Bundesdruckerei hergestellt, sind nummeriert und müssen vom befugten Arzt bei der Bundesopiumstelle bestellt und unter Verschluss gehalten werden. BtM-Rezepte müssen vollständig ausgefüllt sein, genaue Angaben zur Dosierung enthalten und vom Arzt mit vollem Namen (Vor- und Nachname) unterschrieben werden. Die Abgabe darf bestimmte Höchstmengen nicht überschreiten. Bei Überschreiten dieser Höchstmengen in Ausnahmefällen sind die Verordnungen mit „A" zu kennzeichnen. Das BtM-Rezept wird nach der Ausstellung getrennt: Blatt I und II bekommt der Patient, Blatt III verbleibt beim Arzt und muss 3 Jahre aufbewahrt werden. Holt der Patient das Medikament in der Apotheke ab, behält diese Blatt I und muss es ebenfalls für 3 Jahre aufbewahren. Blatt II dient der Abrechnung mit der Krankenkasse. Ein BtM-Rezept ist nur 8 Tage lang gültig. In Notfällen kann ein Betäubungsmittel auf einem normalen Rezept mit dem Hinweis „Notfall-Verschreibung" verordnet werden, dieses Rezept ist allerdings nur 1 Tag lang gültig und ein BtM-Rezept (Kennzeichnung „N") muss unverzüglich nachgereicht werden. Dient ein Rezept der Substitutionsbehandlung von Opioidabhängigen, muss es mit „S" gekennzeichnet sein.

12.6 Nicht-medikamentöse Schmerztherapie

Key Point
Insbesondere bei chronischen Schmerzen können und sollen auch nicht-medikamentöse Therapieverfahren wie TENS, Akupunktur, Physio- oder Psychotherapie zur Schmerzlinderung eingesetzt werden.

Interventionelle Verfahren ❙ Bei chronischen Rückenschmerzen ist die Rückenmarkstimulation (Spinal Cord Stimulation, SCS) bei vielen Patienten erfolgreich. Dabei werden Elektroden in den Epiduralraum eingebracht und der Hinterstrang des Rückenmarks über einen subkutan implantierten Generator mit Strom stimuliert. Die auf diese Weise generierten Signale konkurrieren mit der Schmerzleitung, was in vielen Fällen die Schmerzen verringert. Bei der Trigeminusneuralgie (S. 293) kann das Ganglion Gasseri mit **perkutaner Diathermie** teilweise thermokoaguliert werden, was bei vielen Patienten zu einer Besserung führt. In sehr schweren Fällen kommen auch **radiologische Behandlungsverfahren** (z. B. Gamma-Knife) oder die neurochirurgische, sehr invasive **OP nach Jannetta** (mikrovaskuläre Dekompression, bei der eine Polsterung zwischen den N. trigeminus und das begleitende nervenkomprimierende Gefäß eingebracht wird) in Frage. Weitere selektive Lokalanästhetika-Infiltrationen (z. T. CT-gesteuert) stehen dem erfahrenen Schmerztherapeuten für spezielle Schmerzsyndrome zur Verfügung.

Transkutane elektrische Nervenstimulation (TENS) Auf die Haut über dem betroffenen Gebiet werden Elektroden geklebt und die sensiblen Nerven durch niederfrequente elektrische Impulse stimuliert, die normalerweise nicht als schmerzhaft, sondern allenfalls als leichtes „Kribbeln" empfunden werden. Auf diese Weise soll die Schmerzschwelle im ZNS herabgesetzt werden. Die **Wirksamkeit** wird jedoch **kontrovers diskutiert**. Teilweise werden die Therapiekosten von den gesetzlichen Krankenkassen übernommen.

Akupunktur | Die Akupunktur ist ein Bereich der traditionellen chinesischen Medizin (TCM) und soll durch Stimulation von Meridianen (Kanäle, in denen die Lebensenergie fließt) bestimmte, diesen Meridianen zugeordnete Organsysteme beeinflussen. Die **Wirksamkeit** ist in der evidenzbasierten Medizin **nicht nachgewiesen**, weshalb für die Wirkung oft der Placebo-Effekt verantwortlich gemacht wird. Die Akupunktur kann jedoch trotzdem (oder vielleicht deshalb?) bei manchen Patienten sehr gute Effekte zeigen. Für **chronische Schmerzen der Lendenwirbelsäule** oder als Folge einer **Gonarthrose** übernehmen die gesetzlichen Krankenkassen in Deutschland die Kosten.

Physiotherapie | Diese Therapieform ist insbesondere bei **chronischen Rückenschmerzen** von zentraler Bedeutung, da hier die schmerzbedingte Schonhaltung zu einem Circulus vitiosus mit kontinuierlicher Aggravation der Schmerzen führt. Auch bei allen anderen **schmerzhaften Bewegungseinschränkungen** kann Physiotherapie dazu beitragen, die Beweglichkeit – und damit ein Stück Alltag – wiederherzustellen und so dem chronischen Prozess entgegenzuwirken.

Psychotherapie | Oftmals verschlimmern **psychologische Problemsituationen** der Patienten die chronischen Schmerzen. Zudem trägt das **Nichtbeachten wichtiger therapeutischer Grundsätze**, wie funktionierende soziale („have a Life") und partnerschaftliche Beziehungen, zur Aggravierung des Schmerzsyndroms bei. Die Psychotherapie soll diese **Konflikte aufzeigen** und mögliche **Lösungsstrategien erarbeiten**. Sie kann ambulant – oder in besonders schweren Fällen – auch stationär erfolgen.

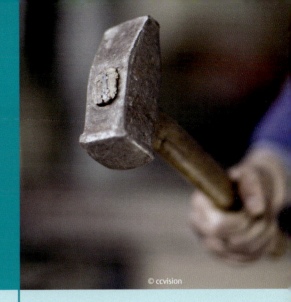

Kapitel 13

Akute Schmerzen

13.1 **Klinischer Fall** 276

13.2 **Häufige akute Schmerzen** 277

13.3 **Postoperative Schmerztherapie** 277

13.1 Klinischer Fall

Postoperative Schmerzen

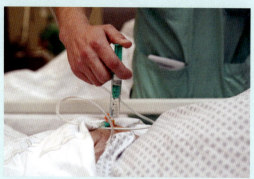

Abb. 13.1 (Quelle: Paavo Bláfield – Thieme Gruppe)

Abschied ins Wochenende

Die Woche der Aufwachraum-Dienste ist fast vorüber, denkt Dr. Freiberg erleichtert, als am Freitagnachmittag der vorletzte elektive Eingriff aus dem OP angekündigt wird. Kurz darauf wird Herr Seidel aus dem unfallchirurgischen Saal gebracht. Der 42-jährige Patient war auf der Straße über eine Bordsteinkante gestolpert und hatte sich beim Versuch, sich abzustützen, eine Radiusfraktur links zugezogen. Die Unfallchirurgin berichtet von einer komplikationslosen Verplattung, der junge Assistenzarzt Kürten von einer problemlosen Allgemeinanästhesie. Mit einem Blick auf die Uhr und einem Lächeln, dass der Patient dank seiner hervorragenden Remifentanil-Propofol-Narkose unmittelbar nach der letzten Hautnaht erwacht sei, verabschiedet er sich in das wohlverdiente Wochenende.

Wurde an alles gedacht?

Herr Seidel ist wach, vital stabil und steigt sogar selbst vom OP-Tisch in sein Bett um. „Toll, dass man nach dieser Narkose so schnell wieder fit ist", freut er sich, „und wenn ich keinen Gipsarm hätte, würde ich jetzt um eine Zeitung bitten". Dr. Freiberg fragt den Patienten nach Schmerzen und bittet um Einschätzung auf der NRS: „Naja, also wenn ich ehrlich bin, schmerzt das schon ganz ordentlich. Auf der Skala würde ich sagen 5–6". Freiberg studiert das Anästhesieprotokoll: Zur Einleitung hatte der Assistenzarzt 0,2 mg Fentanyl gegeben, danach hatte er Remifentanil für die intraoperative Analgesie verwendet. Ein langwirksames Opioid zum Ende der OP hatte er wohl ebenso vergessen wie ein NSAID.

Adäquate Schmerztherapie

Gegen die akuten postoperativen Schmerzen verabreicht Dr. Freiberg dem Patienten mg-weise fraktioniert Piritramid i. v. bis zur Schmerzfreiheit und 1 g Paracetamol als Kurzinfusion. Nach 1 g Paracetamol und 6 mg Piritramid ist Herr Seidel sehr zufrieden und gibt nahezu Schmerzfreiheit an. Da der Patient adäquat wach ist und keine Übelkeit hat, gibt Dr. Freiberg ihm nach einer halben Stunde noch 600 mg Ibuprofen und 40 mg Pantoprazol p. o. Als Herr Seidel nach 2 Stunden im Aufwachraum immer noch völlig schmerzfrei ist, gibt Dr. Freiberg grünes Licht für die Verlegung auf die Normalstation. Als Empfehlung für die postoperative Fortführung der begonnenen Schmerztherapie notiert er „Ibuprofen 400 mg 1–1–1, Pantoprozol 40 mg 0–0–1", da die Therapie entsprechend dem WHO-Schema I ausreichend zu sein scheint. Und für den Kollegen Kürten hat sich Dr. Freiberg auch eine Wochenendbeschäftigung einfallen lassen: Er darf kommende Woche eine Assistentenfortbildung zum Thema „postoperative Schmerztherapie" halten.

13.2 Häufige akute Schmerzen

Key Point
Der folgende Abschnitt beschreibt die Schmerztherapie einiger typischer Krankheitsbilder (z. B. Kolikschmerzen, akutes Koronarsyndrom), denen Sie in der ärztlichen Tätigkeit häufig begegnen.

> **MERKE**
> Eine **adäquate Schmerztherapie** ist **ethische Pflicht** jedes Arztes, jedoch darf in keinem Fall nach erfolgter Schmerztherapie die weitere diagnostische Abklärung und Therapie unterbleiben.

Kolikschmerzen ▮ Es handelt sich um sehr starke, oftmals **wellenförmige** Schmerzen. Sie entstehen, wenn die glatte Muskulatur von Organen versucht, durch Kontraktionen einen Widerstand (z. B. eine mechanische Obstruktion) zu überwinden. Kolikschmerzen werden häufig von vegetativen Begleitsymptomen (Brady- oder Tachykardie, Übelkeit, Erbrechen, Schwitzen, manchmal Synkopen) begleitet. Häufig sind **Gallen- und Nierenkoliken** durch Steinbildung (Chole- und Nephrolithiasis), aber auch z. B. durch Malignome. Zur Akuttherapie eignen sich v. a. Metamizol (S. 266) (Novalgin®, 1 g p. o. oder als Kurzinfusion) und **Butylscopolamin** (Buscopan®, 20 mg i. v.). Falls dies nicht ausreicht, können starke Opioide gegeben werden. **Morphin** steigert zwar den Sphinktertonus, da aber ohnehin eine kausale Therapie erfolgen muss, ist die langsam titrierte Gabe (Beginn mit 2 mg i. v., dann nach einigen Minuten je 1 mg repetieren nach Wirkung) problemlos möglich und keinesfalls – wie in vielen älteren Lehrbüchern behauptet wird – kontraindiziert.

Schmerzen bei akutem Koronarsyndrom ▮ Ein akutes Koronarsyndrom geht mit stärksten Schmerzen und Todesangst einher. Neben der erforderlichen leitliniengerechten Therapie (ASS, Clopidogrel, Heparin, β-Blocker, sofern es die Kreislaufverhältnisse erlauben, schnellstmögliche Zuführung zu einer PCTA) ist auch eine Schmerztherapie notwendig. Hier hat sich die Gabe von **Morphin** (z. B. MSI® 5 mg i. v., bei Bedarf Dosissteigerung) bewährt, da es auch die Nachlast und damit den myokardialen Sauerstoffbedarf senkt. **Nitrate** (z. B. Nitrolingual® 1–2 Hübe = 0,4–0,8 mg s. l.) erweitern die Koronarien und können bei inkompletten Gefäßverschlüssen (Angina pectoris) die Schmerzen reduzieren. Bei begründetem Verdacht auf einen Infarkt muss die β-Blocker-Gabe jedoch absoluten Vorrang haben, da Nitrate in dieser Situation keine Überlebensvorteile für den Patienten bringen.

Schmerzen bei Frakturen ▮ Die wichtigste Maßnahme zur Schmerztherapie ist die **achsengerechte Lagerung** und Ruhigstellung von Frakturen sowie ggf. die Reposition. Ist die Fraktur eingerichtet und durch eine Gipsschiene stabilisiert, empfiehlt sich die Gabe eines antiphlogistisch wirksamen NSAR wie **Diclofenac** (Voltaren® 50 mg 3 × /d) oder **Ibuprofen** (Ibu® 600 mg 3 × /d). Dies reduziert auch die Schwellung im umgebenden Gewebe. Die zusätzliche Gabe eines **Protonenpumpeninhibitors** (PPI) wie Pantoprazol (Pantozol®) ist für die Dauer der Therapie mit NSAR obligat. In den ersten Tage können stark schmerzgeplagte Patienten zusätzlich auch schwache Opioide wie **Tramadol** (Tramal long® 50 mg 2 × /d) erhalten.

Lumbago ▮ Der „Hexenschuss" bezeichnet typischerweise beim Aufstehen von einer gebückten Tätigkeit auftretende, einschießende, sehr starke Schmerzen im Lendenwirbelbereich. Lumbago ist ein häufiges, sehr schmerzhaftes, jedoch harmloses Krankheitsbild. Therapeutisch können z. B. **Metamizol** (Novalgin® 1 g 4 × /d) oder **Ibuprofen** (Ibu® 800 mg 3 × /d, zusätzlich PPI, s. o.) gegeben werden. Auch zentral wirksame Muskelrelaxanzien wie **Diazepam** (Valium® 10 mg zur Nacht); cave: Verbot der aktiven Teilnahme am Straßenverkehr!) helfen oft, da die Kompression der Nervenwurzel häufig durch muskuläre Verspannungen verursacht oder aggraviert wird. Wichtig ist die **Differenzierung zu einem Bandscheibenvorfall**: Bei neurologischen Symptomen (Taubheit oder Lähmungen in den Beinen oder im Anogenitalbereich, Harn- oder Stuhlverhalt) besteht vermutlich ein akuter Bandscheibenvorfall, der die sofortige Vorstellung bei einem Neurochirurgen und u. U. eine dringliche Operation notwendig macht (Notfall!).

13.3 Postoperative Schmerztherapie

Key Point
Das Ziel ist die Reduktion der durch das Operationstrauma entstandenen Schmerzen auf ein für den Patienten akzeptables Maß. Eine adäquate Schmerztherapie begünstigt und beschleunigt den Heilungsprozess. Insbesondere nach größeren Eingriffen vorteilhafte Verfahren sind die patientenkontrollierte intravenöse Analgesie (PCIA) und die Schmerztherapie über peridurale oder periphere Katheter.

13.3.1 Allgemeines
Starke Schmerzen **beeinträchtigen** das **Gesamtbefinden**, belasten über eine **Stressreaktion** den Organismus und tragen durch **Schonverhalten** potenziell zur Entstehung schwerer Komplikationen (z. B. Pneumo-

nien durch Sekretretention bei zu flacher Atmung) bei. Insbesondere nach größeren Eingriffen (z. B. in der Thoraxchirurgie, bei Amputationen oder multiplen Verletzungen), können die Schmerzen auch **chronifizieren** und den Patienten langfristig beeinträchtigen.

Die postoperative Schmerztherapie (S. 101) soll daher die nach einem Eingriff entstehenden **Schmerzen effektiv kontrollieren**, um das Befinden des Patienten so wenig wie möglich zu beeinträchtigen. Der Patient kann unter effektiver Schmerztherapie schmerzfrei und tief durchatmen und Sekret abhusten, was die **Pneumonieraten reduziert**. Eine adäquate Schmerztherapie **verringert** insgesamt die **Stressantwort** des Organismus, die Patienten sind **hämodynamisch stabiler** und haben **seltener Komplikationen**. Die so ermöglichte **frühere Mobilisation** des Patienten **verringert** die **Rate an Thrombosen und Thromboembolien** und **verkürzt** die **Verweildauer** im Krankenhaus (**Fast-Track-Konzept**). Auch eine frühe enterale Ernährung und die frühzeitige Entfernung von Sonden und Drainagen sollen dazu beitragen, mögliche Komplikationen zu vermeiden und die Gesamtbehandlungsdauer im Krankenhaus zu minimieren.

> **MERKE**
>
> Die **Qualität der postoperativen Schmerztherapie** prägt entscheidend die Gesamtbeurteilung der operativen Behandlung in einem Krankenhaus.

Nach großen Eingriffen (z. B. Thorako- oder Laparotomien) und bei allen Eingriffen, bei denen die Narkose ausschließlich oder überwiegend mit **kurzwirksamen Opioiden** (z. B. Remifentanil) aufrechterhalten wurde, ist postoperativ mit **starken Schmerzen** zu rechnen! Daher sollte bei langdauernden Eingriffen ca. 30 min vor dem geplanten Narkoseende oder unmittelbar danach sowohl ein **Nicht-Opioid-Analgetikum** als auch ein möglichst **langwirksames Opioid** (z. B. Piritramid, Morphin) verabreicht werden. Bei der Verwendung **länger wirksamer Opioide** (z. B. Fentanyl) ist auch postoperativ eine analgetische Wirkung zu erwarten: Es kann daher vor der Narkoseausleitung auf die Gabe eines zusätzlichen Opioids verzichtet werden (weitere Gabe erst im Bedarfsfall im Aufwachraum).

> **MERKE**
>
> Nicht nach allen großen Operationen müssen starke Schmerzen auftreten, umgekehrt können **auch** Patienten **nach „kleinen" Eingriffen** stärkste **postoperative Schmerzen** haben!

Bei Patienten, deren Analgetikabedarf plötzlich stark ansteigt, muss gemeinsam mit den behandelnden Kollegen (z. B. Operateur) intensiv nach den Ursachen (z. B. Nachblutung, Nahtdehiszenz, Anastomoseninsuffizienz) gesucht werden.

Akutschmerzdienst | In größeren Kliniken ist oftmals ein Anästhesist dafür abgestellt, sich ausschließlich um Schmerzpatienten zu kümmern. Vorteilhaft ist, dass dieser Arzt viel Erfahrung mit den verwendeten Analgesiesystemen hat, meist nicht mit anderen Dienstaufgaben (z. B. im OP) betraut ist und somit bei Problemen schneller zur Verfügung steht.

13.3.2 PCIA (Patient controlled intravenous Analgesia)

Synonyme | PCA (Patient controlled Analgesia), patientenkontrollierte Schmerztherapie, „Schmerzpumpe"

Grundprinzip | Das PCIA-System besteht aus einer mikroprozessorgesteuerten Infusionspumpe, die **auf Anforderung des Patienten** (Knopfdruck) **eine vorher vom Arzt bestimmte und programmierte Menge eines Analgetikums über einen i. v.-Zugang** verabreicht. Der Patient kann somit Zeitpunkt und Dosisintervall der Analgetikagabe individuell an das eigene Schmerzniveau anpassen. Die **Bolusgröße** und evtl. eine zusätzliche **Basisrate** werden an die Bedürfnisse des Patienten angepasst. Um Überdosierungen zu vermeiden, gibt es nach jedem Bolus eine definierte **Sperrzeit**, innerhalb derer eine weitere Bolusgabe nicht möglich ist. Zusätzlich wird meist eine **Höchstmenge für einen definierten Zeitraum** (z. B. 4-Stunden-Maximum) eingegeben.

Indikationen | „Große" chirurgische Eingriffe (z. B. Thorax-, Abdominal- oder Wirbelsäulenchirurgie, Gelenkersatz), Kontraindikationen für Regionalanästhesieverfahren (z. B. Gerinnungsstörungen), erhöhter Analgetikabedarf.

Voraussetzungen | Bei Patienten, die die Bedienung der Pumpe **nicht verstehen** (z. B. Demenz, sprachliche Barrieren), ist das Verfahren PCIA **kontraindiziert**. Hohes Alter alleine ist jedoch keine Kontraindikation!

> **MERKE**
>
> Voraussetzung für die Verwendung einer PCIA ist die **Compliance** des Patienten!

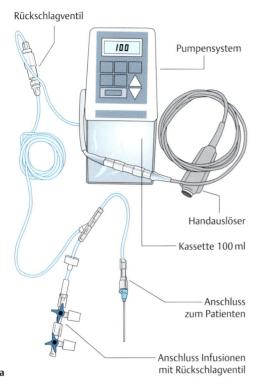
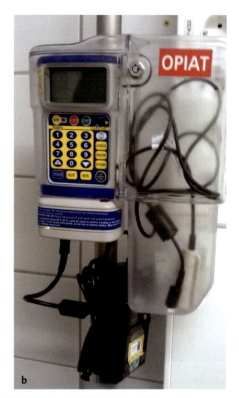

Abb. 13.2 **PCIA-System**, **a**: schematische Darstellung, **b**: Einsatz im klinischen Alltag (a aus: Ullrich, Zu- und ableitende Systeme, Thieme, 2000).

Vorteile | Dem Patienten steht eine **sehr wirkungsvolle, individuell einstellbare Therapie** zur Verfügung, die ihm auch eine **große Unabhängigkeit** verleiht (jederzeit hochpotentes Analgetikum verfügbar, ohne nach dem Pflegepersonal klingeln und warten zu müssen). Der Patient kann sich selbst bei beginnenden Schmerzen, aber auch kurz vor oder bei ansonsten schmerzhaften Tätigkeiten (z. B. Physiotherapie, Aufstehen, Waschen) Analgetika zuführen. In Phasen ohne starke Schmerzen wird eine **übermäßige Sedierung vermieden**, da kein Analgetikum appliziert wird (außer bei Programmierung einer Basalrate, s. u.).

| MERKE

Auch wenn es selbstverständlich klingt: Achten Sie immer darauf, dass der Patient den **Auslöser der PCIA** zu jeder Tages- und Nachtzeit **selbst** und einfach **erreichen** kann!

Wirkstoffe | Meist wird bei PCIA-Systemen **Morphin** verwendet, gelegentlich auch **Piritramid** oder **Fentanyl** (v. a. in den USA). Bei sehr starken Schmerzen ist eine Kombination von Morphin mit **Ketamin** möglich. Sinnvoll ist die Kombination mit einem Nicht-Opioid-Basisanalgetikum (z. B. Metamizol oder Ibuprofen), da dies den Bedarf an Opioiden um bis zu 40 %, und auch ihre Nebenwirkungen, verringert.

| MERKE

Bei Patienten mit höhergradiger **Niereninsuffizienz** sollte **Piritramid** statt Morphin verwendet werden, da sonst aktive Metaboliten akkumulieren können.

Exkurs

Metamizol vs. Morphin
Studien haben gezeigt, dass die Gabe von **1 g Metamizol i. v.** bei postoperativen Patienten im Aufwachraum eine **vergleichbare analgetische Wirkung wie ca. 10 mg Morphin i. v.** hat. Ähnliches wurde auch für viele NSAR und Coxibe gezeigt. Die zusätzliche Gabe von Nichtopioid-Analgetika ermöglicht also eine deutliche Reduktion der Opioid-Gesamtdosis und dadurch auch von deren Nebenwirkungen.

Programmierung der PCIA | Eine Programmierung für ein PCIA-System könnte z. B. so aussehen:
– Morphin 1 mg/ml (Behälter mit 100 ml = 100 mg Morphin, s. **Abb. 13.3**)
– Bolusdosis: 1 mg
– Bolus-Sperrzeit: 5 min

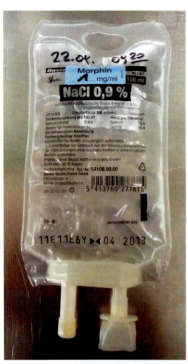

Abb. 13.3 Beispiel für eine korrekt zubereitete Infusionslösung für eine PCIA: Einem 100 ml-NaCl-Beutel wurden die Luft sowie 5 ml NaCl abgezogen und 100 mg Morphin (1 Ampulle Morphin 100 mg in 5 ml) zugesetzt. Dies ergibt eine Konzentration von 1 mg/ml Morphin. Die Dosierung, der Medikamentenzusatz sowie Datum und Uhrzeit der Herstellung müssen auf dem Medikationsbeutel vermerkt werden.

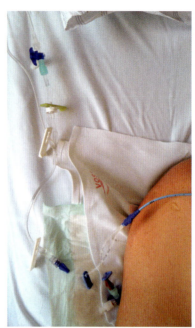

Abb. 13.4 Korrekt an einen eigenen Schenkel des ZVK angeschlossenes PCIA-System. Zwischen dem PCIA-System (patientennahe große weiße Klemme) und dem Zugang (hier ZVK) darf sich kein Dreiwegehahn befinden!

– 4-Stunden-Maximaldosis: 30 mg
– Basisrate: keine

Der Patient kann sich hier per Knopfdruck 1 mg Morphin verabreichen, anschließend ist dies für 5 min gesperrt. Drückt er innerhalb der Sperrzeit den Knopf, ertönt ein Hinweiston. Nach 5 min kann ein erneuter Bolus von 1 mg ausgelöst werden. Innerhalb von 4 h gibt das System maximal 30 mg ab. Erreicht der Patient diese Menge schon vorher (hier theoretisch nach 2½ h möglich), ist eine weitere Bolusgabe gesperrt. In diesem Fall könnte der betreuende Akutschmerzdienst-Arzt die 4-Stunden-Maximaldosis und/oder die Bolusgröße erhöhen.

> **MERKE**
> Bei korrekter Programmierung ist eine Überdosierung und somit ein Analgetika-Überhang extrem selten. Insbesondere **Programmierfehler** und **fehlerhafte Einstellungen** haben jedoch wiederholt zu **Todesfällen** geführt.

Anschluss des PCIA-Systems ｜ Die Infusionsleitung des PCIA-Systems muss immer direkt an den peripheren oder zentralen venösen Zugang angeschlossen sein (kein Dreiwegehahn zwischen Zugang und Infusionssystem!). Die Infusionssysteme haben im Anschluss für die Infusionslösung ein patientennahes Rückschlagventil, das verhindert, dass der Analgetikabolus (z. B. bei verlegtem oder nicht leichtgängig anspülbarem Zugang) nicht den Patienten erreicht, sondern über den „einfacheren Weg" zurück in die Infusionsleitung gelangt. Geschieht dies mehrfach, kann später (wenn der Zugang z. B. durch Lageänderung der Extremität wieder durchgängig ist oder durchgespült wird) eine unkontrolliert große Menge des Analgetikums, das sich zuvor im Infusionsschlauch gesammelt hat, in den Patienten gelangen (häufiger Mechanismus bei akzidentellen Überdosierungen). Deshalb sollte im Zweifelsfall (z. B. bei Patienten mit einem ZVK, dessen Schenkel aber alle benutzt werden), um Komplikationen zu vermeiden, besser ein zusätzlicher, kleinlumiger, peripherer Venenzugang gelegt werden!

> **MERKE**
> Der **direkte Anschluss des PCIA-Systems** an einen sichereren i. v.-Zugang ist für die Funktion und die Sicherheit des Systems **absolut notwendig**. Am Zugang muss sich auch stets eine langsam tropfende Infusion befinden, um ihn offen zu halten.

Basisrate ｜ Ein Nachteil der PCIA – v. a. bei sehr hohem Analgetikabedarf – ist, dass die Patienten oft nachts mit Schmerzen wach werden, da sie sich im

Schlaf keine Boli verabreichen können. Sie müssen daher aufgeklärt werden, dass sie sich beim Aufwachen mehrere Boli verabreichen müssen, um wieder auf ein ausreichendes Analgesieniveau zu kommen. Kontrovers diskutiert wird in diesem Zusammenhang die Einstellung einer Basisrate zusätzlich zu den patientengesteuerten Bolusgaben: Die Basisrate kann zwar in Einzelfällen **nächtliche Schmerzspitzen dämpfen**, das **Risiko einer ungewollten Überdosierung** ist jedoch **hoch**. Zudem ist zu bedenken, dass dies auf Intensivstationen aufgrund der intensiven pflegerischen Betreuung ohnehin nicht nötig ist, da die Patienten die Schmerzmittel gefahrlos bedarfsadaptiert durch das Intensivpersonal bekommen können. Auf Normalstationen ist hingegen eine hierfür notwendige engmaschige Überwachung meist nicht zu gewährleisten. Daher ist die Verwendung einer Basisrate **nur sehr selten indiziert**.

Nebenwirkungen | Unerwünschte Effekte ergeben sich aus den Nebenwirkungen des verwendeten Analgetikums (meist Opioide):

- **Sedierung und Atemdepression** machen ein engmaschiges Monitoring und regelmäßige (besser: kontinuierliche) Pulsoxymetrie-Kontrollen notwendig. Bei starker Sedierung (geht einer Atemdepression voraus) sollte das PCIA-System ausgeschaltet und unverzüglich der Akutschmerzdienst-Arzt verständigt werden. Bei einer Atemdepression sind sofort lebensrettende Maßnahmen zu ergreifen (Auffordern zum Atmen, Gabe von O$_2$ und Naloxon, ggf. Maskenbeatmung und unverzügliche Alarmierung des Notfall- bzw. Reanimationsteams).
- **Bradykardie**
- Eine **arterielle Hypotonie** entsteht meist als Folge eines systemischen Volumenmangels und kann durch eine suffiziente perioperative Volumentherapie weitgehend vermieden werden.
- **Juckreiz** durch Opioide ist die Folge einer Histaminliberation. Hilfreich sind H$_1$-Histamin-Antagonisten (z. B. Dimetinden, Cetirizin) oder 5-HT$_3$-Antagonisten (z. B. Ondansetron).
- Gegen opiat-induzierte **Übelkeit** haben sich Metoclopramid, H$_1$-Antihistaminika der 1. Generation (Dimenhydrinat) und 5-HT$_3$-Antagonisten (z. B. Ondansetron, Granisetron) bewährt.
- Die **Obstipation** ist unter starken Opioiden praktisch immer zu beobachten. Daher sollten bereits frühzeitig und prophylaktisch Laxanzien (z. B. Macrogol) gegeben werden.

> **MERKE**
> Die Nebenwirkungen der Opioide können durch die Kombination mit einem fest angeordneten **Nicht-Opioid-Basisanalgetikum** deutlich verringert werden.

> **MERKE**
> Bei jedem Patienten mit PCIA muss ein Antidot – in der Regel **Naloxon** (Narcanti®) – zur sofortigen Therapie einer möglichen Überdosierung **bereitliegen**.

Überwachung und Kontrolle des PCIA-Systems | Patienten mit PCIA-Systemen sollten durch das Stationspflegepersonal engmaschig kontrolliert und **mindestens 2× täglich vom Akutschmerzdienst visitiert** werden. Dieser kann ggf. die Programmierung des Systems anpassen, den Analgetikavorrat des Systems erneuern oder auf größere Abweichungen reagieren und das Therapiekonzept entsprechend adaptieren. Die Programmierung der PCIA-Pumpe, Art, Zubereitung und Konzentration des Analgetikums sowie alle Visiten des Akutschmerzdienstes mit aktuellem Analgetikaverbrauch müssen **dokumentiert** werden (**Abb. 13.5**). Das PCIA-System muss **gegen Programmänderungen geschützt** sein (meist durch ein Passwort, das nur dem Akutschmerzdienst-Arzt bekannt ist). Der **Vorratsbehälter** mit dem Analgetikum muss sich **in einem abschließbaren Behälter** befinden, dessen Schlüssel nur dem Akutschmerzdienst bzw. dem anästhesiologischen Dienstarzt zugänglich sein darf, um einen Missbrauch von Betäubungsmitteln zu verhindern.

Umstellung auf eine orale Schmerzmedikation | Bei Patienten, deren Analgetikabedarf im Vergleich zum Vortag sehr stark abgenommen hat, sollte überlegt werden, ob die PCIA wirklich noch benötigt wird oder ob auf eine andere, meist orale Schmerztherapie umgestellt werden kann. Die notwendige Dauer einer PCIA ist dabei sehr unterschiedlich: In der Regel wird auf orale Medikamente umgestellt, wenn der Patient wieder essen und trinken kann. Der **Bedarf an oralen Opioiden** lässt sich anhand des PCIA-Verbrauchs der letzten Tage meist sehr gut errechnen. Dabei ist zu berücksichtigen, dass orale Opioide aufgrund ihres hepatischen First-Pass-Effekts **höher dosiert** werden müssen als bei intravenöser Gabe. Bei einem durchschnittlichen Opioidverbrauch von z. B. 30 mg/24 h in den letzten Tagen wären 60 mg/d retardiertes Morphin in 2 Einzeldosen adäquat (z. B. MST® 30 mg jeweils morgens und abends). Zusätzlich sollten **Patienten mit akuten Schmerzen** immer eine **Bedarfsmedikation von ca. 1/6 des täglichen Gesamtbedarfs** erhalten, in unserem Beispiel also 10 mg (z. B. Morphin 10 mg bei Bedarf, maximal alle 30 min). Zusätzlich sollten die Patienten das **Nicht-Opioid-Analgetikum**, das sie während der PCIA bekommen haben, in ausreichender Dosis weiterhin einnehmen (z. B. 4 × 1 g Metamizol pro Tag).

UNIKLINIK KÖLN | Klinik für Anästhesiologie und Operative Intensivmedizin

Direktor: Universitätsprofessor Dr. med. Bernd W. Böttiger

Akutschmerzdienst
Schmerzambulanz

PCIA-Protokoll

Patientenkontrollierte Intravenöse Analgesie

Name:
Vorname:
Geburtsdatum:
oder Patientenetikett

Ärztliche Anordnung PCIA		
Datum / Uhrzeit	Nicht-Opioid (Basisanalgesie obligat!)	
Unterschrift->		Funk:

Abteilung :
Station: *Zimmer:*
Diagnose/Eingriff:
Größe: cm *Gewicht:* kg

Medikation: O Morphin O Remifentanil O sonstige: O Piritramid O Esketamin

Besonderheiten (Vorerkrankungen / Allergien/ präoperative Schmerzmedikation)

Datum *Uhrzeit*	Schmerz		SG	Atem-freq. (min)	Konzen-tration (mg/ml)	Kont. Infusion (mg/h)	Bolus-größe (mg)	Sperr-zeit (min)	4h-Max.-dosis (mg)	Verbrauch seit Anschluss bzw. n. Beutelwechsel (mg)	Beutel-wechsel		Bemerkungen	SaO_2	Übelkeit/ Erbrechen		System-wechsel		HZ
	Ruhe	Belastung									J	N		fakultativ	Ü	E	J	N	

Bei Fragen oder Problemen:
AKUTSCHMERZDIENST Montag-Freitag 07:30-16:30 o. / Tel.: KOORDINATION Dienst / Wochenende: (Chirurgie) / (Gyn/Ortho)

Abb. 13.5 Klinikinternes Protokoll für Patienten mit PCIA-System.

13

MERKE

Patienten mit chronischen Schmerzen sollten aufgrund der Suchtgefahr **keine unretardierten Opioide** als Bedarfsmedikation erhalten! Ist die Analgesie nicht ausreichend, wird die Dosis des retardierten Opioids erhöht.

13.3.3 Schmerztherapie über thorakale oder lumbale Periduralkatheter (PDK)

Grundlagen

Grundprinzip | Bei erwartungsgemäß intra- und postoperativ sehr schmerzhaften Eingriffen, und daher hohem Analgetikabedarf, hat sich die **Weiterführung der Analgesie über präoperativ angelegte Periduralkatheter** (PDK) als sehr sinnvoll und vorteilhaft erwiesen. Dieses Vorgehen ist sowohl **bei thorakalen** (für Thorax- und Oberbaucheingriffe) als auch **bei lumbalen PDK** (Operationen im Unterbauch und an den unteren Extremitäten) möglich. Die Anlage der PDK wird im Kapitel Regionalanästhesie (S. 71) erklärt. Über den Katheter wird mittels einer mikroprozessorgesteuerten Pumpe (Abb. 13.6) ein **Lokalanästhetikum** – oftmals **mit Zusatz eines Opioids** – injiziert, entweder als **kontinuierliche Basalrate** oder **patientengesteuert** (niedrige Basalrate + Möglichkeit der Applikation zusätzlicher Boli: PCEA, s. u.).

Praxistipp

Verwenden Sie bei kontinuierlicher Periduralanästhesie möglichst farbig gekennzeichnete Leitungen (z. B. gelbe Leitung in Abb. 13.6) und markieren Sie auch den PDK entsprechend farbig, um eine versehentliche intravasale Injektion des Lokalanästhetikums oder eine Fehlinfusion eines anderen Medikaments in den Periduralraum (aufgrund des hohen Widerstandes schwierig, aber nicht unmöglich!) zu vermeiden.

Voraussetzungen | Eine postoperative Schmerztherapie über einen PDK ist **nur möglich, wenn** eine **engmaschige Überwachung garantiert** ist und bei Problemen jederzeit ein diensthabender Anästhesist gerufen werden kann (meist nur in größeren Krankenhäusern möglich). Zusätzlich müssen auch die **Pflegekräfte** der Normalstationen, auf denen sich Patienten mit PDK befinden, im Umgang mit – und in der Überwachung von – diesem Verfahren **geschult** werden. Insbesondere müssen sie wissen, bei welchen Problemen sie unverzüglich den diensthabenden Arzt rufen müssen.

PDK bei chronischen Schmerzpatienten | Da diese Patienten oftmals schon präoperativ sehr hohe Do-

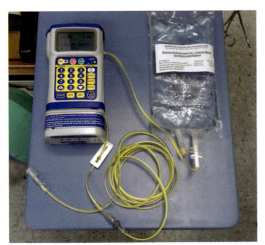

Abb. 13.6 Mikroprozessorgesteuerte Pumpe mit Programmierung für die Periduralanästhesie. Hier wird eine Mischung aus Lokalanästhetikum und Opioid verwendet. Die farbig markierte Leitung soll helfen, Verwechslungen zu vermeiden.

Medikation I Während länger dauernder Eingriffe werden Periduralkatheter meist mit einem höher konzentrierten Lokalanästhetikum wiederholt aufgespritzt (z. B. Ropivacain 1%), um dem Operateur durch die zusätzliche motorische Blockade und die Tonusabnahme der Muskulatur gute Bedingungen zu verschaffen. Näheres dazu im Kapitel Regionalanästhesie (S. 70). Soll die Schmerztherapie über den Periduralkatheter postoperativ weitergeführt werden, sollte **bereits vor der Narkoseausleitung** mit einer mikroprozessorgesteuerten Pumpe die Zufuhr eines **niedriger konzentrierten Lokalanästhetikums – ggf. mit Opioidzusatz** – gestartet werden (Abb. 13.7). Diese niedrigere Konzentration (z. B. Ropivacain 0,15–0,2%) ermöglicht eine gute Analgesie bei gleichzeitig weitgehend erhaltener motorischer Funktion („walking epidural").

sen an Schmerzmitteln einnehmen und zudem auch bei „neuen" Schmerzen zur Chronifizierung neigen, profitieren sie besonders deutlich von PDK oder auch peripheren Regionalanästhesieverfahren (s. u.).

| MERKE

Insbesondere **bei chronischen Schmerzpatienten** sollte die Indikation für **katheterassoziierte Analgesieverfahren** (PDK oder periphere Nervenblockaden) großzügig gestellt werden!

| MERKE

Die Gabe eines **Nicht-Opioid-Analgetikums** in adäquat hoher Dosierung (je nach Eingriff z. B. 4×/d 1 g Metamizol oder 3×/d 50 mg Diclofenac) sollte auch bei Patienten mit katheterassoziierten Schmerztherapieverfahren (PDK oder periphere Nervenblockade) obligatorisch sein.

| MERKE

Mischungen mit **Opioidzusatz** sind BtM-pflichtig (S. 272), der Austausch dieser Medikationsbeutel ist daher in der Regel eine ärztliche Aufgabe!

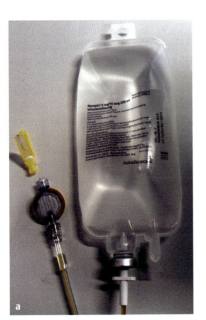
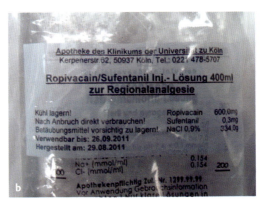

Abb. 13.7 Beutel mit Schmerzmedikation für die Periduralanästhesie: a: kommerziell erhältlicher Beutel mit Ropivacain 0,2%, **b**: von der Krankenhausapotheke gefertigter Medikationsbeutel mit Ropivacain 0,15% + Sufentanil 0,75 μg/ml.

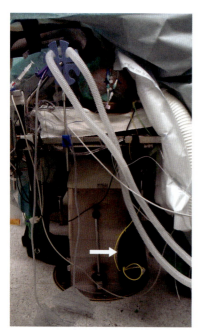

Abb. 13.8 Die Verwendung spezieller Tragetaschen – hier noch am OP-Tisch aufgehängt – ermöglicht dem Patienten postoperativ größtmögliche Mobilität.

Patientenkontrollierte Epiduralanästhesie I Bei diesem Verfahren (PCEA, Patient controlled epidural Anaesthesia) wird eine deutlich geringere oder gar keine Basisrate verabreicht und die Patienten können sich bei Schmerzen **durch Drücken der Taste an der Fernbedienung einen Lokalanästhetikumbolus zuführen**. So können sie selbst ihr Analgesieniveau beeinflussen. Nachteilig ist, dass sie aufgrund der niedrigen Basalrate v. a. nachts häufiger mit Schmerzen wach werden. Daher ist v. a. nach großen Thorax- und Oberbaucheingriffen mit hohem Schmerzmittelbedarf eine kontinuierliche Applikation vorteilhaft, während die PCEA z. B. **in der geburtshilflichen Anästhesie** mit großem Erfolg eingesetzt wird. Zu bedenken ist auch, dass es bei der PCEA deutlich **schwieriger** ist, **zu kalkulieren, wie lange der Medikationsbehälter noch ausreicht**. Insbesondere in Kliniken, die sich über viele Gebäude erstrecken, oder in kleineren Häusern ohne permanent verfügbaren Akutschmerzdienst müssen die Medikationsbehälter daher schon sehr früh getauscht werden, um den Patienten Schmerzen aufgrund eines leeren Medikationsbehälters zu ersparen.

Kontrolle und Anpassung der Therapie

Visite I Die Patienten sollten **1- oder besser 2-mal täglich** durch den Akutschmerzdienst oder den diensthabenden Anästhesisten visitiert werden. Dabei sollten die folgenden Punkte beachtet und in einem **PDK-Protokoll** (Abb. 13.9) dokumentiert werden, sodass die Aufzeichnungen der letzten Tage immer verfügbar sind:
- aktuelle Schmerzanamnese (in Ruhe und bei Belastung)
- Laufrate der Schmerzpumpe
- Wie lange reicht der Vorrat im Medikationsbehälter noch (ggf. Wechsel)?
- Kontrolle der Einstichstelle: Rötung, Druck- oder Klopfschmerz?
- Katheterlage auf Hautniveau? Dislokation?
- Motorik und Sensibilität unauffällig?

Auf dem PDK-Protokoll werden auch ärztliche Anordnungen zur Laufrate dokumentiert, die von entsprechend geschultem Pflegepersonal ausgeführt werden.

Vorgehen bei Schmerzen trotz PDK I Am Anfang steht ein Basischeck der folgenden Punkte:
- Schmerzanamnese in Ruhe und bei Belastung
- Laufrate der Schmerzpumpe?
- Medikationsbeutel noch ausreichend gefüllt?
- Technische Probleme der Pumpe?
- Katheterlage auf Hautniveau? Dislokation?
- Obstruktion oder Diskonnektion des Katheters?
- Chirurgische Komplikationen als Grund für die Schmerzverstärkung?
- Erhält der Patient zusätzlich ein Nicht-Opioid-Analgetikum?

> **MERKE**
>
> Hat ein Patient bereits seit längerem einen periduralen Katheter und bisher ein sehr gutes Analgesieniveau, ist eine **plötzliche Schmerzverstärkung** (ohne Katheterdislokation oder Laufratenänderung) immer verdächtig auf eine **chirurgische Komplikation**!

Lagekontrolle und Fehllage des PDK I Zum Ausschluss einer spinalen Fehllage muss nach der Anlage des Katheters und bei jeder neuen Nutzung nach freiem Intervall eine **Testdosis Lokalanästhetikum** appliziert werden (z. B. 3 ml Ropivacain 1 %). Bleibt dies nach einigen Minuten ohne neurologische Konsequenzen (d. h. keine unerwarteten sensiblen oder motorischen Ausfälle), kann ein einmaliger Bolus von 3–8 ml Ropivacain 0,2 % („**Aufspritzen**") über den Katheter verabreicht werden. Dies sollte bei korrekter Lage zu einer Analgesie in entsprechender, seitengleicher Ausbreitung führen. Ist diese nicht oder nicht vollständig (z. B. nur einseitig) nachweisbar, so ist eine **Katheterfehllage** anzunehmen. Es kann versucht werden, durch vorsichtiges Zurückziehen die Lage des PDK zu korrigieren (cave: im Periduralraum sollten ≥ 3 cm Katheter verbleiben). Bei angenommener oder gesicherter Fehllage darf der PDK nicht weiter verwendet werden. In diesem Fall sollte ein neuer PDK eine Etage höher oder tiefer angelegt (sel-

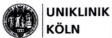

Abb. 13.9 Klinikinternes PDK-Protokoll.

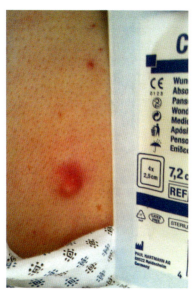

Abb. 13.10 **Lokale Infektion mit Abszessbildung an der Einstichstelle eines nicht getunnelten, thorakalen Periduralkatheters** (daneben Pflaster zum Größenvergleich).

ten nur für postoperative Analgesie indiziert) oder ein alternatives Analgesieverfahren – z. B. PCIA (S. 278) oder orale Schmerzmedikation – begonnen werden.

> **MERKE**
>
> Das „**Aufspritzen**" darf **nur unter engmaschiger Kreislaufkontrolle** und bei Vorhandensein einer Notfallausrüstung in unmittelbarer Reichweite erfolgen, da es behandlungspflichtige Blutdruckabfälle und Brady- oder Tachykardien auslösen kann.

Bei gesicherter korrekter Katheterlage (gut wirksame Testdosis oder bisher gute analgetische Abdeckung über > 24 h) kann die Laufrate der PDK-Pumpe an die jeweiligen Erfordernisse angepasst werden (Laufrate je nach Punktionshöhe, Schmerzintensität und Art des Eingriffes meist 4–12 ml/h).

Komplikationen

Okklusion ▮ Aufgrund des anatomischen Verlaufs kann ein PDK lageabhängig verlegt werden. Häufig ist dieses Problem durch einmaliges Spülen des Katheters mit 1–2 ml NaCl oder leichtes Zurückziehen (cave: ≥ 3 cm sollten im Periduralraum verbleiben) zu beheben. Getunnelte PDK knicken häufig subkutan in der Tunnelungsstelle ab, was ebenfalls durch leichtes Zurückziehen behoben werden kann. Kann das Problem nicht beseitigt werden, muss der Katheter entfernt und auf ein anderes Analgesieverfahren zurückgegriffen werden.

Intraspinale Lage bzw. totale Spinalanästhesie Führt die Testdosis zur Lagekontrolle des PDK (s. o.) zu neurologischen Defiziten (zuerst Wärmeempfinden der Beine, dann Analgesieausbreitung und – je nach Konzentration – auch motorische Lähmung wie bei Spinalanästhesie), ist eine intraspinale Lage anzunehmen. Näheres zu Klinik und Therapie siehe Spinalanästhesie (S. 77). Der PDK muss dann **sofort entfernt** und ein anderes Analgesieverfahren gewählt werden. Nach akzidenteller Durapunktion sollte der Patient in jedem Fall für 6 h Bettruhe einhalten. Engmaschige Kontrollen sind zwingend erforderlich!

Rötungen bzw. Infektionen an der Einstichstelle Diese sind v. a. bei Patienten, die nur auf dem Rücken (und damit direkt auf dem Katheter) liegen, nicht selten. Das Infektionsrisiko ist **bei lumbalem PDK höher** als bei thorakaler Lage. Lokale Rötungen > 5 mm müssen sehr engmaschig kontrolliert werden. Ist die Einstichstelle nicht druckdolent und entleert sich bei Druck kein Eiter, kann – mit täglichen Verbandwechseln und antiseptischer Lokalbehandlung (z. B. mit Octenisept®) – zugewartet werden, der PDK sollte aber so kurz wie unbedingt nötig belassen werden. **Bei Druckschmerzen oder Eiterbildung** muss der PDK **so schnell wie möglich entfernt** werden. Dies soll möglichst unter Einhaltung der Mindestzeitabstände zwischen Entfernung und der Gabe von oralen Antikoagulanzien erfolgen, welche in Tab. 1.4 aufgeführt sind. Bei Kopfschmerzen, Übelkeit und Erbrechen, Meningismus (Hinweis auf Syringomyelitis bzw. Meningitis!) oder systemischen Infektionszeichen sind eine umgehende radiologische Diagnostik (MRT) und ein sofortiges neurologisches bzw. neurochirurgisches Konsil erforderlich!

Epidurale Raumforderungen (Abszess, Hämatom) ▮ Diese sehr seltene (1 : 150 000), aber schwerwiegendste, Komplikation eines PDKs kann, schlimmstenfalls zu einer bleibenden Querschnittslähmung führen. Die Symptome ähneln denen eines Bandscheibenvorfalls und sind abhängig von der Höhe der PDA. Am Beginn stehen meist unspezifische Symptome wie lokale Rückenschmerzen, die sich v. a. bei Perkussion deutlich verstärken. Neuaufgetretene sensorische oder motorische Defizite, starke Schmerzen in Rücken und Beinen oder systemische Infektionszeichen (Fieber, Leukozytose, CRP-Anstieg) deuten auf eine größere epidurale Raumforderung hin. In diesem Fall wird sofort eine MRT veranlasst und neurologische bzw. neurochirurgische Kollegen hinzugezogen, um ggf. eine neurochirurgische Entlastung einleiten zu können. Um bleibende Schäden abzuwenden, sollten zwischen dem Beginn der neurologischen Symptomatik und der neurochirurgischen Dekompression nicht mehr als 6–8 h vergehen.

> **MERKE**
>
> **Sphinkterschwäche** von Blase und Darm ist ein **Alarmsignal**!

Um das Risiko einer nichtkomprimierbaren epiduralen Blutung und eines epiduralen Hämatoms zu minimieren, sollten die in Tab. 1.4 aufgeführten **Zeitabstände zwischen der Gabe von Antikoagulanzien und der Anlage bzw. Entfernung eines PDK** unbedingt eingehalten werden.

> **MERKE**
>
> Die **Zeitabstände** zwischen der letztmaligen Gabe von Medikamenten zur Thromboembolieprophylaxe und der Katheterentfernung bei rückenmarksnahen Anästhesieverfahren sind **unbedingt einzuhalten**, da sonst auch bei der Entfernung des Katheters schwerwiegende Komplikationen (spinales Hämatom bis hin zum akuten Querschnittssyndrom) auftreten können!

> **MERKE**
>
> Da ein Großteil der schweren neurologischen Komplikationen orthopädische Patienten mit lumbaler PDA betraf und inzwischen nebenwirkungsärmere, genauso effektive Verfahren verfügbar sind (v. a. periphere Nervenblockaden), sollte eine **lumbale PDA in der Orthopädie nur bei entsprechender, gut begründeter Indikation angewendet** werden.

Intravasale Lage bzw. Lokalanästhetikaintoxikation ❙ Im Periduralraum befindet sich u.a. ein sehr dichter **Venenplexus**. Wird eine dieser Venen bei der Anlage des PDK oder später (z. B. durch Bewegungen) verletzt, so kann das über den Katheter applizierte Lokalanästhetikum direkt in den Blutkreislauf gelangen, die Folge ist eine Lokalanästhetikaintoxikation (S. 68).
Weitere Nebenwirkungen ❙
- Sympathikusblockade (S. 77)
- Verletzungen der Dura mater → Liquorleck, postpunktioneller Kopfschmerz (s. u.), Cauda-equina-Syndrom
- Verletzung von Nervenstrukturen oder Gefäßen
- allergische Reaktionen

Umstellung auf orale Medikamente
Zeitpunkt ❙ Je nach Art und Umfang des Eingriffs sollte **zwischen dem 3.** (z. B. radikale Prostatektomie, Nierenbeckenplastik) **und 10. postoperativen Tag** (z. B. thorakale Ösophagektomie mit Magenhochzug und hoher Anastomose) auf orale Analgetika gewechselt werden, da bei längerer Liegedauer das Komplikationsrisiko deutlich ansteigt. In der Regel wird diese Umstellung bei Patienten, die wieder enteral ernährt werden, gut toleriert.

Vorgehen ❙ Ist die Einstichstelle nicht gerötet und nicht druck- oder klopfschmerzhaft, hat es sich sehr bewährt, den Katheter nicht sofort zu entfernen, sondern einen **Auslassversuch** zu unternehmen: Die Medikation über den PDK wird unterbrochen und der Patient erhält orale Analgetika. Treten hierunter starke Schmerzen auf, die sich mit der oralen Basis- und Bedarfsmedikation nicht ausreichend unter Kontrolle bringen lassen, kann der Patient über den noch liegenden PDK einen Bolus eines Lokalanästhetikums erhalten oder auch – je nach Klinikstandard – wieder an die PDK-Pumpe angeschlossen werden. In diesem Fall kann am nächsten Tag ein erneuter Auslassversuch mit einer an den Bedarf des Patienten adaptierten, höheren Dosierung der oralen Analgetika erfolgen. Dieser ist bei den meisten Patienten erfolgreich.
Empfehlungen für die orale Medikation ❙ Da PDK-Pumpen meist nach größeren Eingriffen gelegt werden, ist auch einige Tage nach der Operation noch mit mittelstarken Schmerzen zu rechnen. Erfahrungsgemäß hat sich in dieser Situation eine **Schmerzmedikation nach Stufe II des** WHO-Schemas (S. 265) bewährt, also ein **Nicht-Opioid** (z. B. 4 x/d 1 g Metamizol) **und ein schwaches Opioid** (meist Tramadol: 50–150 mg 2 x/d oder Tilidin). Gegeben werden Retardtabletten (z. B. Tramal® long) als Basismedikation sowie jeweils z. B. 50 mg Tramadol (z. B. Tramal®) als unretardierte Tropfen als Bedarfsmedikation. Tilidin verursacht zwar meist etwas weniger Übelkeit, ist aber weniger verbreitet als Tramadol und deshalb nicht immer verfügbar.

13.3.4 Schmerztherapie über periphere Katheter

Beispiele für rückenmarksferne katheterassoziierte Regionalanästhesieverfahren sind der Plexus axillaris-, der interskalenäre Plexus-, der N. ischiadicus- und der N. femoralis-Block. Hier werden **ausschließlich Lokalanästhetika-Lösungen ohne Opioidzusatz** verwendet. Näheres zu den Verfahren und den Indikationen siehe die Abschnitte Regionalanästhesie der oberen (S. 68) und der unteren Extremität (S. 78). Für diese Verfahren gelten ähnliche Maßstäbe wie bei der Schmerztherapie über Periduralkatheter (z. B. 2 × täglich Visite durch den diensthabenden Anästhesisten oder den Akutschmerzdienst). Bei Rötung der Einstichstelle, Druckschmerzhaftigkeit, neuen oder andersartigen neurologischen Ausfällen (motorisch oder sensibel) sollte auf ein anderes Analgesieverfahren gewechselt werden. Die **Mindestzeitabstände zwischen der Gabe antithrombotischer Medikamente und der Katheterentfernung** (Tab. 1.4) gelten prinzipiell auch hier: Da in der Regel bei peripheren Katheterverfahren jedoch keine nicht-komprimierbare Blutung entsteht, können sie im Einzelfall und bei begründeter Indikation (z. B. Infektion an der

Einstichstelle) weniger streng ausgelegt werden. Generelle Empfehlungen der Fachgesellschaften hierzu gibt es im Gegensatz zu den rückenmarksnahen Verfahren allerdings nicht.

> **MERKE**
>
> Auch bei peripheren Nervenblockaden sollte unbedingt zusätzlich ein **Nicht-Opioid-Analgetikum** in adäquat hoher Dosierung (je nach Eingriff z. B. 4×/d 1 g Metamizol oder 3×/d 50 mg Diclofenac) gegeben werden.

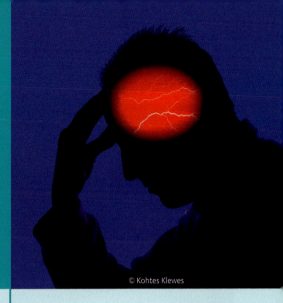

Kapitel 14

Chronische Schmerzen

14.1 **Klinischer Fall** 290

14.2 **Allgemeines** 291

14.3 **Chronische Tumorschmerzen** 291

14.4 **Chronisches Schmerzsyndrom** 292

14.1 Klinischer Fall

Schmerzhafte Knochenmetastasen

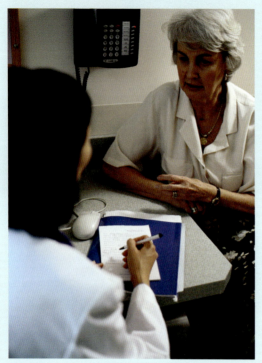

Abb. 14.1 (Quelle: PhotoDisc)

Zunehmende Rückenschmerzen

Frau Wiese hat einen Termin bei ihrer Hausärztin. Bei Dr. Möbius ist sie schon seit vielen Jahren in Behandlung. Die Ärztin ist immer etwas besorgt, wenn Frau Wiese kommt, denn bei der Patientin wurde vor 2 Jahren ein malignes Melanom am Unterschenkel entdeckt. Trotz Operation und Chemotherapie wurden kurz darauf Metastasen in der Leber nachgewiesen und seit einiger Zeit hat Frau Wiese auch starke Rückenschmerzen, deren Ursache in der Computertomografie auf osteogene Metastasen zurückgeführt werden konnte. Diese Rückenschmerzen sind in letzter Zeit deutlich stärker geworden und veranlassen Frau Wiese jetzt auch, ihre Hausärztin aufzusuchen. „Frau Dr. Möbius, die Schmerzen sind viel schlimmer geworden: Ich kann nachts nicht mehr durchschlafen und komme kaum die Treppe hoch vor Schmerz. Auf der Skala, nach der Sie mich immer fragen, würde ich sagen 6–7. Und wenn ich nachts wach liege, kommen mir auch alle möglichen Gedanken. Können Sie mir nicht wieder was zum Schlafen aufschreiben?"

Anpassung der Medikation

Dr. Möbius sieht in der digitalen Patientenakte, dass Frau Wiese bislang nur 3 × 1 g Metamizol gegen die Schmerzen einnimmt – sie hatte sich natürlich an das WHO-Stufenschema gehalten und mit den Medikamenten der Stufe I ausreichenden Behandlungserfolg erzielt. Bei zu erwartendem Progress der Tumorerkrankung ist die Schmerzexazerbation nichts Ungewöhnliches und somit Anlass, auf die Stufe II zu wechseln. Sie passt das Analgesiekonzept also an: Die Tageshöchstdosis von 4 g Metamizol war noch nicht ausgeschöpft, deshalb erhöht sie dieses auf 4 × 1 g. Zusätzlich verordnet sie der Patientin ein schwaches Opioid: morgens und abends Tramadol retard 100 mg und 2 × 25 mg Amitriptylin als Ko-Analgetikum. Die Ärztin erklärt der Patientin, welche neuen Medikamente sie nun bekommt und worauf dabei zu achten sei. „Frau Wiese, Sie bekommen dazu noch Tramadol-Tropfen. Davon dürfen Sie zusätzlich 50 mg einnehmen, wenn die Schmerzen stärker werden. Wenn Sie diese mehr als 4 × am Tag brauchen sollten, kommen Sie unbedingt wieder, dann würde ich Ihnen ein anderes, stärkeres Präparat verschreiben", kündigt sie den wahrscheinlich irgendwann nötigen Wechsel auf die Stufe III des WHO-Schemas bereits vorsichtig an. Die Dosis von Amitriptylin, einem sehr wirkungsvollen Ko-Analgetikum aus der Gruppe der trizyklischen Antidepressiva, wird beim nächsten Besuch gegebenenfalls noch nach oben angepasst werden. Damit sollten auch die Schlafstörungen von Frau Wiese gut therapiert sein.

14.2 Allgemeines

Als chronisch werden Schmerzen bezeichnet, die **länger als 6 Monate** anhalten. In diesem Kapitel wird dabei unterschieden zwischen Patienten mit **chronischen Schmerzen aufgrund eines progredienten Tumorleidens**, die sich in der Regel in einer palliativen Situation befinden, und Patienten mit **chronifizierten andersartigen Schmerzen** („chronisches Schmerzsyndrom").

14.3 Chronische Tumorschmerzen

Key Point
Schmerzen sind eine wichtige, quälende Begleiterscheinung fortgeschrittener Tumorleiden. Insbesondere in Palliativsituationen sollte eine möglichst weitgehende Schmerzfreiheit angestrebt werden, um die Lebensqualität der Patienten zu verbessern. Wichtig ist in diesem Zusammenhang das WHO-Stufenschema unter besonderer Berücksichtigung der Ko-Analgetika und Adjuvanzien sowie nicht-medikamentöser Maßnahmen.

Entstehung von Tumorschmerzen und Zielsetzungen der Schmerztherapie ▎ Schmerzen, die vom invasiven Wachstum eines malignen Tumors ausgehen, zählen – unabhängig von Art und Ausbreitung des Tumors – zu den stärksten vorstellbaren Schmerzen. Sie entstehen durch infiltratives **lokales Tumorwachstum** (z. B. Nerveninfiltration), **Obliteration anatomischer Strukturen** und deren Folgen (z. B. Pankreatitis, Cholestase), **regionale** (Peritoneal- oder Pleurakarzinose) und **ferne Metastasierung** (z. B. Knochenmetastasen) oder als **Folge der Therapie** (Radiatio, Ischämie). Bei allen Tumorpatienten ist das **Therapieziel im Idealfall** die **völlige Schmerzfreiheit**, zumindest aber eine deutliche Schmerzlinderung, um den Alltag so lebenswert wie möglich zu gestalten. Insbesondere bei palliativen Patienten, also bei Patienten, deren Tumor nicht mehr kurativ behandelt werden kann, kann dabei unter Umständen eine etwas stärkere Sedierung in Kauf genommen werden, während eine starke Sedierung bei kurativen Patienten meist unerwünscht ist.

Praktisches Vorgehen ▎ Grundsätzlich richtet sich die Therapie chronischer Tumorschmerzen nach dem WHO-Stufenschema (S. 265), das ursprünglich für diesen Zweck entworfen wurde. Spätestens ab Stufe II sollte der Patient neben einer **Basismedikation** (i. d. R. Nicht-Opioid + schwaches bzw. starkes Opioid mit retardierter Wirkstoffabgabe) zusätzlich als **Bedarfsmedikation** ein nicht-retardiertes, d. h. schnellwirksames Opioid erhalten, um Schmerzspitzen abzudecken. Der Wirkstoff der Basis- und der Bedarfsmedikation sollte möglichst identisch sein, um Wechselwirkungen zu vermeiden. Als **Einzeldosis** wird hier jeweils **1/6 der täglichen Gesamt-Opioiddosis** empfohlen (z. B. Basismedikation: 2 ×/d 150 mg Tramadol als Retardtabletten + Bedarfsmedikation: 50 mg Tramadol als Tropfen). Diese darf **maximal alle 30 min** angefordert werden (Ausnahmen sind im Einzelfall natürlich möglich), die Anforderung muss in der Patientenkurve mit Uhrzeit vermerkt werden. Die Tageshöchstdosierungen für Tilidin und Tramadol müssen beachtet werden, ggf. muss auf ein stärkeres Präparat gewechselt werden – grundsätzlich gibt es bei chronischen Tumorschmerzen aber keine Dosisbegrenzung. Sind aus den Aufzeichnungen **sehr häufige Anforderungen der Bedarfsmedikation** ersichtlich, sollte die **Dosierung der Basismedikation erhöht** werden (z. B. von 3 × 20 mg auf 3 × 30 mg retardiertes Morphin).

Praxistipp
Bei zu starker Erhöhung der Basismedikation kommt es zu einer übermäßigen Sedierung und stärkeren Nebenwirkungen, gleichzeitig benötigt der Patient für Schmerzspitzen weiterhin eine Bedarfsmedikation.

MERKE
Patienten mit chronischem Tumorschmerz sollten immer eine Bedarfsmedikation in unretardierter Galenik zur Abdeckung von Schmerzspitzen haben. Eine Einzeldosis sollte dabei ungefähr 1/6 der täglichen Opioid-Gesamtdosis entsprechen. Bei diesen Patienten gibt es keine Dosisbeschränkungen für starke Opioide!

Insbesondere in der Stufe III des WHO-Stufenschemas haben Ko-Analgetika und Adjuvanzien (S. 271) sowie nicht-medikamentöse Therapiemaßnahmen (S. 272) eine große Bedeutung. Bei den sehr häufigen **Ein- und Durchschlafstörungen** von Tumorpatienten werden **Antidepressiva mit sedierender Wirkung** (z. B. der selektive Noradrenalin- und Serotonin-Wiederaufnahmehemmer Mirtazapin, 15 mg zur Nacht) gegenüber Benzodiazepinen bevorzugt.

14.4 Chronisches Schmerzsyndrom

Key Point
Das chronische Schmerzsyndrom ist definiert als Schmerzen, die > 3–6 Monate bzw. deutlich länger anhalten, als bis zur erwartenden Heilung der Erkrankung zu erwarten ist. Bei diesen Schmerzformen sind psychosoziale Beeinträchtigungen und Besonderheiten in der Therapie zu beachten. Ein spezielles therapeutisches Vorgehen ist bei Migräne, Postzosterneuralgie, Trigeminusneuralgie und Phantomschmerzen zu beachten.

14.4.1 Allgemeines

Definition | Beim chronischen Schmerzsyndrom (chronische Schmerzkrankheit) hat der Schmerz seine eigentliche Hinweis- und Warnfunktion verloren und einen **eigenen Krankheitswert** entwickelt. Hinweise sind ein Andauern von Schmerzen **>3–6 Monate** bzw. deutlich länger, als bis zur erwartenden Heilung der Erkrankung zu erwarten ist.

Zielsetzung | Das **Therapieziel** in dieser Situation ist in der Regel nicht völlige Schmerzfreiheit (nur in Ausnahmefällen wirklich erreichbar), sondern die **Reduktion der Schmerzen auf ein „erträgliches Niveau"**, damit der Patient mit dem Schmerz leben kann. Die Therapie dieser Patienten ist **sehr komplex** und erfordert ein multimodales Konzept und einen in der Behandlung von chronischen Schmerzzuständen sehr erfahrenen und ausgebildeten Arzt (z. B. Zusatzbezeichnung spezielle Schmerztherapie). **Grundkenntnisse über den Umgang mit chronischen Schmerzpatienten** – mit denen jeder Arzt auch aufgrund anderer Erkrankungen oder Verletzungen regelmäßig zu tun hat – bzw. über die Therapie chronischer Schmerzen und v. a. die wichtigsten Stolperfallen soll jedoch jeder Arzt besitzen.

Folgen von chronischen Schmerzen | Bei chronischen Schmerzsyndromen entwickelt sich fast immer eine depressive Verstimmung bis hin zur manifesten **Depression**. Die **psychosozialen Konsequenzen** für den Betroffenen (Arbeitsunfähigkeit) und sein Umfeld (Rückzug von sozialen Kontakten, Erwartungshaltung an das Umfeld) sind weitreichend. Typisch ist auch eine **Erniedrigung der Schmerzschwelle**: Neuartige Schmerzen in anderen Körperregionen (z. B. durch ein Trauma oder eine Operation) müssen konsequent behandelt werden, da sie sonst in einem hohen Prozentsatz ebenfalls chronifizieren. Verschlechtern sich bei chronischen Schmerzpatienten die Schmerzen, sollten sie sich umgehend bei ihrem Schmerztherapeuten vorstellen bzw. einem schmerztherapeutischen Konsil vorgestellt werden.

> **MERKE**
> Bei chronischen Schmerzpatienten, die sich einem operativen Eingriff unterziehen müssen, sollten bevorzugt **katheterassoziierte Analgesieverfahren** (zentrale und periphere Regionalanästhesie) angewendet werden.

Praxistipp
Patienten mit chronischem Schmerzsyndrom haben oft eine sehr lange Leidensgeschichte hinter sich und konfrontieren den behandelnden Arzt mit unerfüllbaren Forderungen („Herr Doktor, ich war schon bei so vielen Ärzten und keiner konnte mir helfen – bitte, Sie müssen mir jetzt meine Schmerzen nehmen!"). Dieser Erwartungshaltung sollten Sie sehr offen und realistisch gegenübertreten, um das therapeutische Vertrauensverhältnis nicht zu gefährden.

Grundlagen der Therapie | Prinzipiell werden hier dieselben Wirkstoffe wie auch in der Therapie von akuten Schmerzen nach dem WHO-Stufenschema (S. 265) verwendet. Wichtig ist dabei, **retardierte Präparate** zu **bevorzugen**, da Medikamente, die den Wirkstoff sofort abgeben, zu einem schnellen Anstieg der Plasmakonzentrationen und damit zu einem „Kick" führen, aus dem bei chronischen Schmerzpatienten sehr häufig eine **Abhängigkeit** entsteht. Wichtig ist hier auch der Einsatz von Ko-Analgetika (S. 271) wie z. B. Antidepressiva und Antiepileptika bei neuropathischen Schmerzen und **Adjuvanzien** (z. B. Laxanzien bei Opioiden) sowie von nicht-medikamentösen Maßnahmen (S. 272) wie z. B. Psychotherapie.

> **MERKE**
> Chronische Schmerzpatienten nehmen oft sehr hohe **Opioiddosen** ein und haben daher häufig eine **starke körperliche Abhängigkeit** entwickelt: Dosisreduktionen dürfen daher nur sehr langsam durchgeführt werden, da die Patienten sonst in einen akuten Opioidentzug geraten.

> **MERKE**
> Patienten mit chronischem Schmerzsyndrom leiden meist auch an Einschlaf- und Durchschlafstörungen, sollten aber **keinesfalls Benzodiazepine** einnehmen, da das Abhängigkeitspotenzial hier besonders hoch ist. Stattdessen können z. B. **Antidepressiva mit sedierender Wirkung** (z. B. Mirtazapin [selektiver Noradrenalin- und Serotonin-Wiederaufnahmehemmer], 15 mg zur Nacht) eingesetzt werden.

14.4.2 Besondere Schmerzformen

Bei den folgenden Schmerzformen unterscheidet sich die Schmerztherapie geringfügig von den oben beschriebenen Prinzipien.

Migräne

Ursache für die meist sehr heftigen, anfallsartig auftretenden, typischerweise einseitigen Kopfschmerzen, sind Fehlregulationen in den zerebralen Blutgefäßen.

Therapie der Migräneattacke ▌ Bemerkt der Patient den Beginn eines Anfalls (oder evtl. auch schon die oft vorausgehende Aura), soll er sofort ein **Nichtopioid-Analgetikum** in ausreichender Dosierung einnehmen (bei einer Frau mit 70 kg z. B. 1 g Paracetamol, Acetylsalicylsäure oder Metamizol). Viele Migränepatienten reagieren dabei sehr gut auf eines dieser Präparate, was ihnen meistens auch bekannt ist. Auch Analgetika mit **Koffeinzusatz** wirken häufig gut, dürfen aber wegen der Gefahr von Nierenschädigungen keinesfalls längerfristig angewendet werden. Günstig ist auch die sofortige Einnahme eines **Antiemetikums** (z. B. Domperidon 10 mg), um das die Migräneattacke typischerweise begleitende Erbrechen (und damit die Wirkungslosigkeit der oral eingenommenen und noch kaum resorbierten Medikamente) zu verhindern. Bei Wiederholungsgaben ist unbedingt die zulässige **Tageshöchstgrenze** zu beachten! Die früher als Standardtherapeutika bei schweren Migräneanfällen eingesetzten **Mutterkornalkaloide** (z. B. Ergotamin) werden aufgrund ausgeprägter Nebenwirkungen (Durchblutungsstörungen bis zum Raynaud-Phänomen, arzneimittelinduzierter Kopfschmerz) nur mehr bei Patienten eingesetzt, die sehr gut auf sie ansprechen. Sie wurden weitgehend abgelöst von den **Triptanen**. Diese selektiven 5-HT$_{1B/1D}$-Rezeptorantagonisten (z. B. Sumatriptan) sind die derzeit effektivsten Medikamente zur Therapie von schweren Migräneanfällen und in vielen Darreichungsformen erhältlich (z. B. Fertigspritze zur s. c.-Injektion, Nasenspray, Sublingualtabletten).

Prophylaxe von Migräneattacken ▌ Bei sehr häufigen, lang andauernden oder schweren Migräneattacken können **β-Blocker** (Metoprolol, Propranolol), der Kalziumantagonist **Flunarizin** oder **Antiepileptika** (Topiramat, Valproinsäure) die Anfallshäufigkeit mindern. Prophylaktika der 2. Wahl sind die NSAR Naproxen und ASS, Magnesium, das trizyklische Antidepressivum Amitryptilin und das Phythotherapeutikum Pestwurz.

Postzosterneuralgie

Eine Postzosterneuralgie tritt – mit sehr unterschiedlicher Latenzzeit – bei bis zu 20 % aller Patienten mit Herpes Zoster auf. Alle Schmerzqualitäten von dumpf bis scharf, stechend oder brennend sind möglich. Nicht-Opioide und Opioide sind meist wirkungslos. Medikamentöse Möglichkeiten sind hier **Antikonvulsiva** (z. B. Gabapentin, Carbamazepin, Pregabalin) und **trizyklische Antidepressiva** (z. B. Doxepin, Amitryptilin), nicht-medikamentöse Maßnahmen (S. 272) umfassen **TENS**, **Akupunktur** und **Sympathikusblockaden**. Ein neuer Therapieansatz ist die topische Anwendung von hoch konzentriertem **Capsaicin** (der Stoff, der Chilis ihre Schärfe verleiht). Dabei werden kommerziell erhältliche Folien mit 8 % Capsaicin (Qutenza®) auf die zuvor mit Lidocain anästhesierte Haut aufgebracht. Diese Behandlung kann bei Bedarf alle 3 Monate wiederholt werden und bringt den meisten Patienten deutliche Besserung.

Trigeminusneuralgie

Typisch sind einschießende, meist nur wenige Sekunden dauernde, sich aber oftmals wiederholende, **heftigste Gesichtsschmerzen im Versorgungsbereich des N. trigeminus** (V). Ist die Ursache bekannt (Gefäßanomalien, Aneurysmen, multiple Sklerose, Tumoren, knöcherne Kompression im Nervenverlauf), sollte kausal therapiert werden. In vielen Fällen kann jedoch keine Ursache gefunden werden. Im **akuten Anfall** ist **Phenytoin** langsam i. v. das Mittel der Wahl, alternativ kann ein starkes **Opioid** (z. B. Morphin i. v.) vorsichtig titriert bis zur Schmerzfreiheit gegeben werden. Zur **Dauertherapie** werden **Antiepileptika** empfohlen (1. Wahl: Carbamazepin, Oxcarbazepin, 2. Wahl: Phenytoin, Lamotrigin, Gabapentin, Muskelrelaxans Baclofen). Auch kann mittels Injektion eine **ganglionäre lokale Opioidanalgesie** (GLOA) durch einen erfahrenen Schmerztherapeuten oder Anästhesisten durchgeführt werden. **Operative Verfahren** sind die Koagulation des Ganglion Gasseri, die mikrovaskuläre Dekompression (Operation nach Jannetta, ein sehr invasiver neurochirurgischer Eingriff) und die Bestrahlung des Ganglion Gasseri mit Linearbeschleuniger oder Gamma-Knife.

Phantomschmerz

Viele Patienten berichten nach (traumatischen und operativen) Amputationen über sehr starke, einschießende Schmerzen, die in der nicht mehr vorhandenen Gliedmaße empfunden werden. Je länger diese Schmerzen nach der Amputation anhalten, desto größer ist die Gefahr, dass sie in ein chronisches Schmerzsyndrom übergehen. Sie sollten daher frühzeitig und konsequent behandelt werden. Geeignet sind v. a. **katheterassoziierte Regionalanästhesieverfahren** wie z. B. distale Ischiadikusblockade (S. 78) oder lumbale Periduralanästhesie für die untere, bzw. interskalenärer Plexus nach Winnie für die obere, Extremität (S. 68). Bei geplanten Amputationen sollten diese Verfahren **idealerweise schon präoperativ** begonnen werden. Phantomschmerzen **sprechen** sehr **schlecht auf** gängige **Nicht-Opioid- und Opioid-Analgetika an**. Gut wirksam ist **Kalzitonin** (i. v. oder als Nasenspray). **Antidepressiva** (z. B. Amitryptilin) und **Antiepileptika** (z. B. Carbamazepin) können den Schmerz ebenfalls sehr effektiv lindern. Gute Ergebnisse zeigt auch die sog. **Spiegeltherapie**, die dem Patienten das Gefühl gibt, die amputierte Gliedmaße noch zu besitzen und sie beeinflussen bzw. sogar noch bewegen zu können.

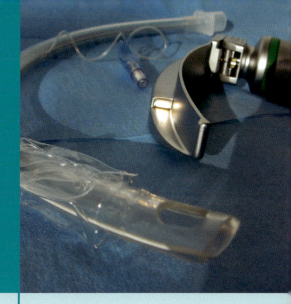

Kapitel 15

Anhang

15.1 Notfallmedikamente in der Anästhesie 296

15.1 Notfallmedikamente in der Anästhesie

In der Anästhesie müssen Sie immer für Zwischenfälle gerüstet und dafür mit den wichtigsten Notfallmedikamenten vertraut sein. Im Folgenden möchten wir eine kleine Auswahl der wichtigsten und am häufigsten in der Anästhesie verwendeten (Notfall-)Medikamenten geben.

Adrenalin (Epinephrin) I
- Handelsname: Suprarenin®, diverse Generika)
- Ampullengrößen: 1 mg/1 ml, 25 mg/25 ml
- Wirkmechanismus: starker β- und α-Rezeptoragonist (β > α)
- Indikationen: lebensbedrohliche Bradykardie, Hypotension, kardiogener oder anaphylaktischer Schock, Herzinsuffizienz, Anaphylaxie, Reanimation
- Kontraindikationen: im Notfall keine
- Nebenwirkungen: kardiale Arrhythmien, Tachykardie, Kreislaufzentralisation
- Dosierung: nach Wirkung
  • Bradykardie: 5–10 µg
  • Schock: über Spritzenpumpe initial 0,1 µg/kg KG/min, nach Klinik steigern
  • Reanimation: 1 mg nach Leitlinien

Theodrenalin/Cafedrin I
- Handelsname: Akrinor®
- Ampullengröße: 2 ml (200 mg Cafedrin + 10 mg Theodrenalin)
- Wirkmechanismus: α- und β-Rezeptoragonist
- Indikationen: Hypotonie, orthostatische Dysregulation
- Kontraindikationen: Hypertonie, Mitralstenose, Hyperthyreose, Phäochromozytom
- Nebenwirkungen: Neigung zu ventrikulären Extrasystolen
- Dosierung: nach Wirkung ¼–1 Ampulle langsam i. v., evtl. verdünnt

Akrinor® ist gut geeignet zur Anhebung des Blutdrucks während einer Sectio caesarea in Spinalanästhesie, da es die uteroplazentare Durchblutung wahrscheinlich nicht reduziert.

Amiodaron I
- Handelsname: Cordarex®
- Ampullengröße: 150 mg/3 ml
- Wirkmechanismus: Blockade von K^+- (Klasse III), Na^+- (Klasse I) und Ca^{2+}-Kanälen (Klasse IV) sowie von β-Rezeptoren (Klasse II)
- Indikationen: Kammerflimmern, hämodynamisch relevante ventrikuläre und supraventrikuläre Tachykardien, die auf andere Behandlungsmethoden nicht ansprechen, Kammerflattern
- Kontraindikationen: Sinusbradykardie (< 55/min), AV-Block, QT-Verlängerung, Schilddrüsenerkrankungen, Jodallergie
- Nebenwirkungen: Hypotonie, schwere Lungenfibrosen, Schilddrüsenfunktionsstörungen, Hepatitis, Leberzirrhose, Hautverfärbungen, phototoxische Hautreaktionen, Polyneuropathie
- Wechselwirkungen mit anderen Antiarrhythmika: Torsade-de-pointes-Tachykardien, exzessive Bradykardien, höhergradige AV-Blockierung
- Dosierung: 5 mg/kg KG über ≥ 3 min injizieren
  • Reanimation: 300 mg als Bolus

Atropin I
- Handelsname: Atropinsulfat®
- Ampullengröße: 0,5 mg/1 ml
- Wirkmechanismus: Parasympatholytikum
- Indikationen: bradykarde Herzrhythmusstörungen
- Kontraindikationen: Tachykardie, symptomatische KHK, mechanischer Ileus, Myasthenia gravis, akutes Lungenödem
- Nebenwirkungen: Bradykardie bei niedriger Dosis, Haut- und Mundtrockenheit, Akkommodationsstörungen, Mydriasis; zentrales anticholinerges Syndrom (selten)
- Dosierung: 0,01 mg/kg KG (Kinder: ≥ 0,1 mg, Erwachsene: 0,5–1,0 mg)

Praxistipp
Verwechslungsgefahr: Es gibt auch 100 mg Atropin-Ampullen zum Einsatz als Antidot bei Vergiftungen mit Parasympathomimetika.

Calciumgluconat oder -chlorid I
- Handelsname: Calcium® 10 %
- Ampullengrößen: 1 g/10 ml
- Wirkmechanismus: Stabilisierung des kardialen Ruhemembranpotenzials
- Indikationen: Hyperkaliämie, Hypokalzämie; Therapie mit gefrorenem Frischplasma (FFP)
- Kontraindikationen: Hyperventilationstetanie, Hyperkalzämie, Hypokaliämie, Digitalis-Therapie
- Nebenwirkungen: kurzzeitiger Blutdruckanstieg bei zu schneller Injektion
- Dosierung: 0,5–1 g langsam i. v., dann nach BGA

Clonidin I
- Handelsname: Catapresan®
- Ampullengröße: 150 µg/1 ml
- Wirkmechanismus: zentraler $α_2$-Adrenozeptor-Agonist
- Indikationen: hypertensive Krise, Alkohol- oder Drogenentzug
- Kontraindikationen: hochgradige pAVK, AV-Block II–III°
- Nebenwirkungen: Müdigkeit, Sedierung
- Dosierung: 1 µg/kg KG sehr langsam i. v.

Dexamethason I
- **Handelsname**: Fortecortin®
- **Ampullengrößen**: 4 mg/1 ml, 8 mg/2 ml, 40 mg/5 ml, 100 mg/10 ml
- **Wirkmechanismus**: langwirksames, synthetisches Glukokortikoid ohne mineralkortikoide Wirkung
- **Indikationen**: Allergie/Anaphylaxie, Prophylaxe von postoperativer Übelkeit und Erbrechen (PONV)
- **Kontraindikationen**: im Notfall keine
- **Nebenwirkungen**: im Notfall irrelevant
- **Dosierung**:
  - PONV-Prophylaxe: 0,1 mg/kg KG
  - Anaphylaxie: 40–100 mg

Dimetinden I
- **Handelsname**: Fenistil®
- **Ampullengröße**: 4 mg/4 ml
- **Wirkmechanismus**: H_1-Histaminrezeptorblocker
- **Indikationen**: Allergie/Anaphylaxie
- **Kontraindikationen**: im Notfall keine
- **Nebenwirkungen**: im Notfall irrelevant
- **Dosierung**: 4(–8) mg i. v.

Dobutamin I
- **Handelsname**: Dobutamin®
- **Ampullengröße**: 250 mg/50 ml
- **Wirkmechanismus**: β_1- und geringer β_2- und α_1-Rezeptoragonist
- **Indikationen**: kardiale Dekompensation, kardiogener Schock
- **Kontraindikationen**: Hypovolämie, Therapie mit MAO-Hemmern
- **Nebenwirkungen**: Tachykardie, Blutdruckabfall bei hoher Dosierung (→ Kombination mit Noradrenalin)
- **Dosierung**: 2,5–10 μg/kg KG/min (kontinuierliche Infusion mit Spritzenpumpe)

Esmolol I
- **Handelsname**: Brevibloc®
- **Ampullengröße**: 100 mg/10 ml
- **Wirkmechanismus**: kurzwirksamer β_1-Rezeptorblocker
- **Indikationen**: neu aufgetretene, hämodynamisch relevante Tachyarrhythmia absoluta, supraventrikuläre oder Sinustachykardie
- **Kontraindikationen**: reaktive, WPW- oder Reentry-Tachykardien, dekompensierte Herzinsuffizienz, AV-Block, Bradykardie, Hypotonie, Asthma bronchiale
- **Nebenwirkungen**: Bradykardie, Blutdruckabfall, bei Kombination mit Kalziumantagonisten u. U. lebensbedrohliche Rhythmusstörungen
- **Dosierung**: initial 500 μg/kg KG für 1 min, danach 50–200 μg/kg KG/min

Furosemid I
- **Handelsname**: Lasix®
- **Ampullengrößen**: 20 mg/2 ml, 40 mg/4 ml, 250 mg/25 ml
- **Wirkmechanismus**: Schleifendiuretikum
- **Indikationen**: Lungenödem, Hypertonie, Hyperkaliämie, „Anstoßen" der Diurese
- **Kontraindikationen**: Hypovolämie, Hypotonie, Hypokaliämie, Anurie
- **Nebenwirkungen**: Hypovolämie, Hypokaliämie, Hypernatriämie
- **Dosierung**: 10–40 mg i. v.

Glykopyrronium I
- **Handelsname**: Robinul®
- **Ampullengröße**: 0,2 mg/1 ml
- **Wirkmechanismus**: Parasympatholytikum
- **Indikationen**: Hypersalivation, vagal ausgelöste reflektorische Bradykardien, Antagonisierung der Nebenwirkungen von Cholinesterasehemmern
- **Kontraindikationen**: Tachykardie, symptomatische KHK, mechanischer Ileus, Myasthenia gravis, akutes Lungenödem
- **Nebenwirkungen**: Bradykardie bei niedriger Dosis, Haut- und Mundtrockenheit, Akkommodationsstörungen, Mydriasis; zentrales anticholinerges Syndrom (deutlich seltener als bei Atropin)
- **Dosierung**: 0,1–0,2 mg i. v.

Granisetron I
- **Handelsname**: Kevatril®
- **Ampullengrößen**: 1 mg/1 ml, 3 mg/3 ml
- **Wirkmechanismus**: Serotonin $5HT_3$-Rezeptorantagonist
- **Indikationen**: Prophylaxe von Übelkeit und Erbrechen nach Narkosen und Chemotherapien
- **Kontraindikationen**: QT-Verlängerung („Long-QT-Syndrom")
- **Nebenwirkungen**: Herzrhythmusstörungen, QT-Verlängerung (selten), Kopfschmerzen
- **Dosierung**: 40 μg/kg KG i. v.
  - PONV-Prophylaxe: meist 1 mg

Heparin I
- **Handelsname**: Liquemin®
- **Ampullengrößen**: 5 000 IE/0,3 ml, 25 000 IE/5 ml
- **Wirkmechanismus**: Verstärkung der Wirkung von Antithrombin-III auf Thrombin und Faktor Xa
- **Indikationen**: venöse Thrombosen und Thromboembolien (Prophylaxe und Therapie)
- **Kontraindikationen**: Z. n. Heparin-induzierter Thrombozytopenie (HIT) Typ 2, bestimmte Gerinnungsstörungen
- **Nebenwirkungen**: HIT Typ I und II, erhöhtes Blutungsrisiko
- **Dosierung**: individuell unterschiedlich nach Ziel-pTT oder gewünschter ACT (Activated Clotting Time)

Ipratropium
- **Handelsname**: Itrop®
- **Ampullengröße**: 0,5 mg/1 ml
- **Wirkmechanismus**: Parasympatholytikum
- **Indikationen**: Sinusbradykardien, SA-Block, AV-Block II° (Wenckebach), Bradyarrhythmia absoluta
- **Kontraindikationen**: Tachykardie, symptomatische KHK, mechanischer Ileus, Myasthenia gravis, akutes Lungenödem
- **Nebenwirkungen**: Bradykardie bei niedriger Dosis, Haut- und Mundtrockenheit, Akkommodationsstörungen, Mydriasis; keine zentralen Nebenwirkungen
- **Wechselwirkung**: Metoclopramid (gegenseitige Wirkabschwächung)
- **Dosierung**: 0,5 mg i. v.

Magnesium
- **Handelsname**: Magnesium® 10 %
- **Ampullengröße**: 1 g/10 ml
- **Wirkmechanismus**: Stabilisierung des Zellpotenzials, Hemmung der neuralen Reizleitung
- **Indikationen**: Torsade-de-pointes-Tachykardie, Hypomagnesämie, Bronchospasmus, Status asthmaticus, Tokolyse
- **Kontraindikationen**: Hypermagnesämie
- **Nebenwirkungen**: Relaxation der glatten Muskulatur, Muskelschwäche bei Hypermagnesämie, Herzrhythmusstörungen, bei wachen Patienten Unwohlsein und Hitzegefühl
- **Dosierung**:
  - Torsade-de-pointes-Tachykardie: 1–2 g i. v.
  - Bronchospasmus: 1 g langsam i. v.

Metoclopramid
- **Handelsname**: Paspertin®, MCP®
- **Ampullengröße**: 10 mg/2 ml, 50 mg/10 ml
- **Wirkmechanismus**: Dopamin D_2-Antagonist
- **Indikationen**: Übelkeit und Erbrechen
- **Kontraindikationen**: Morbus Parkinson, extrapyramidale Bewegungsstörungen, Schwangerschaft, Stillzeit
- **Nebenwirkungen**: Dyskinesien, Mundtrockenheit (Risiko von Spätdyskinesien)
- **Dosierung**: 10 mg i. v.

Metoprolol
- **Handelsname**: Beloc®, Lopresor®
- **Ampullengröße**: 5 mg/5 ml
- **Wirkmechanismus**: selektiver $β_1$-Rezeptorblocker
- **Indikationen**: tachykarde Herzrhythmusstörungen, arterielle Hypertonie, KHK, Myokardinfarkt
- **Kontraindikationen**: reaktive, WPW- oder Reentry-Tachykardien, dekompensierte Herzinsuffizienz, AV-Block, Bradykardie, Hypotonie, Asthma bronchiale
- **Nebenwirkungen**: Bradykardie, Blutdruckabfall, bei Kombination mit Kalziumantagonisten u. U. lebensbedrohliche Rhythmusstörungen
- **Dosierung**: 1–5 mg nach Wirkung sehr langsam i. v.

Noradrenalin (Norepinephrin)
- **Handelsname**: Arterenol®
- **Ampullengröße**: 1 mg/1 ml, 25 mg/25 ml
- **Wirkmechanismus**: stark wirksamer α-Rezeptor-Agonist
- **Indikationen**: Hypotonie, Schock
- **Kontraindikationen**: Volumenmangel (zuerst ausgleichen!), Phäochromozytom, Tachyarrhythmia absoluta
- **Nebenwirkungen**: reflektorische Bradykardie (Frank-Starling-Mechanismus!) bei Bolusapplikation; Mikrozirkulationsstörungen, Kreislaufzentralisierung bei hoher Dosierung
- **Dosierung**:
  - Hypotonie nach Einleitung: 10 µg als Bolus
  - Schock: initial 0,1 µg/kg KG/min, steigern bis zur gewünschten Wirkung

Prednisolon
- **Handelsname**: Solu-Decortin®
- **Ampullengröße**: 250 mg Trockensubstanz
- **Wirkmechanismus**: Glukokortikoid
- **Indikationen**: Anaphylaxie, Schwellung der oberen Atemwege, Asthma bronchiale, Immunsuppression
- **Kontraindikationen**: im Notfall keine
- **Nebenwirkungen**: im Notfall nicht relevant
- **Dosierung**: 250–500 mg i. v.

Ranitidin
- **Handelsname**: Ranitic®
- **Ampullengröße**: 50 mg/5 ml
- **Wirkmechanismus**: Histamin H_2-Blocker
- **Indikationen**: Allergie/Anaphylaxie
- **Kontraindikationen**: Allergie gegen Ranitidin, akute Prophyrie
- **Nebenwirkungen**: im Notfall nicht relevant
- **Dosierung**: 50 mg als Kurzinfusion oder verdünnt i. v.

Reproterol
- **Handelsname**: Bronchospasmin®
- **Ampullengröße**: 90 µg/1 ml
- **Wirkmechanismus**: $β_2$-Rezeptoragonist
- **Indikationen**: Bronchospasmus, schweres Asthma bronchiale (2. Wahl nach inhalativen $β_2$-Agonisten), akut exazerbierte COPD
- **Kontraindikationen**: Hyperthyreose, Phäochromozytom, hypertroph-obstruktive Kardiomyopathie
- **Nebenwirkungen**: Tachykardie, Tremor
- **Dosierung**: 90 µg langsam i. v.

Theophyllin I
- **Handelsname**: Euphylong®
- **Ampullengröße**: 200 mg/10 ml
- **Wirkmechanismus**: Phosphodiesterasehemmer, Adenosinrezeptorantagonist
- **Indikationen**: akute Bronchokonstriktion, Bronchospasmen
- **Kontraindikationen**: Myokardinfarkt, tachykarde Rhythmusstörungen, Hypertonie
- **Nebenwirkungen**: Tachykardie, Kopfschmerzen
- **Dosierung**: initial 4–5 mg/kg KG innerhalb von 20 min

Tranexamsäure I
- **Handelsname**: Cyclokapron®
- **Ampullengröße**: 500 mg/5 ml
- **Wirkmechanismus**: Hemmung der Hyperfibrinolyse durch Komplexierung mit Plasminogen
- **Indikationen**: Hyperfibrinolyse bei großen Operationen, Polytrauma mit großem Blutverlust, Operationen an der Prostata oder bei Hämophilie
- **Kontraindikationen**: Thrombosen, Sepsis, DIC
- **Nebenwirkungen**: allergische Reaktionen, erhöhte Thromboseneigung
- **Dosierung**: 15 mg/kg KG

Urapidil I
- **Handelsname**: Ebrantil®
- **Ampullengröße**: 50 mg/10 ml
- **Wirkmechanismus**: postsynaptischer α_1-Rezeptorblocker, präsynaptischer α_2- und zentraler Serotoninrezeptor-Agonist
- **Indikationen**: hypertensive Krise
- **Kontraindikationen**: Schwangerschaft
- **Nebenwirkungen**: überschießende Blutdrucksenkung
- **Dosierung**: initial 10 mg, dann langsam jeweils 10 mg bis zur gewünschten Wirkung titrieren

Praxistipp

Manchmal ist bei Urapidil eine Dosierung > 50 mg bis zum Wirkeintritt nötig. Trotzdem sollte die Dosis nicht schneller gesteigert werden, da die Wirkung dann plötzlich und stark einsetzt.

Sachverzeichnis

A

ABCD-Schema 191
ÄBD = ärztlicher Bereitschaftsdienst 186
Abdomen, akutes 208
Abdominaltrauma 247
Acetaminophen 266
Acetylsalicylsäure = ASS 201, 267
– Pausierung, präoperative 20
ACS = akutes Koronarsyndrom 220, 277
Acute Respiratory Distress Syndrome = ARDS 161
Addison-Krise 232
Adenosin 201
Adjuvanzien 271
Adrenalin 201, 296
– in der Intensivmedizin 141
Advanced Life Support = ALS 212
After Drop 255
AGT = anatomisch geformter Tubus 50
Air Trapping 87
Airport-Malaria 178
Airway-Management 57
– in der Notfallmedizin 195
Ajmalin 201
Aktivkohle 257
Akupunktur 273
Akutschmerzdienst 278
Alfentanil 41
ALI = akutes Lungenversagen 161
Alkalose 144
Alkoholentzugsdelir 241
Alkylphosphat-Intoxikation 257
Allen-Test 32
Allergie 65
Allgemeinanästhesie
– Aufrechterhaltung 83
– Einleitung 39
– Indikationen 17
ALS = Advanced Life Support 212
ALTE = Apparent Life-Threatening Event 238
ALV = akutes Leberversagen 168
Amiodaron 201, 296
– bei Vorhofflimmern 176
Amitryptilin 272
Amphetamin-Intoxikation 257
Amputation, traumatische 245
Amylase 177
Analgesiestadium 43
Analgetika 264
– in der Notfallmedizin 200
– Nicht-Opioide 266
– Pausierung, präoperative 21
– postoperative 101
Analgosedierung 133
Anamnese
– in der Anästhesie 13
– in der Notfallmedizin 190
Anaphylaxie 65, 209
Anästhesie
– Auswahl des Verfahrens 17
– balancierte 83
– totale intravenöse = TIVA 83
Anästhetika, volatile 84
– in der Intensivmedizin 135
– zur Narkoseeinleitung 43
Aneurysma dissecans 224
Anfahrtsdauer 188
Anfall, epileptischer 234
Angina pectoris 220
5-HT$_3$-Antagonisten 272
– bei PONV 102

Anthralinsäurederivate 267
Antibiotikaresistenzen 150
Antibiotikatherapie 142
Anticholinergika-Intoxikation 257
Antidepressiva 272
– Applikation, perioperative 21
Antidot 257
Antiemetika 272
Antiepileptika 272
Antihistaminika 272
– bei PONV 102
– zur Aspirationsprophylaxe 19
Antikoagulation
– bei Vorhofflimmern 177
– in der Intensivmedizin 148
– Pausierung, präoperative 20
Antiphlogistika, nicht-steroidale = NSAP 267
Antirheumatika, nicht-steroidale = NSAR 267
ANV = akutes Nierenversagen 166
Anxiolyse 202
Aortenaneurysma, rupturiertes 224
Aortendissektion 224
Apfel-Score 102
Apgar-Score 237
Apoplex 233
APRV 138
ARDS = Acute Respiratory Distress Syndrome 161
Argatroban
– Pausierung, präoperative 21
– zur Thromboseprophylaxe 149
ARI = akute respiratorische Insuffizienz 136
Arrhythmien, kardiale 175, 216
Arterienverschluss, peripherer 222
Arylessigsäurederivate 267
Arylpropionsäurederivate 267
ASA-Klassifikation 16
ASB = assistierte Beatmungsverfahren 137
Asphyxiestadium 43
Aspiration 62
Aspirationsprophylaxe 19
ASS = Acetylsalicylsäure 201, 267
– Pausierung, präoperative 20
Asthma cardiale 226
Asthmaanfall 225
Atelektasen 163
Atemminutenvolumen 87
Atemnot 208
Atemspende 212
Atemstillstand 211
Atemweg, schwieriger 56
Atemwegshilfsmittel 45
– supraglottische = SGA 46
Atemwegsmanagement, notfallmedizinisches 195
Atemwegsobstruktion 225
Atemwegssicherung 213
Atemwegsstatus 15
Atemzugvolumen 87
Äthernarkose 43
Atracurium 49
Atropin 201, 296
– als Antidot 256
– Intoxikation 257
Aufklärung, anästhesiologische 17
Aufnahme auf die Intensivstation 107
Augenverletzung 253
Auskühlen, intraoperatives 88
Ausrückzeit 188

AV-Block 217
AV-Knoten-Tachykardien 218
Awareness 83
Azidose 144

B

Backward Upward Rightward Pressure = BURP 53
Barbiturate
– in der Intensivmedizin 171
– Intoxikation 257
– zur Narkoseeinleitung 42
Barbotage 75
Barotrauma 138
– pulmonales 252
Basic Life Support = BLS 211
Basismonitoring
– in der Intensivmedizin 121
– zur Narkoseeinleitung 25
Basisrate 280
Bauchschmerzen 208
Bauchtrauma 247
Beatmung 135
– assistierte = ASB 137
– bei CPR 212
– druckkontrollierte = PCV 87, 137
– in der Notfallmedizin 202
– intraoperative 86
– kontrollierte 137
– lungenprotektive 138, 161
– volumenkontrollierte = VCV 87
– während des Transports 111
Beatmungsfrequenz 87
Beatmungssysteme 86
Begleiterguss 164
Begrenzungsdruck 87
Beinahe-Ertrinken 250
Beinvenenthrombose, tiefe = TVT 223
Belastungsreaktion, akute 242
Bends 252
Benzocain 67
Benzodiazepine
– in der Intensivmedizin 134
– in der Notfallmedizin 202
– Intoxikation 257
– zur Narkoseeinleitung 40
– zur Prämedikation 18
Bereitschaftsdienst, ärztlich = ÄBD 186
Bergungstod 255
Berlin-Definition 161
Besiedelung, mikrobielle 108
Betäubungsmittel-Verschreibungsverordnung (BtMVV) 272
Betäubungsmittelgesetz (BtMG) 272
Beutel-Maskenbeatmung 44
Bewusstlosigkeit 207
– dissoziative 43
BiLevel 137
Bilirubinenzephalopathie 169
Biofilm 152
BiPAP-Modus 137
Bisacodyl 150
Bisphosphonate 272
BiVent 137
Blausäurevergiftung 257
Blitzeinleitung 62
Blitzfigur 251
Blitzschlag 251
3-in-1-Block 78
β-Blocker
– Applikation, perioperative 20
– bei Vorhofflimmern 176
– Intoxikation 257

Sachverzeichnis

BLS = Basic Life Support 211
Blut/Gas-Verteilungskoeffizient 84
Blutdruckmessung
- in der Notfallmedizin 191
- invasive 32
- nicht-invasive = NIBD 27
Blutgasanalyse 123
Blutleere 79
Blutsperre 79
Bluttransfusion 16
Blutung
- epidurale 286
- gastrointestinale 229
- vaginale 235
Blutungsschock 210
Blutvolumen
- gesamtes enddiastolisches = GEDV 125
- intrathorakales = ITBV 125
- pulmonales = PBV 125
Blutzuckermessung 192
Body Check 193
Bradykardien 216
- intraoperative 91
Braunüle 28
Bronchitis 22
Bronchoskopie 129
Bronchospasmus, intraoperativer 92
BtM-Rezept 272
BtMG 272
BtMVV 272
Bülau-Position 229
Bupivacain 67
Buprenorphin 271
BURP = Backward Upward Rightward Pressure 53
Burst-Suppression-EEG 171
Butylscopolamin 201

C

C-Griff 44
Cafedrin 201, 296
Caisson-Krankheit 252
Calciumgluconat 201, 296
cannot ventilate, cannot intubate 60
CAP = Community-acquired Pneumonia 159
Carbamazepin 272
Cardiac Index 125
Cardiac Output 125
CBF = zerebrale Durchblutung 127
Celecoxib 268
Certoparin 149
Cholelithiasis 230
Cholinesterasehemmer
- zur Anregung der Darmmotilität 150
- zur Antagonisierung von Muskelrelaxanzien 49
Cholinesterasemangel 49
Cis-Atracurium 49
Clodronat 272
Clomipramin 272
Clonidin 296
- bei postoperativem Shivering 103
- in der Intensivmedizin 134
- zur Prämedikation 19
Clopidogrel 201
- Pausierung, präoperative 20
CO_2-Absorber 86
CO-Vergiftung 257
Coma diabeticum 232
Combitube 196
Community-acquired Pneumonia = CAP 159
Compound A 85

Cook Airway Exchange Catheter 56
Cook-Stab 56
COPD
- exazerbierte 225
- Vorgehen, perioperatives 22
Cormack und Lehane-Klassifikation 55
COX = Cyclooxygenase 267
COX-2-Hemmer, selektive 268
Coxibe 268
- Pausierung, präoperative 21
CPAP-Modus 137
CPP = zerebraler Perfusionsdruck 127
CPR = kardiopulmonale Reanimation 211
Crash-Einleitung 62
Credé-Handgriff 236
CRF = kapilläre Reperfusionszeit 193
Crush-Einleitung 62
Crush-Syndrom 249
CSE = kombinierte Spinal- und Epiduralanästhesie 77
Cullen-Zeichen 177
Cumarine
- Intoxikation 257
- Pausierung, präoperative 20
Cushing-Reflex 126
Cyclooxygenase = COX 267

D

Da-Costa-Syndrom 208
Dabigatran 21
Dammschutz 236
Danaparoid 21
Dantrolen 92
Darmmotilitätsstörungen 149
Dauerkatheter 39, 126
Dauermedikation, präoperative Pausierung 20
Deafferenzierungsschmerz 264
DeBakey-Klassifikation 224
Defibrillation bei Herz-Kreislauf-Stillstand 212
Defibrillatorelektroden 191
Dehydratation 232
Dekompressionskrankheit 252
Delir 172
Delirium tremens 241
Desfluran 85
Dexamethason 201, 297
- bei PONV 102
Dexmedetomidin 134
DHB = Dihydrobenzperidol 102
Diazepam 201
DIC = disseminierte intravasale Gerinnung 173
Diclofenac 268
Diethylethernarkose 43
Diffusionshypoxie 86
Digitalis
- Antitoxin 256
- Applikation, perioperative 20
- bei Vorhofflimmern 176
- Intoxikation 257
Dihydrobenzperidol = DHB 102
Dilatationstracheotomie, perkutane = PDT 140
Dimenhydrinat 201, 272
- bei PONV 102
4-Dimenthylaminophenol 256
Dimetinden 201, 297
Distickstoffmonoxid 85
4-DMAP 256
Dobutamin 141, 297
Dopamin D_2-Antagonisten 272
- bei PONV 102
- zur Anregung der Darmmotilität 150

Doppellumentuben 51
Droperidol 102
Druck, intrakranieller = ICP 126
- Senkung 169
Druck-Höchstgrenze 87
Druckaufnehmer 34
Druckbeatmung, intermittierende positive = IPPV 137
Dual-Block 48
Durchblutung, zerebrale = CBF 127
Durchgangssyndrom 172
Dyspnoe 208
Dystelektasen 163

E

Early Goal-directed Therapy 157
Echokardiografie, transösophageale = TEE 38
ECLA 162
ECMO 162
Ecstasy 257
Eigenblut 16
Eigenschutz 188
Einklemmung, zerebrale 126
Einleitungsraum 25
Einlungenventilation 51
Einsatztaktik 188
Einschleusen 25
Einwilligung
- in der Notfallmedizin 203
- präoperative 17
EKG-Ableitung
- in der Notfallmedizin 191
- intrakardiale 37
- intraoperative 26
Eklampsie 235
Elastase 177
Elektrokardioversion 176
Endokarditis 144
Endorphine 263
Endotrachealtubus 50
Energiebedarf 148
Enoxaparin 149
Enterokokken, Vancomycin-resistente = VRE 151
Enterotoxin F 158
Entgleisung, hypertensive 220
Entwöhnung vom Respirator 138
Enwinkelglaukom 240
Enzephalitis 180, 233
- hepatische 169
EPH-Gestose 235
Epididymitis 239
Epiduralanästhesie 70
- patientenkontrollierte = PCEA 284
Epiglottitis 237
Epinephrin 296
Epistaxis 240
Erfrierung 253
Erholungsindex 48
Ernährungstherapie 147
Erregungsstadium 43
Ertrinken 250
Erythrozytenkonzentrate 90
ESBL 151
Eschmann-Stab 56
Esketamin 201
- in der Intensivmedizin 134
- zur Narkoseeinleitung 43
Esmarch-Handgriff, modifizierter 44
Esmolol 297
Etomidat 201
- zur Narkoseeinleitung 43
Etoricoxib 268
EVD = externe Ventrikel-Drainage 127

EVLW = extravaskuläres Lungenwasser 126
Exazerbation bei COPD 225
Exotoxine, pyrogene 158
Exsikkose 232
Exspirationsdruck 87
Extremitätentrauma 244
Extubation 97, 139
Exzitationsstadium 43, 97

F

F_iO_2 = inspiratorische Sauerstoffkonzentration 136
Fast-Track-Konzept 278
Femoralisblock 78
Fenoterol 201
Fentanyl 201, 271
– zur Narkoseeinleitung 41
FFP = gefrorenes Frischplasma 90
Fieberkrampf 238
Flexüle 28
Flumazenil 201, 256
Flüssigkeitskarenz, präoperative 19
Flussrate, maximale 29
Foetor hepaticus 169
Fomepizol 256
Fondaparinux 21
Frakturen 244, 277
Fremdkörperaspiration 238
Frischplasma, gefrorenes = FFP 90
Führungsstab 52
Furosemid 201, 297

G

Gallenkolik 230
Gamma-Hydroxy-Buttersäure = GHB 134
Gastrografin 150
GCS = Glasgow Coma Scale 207
Geburt 235
GEDV = gesamtes enddiastolisches Blutvolumen 125
Gefäßverletzungen 244
Gefäßwiderstand, systemischer = SVR 125
Gelatine 90
– in der Notfallmedizin 195
Gerinnung, disseminierte intravasale = DIC 173
Gerinnungsstatus
– präoperativer 16
– vor arterieller Punktion 32
Gestationshypertonie 235
Gestose 235
GHB = Gamma-Hydroxy-Buttersäure 134
Giftinformationszentrale 256
Glasgow Coma Scale = GCS 207
Glaukomanfall 240
Glukokortikoide
– Applikation, perioperative 20
– bei PONV 102
Glukose-Insulin-Mischung 146
Glyceroltrinitrat 201
Glykopyrronium 297
Golden Hour of Shock 249
Grand-Mal-Anfall 234
Granisetron 272, 297
– bei PONV 102
Grey-Turner-Zeichen 177
Großschadensereignis 188
Guedel-Stadien 43
Guedel-Tubus 45

H

Haloperidol 201
Hämatemesis 230
Hämatochezie 230
Hämatothorax 164, 227
Hämorrhagie 210
Handflächenregel 254
HAP = Hospital-acquired Pneumonia 159
HAPE = Höhenlungenödem 226
Harnableitung 126
Harnverhalt, akuter 239
Hauptstromverfahren 26
Hauttunnelung 73
HCTL-Manöver 211
Head'sche Zonen 263
HELLP-Syndrom 235
Helmabnahme 199
Hemikraniektomie, dekompressive 171
Heparin 297
– Pausierung, präoperative 21
– Thrombopenie 174
– zur Thromboseprophylaxe 149
Herniation 126
Herz-Kreislauf-Stillstand 211
Herzbeuteltamponade 247
Herzdruckmassage 212
Herzglykoside
– Applikation, perioperative 20
– bei Vorhofflimmern 176
– Intoxikation 257
Herzinfarkt 220
Herzinsuffizienz 175
Herzkontusion 247
Herzrhythmusstörungen 175, 216
– im Rahmen der Narkoseeinleitung 64
Herzzeitvolumen 125
High Flow 86
High-Flow-Katheter 29
High-Volume-Low-Pressure-Cuff-Tuben 50
Hilfsfrist 187
HIPA-Test 174
Hirndruck, erhöhter
– Messung 126
– Therapie 169
Hirntod 115
Histamin H_2-Blocker 272
– bei PONV 102
– zur Aspirationsprophylaxe 19
HIT = Heparin-induzierte Thrombozytopenie 174
Hitzeschäden 249
Hitzschlag 250
Hochspannungsunfall 251
Hodentorsion 239
Höhenlungenödem = HAPE 226
Horovitz-Quotient 161
Hospital-acquired Pneumonia = HAP 159
Hydatidentorsion 239
Hydromorphon 270
Hydrocobalamin 256
Hygiene
– auf Intensivstationen 108
– in der Intensivmedizin 150
Hyperglykämie 231
Hyperhydration, hypotone 147
– intraoperative 92
Hyperkaliämie 145
Hyperkalzämie 147
Hyperkapnie 192
Hypernatriämie 146
Hyperthermie, maligne 91

Hypertonie, intraoperative 91
Hyperventilation 229
Hypnotika
– in der Intensivmedizin 133
– zur Narkoseeinleitung 42
Hypoglykämie 231
Hypokaliämie 145
Hypokalzämie 147
Hypokapnie 192
Hyponatriämie 147
– intraoperative 92
Hypothermie 255
– intraoperative 88
– postoperative 103
– therapeutische 215
Hypotonie, intraoperative 91

I

Ibuprofen 268
ICP = intrakranieller Druck 126
– Senkung 169
Ileus 149
Ileuseinleitung 62
Imipramin 272
Immobilisation 199
Indolessigsäurederivate 267
Infektionen
– als Kontraindikation in der Anästhesie 22
– Katheter-assoziierte 152
– nosokomiale 108, 151
Influenzapneumonie 159
Infusionslösungen
– in der Anästhesie 89
– in der Notfallmedizin 194
Infusionswärmegeräte 89
Inhalationsanästhetika 84
– in der Intensivmedizin 135
– zur Narkoseeinleitung 43
Injektionsnarkotika
– in der Intensivmedizin 133
– in der Notfallmedizin 201
– zur Narkoseaufrechterhaltung 83
– zur Narkoseeinleitung 42
Inodilator 141
Insolation 249
Inspirations-zu-Exspirations-Verhältnis 87
Inspirationsdruck 87
Insuffizienz, akute respiratorische = ARI 136
Insult 233
Interkostalneuralgie 208
Intoxikationen 256
Intubation
– endotracheale 195
– fiberoptische 56
– in der Notfallmedizin 195
– Lagekontrolle 55
– schwierige 56
– Technik 53
– Zubehör 50
Intubations-Larynxmaske 60
Intubationsbronchoskop 56
Inversed Ratio Ventilation = IRV 138
IPPV = intermittierende positive Druckbeatmung 137
Ipratropium 201, 298
IRV = Inversed Ratio Ventilation 138
Ischiadikusblock 78
Isofluran 85
– in der Intensivmedizin 135
Isolation 108, 152
ISP = interskaläre Plexusblockade 69
ITBV = intrathorakales Blutvolumen 125

Sachverzeichnis

J
Jackson-Position, verbesserte 44
Juckreiz, opioidvermittelter 281

K
Kalorienbedarf 148
Kälteidiotie 255
Kältezittern, postoperatives 103
Kalzium-Sensitizer 142
Kalziumantagonisten
– Applikation, perioperative 20
– Intoxikation 257
Kanülierung, arterielle 32
Kapnometrie/Kapnografie 26
– in der Notfallmedizin 192
– zur Lagekontrolle nach Intubation 55
Kardioversion 176
Katastrophe 188
Katecholamintherapie 141
Katheter, zentralvenöser = ZVK 34
– in der Intensivmedizin 124
Katheterinfektionen 152
Kaudalanästhesie 77
Kaudalblock 77
Kehlkopfmaske 46
Keime, multiresistente 150
Ketamin
– in der Intensivmedizin 134
– zur Narkoseeinleitung 43
Ketoprofen 267
Kinder-Reanimation 215
Kindstod, plötzlicher 238
Knochenbruch 244
Knochenzement 93
Knollenblätterpilzvergiftung 169
Ko-Analgetika 271
Kochsalzlösung 194
Kohlendioxidpartialdruck, endtidaler = p$_{et}$CO$_2$ 26
Kohlenmonoxid-Vergiftung 257
Kokain-Intoxikation 257
Kolikschmerzen 277
Kolloide
– in der Anästhesie 90
– in der Notfallmedizin 194
Kolonisation 108, 152
Koma 207
– diabetisches 232
Kombinationsanästhesie 66
Kombitubus 196
Komplikationen
– im Rahmen der Narkoseeinleitung 64
– intraoperative 91
Kompressions-Ventilations-Verhältnis 212
Kompressionsatelektasen 163
Koniotomie 60
– in der Notfallmedizin 196
Konvektionswärme 89
Konzentration, minimale alveoläre = MAC 84
Kopfschmerz, postpunktioneller 77
Kopftieflage, moderate 36
Koronarsyndrom, akutes = ACS 220, 277
Krampfanfall 234
Krankenhausinfektionen 150
Krankentransportwagen = KTW 185
Kreisteil 86
Kreuzgriff 53
Kreuzinfektionen 108, 152
Krise, hypertensive 220
Krupp-Syndrom 237
KTW = Krankentransportwagen 185
Kumarine
– Intoxikation 257
– Pausierung, präoperative 20
Kußmaul-Atmung 232

L
Laborbefunde, präoperative 15
Lachgas 85
Lactulose 150
Lagekontrolle
– nach Intubation 55
– ZVK 37
Lagerung
– in der Notfallmedizin 198
– intraoperative 88
Laktulose 272
Laryngopharyngitis, akute 237
Laryngoskopie, schwierige 56
Laryngoskopspatel 52
Laryngospasmus 98
Larynxmaske = LMA 46, 196
Larynxtubus 195
– zur Narkoseeinleitung 48
Laxanzien 272
Leberruptur 247
Leberversagen, akutes = ALV 168
Leichenschau 203
Leiter Rettungsdienst, organisatorischer = OrgL 185
Levosimendan 142
Lidocain 67, 201
Linezolid 151
Linton-Nachlas-Sonde 230
Lipase 177
Lipid-Resuscitation 68
LMA = Larynxmaske 46, 196
LNA = leitender Notarzt 184
Lokalanästhetika
– Eigenschaften, pharmakologische 66
– für Spinalanästhesie 74
– Intoxikation 68
LOR = Loss of Resistance 72
Lorazepam 18
Loss of Resistance = LOR 72
Low Flow 86
Luftembolie 93
Lumbago 277
Lungenembolie 165, 222
Lungenemphysem 22
Lungenentzündung 159
Lungenersatzverfahren, extrakorporale 162
Lungenfunktion, präoperative 16
Lungenkontusion 247
Lungenödem 226
Lungenversagen, akutes = ALI 161
Lungenwasser, extravaskuläres = EVLW 126
Luxationen 244

M
MAC-Wert 84
Macintosh-Spatel 52
Macrogol 272
Magenschutz 272
Magensonde 63
Magenspülung 257
Magill-Tubus 50
Magill-Zange 52
Magnesium 298
Malaria 178
Mallampati-Score 15
Mannitol 171
Manual In-Line Stabilisation = MILS 199
MANV = Massenanfall von Verletzten 188
Maskenbeatmung
– im Rahmen der Narkoseeinleitung 44
– schwierige 56
Maskeneinleitung 43
Massenanfall von Verletzten = MANV 188
Massentransfusion 91
McCoy-Spatel 56
Mefenaminsäure 267
Meläna 230
Meloxicam 267
Meningitis 180, 233
Mepivacain 67
Mesenterialinfarkt 225
Metamizol 201, 266
Methanol-Intoxikation 257
Methylenblau 256
Methylnaltrexon 150
Metoclopramid 201, 272, 298
– bei PONV 102
Metoprolol 201, 298
Meyer-Overton-Hypothese 84
Midazolam 201
– Ampullengrößen 40
– in der Intensivmedizin 134
– zur Prämedikation 19
Migräne 293
Miller-Spatel 56
Milrinon 141
MILS = Manual In-Line Stabilisation 199
Milzruptur 247
Mini-Thorakotomie-Technik 228
Minimal Flow 86
Mobitz-Periodik 217
MODS = Multiorgandysfunktion 157
MÖF = maximal mögliche Mundöffnung 15
Monaldi-Position 228
Monitoring
– erweitertes 31
– in der Intensivmedizin 119
– in der Notfallmedizin 191
– infektiologisches 109
– perioperatives 89
– postoperatives 101
– Übertragung, neuromuskuläre 38
– während Transport 110
– zur Narkoseeinleitung 25
Monro-Kellie-Doktrin 171
Morbus Addison 232
Morphin 201, 270
– in der Intensivmedizin 135
Mortalität, zu erwartende patientenbedingte 16
MOV = Multiorganversagen 157
3-MRGN 151
MRSA 151
Multiorgandysfunktion = MODS 157
Multiorganversagen = MOV 157
Mund-zu-Mund-Beatmung 212
Mundöffnung, maximal mögliche = MÖF 15
Murphy-Auge 50
Muskeldystrophien 22
Muskelrelaxanzien
– Überhang, postoperativer 103
– zur Narkoseeinleitung 48
Myasthenie 22
Myelinolyse, zentrale pontine 147
Myokardinfarkt 220

N

N$_2$O 85
N-Acetylcystein 169, 256, 267
NA = Notarzt 184
Nabelschnurvorfall 236
Nahrungskarenz, präoperative 19
Naloxon 41, 201, 256, 269
– zur Anregung der Darmmotilität 150
Naproxen 267
Narkoseaufklärung 17
Narkoseaufrechterhaltung 83
Narkosebeatmung 86
Narkoseeinleitung 39
– in der Notfallmedizin 202
– inhalative 43
Narkosegase 84
Narkosegespräch 13
Narkosekomplikationen 91
Narkoserisiko 16
Narkosestadien nach Guedel 43
Narkosevisite 13
Narkotika 84
– in der Intensivmedizin 133
– in der Notfallmedizin 201
– zur Narkoseaufrechterhaltung 83
– zur Narkoseeinleitung 42
Nasenbluten 240
Nasopharyngealtubus 46
Nasotrachealtuben 50
Natrium-Citrat 63
Natriumbikarbonat 145
Natriumhydrogencarbonat 145, 201
Natriumpicosulfat 150
Natriumthiosulfat 256
NAW = Notarztwagen 186
Nebennierenrindeninsuffizienz 232
Nebenstromverfahren 26
NEF = Notarzteinsatzfahrzeug 186
Negative Pressure Pulmonary Edema = NPPE 98
Neostigmin 49
Nervenstimulation, transkutane elektrische = TENS 273
Neugeborenen-Reanimation 215
Neugeborenenversorgung 235
Neuner-Regel 254
Neuralgie 263
NIBD = nicht-invasive Blutdruckmessung 27
Nicht-Nüchtern-Einleitung 62
Nicht-Opioid-Analgetika 266
– nicht-saure 266
– saure 267
Nicht-ST-Hebungs-Infarkt = NSTEMI 220
Niederspannungsunfall 251
Nierenkolik 239
Nierensteine 239
Nierenversagen, akutes = ANV 166
Nitrendipin 201
Noradrenalin 141, 298
Norepinephrin 298
Notarzt = NA 184
Notarzteinsatzfahrzeug = NEF 186
Notarztwagen = NAW 186
Notfall
– hypertensiver 220
– innerklinischer 115
– rettungsdienstlicher 188
Notfall-Koniotomie 60
Notfallmeldung 183
Notfallnarkose 202
Notfallrespiratoren 202
Notfallsanitäter 184
Notruf 183

Novaminsulfon 266
Nozizeptorschmerz 262
NPPE = Negative Pressure Pulmonary Edema 98
NSAR = Nicht-steroidale Antirheumatika 267
– Pausierung, präoperative 21
NSTEMI = Nicht-ST-Hebungs-Infarkt 220
Nüchternheit, präoperative 19

O

Oberkörperhochlagerung 198
Obidoximchlorid 256
oGIB = obere gastrointestinale Blutung 229
Öl/Gas-Koeffizient 84
Omeprazol 272
Ondansetron 272
– bei PONV 102
Opioidantagonisten 41
– zur Anregung der Darmmotilität 150
Opioide
– in der Intensivmedizin 135
– in der Notfallmedizin 200
– Intoxikation 257
– Juckreiz 281
– Partialagonisten 271
– schwache 269
– starke 269
– Überhang, postoperativer 103
– Verabreichung, peridurale 74
– zur Narkoseeinleitung 41
Organspende 113
OrgL = organisatorischer Leiter Rettungsdienst 185
Oropharyngealtubus 45
ORSA 151
Osmodiuretika 171
Ösophagusvarizenblutungen 230
Oxicame 267
Oxycodon 270
Oxygenierungsindex 162
Oxytocin 201

P

p$_a$O$_2$ = Sauerstoffpartialdruck 121
p$_{et}$CO$_2$ = endtidaler Kohlendioxidpartialdruck 26
PACU = Post Anaesthesia Care Unit 101
PAK = Pulmonalarterienkatheter 37
Palacos-Reaktion 93
Panikattacke 243
Pankreasisoamylase 177
Pankreatitis, akute 177
Pantoprazol 272
PAP = Pankreas-assoziiertes Protein 177
Paracetamol 201, 266
– Intoxikation 257
Parecoxib 268
Parkland-Formel 255
Patient Data Management System 109
Patiententransport
– in der Notfallmedizin 188
– innerklinischer 110
Patientenverfügung 203
Patil-Test 15
PBV = pulmonales Blutvolumen 125
PCEA = patientenkontrollierte Epiduralanästhesie 284
PCIA = Patient controlled intravenous Analgesia 278
PCV = druckkontrollierte Beatmung 87, 137

PDE-3-Hemmer 141
PDT = perkutane Dilatationstracheotomie 140
PECLA 162
PEEP = Positive End-Exspiratory Pressure 136
Peptid, Trypsin-aktiviertes = TAP 177
Perfusionsdruck, zerebraler = CPP 127
Periduralanästhesie 70
– Gerinnungshemmer 20
Periduralkatheter
– Anlage 71
– Schmerztherapie 282
– Tunnelung 73
Perikardtamponade 247
Peritonsillarabszess 144
Pethidin 270
– bei postoperativem Shivering 103
Pflanzenschutzmittel-Intoxikation 257
PGE$_2$ = Prostaglandin E$_2$ 267
Phantomschmerz 264, 293
Phase-II-Block 48
Phenprocuomon-Intoxikation 257
Phosphodiesterase-3-Hemmer 141
Physiotherapie 273
Physostigmin 256
Phytomenadion 256
PiCCO 125
Piritramid 270
Piroxicam 267
Plasmaexpander 90
Plasmodien 178
Plättchenhemmung, duale 221
Pleuraerguss 164
Plexusblockade
– axilläre 68
– interskalenäre = ISP 69
– vertikale infraklavikuläre = VIP 69
Pneumonien 159
– Ventilator-assoziierte = VAP 138
Pneumothorax 227
POCT-Geräte 124
Polytrauma 248
PONV = postoperative Übelkeit und Erbrechen 102
PORC = Postoperative Restcurarisierung 103
Positive End-Exspiratory Pressure = PEEP 136
Post Anaesthesia Care Unit = PACU 101
Postexpansionsödem 226
Postzosterneuralgie 293
Präeklampsie 235
Prämedikation 18
Prämedikationsgespräch 13
Präoxygenierung 40
Prednisolon 298
Prednison 201
Pregabalin 272
Pressure Controlled Ventilation = PCV 87
Prilocain 67
PRIS = Propofolinfusionssyndrom 43
Procain 67
Propofol
– in der Intensivmedizin 133
– in der Notfallmedizin 201
– zur Narkoseaufrechterhaltung 83
– zur Narkoseeinleitung 42
Propofolinfusionssyndrom = PRIS 43
Prostaglandin E$_2$ = PGE$_2$ 267
Protein, Pankreas-assoziiertes = PAP 177

Sachverzeichnis

Protonenpumpeninhibitoren 272
– zur Aspirationsprophylaxe 19
Pseudokrupp 237
PSV-Modus 137
PsychKG 242
Psychose, akute 242
Psychotherapie 273
Puerperalsepsis 144
Pufferlösungen 145
Pulmonalarterienkatheter = PAK 37
Pulmonalembolie 165, 222
Pulmonaliskatheter 37
Pulsoxymetrie 121
– als Basismonitoring zur Narkoseeinleitung 26
– in der Notfallmedizin 192
Punktion
– arterielle 32
– periphervenöse 30
– zentralvenöse 34
Punktionstracheotomie 140
Pyelonephritis 144
Pyridostigmin 49

Q
Quincke-Nadel 75

R
RA = Rettungsassistent 184
Ranitidin 19, 298
Rapid Sequence Induction = RSI 62
RASS = Richmond Agitation Sedation Score 133
Rauchgasvergiftung 257
Rautek-Handgriff 198
Reaktion
– anaphylaktische 65
– anaphylaktoide 65
Reanimation, kardiopulmonale = CPR 211
Recruitment 136
Regionalanästhesie 66
– Gerinnungshemmer 20
– Indikationen 17
– Kontraindikationen 68
– Obere Extremität 68
– rückenmarksnahe 70
– Untere Extremität 78
Relaxierung 48
Relaxometrie 38
Remifentanil
– in der Intensivmedizin 135
– zur Narkoseeinleitung 41
Rendezvous-System 186
Reperfusionszeit, kapilläre = CRF 193
Reproterol 201, 298
Reserveantibiotika 151
Resorptionsatelektasen 163
Restblockade, neuromuskuläre 103
Restcurarisierung, postoperative = PORC 103
Retardpräparate 265
Rettungsassistent = RA 184
Rettungsdienst 184
Rettungsgriffe 198
Rettungshelfer = RH 185
Rettungshubschrauber = RTH 186
Rettungskette 183
Rettungsleitstelle 186
Rettungsmittel 185
Rettungssanitäter = RS 185
Rettungstransportwagen = RTW 185
Return of Spontaneous Circulation = ROSC 214
RH = Rettungshelfer 185
Rhabdomyolyse 249

Richmond Agitation Sedation Score = RASS 133
Rippenfraktur 247
Rivaroxaban 21
Rocuronium 49
Ropivacain 67
ROSC = Return of Spontaneous Circulation 214
RS = Rettungssanitäter 185
RSI = Rapid Sequence Induction 62
RTH = Rettungshubschrauber 186
RTW = Rettungstransportwagen 185
Rückenmarkstimulation 272
Ryanodin-Rezeptoren 91

S
S_IQ_{III}-Typ 222
S-Ketamin 201
– in der Intensivmedizin 134
– zur Narkoseeinleitung 43
Salbutamolsulfat 201
SAPS II 116
Sattelblock 74
Sauerstoffbindungskurve 121
Sauerstoffkonzentration, inspiratorische = F_IO_2 136
Sauerstoffpartialdruck = p_aO_2 121
Sauerstoffsättigung = SpO_2 26, 121
Säure-Basen-Haushalt 144
SBT = Spontaneous Breathing Trial 138
Schädel-Hirn-Trauma = SHT 169, 245
Schaufeltrage 199
Scheintod 114
Schienung 199
Schimmelbusch-Maske 86
Schlaferzwinger 42
Schlaganfall 233
Schmerzanamnese 261
Schmerzen
– chronische 291
– Entstehung 262
– Formen 262
– Hemmung 264
– postoperative 277
– Quantifizierung 261
– Wahrnehmung 261
– Weiterleitung 263
Schmerzpumpe 278
Schmerzskalen 261
Schmerzsyndrom, chronisches 292
Schmerztherapie 264
– medikamentöse 264
– nicht-medikamentöse 272
– postoperative 101
Schnell-Einsatz-Gruppe = SEG 185
Schnüffelposition 44
Schock 209
– anaphylaktischer 65
– hämorrhagischer 91
– septischer 157
Schocklagerung 198, 210
Schockraum 190
Schwangerschaftshochdruck 235
Schwarzwasserfieber 179
Schwindel 241
Scoring-Systeme 116
Sedierung
– in der Intensivmedizin 133
– in der Notfallmedizin 202
– präoperative 18
Sedierungstiefe 133
SEG = Schnell-Einsatz-Gruppe 185
Seitenlagerung, stabile 198
Selbstmord 243
Sengstaken-Blakemore-Sonde 230
Sepsis puerperalis 144

Serotonin-Antagonisten 272
– bei PONV 102
Sevofluran 85
SGA = supraglottische Atemwegshilfsmittel 46
Shaldon-Katheter 29
Shivering 103
SHT = Schädel-Hirn-Trauma 169, 245
Sichtung 188
SIDS = Sudden Infant Death Syndrome 238
Silibinin 169
Simeticon 201
SIMV-Modus 137
Sinusbradykardie 216
Sinustachykardie 217
Skrotalhernie, inkarzerierte 239
Skrotum, akutes 239
SOFA-Score (Sequential Organ Failure Assessment Score) 157
Somnolenz 207
Sonnenbrand 253
Sonnenstich 249
Sopor 207
Spannungspneumothorax 227
Spät-Gestose 235
Sperrzeit 278
Spinal Cord Stimulation 272
Spinal- und Epiduralanästhesie, kombinierte = CSE 77
Spinalanästhesie 74
– Gerinnungshemmer 20
– totale 77
Spineboard 199
Spiraltubus 50
SpO_2 = Sauerstoffsättigung 121
Spondylodiszitis 144
Spontanatmungsversuch 138
Spontaneous Breathing Trial = SBT 138
Spontanpneumothorax 227
Sprotte-Nadel 75
ST-Hebungs-Infarkt = STEMI 220
Stabilisierung 198
Staggers 252
Stanford-Klassifikation 224
Staphylokokken, multiresistente 151
STEMI = ST-Hebungs-Infarkt 220
Sternumfraktur 247
Stickoxydul 85
Stimulationstubus 51
Stroke 233
Strommarke 251
Stromunfall 251
STSS = Streptokokken-assoziiertes Toxic Shock Syndrome 158
Subduralblutung 246
Substitutionsbehandlung von Opioidabhängigen 272
Succinylcholin 48
Sufentanil 271
– in der Intensivmedizin 135
– zur Narkoseeinleitung 41
Sugammadex 50
Suizidalität 243
Suxamethonium 48, 201
SVR = systemischer Gefäßwiderstand 125
SVT = supraventrikuläre Tachykardie 218
Swan-Ganz-Katheter 37
Sympathikusblockade 77
System, halbgeschlossenes 86

T

Tachyarrhythmia absoluta 176, 218
Tachykardie 217
– intraoperative 91
– supraventrikuläre = SVT 218
– ventrikuläre = VT 219
TAP = Trypsin-aktiviertes Peptid 177
Tarragona-Strategie 142
Taucherflöhe 252
Tauchunfall 252
TEE = transösophageale Echokardiografie 38
Teerstuhl 230
Temperaturmanagement, intraoperatives 88
Temperaturmessung 126
Temperaturmonitoring 31
Tenecteplase 201
TENS = transkutane elektrische Nervenstimulation 273
Tetanie, hypokalzämische 229
Theodrenalin 201, 296
Theophyllin 201, 299
Thermodilutionsmethode 38, 125
Thiopental 42
Thoraxkompressionen bei CPR 212
Thoraxrigidität bei der Narkoseeinleitung 41
Thoraxschmerz 208
Thoraxtrauma 247
Thromboembolektomie, pulmonale 166
Thromboembolieprophylaxe
– bei Vorhofflimmern 177
– in der Intensivmedizin 148
– Pausierung, präoperative 20
Thrombose, venöse 223
Thromboxan A$_2$ 267
Thrombozytenkonzentrate 90
Thrombozytopenie, Heparin-induzierte = HIT 174
Ticagrelor 21
Ticlopidin 21
Tidalvolumen 87
Tilidin 269
TISS-Score 116
TIVA = totale intravenöse Anästhesie 83
Todesart 114
Todesbescheinigung 114
Todesfall 113
– in der Notfallmedizin 203
Todesursache 113
Todeszeichen 114, 203
TOF = Train of Four 38
Toleranzstadium 43
Toloniumchlorid 256
Torsade-de-Pointes-Tachykardie 219
Totenschein 203
Toxic Shock Syndrome = TSS 158
Tracheotomie 139
Train of Four = TOF 38
Tramadol 269
Tranexamsäure 299

Transport
– in der Notfallmedizin 188
– innerklinischer 110
Transportverweigerung 203
Trauma-Flap 171
Trendelenburg-Position 36
Triage 188
Trigeminusneuralgie 293
TRIS-Puffer 145
Tropfen, hängender 72
TSS = Toxic Shock Syndrome 158
Tubocurarin 48
Tubusformen 50
Tumorschmerzen 291
Tuohy-Kanüle 71
TUR-Syndrom 92
TVT = tiefe Beinvenenthrombose 223

U

Übelkeit und Erbrechen, postoperative = PONV 102
Übergabe
– in der Notfallmedizin 189
– postoperative 101
Überhang, postoperativer
– Muskelrelaxanzien 103
– Opioide 103
Überwachung
– in der Intensivmedizin 119
– perioperative 89
– postoperative 101
uGIB = untere gastrointestinale Blutung 229
Ulkusblutung 230
Ulmer Rad 88
Unterbringung 242
Unterkühlung 255
Untersuchung
– in der Notfallmedizin 190
– präoperative 14
Unterzuckerung 231
Urapidil 201, 299
Urin-Dauerkatheter 39
Urinbilanzierung 126
Urosepsis 144

V

Vagusstimulation 218
Vakuummatratze 199
VAP = Ventilator-assoziierte Pneumonien 138, 159
Vapor 84
VCV = Volume Controlled Ventilation 87, 137
Vena-cava-Kompressionssyndrom 235
Venenkatheter
– peripherer 28
– zentraler = ZVK 34, 124
Venflon 28
Ventrikel-Drainage, externe = EVD 127
Verätzung des Auges 253
Verbrennung 253
Verbrühung 253
Verfahren, interventionelle 272
Vergiftungen 256
Vergiftungsstadium 43

Vertigo 241
Verweilkanüle
– arterielle 32
– periphervenöse 28
Verweilkatheter, zentralvenöser 34, 124
Videolaryngoskop 59
Viggo 28
VIP = vertikale infraklavikuläre Plexusblockade 69
Visite, präoperative 13
Vollelektrolytlösungen 89
– in der Notfallmedizin 194
Volume Controlled Ventilation = VCV 87, 137
Volumeneffekt 89
Volumenersatzmittel
– kolloidale 90, 194
– kristalline 89, 194
Volumenzugang 28
Volutrauma 138
Vorhofflimmern 176, 218
VRE = Vancomycin-resistente Enterokokken 151
VT = ventrikuläre Tachykardie 219

W

Wachheit, intraoperative 83
Wallace-Regel 254
Waterhouse-Friederichsen-Syndrom 180
Weaning 138
Wehentätigkeit 235
Wenckebach-Periodik 217
Wendl-Tubus 46
Whitacre-Nadel 75
White Clot Syndrome 174
WHO-Stufenschema 265
Widerspruchslösung 115
Widerstandsverlust-Methode 72
Wiederbelebung, kardiopulmonale 211
Winkelblockglaukom 240
Wirbelsäulentrauma 248
Wolff-Parkinson-White-Syndrom 218
Woodbridge-Tubus 50

X

Xenon 86

Z

Zauberpflaster 18
Zervikalstütze 198
Zielkrankenhaus 189
Zittern, postoperatives 103
Zoledronat 272
Zugang
– intraossärer 194
– peripher-venöser 28, 193
Zustimmungslösung 114
ZVK = zentraler Venenkatheter 34
– in der Intensivmedizin 124
Zwangseinweisung 242
Zwerchfellhernie, traumatische 247
Zyanid-Intoxikation 257

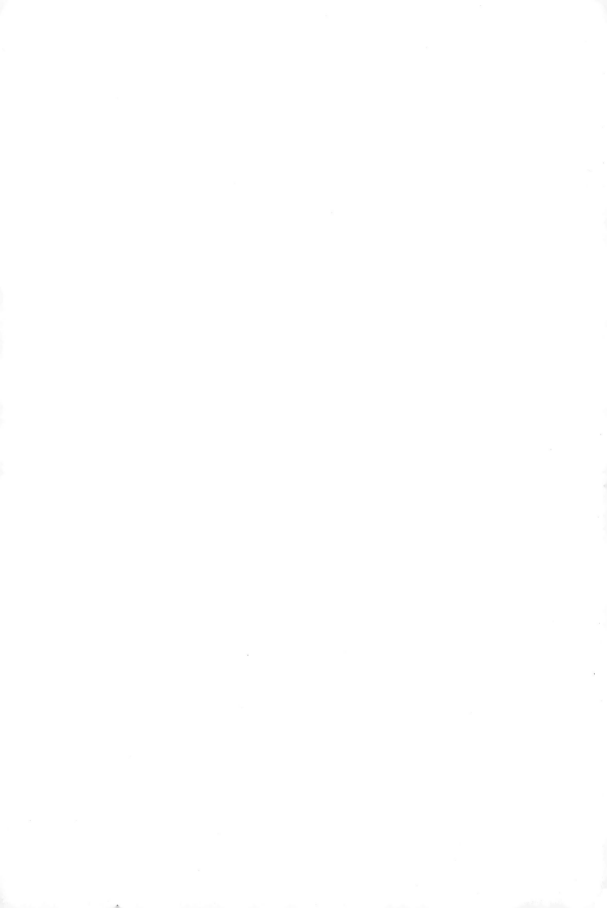

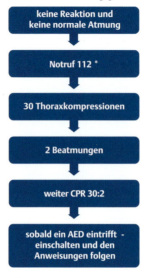

(aus: Perkins, G., Handley, A., Koster, R. et al., Basismaßnahmen zur Wiederbelebung Erwachsener und Verwendung automatisierter externer Defibrillatoren, Notfall Rettungsmed (2015) 18: 748. © German Resuscitation Council (GRC) und Austrian Resuscitation Council (ARC) 2015)